中文翻译版

外科手术技巧丛书

Operative Techniques in Trauma and Critical Care

创伤及重症救治手术技巧

原著第 **2** 版

总主编　〔美〕玛丽·T. 霍恩（Mary T. Hawn）

主　编　〔美〕艾米·J. 戈德堡（Amy J. Goldberg）

主　译　沈　岳　郭庆山

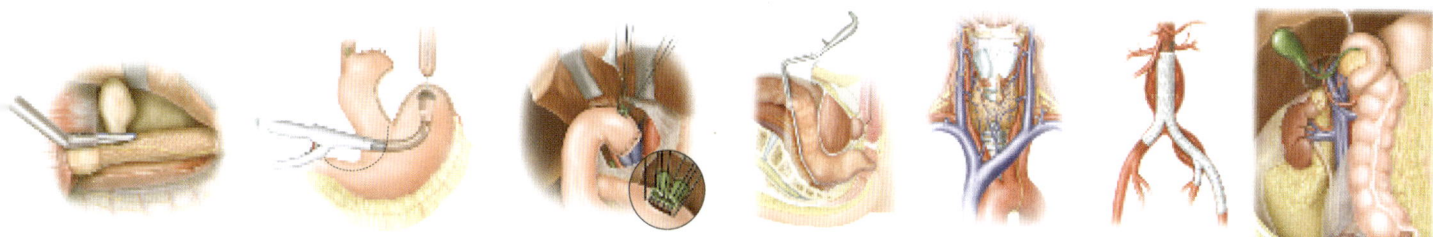

科学出版社

北京

图字：01-2024-4891

内 容 简 介

　　《创伤及重症救治手术技巧》是"外科手术技巧丛书"第2版新增的分册，由天普大学（Temple University）的艾米·J.戈德堡（Amy J. Goldberg）教授主编。编者都是各自专业领域的著名外科医师，以高超的外科判断能力和卓越的手术技能而闻名。本书内容涵盖物理损伤，感染，颈部、胸腹部、骨盆、四肢及妊娠期创伤等危急重症，如心脏损伤修复术、胸腹四肢大血管损伤修复术、腹膜外骨盆填塞临时止血术等。重点关注手术细节和术后管理的重要方面及潜在的并发症，注重手术技巧、要点及疑难点的讲解，为读者提供了详细的手术步骤、高度直观的分步说明。本书言简意赅，逻辑缜密，书中引用大量从手术医师角度拍摄的图片，图注详尽、直观。

　　本书是一本全面、权威、实用的经典之作，涵盖了多种手术方法，包括开放和微创、内镜、血管内和经皮技术，为各级外科医师，包括实习医生、住院医师及从事创伤救治的中高级外科医师提供了图文并茂的技术指导，实操性强，是临床医师提高治疗水平的必不可少的参考书。

图书在版编目（CIP）数据

创伤及重症救治手术技巧：原著第2版 /（美）艾米·J.戈德堡（Amy J. Goldberg）主编；沈岳，郭庆山主译 .-- 北京：科学出版社，2025.3. --（外科手术技巧丛书）.
ISBN 978-7-03-081385-5

Ⅰ.R64；R605.97

中国国家版本馆 CIP 数据核字第 2025MQ5375 号

责任编辑：李　玫 / 责任校对：张　娟
责任印制：师艳茹 / 封面设计：龙　岩

Mary T. Hawn, Amy J. Goldberg: Operative Techniques in Trauma and Critical Care.
ISBN-13:978-1-9751-7667-9

　　本书限中华人民共和国境内（不包括香港、澳门特别行政区及台湾）销售。本书中提到了一些药物的适应证、不良反应和剂量，它们可能需要根据实际情况进行调整。读者须仔细阅读药品包装盒内的使用说明书，并遵照医嘱使用，本书的作者、译者、编辑、出版者和销售商对相应的后果不承担任何法律责任。

科 学 出 版 社 出版
北京东黄城根北街 16 号
邮政编码：100717
http://www.sciencep.com

北京汇瑞嘉合文化发展有限公司印刷

科学出版社发行　各地新华书店经销
*
2025 年 4 月第 一 版　开本：889×1194　1/16
2025 年 4 月第一次印刷　印张：17 1/2
字数：480 000

定价：198.00 元
（如有印装质量问题，我社负责调换）

译者名单

主　译　沈　岳　郭庆山

副主译　李　磊　王耀丽

译　者　（按姓氏笔画排序）

王　言　王耀丽　邓　波　孙仕锦

李　阳　李　磊　李泽霖　沈　岳

张连阳　陈　然　陈建民　周思儒

赵玉峰　郭庆山　唐　昊　唐　颖

谭　浩　谭嘉鑫

主编简介

总主编

Mary T. Hawn

医学博士

公共卫生硕士

美国斯坦福大学医学院埃米尔·霍尔曼荣誉教授，外科学系主任

主编

Amy J. Goldberg

医学博士

美国外科医师学会会员

美国天普大学刘易斯·卡茨医学院代院长，外科学教授

原著者名单

Christofer B. Anderson, MD
Department of Surgery
Tulane University School of Medicine
New Orleans, Louisiana

Jeffery H. Anderson, MD
Assistant Professor of Clinical Surgery
Department of Surgery
Lewis Katz School of Medicine at Temple
    University
Philadelphia, Pennsylvania

Jessica H. Beard, MD, MPH, FACS
Assistant Professor
Division of Trauma Surgery and Surgical
    Critical Care
Department of Surgery
Lewis Katz School of Medicine at Temple
    University
Philadelphia, Pennsylvania

Bennett J. Berning, MD
Assistant Professor
Department of Surgery
University of Nebraska
Trauma and Acute Care Surgeon
Department of Surgery
University of Nebraska Medical Center
Omaha, Nebraska

Walter L. Biffl, MD
Division Head, Trauma/Acute Care Surgery
Vice-Chair Department of Surgery
Scripps Clinic Medical Group
Trauma Medical Director
Department of Surgery
Scripps Memorial Hospital La Jolla
La Jolla, California

Kevin M. Bradley, MD, MBA, FACS, FCCM
Section Chief of Trauma
Department of Surgery
ChristianaCare
Newark, Delaware

Tejal Sudhirkumar Brahmbhatt, MD
Assistant Professor

Department of Surgery
Boston University School of Medicine
Chief of Surgical Critical Care
Boston Medical Center
Boston, Massachusetts

Karen J. Brasel, MD, MPH
Professor
Department of Surgery
Oregon Health & Science University
Portland, Oregon

Clay Cothren Burlew, MD
Professor of Surgery
University of Colorado School of Medicine
Director, Surgical Intensive Care Unit
Program Director, Surgical Critical Care
    Fellowship
Program Director, Trauma & Acute Care
    Surgery Fellowship
Denver Health Medical Center
Denver, Colorado

James P. Byrne, MD, PhD
Assistant Professor of Surgery
Division of Trauma and Acute Care Surgery
Department of Surgery
Johns Hopkins Hospital
Baltimore, Maryland

S. Ariane Christie, MD
Trauma, Acute and Critical Care Surgery
    Fellow
Department of Trauma and Acute Care Surgery
University of Pittsburgh Medical Center
Pittsburgh, Pennsylvania

John J. Como, MD, MPH
Professor of Surgery
Department of Surgery
The Cleveland Clinic Lerner College of
    Medicine of Case Western University
MetroHealth Medical Center
Cleveland, Ohio

Jennifer T. Cone, MD, MHS
Assistant Professor
Department of Surgery

University of Chicago
Chicago, Illinois

Martin A. Croce, MD, FACS
Professor of Surgery
Department of Surgery
University of Tennessee Health Science Center
Sr. Vice President and Chief Medical Officer
Regional One Health
Memphis, Tennessee

Elizabeth Dauer, MD
Associate Professor of Surgery
Department of Surgery
Lewis Katz School of Medicine at Temple
    University
Temple University Hospital
Philadelphia, Pennsylvania

Kimberly A. Davis, MD, MBA
Professor of Surgery
Chief, Division of General Surgery, Trauma
    and Surgical Critical Care
Department of Surgery
Yale School of Medicine
New Haven, Connecticut

Marc Anthony de Moya, MD
Professor
Department of Surgery
The Medical College of Wisconsin
Chief of Trauma and Acute Care Surgery
Froedtert Trauma Center
Milwaukee, Wisconsin

Tracey A. Dechert, MD
Associate Professor of Surgery
Department of Surgery
Boston University School of Medicine
Director, Surgical Intensive Care
Department of Trauma and Acute Care Surgery
Boston Medical Center
Boston, Massachusetts

Christopher J. Dente, MD
Professor of Surgery
Department of Surgery
Emory University

Senior Surgeon
Department of Surgery
Grady Memorial Hospital
Atlanta, Georgia

Rushabh Prakash Dev, MD
Trauma Fellow
Division of Acute Care Surgery
Department of Surgery
McGovern Medical School at University of
  Texas
Red Duke Trauma Institute
Houston, Texas

Sharmila Dissanaike, MD, FACS, FCCM
Peter C. Canizaro Chair and Professor
Department of Surgery
Texas Tech University Health Sciences Center
Lubbock, Texas

John Donkersloot, MD
Surgical Critical Care Fellow
Department of Surgery
University of Michigan Medical School
Michigan Medicine
Ann Arbor, Michigan

Adam Joseph Doyle, MD
Associate Professor of Surgery
Associate Program Director Vascular Surgery
  Integrated Residency Program
Medical Director Noninvasive Vascular
  Laboratory
Department of Surgery
University of Rochester School of Medicine
  and Dentistry
Vascular Surgeon
Department of Surgery
University of Rochester Medical Center
Rochester, New York

David T. Efron, MD
Professor of Surgery
Department of Surgery
University of Maryland School of Medicine
Medical Director and Chief of Trauma
R. Adams Cowley Shock Trauma Center
Baltimore, Maryland

Paula Ferrada, MD, FACS, FCCM, MASE
Professor of Medical Education
University of Virginia
Division and System Chief, Trauma and Acute
  Care Surgery

Inova Healthcare System
Falls Church, Virginia

Joseph M. Galante, MD, MBA, FACS
Professor of Surgery
Department of Surgery
University of California Davis School of
  Medicine
Sacramento California

Arvin C. Gee, MD, PhD
Assistant Professor
Department of Surgery
Oregon Health & Science University
Portland, Oregon

Mitchell D. Gorman, DO
Trauma and Surgical Critical Care Fellow
Department of Surgery
Sidney Kimmel Medical College at Thomas
  Jefferson University
Philadelphia, Pennsylvania

Melike N. Harfouche, MD
Assistant Professor
Department of Surgery
University of Maryland School of Medicine
Attending Surgeon
R. Adams Cowley Shock Trauma Center
University of Maryland Medical Center
Baltimore, Maryland

John Andrew Harvin, MD, MS
Associate Professor of Surgery
Department of Surgery
McGovern Medical School at University of
  Texas
Memorial Hermann Texas Medical Center
Houston, Texas

Alex Helkin, MD
Assistant Professor
Department of Surgery
The Ohio State University Wexner Medical
  Center
Columbus, Ohio

David I. Hindin, MD, MS
Surgical Critical Care Fellow
Department of Surgery
Stanford University Hospital
Stanford, California

Natalie J. Hodges, MD, MPH
Department of Surgery

School of Medicine
Texas Tech University Health Services Center
Lubbock, Texas

Kenji Inaba, MD, FACS
Professor of Surgery
Department of Surgery
Vice Chair, Program Director Department of
  Surgery
Chief of Trauma and Critical Care
LAC+USC Medical Center
University of Southern California
Los Angeles, California

Christina L. Jacovides, MD
Fellow
Division of Traumatology, Surgical Critical
  Care and Emergency Surgery
Department of Surgery
Perelman School of Medicine at the University
  of Pennsylvania
Philadelphia, Pennsylvania

Sagar S. Kadakia, MD
Assistant Professor of Surgery
Division of Acute Care Surgery
Thomas Jefferson University Hospital
Philadelphia, Pennsylvania

Matthew P. Kochuba, MD
Assistant Professor of Surgery
Department of Surgery
University of Florida College of Medicine
Jacksonville, Florida

Rosemary A. Kozar, MD, PhD
Professor of Surgery
Department of Surgery
University of Maryland School of Medicine
Co-Director, Shock Trauma Anesthesia
  Research (STAR) Center
Shock Trauma Department
Baltimore, Maryland

Claire Lauer, MD
Department of General Surgery
Geisinger Medical Center
Danville, Pennsylvania

Irma J. Lengu, MD
Assistant Professor
Department of Urology
The Cleveland Clinic Lerner College of
  Medicine of Case Western University
Department of Surgery
MetroHealth Medical Center

Cleveland, Ohio

Louis Jude Magnotti, MD, MS

Professor
Department of Surgery
University of Tennessee Health Science Center
Memphis, Tennessee

Zoë Maher, MD

Associate Professor of Surgery
Department of Surgery
Lewis Katz School of Medicine at Temple
    University
Temple University Hospital
Philadelphia, Pennsylvania

Joshua A. Marks, MD, FACS

Associate Professor of Surgery
Division of Acute Care Surgery
Program Director, Surgical Critical Care
    Fellowship
Associate Program Director, General Surgery
    Residency
Sidney Kimmel Medical College at Thomas
    Jefferson University
Philadelphia, Pennsylvania

Joseph P. Minei, MD, MBA

Professor and Executive Vice Chair
Department of Surgery
UT Southwestern Medical Center
Surgeon–in–Chief
Parkland Health and Hospital System
Dallas, Texas

Michael J. Nabozny, MD

Assistant Professor
Department of Surgery
University of Rochester School of Medicine
    and Dentistry
Rochester, New York

Caroline Park, MD, MPH, FACS

Assistant Professor
Department of Surgery
University of Texas Southwestern Medical
    Center
Dallas, Texas

Pauline K. Park, MD

Professor
Department of Surgery
University of Michigan Medical School
Attending Physician
Co–Director, Surgical Intensive Care Unit
Department of Surgery

Michigan Medicine
Ann Arbor, Michigan

Devanshi D. Patel, MD

Department of Surgery
University of Tennessee Health Science Center
Memphis, Tennessee

Abhijit S. Pathak, MD, FACS, FCCM

Professor of Surgery
Department of Surgery
Lewis Katz School of Medicine at Temple
    University
Philadelphia, Pennsylvania

Andrew B. Peitzman, MD

Mark M. Ravitch Professor of Surgery
Department of Surgery
University of Pittsburgh School of Medicine
Chief, University of Pittsburgh Medical Center
    Trauma System
University of Pittsburgh Medical Center,
    Presbyterian
Pittsburgh, Pennsylvania

Craig J. Profant, MD

Department of Surgery
Temple University Hospital
Philadelphia, Pennsylvania

Lisa Rae, MD, FACS

Associate Professor of Surgery
Department of Surgery
Lewis Katz School of Medicine at Temple
    University
Medical Director, Temple Burn Center
Temple University Hospital
Philadelphia, Pennsylvania

Lisbi del Valle Rivas Ramirez, MD

Assistant Professor
Department of Surgery
Johns Hopkins University
Baltimore, Maryland
Trauma and Acute Care Surgeon
Department of Surgery
Suburban Hospital
Bethesda, Maryland

Jennifer E. Reid, MD, MS

Fellow
Department of Surgery
University of California, San Francisco
San Francisco, California

Patrick M. Reilly, MD, FACS

C. William Schwab Professor of Surgery
Perelman School of Medicine at the University
    of Pennsylvania
Philadelphia, Pennsylvania

Aaron Powel Richman, MD

Assistant Professor
Department of Surgery
Boston University School of Medicine
Trauma & Critical Care Surgeon
Department of Surgery
Boston Medical Center
Boston, Massachusetts

Kaitlin A. Ritter, MD

Trauma/Critical Care Fellow
Department of General Surgery
University of Colorado School of Medicine
Denver Health Medical Center
Denver, Colorado

Selwyn O. Rogers, Jr., MD, MPH

Professor
Department of Surgery
University of Chicago Medicine
Chicago, Illinois

Lucy Ruangvoravat, MD, FACS

Assistant Professor
Division of General Surgery, Trauma, and
    Surgical Critical Care
Department of Surgery
Yale School of Medicine
New Haven, Connecticut

Noelle N. Saillant, MD, FACS

Assistant Professor of Surgery
Division of Trauma, Emergency Surgery and
    Surgical Critical Care
Department of Surgery
Harvard Medical School
Massachusetts General Hospital
Boston, Massachusetts

Thomas A. Santora, MD, MBA

Professor of Surgery
Lewis Katz School of Medicine at Temple
    University
Interim Chair, Department of Surgery
Temple University Hospital
Philadelphia, Pennsylvania

Morgan Schellenberg, MD, MPH, FRCSC, FACS

Assistant Professor

Division of Acute Care Surgery
LAC+USC Medical Center
University of Southern California
Los Angeles, California

Mark J. Seamon, MD, FACS
Director of Research, Director of Education
Professor of Surgery
Division of Traumatology, Surgical Critical
   Care and Emergency Surgery
Department of Surgery
Perelman School of Medicine at the University
   of Pennsylvania
Philadelphia, Pennsylvania

Carrie Sims, MD, PhD
Professor
Division Chair, Trauma, Critical Care and
   Burns
Department of Surgery
The Ohio State University Wexner Medical
   Center
Columbus, Ohio

Lars Ola Sjoholm, MD
Associate Professor
Department of Surgery
Temple University Hospital
Philadelphia, Pennsylvania

Randi N. Smith, MD, MPH
Assistant Professor
Department of Surgery
Emory University
Trauma Surgeon
Department of Acute Care Surgery
Grady Memorial Hospital
Atlanta, Georgia

David A. Spain, MD
Professor and Chief, Acute Care Surgery
Department of Surgery
Stanford University School of Medicine
Stanford, California

Nicole A. Stassen, MD, FACS, FCCM
Professor of Surgery
Department of Surgery
University of Rochester School of Medicine
   and Dentistry
Rochester, New York

Deborah M. Stein, MD, MPH
Professor
Department of Surgery
University of Maryland School of Medicine

Director of Critical Care Services
R. Adams Cowley Shock Trauma Center
University of Maryland Medical Center
Baltimore, Maryland

Kelly M. Sutter, MD
Fellow
Department of Trauma & Surgical Critical Care
MedStar Washington Hospital Center
Washington, D.C.

Sharven Taghavi, MD, MPH, MS, FACS
Assistant Professor of Surgery
Department of Surgery
Tulane University School of Medicine
New Orleans, Louisiana

Christopher Thacker, MD
Department of Surgery
Geisinger Medical Center
Danville, Pennsylvania

Christine T. Trankiem, MD, FACS
Associate Professor
Georgetown University School of Medicine
Chief, Trauma and Acute Care Surgery
Department of Surgery
MedStar Washington Hospital Center
Washington, D.C.

Denise Torres, MD, FACS
Division Chief
Acute Care Surgery
Geisinger Health System
Danville, Pennsylvania

Esther S. Tseng, MD, FACS
Assistant Professor
The Cleveland Clinic Lerner College of
   Medicine of Case Western University
Division of Trauma, Critical Care, Burns, and
   Emergency General Surgery
Department of Surgery
MetroHealth Medical Center
Cleveland, Ohio

Michael A. Vella, MD, MBA
Assistant Professor
Department of Surgery
University of Rochester School of Medicine
   and Dentistry
Rochester, New York

George C. Velmahos, MD, PhD, MSEd
John F. Burke Professor of Surgery

Harvard Medical School
Division of Trauma, Emergency Surgery and
   Surgical Critical Care
Department of Surgery
Massachusetts General Hospital
Boston, Massachusetts

Natalie M. Wall, MD
Department of General Surgery
Virginia Commonwealth University
Richmond, Virginia

Kojo Wallace, MD
Surgical Critical Care Fellow
Department of Surgery
Emory University School of Medicine
Grady Memorial Hospital
Atlanta, Georgia

Anne H. Warner, MD, FACS
Trauma, Acute Care, Surgical Critical Care
   Attending
Associate Medical Director, Surgical Critical
   Care
Department of Surgery
ChristianaCare
Newark, Delaware

Brian K. Yorkgitis, DO, FACS
Associate Professor of Surgery
Department of Surgery
University of Florida College of Medicine
Jacksonville, Florida

Valeda Yong, MD
Department of Surgery
Temple University Hospital
Philadelphia, Pennsylvania

Scott A. Zakaluzny, MD, FACS
Assistant Professor
Department of Surgery
Uniformed Services University
Bethesda, Maryland
Volunteer Assistance Clinical Professor
Department of Surgery
University of California Davis School of
   Medicine
Sacramento, California

Jeanette Zhang, MD
Assistant Professor of Surgery
Department of Surgery
University of Florida College of Medicine
Jacksonville, Florida

"外科手术技巧丛书"一面世就以其实用性和权威性受到读者欢迎，成为热门畅销外科图书，被列为美国有线电视新闻网（CNN）福布斯及图书出版管理机构的核心推荐书目。它用简洁的文字、要点式框架结构和图文并茂的内容逐步指导读者完成各种技术操作，非常适合各层次的外科医师阅读。

"外科手术技巧丛书"共 6 个分册，主要内容包括前肠、结直肠、肝胆胰、乳腺、内分泌和血管手术中的开放式及腹腔镜、内镜和血管内手术等，涉及多个学科的手术技术和新手术规范。其中《创伤及重症救治手术技巧》不同于其他分册，内容综合了多学科专业的救治技术和急危重症外科抢救技术，具有更明显的综合性和时效性。书中很多内容超出了传统外科分科或单个临床专科的技术范畴。

近 20 年来，我们虽然在外科疾病研究和手术技术方面取得了重大进展，但很大一部分创伤和外科急症属于"时间敏感性疾病"，救治时效要求急迫，而相应的专业救治资源相对缺乏。一方面伤病员需要立即进行评估和手术处理，一天 24 小时和一周 7 天都有救治需求；另一方面具有高水平的救治机构和专业人员较少，尤其在夜间和休息日，或救治者不在创伤救治中心所在地，难以满足伤病员的救治需求，因此，创伤和急救外科专业逐渐兴起。美国创伤外科协会（AAST）2005 年提出发展急救外科（ACS）专业，主要由创伤、急诊普通外科和重症监护专业组合而成，目前在全球范围内受到越来越多的欢迎。

《创伤及重症救治手术技巧》的主编艾米·J. 戈德堡（Amy J. Goldberg）博士是天普大学刘易斯·卡茨医学院院长、美国外科委员会（ABS）副主席，在创伤医学和重症医学方面有丰富经验，曾被评为美国最佳医师之一。本书的作者群体汇集了美国 22 个州的 84 位创伤和重症救治领域的外科专家教授，反映了该领域现代手术技术发展水平。本书侧重于每种技术的具体步骤，同时围绕每项手术说明原因，帮助读者快速理解和成功实施手术操作。

陆军军医大学陆军特色医学中心是国内率先建立创伤外科的医院，借助国内唯一野战外科研究所的优势资源，按王正国院士等创伤研究前辈的发展思路，近四十年来一直致力于创伤综合救治，聚焦伤病情的"急"和"重"两个方面进行学科建设和技术创新，积累了丰富的救治经验，聚集了一批专业人才，这是本书得以顺利翻译的基础。学习和借鉴国外创伤外科向急救外科转型发展的经验，助力我国方兴未艾的创伤和急救医疗体系建设，更是本书翻译的基本动力。

本书的体例和格式较好地避免了冗余、繁杂和重复，十分便于读者快速查阅和学习，即使在充斥大量信息的智能化时代，书中所展现的临床经验和技巧仍是不可替代的宝贵资源。

在本书翻译过程中也体现了外科经验和技巧的独特价值。译者们深深体会到只有一字一句地中英文对照翻译，反复推敲和讨论，才能准确传达出原文的专业含义，克服中英文专业表达词语和中西医历史发展差异所构成的鸿沟。在翻译过程中我们也意识到医学发展迅速，新知识、新技术和新术语层出不穷，有些词已不再使用，有些词还未来得及规范，故造成了翻译上的困惑。当单词直译的字面意思与实际手术含义有冲突时，我们采用业内常用的词语。原文中偶有较明显的问题和错误，我们采用译者注的形式加以说明，以确保每个概念和术语的正确无误，最终形成易读好懂的信息。本书的完成得益于译者团队的共同努力和众多专家的悉心指导，在此表示衷心的感谢！也希望更多专家和读者批评指正，为提高我国创伤和重症救治水平作出贡献。

沈 岳 教 授

陆军军医大学陆军特色医学中心

2024 年 8 月

原著丛书前言

外科手术操作复杂、技巧要求性高且更新迭代快。"外科手术技巧丛书"旨在为这些复杂的操作提供高度可视化的逐步指导。本系列丛书按解剖学编排，涵盖了《前肠外科手术技巧》《肝胆胰外科手术技巧》《结直肠外科手术技巧》《乳腺外科、内分泌外科及肿瘤外科手术技巧》《血管外科手术技巧》。此外，第 2 版还新增加了《创伤及重症救治手术技巧》。

该丛书的编委均是各自领域内享有盛誉的外科医生。他们都是业内翘楚，具有非凡的外科判断力和卓然的手术技巧。《乳腺外科、内分泌外科及肿瘤外科手术技巧》由美国密歇根大学的 Michael S. Sabel 医生负责编写；《前肠外科手术技巧》由美国霍夫斯特拉 / 诺斯韦尔的唐纳德和芭芭拉·祖克医学院的 Aurora D. Pryor 医生负责编写；美国佛罗里达大学的 Steven J. Hughes 医生负责指导《肝胆胰外科手术技巧》；美国得克萨斯大学里奥格兰德分校的 Daniel Albo 医生负责指导《结直肠外科手术技巧》；美国威斯康星医学院的 Kellie R.Brown 医生负责编写《血管外科手术技巧》，包括开放和介入方法。第 2 版新增加的《创伤及重症救治手术技巧》，由美国天普大学的 Amy J. Goldberg 医生负责编写。

该丛书的主编聚集了世界各地知名的学者分述各章节内容。相应地，这些卷册具有明显的国际特色。外科是一个视觉学科，本丛书以示意插图和术中照片紧密结合的方式对外科技术进行详尽阐释。插图风格统一、简洁明快。而术中照片均从术者角度拍摄，可如实显示手术场景。随附的文字简洁明了，重点描述关键手术细节、术后管理要点及相关并发症。本丛书旨在服务外科住院医师、高年资医师、经验丰富的外科医师等不同级别的外科医师。

Wolters Kluwer 出版社具有独特视野、组织和人才。在执行编辑 Brian Brown、高级编辑 Keith Donnellan 和高级开发编辑 Ashley Fischer 领导下，我们完成了"外科手术技巧丛书"。

我深深感谢 Michael W. Mulholland 博士，他是一位外科大师和领导者，也是"外科手术技巧丛书"的首任主编。没有他的领导，这个项目不可能成功。我感谢我们丛书各分册的新老主编，他们的远见使第 2 版更具影响力。在新冠全球大流行期间策划和编辑一部重要的外科手术技巧教科书并非一帆风顺，但最终成果斐然。

Mary T. Hawn 博士

原著前言

能参与"外科手术技巧丛书"第 2 版中新增的《创伤及重症救治手术技巧》分册的编写，并见证其首次作为独立图书出版的工作过程，我深感荣幸。我特别感谢总主编玛丽·T. 霍恩博士，她赋予我机会，使我得以将创伤抢救单元、手术室和外科重症监护室中实施的手术程序和干预措施纳入书中。

我谨向参与本书撰写的创伤及危重病外科学领域的专家们致以诚挚的感谢，感谢他们所提供的详尽而精练的案例，这些案例涵盖了外科住院医师、临床研究人员及主治医师在各级创伤中心的夜班中可能遇到的各种伤情。

本分册为读者提供了快速获取伤员评估、复苏、诊断和干预措施的途径。无论是手术干预还是非手术治疗，本分册都对从烧伤、冻伤、坏死性软组织感染到由钝性或穿透性机制引起的各器官系统创伤进行了明确的定义。用拍照或手绘解剖图解等形式展示手术操作的精细过程，并用文字对技术要点加以说明，有助于每一次手术的顺利执行。

最后，我要感谢威科出版集团的 Brian Brown、Keith Donnellan 和 Ashley Fischer，感谢他们提供的专业知识和宝贵支持。

Amy J. Goldberg 博士

目 录

第 1 章 烧伤手术：焦痂切开、切痂和刃厚皮移植

Natalie J. Hodges and Sharmila Dissanaike

一、定义

烧伤定义为热能对皮肤和皮下组织造成的损伤，通常由火焰、沸水或蒸汽所致。化学品、严寒和摩擦导致的损伤都可能需要类似治疗，它们通常归类为热损伤。

1. 传统上，烧伤按深度分类：Ⅰ度烧伤为表浅烧伤，Ⅱ度为部分皮层烧伤，Ⅲ度为全层烧伤。许多烧伤中心将Ⅱ度烧伤进一步划分为浅Ⅱ度烧伤和深Ⅱ度烧伤。

2. 烧伤的复苏、外科处理和重建涉及一系列的临床策略。

二、鉴别诊断

某些脱屑性皮肤病，如大疱性类天疱疮、葡萄球菌性烫伤样皮肤综合征和中毒性表皮坏死松解症，有类似烧伤的表现，但通常很容易根据病史鉴别。

三、病史和体格检查

在过去的一个世纪里，住宅和工作场所消防安全措施的改进使烧伤的发生率有所下降。

1. 暴露于干热（如火焰、爆炸、加热元件）和湿热（如热液体）、电、化学品和辐射都可能发生烧伤。

2. 体格检查对烧伤的诊断和治疗至关重要。

大面积烧伤需要复苏，生命体征或实验室检查结果可能有显著变化；而较小面积的烧伤通常没有明显的生理变化，但仍然需要临床治疗和手术处理。

3. 根据临床检查对烧伤进行分类和处理。当仅表皮浅层损伤时，烧伤可归类为Ⅰ度；典型表现为触痛、红斑、轻度水肿。浅Ⅱ度为表浅的部分厚度烧伤，典型表现是触痛，表皮脱落，皮肤红斑、发白，外观潮湿。深Ⅱ度为较深的部分厚度烧伤，其表现更接近全层烧伤，但仍有感觉和疼痛。创面呈深红色或苍白色，无发白，外观比浅Ⅱ度干燥。全层烧伤无痛，通常为白色，可有深色皮革样焦痂和皮肤脱落，外观干燥。

4. 通过计算烧伤占总体表面积（TBSA）的比例来估计损伤程度，最常用的是9分法或手掌法（图 1-1，图 1-2）。

5. 较大面积烧伤（成人 > 10%TBSA；儿童 > 1%TBSA；在经认证的烧伤中心进行处理是最理想的途径），可用 Lund-Browder 图表更精确地计算烧伤面积，其结果将会影响复苏和手术计划。

6. 值得注意的是，随着时间的推移会发现烧伤变得更严重，因此持续的临床评估和再评估很重要。

四、影像学和其他检查

1. 除非合并创伤，大多数烧伤不需要影像学检查；其处理仅基于临床检查。伴发的吸入性损

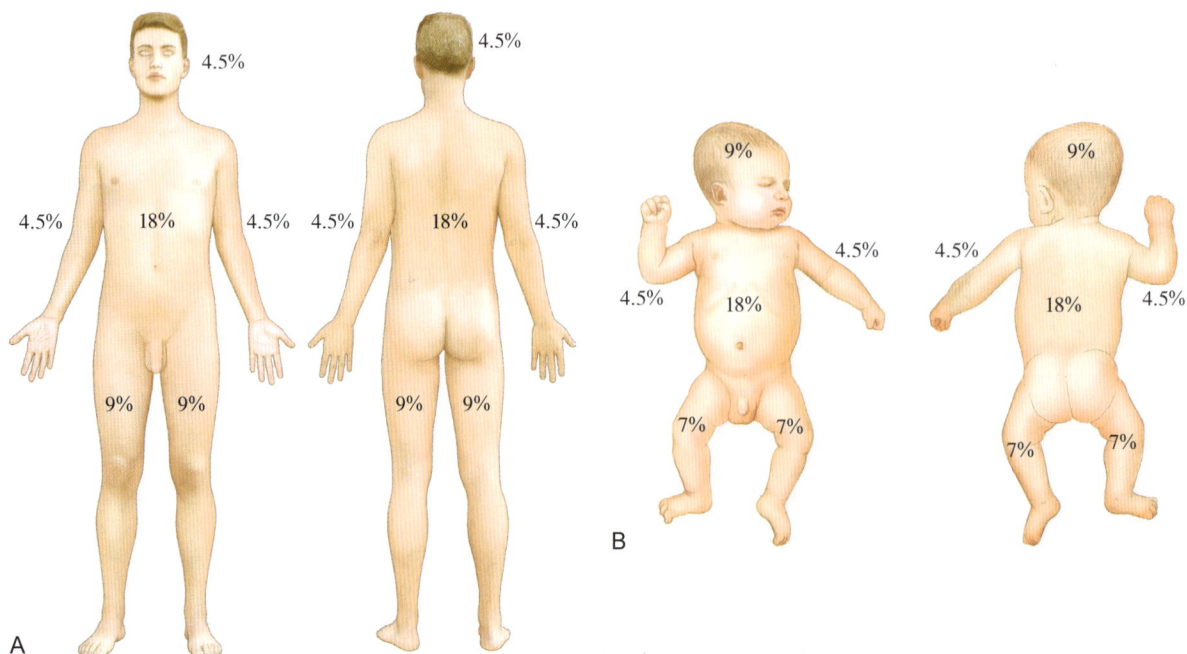

图 1-1   估算儿童和成人烧伤面积的 9 分法

伤常采用纤维支气管镜进行诊断。

2. 胸部 X 线片用于创伤患者的初步检查。气管插管的烧伤患者需要进行胸部 X 线检查以确认气管导管的位置，对于疑似吸入性损伤或较大面

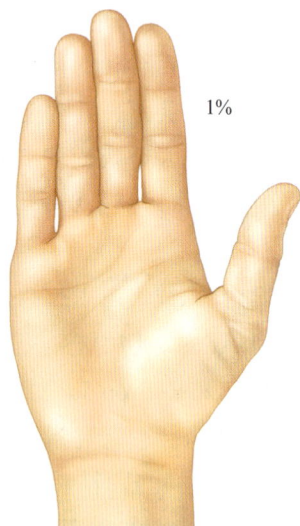

图 1-2   估计烧伤面积的手掌法
患者手掌的表面积 =1% TBSA

积烧伤的患者，X 线片可在复苏前确定肺部初始形态作为参考和对照。在合并其他创伤性胸部损伤（如肋骨骨折或气胸）的患者，X 线片可用于确定是否需要进一步干预（如胸腔引流术、支气

管镜检查）。严重钝性伤（如机动车碰撞、爆炸）导致的烧伤，需通过计算机断层扫描进行标准创伤成像以评估内脏器官的损伤情况。

3. 因闪光烧伤、化学飞溅烧伤或其他涉及面部的损伤，适合进行 Wood 灯检查评估角膜的擦伤，以确定是否需要正规的眼科评估和治疗。

4. 儿童烧伤具有挑战性，全面评估还应考虑有意创伤的可能性。如果有虐待性损伤的可能，则通常需要进行全面的骨骼检查。

五、手术治疗

全层烧伤需要手术治疗。在身体的非美容、非功能性区域（如背部和臀部），对于仅有几厘米大小的烧伤，使其自然形成瘢痕的非手术治疗也是一种可选方案。也有用酶清创术成功处理全层小面积烧伤的报道。但手术切除仍然是治疗的标准。深层烧伤常用分期重建的策略，即切痂后先使用生物或合成支架，再进行中厚皮片移植。与立即植皮相比，分期重建的方法可改善功能和外观。

厚度不确定的烧伤（Ⅱ度）可局部使用药物、酶清创术或各种手术治疗。也可先试行非手术的创面治疗，再确定是否需要手术切除。

（一）术前规划

1. 根据患者病情稳定情况、外科医师的偏好和机构资源，即使是大面积烧伤，也可以在烧伤后立即进行手术，完全切除整个烧伤区域并立即植皮。但更常见的是在数天和数周内依次对不同的区域进行手术。

2. 在可能的情况下使用止血带，尽量减少出血。

3. 低体温是烧伤手术中的一个主要挑战，应考虑通过控制室温、外部加温装置、液体加温器和内部加温导管来防止低体温，有助于防止术中发生凝血病，而凝血病会导致失血增多。

4. 术前须设计并标记切除区和供皮区，以及所需移植皮片的网眼比例。网眼比例受烧伤面积、供区和移植区状态的影响，目的是缩短所有受影响区域的闭合时间，同时最大限度地提高美容和功能效果。

5. 如需要手术治疗的烧伤患者病情危重，术前应改善血流动力学和呼吸状态。

（二）体位

在烧伤手术中，患者体位应以能完成所计划的手术，且不对患者或手术团队造成不良影响为宜。为此，有些专科手术室配有安全升降肢体的电动装置，非常有用但并不是必需的。

（三）焦痂切开术

四肢环状烧伤可导致挛缩和灌注受限，需要切开。深度烧伤甚至可能引起骨 - 筋膜室综合征，需行筋膜切开术。关键是要及早发现这些症状，并立即进行手术松解，以保护肢体功能。

同样，胸部和腹部的深度环状烧伤会限制通气，需要切开焦痂松解。

大面积烧伤需要大容量复苏，也会导致腹腔间室综合征，如果不进行治疗将出现严重的并发症。随着复苏方案的改进，这种并发症已经变得不那么常见，但对于腹肌紧张、腹部膨胀、呼吸机峰值压力升高、尿量减少和低血压的患者，仍应考虑这一点。

传统的焦痂切开术是沿受伤肢体或躯干的内侧和外侧做两个切口。这种手术通常只用于全层烧伤，而全层烧伤需要完全切除。明智的做法是避免直接在血管上方的区域（如手指的内侧和外侧，或腿部大隐静脉上方），而是在皮肤张力最大的区域做松解切口（图 1-3）。

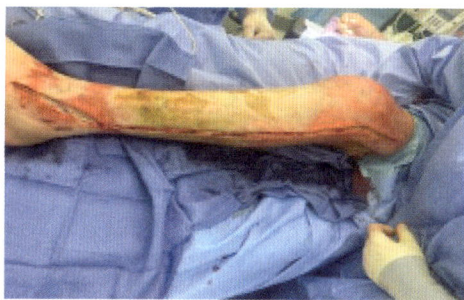

图 1-3　下肢深度环状烧伤的焦痂切开术

（四）切除和植皮

为了达到最好的效果，损伤后应尽快进行切除和植皮。传统的做法是在损伤后 5 ~ 7d 完成复苏后第一次切除和植皮，在复苏期间进行切除可获得更好的效果。在损伤后的第一个 24h 内外周血管收缩最大，这时进行手术可以减少术中出血。

最常见的切除方式是用平而锋利的刀片（如

Weck 或 Watson）进行削痂。所有烧伤组织均应切除，包括有血栓形成的皮下脂肪区域（图 1-4，图 1-5）。

深度烧伤需切除筋膜以下的组织，称为筋膜切除术。可使用普通手术刀或电刀。

1. 使用肾上腺素溶液浸泡的非黏性敷料进行止血，用浸泡过的棉垫覆盖。仍不能控制出血时，应根据需要进行电灼或缝扎。止血是植皮成功的

手术技巧

关键，血肿的形成和发展将阻止皮片的吸附，这是早期植皮失败的常见原因。

2. 使用取皮刀获取皮肤移植物（图 1-6）。刀厚皮片的厚度通常在 0.20 ～ 0.45mm，薄皮片美容效果较好，而较厚皮片更容易处理也更耐磨。

3. 将切取的皮片以适当的网眼比例制作网状皮片（图 1-7，图 1-8）。较小的比例（1 : 1）有更好的美容效果；而较大的比例（2 : 1、3 : 1 和更大）允许使用较小的供皮覆盖较大的受区面积。除了扩大覆盖面积外，网眼还可排出术后积聚的血液和渗液，避免阻碍移植物的吸附和扩展融合。

4. 植皮部位止血，并在植皮前应用纤维蛋白胶溶液。将皮肤移植物缝合或钉在适当的位置（图 1-9），随后使用非黏性敷料（如液状石蜡或抗生素浸渍纱布）覆盖，用纱布包裹和绷带加压。真空负压吸引敷料也可用来封闭植皮区。

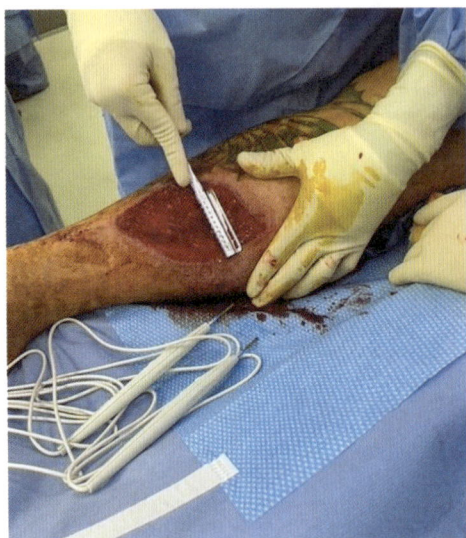

图 1-4　Weck 刀片锐性切除烧伤组织后露出健康出血的组织

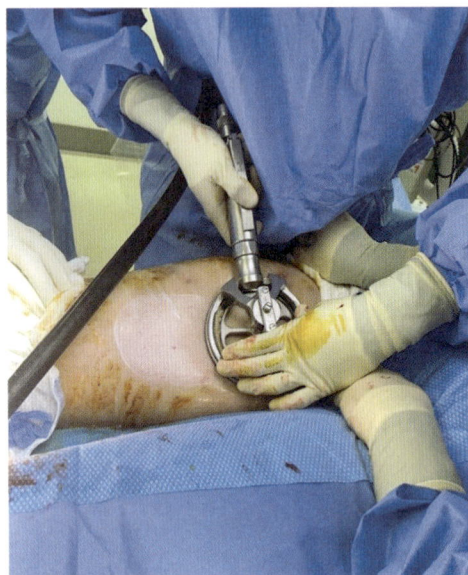

图 1-6　用 Amalgatome 取皮刀切取供区刃厚皮片

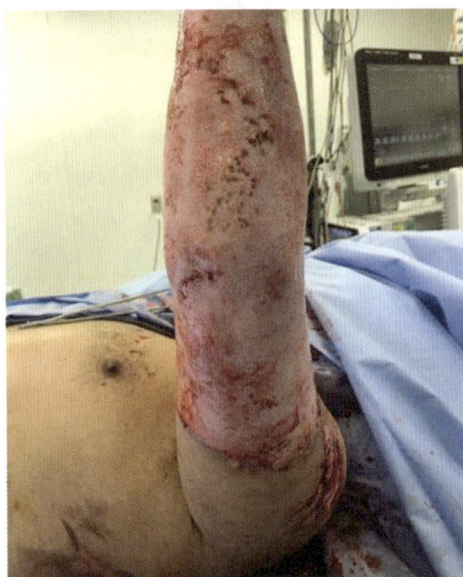

图 1-5　削痂后的手臂
注意：白色真皮有点状出血

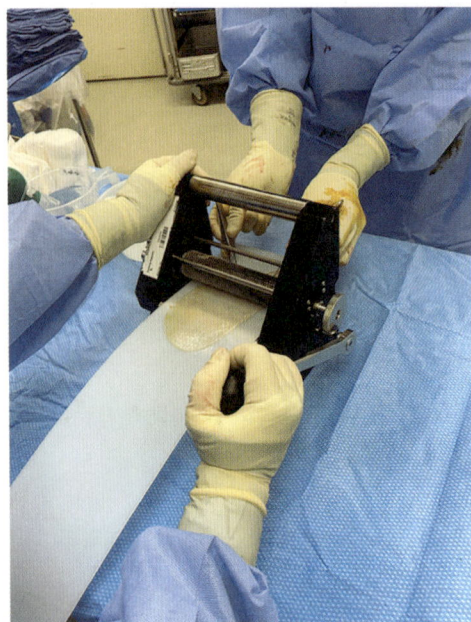

图 1-7　皮肤置于压皮机的网格板上

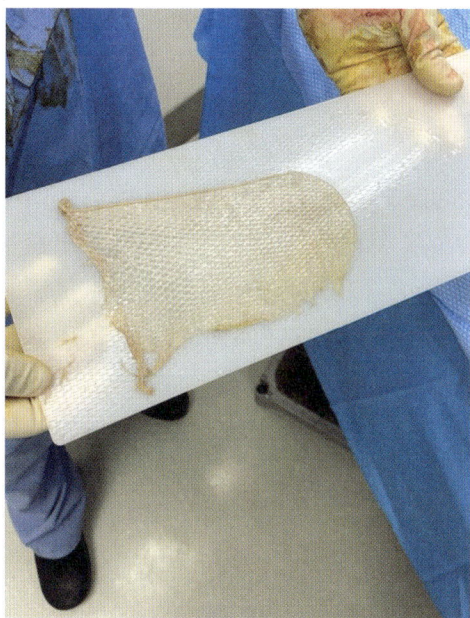

图 1-8　皮肤以 2 ∶ 1 的网眼比例成网显示真皮面
可以直接放置在创面上

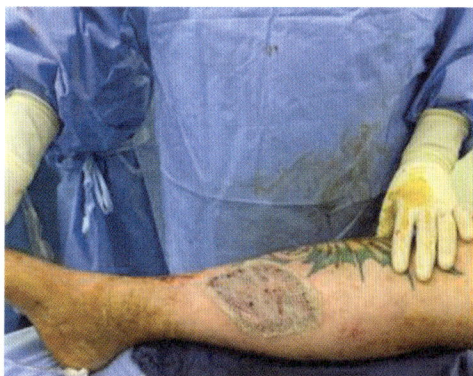

图 1-9　在伤口床上固定皮片

5. 因各种原因可能会使用分阶段关闭创面的方法。在较大面积烧伤后，缺乏供区皮片时，可能需要进行临时创面覆盖。对于较深的烧伤，使用生物或合成支架材料可改善功能或提高美容效果。

6. 对已经完成切痂但由于各种原因还没准备好永久闭合的烧伤创面，有几种可选的临时覆盖创面的方案。传统的选择是异种移植，以前用猪皮，最近用罗非鱼皮，或选择捐赠尸体同种异体皮肤移植。这些移植物为伤口床提供临时生物覆盖，但不会与创面整合。

7. 生物、合成和混合产品（Acell、Primatrix、Integra、NovaSorb BTM）已经商业化，为烧伤和伤口提供覆盖，同时也整合到伤口床中，为皮肤移植提供支架，并促进伤口更快愈合。通常在应用这些基质敷料后 2 ～ 3 周进行皮肤移植，具体时间因产品的性质而定。

8. 在没有足够供体皮肤的大面积烧伤时，在实验室培养患者自身的皮肤细胞作为自体移植物也是一种选择。将培养细胞与自体大网眼皮片（比例通常为 1 ∶ 4）一起应用于切除后的创面床，可以提供最佳效果。

9. RECELL 是一种可获得的商业装置，将小块皮肤样本浸入酶溶液中分离皮肤细胞，制成可喷雾的皮肤细胞悬浮液。该技术在烧伤中心越来越受欢迎，可减少 30% 的供区面积。

经验和教训

1. 早期切痂植皮及充分的复苏，是改善烧伤后短期和长期预后的最重要因素。
2. 在围手术期早期，止血不充分和敷料对移植物产生剪切力是移植失败的常见原因。
3. 烧伤组织清创不彻底导致移植创面切除不充分，可能是移植不成功的最常见原因。

六、术后

1. 自体刃厚皮肤移植后通常在术后第 3 ～ 5 天去除敷料进行评估。有活力的皮肤紧密地附着在伤口床上即为移植成功（图 1-10）。

2. 传统上需要术后立即固定患者；但通过使用黏合剂、U 形钉和安全应用敷料等防止移植物剪切移位的方法，可鼓励患者术后尽早活动。

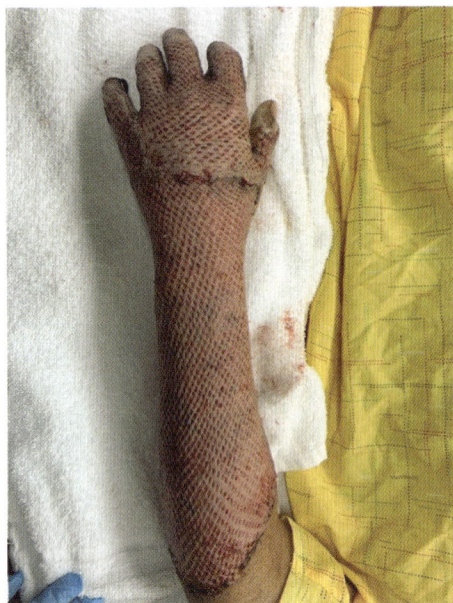

图 1-10　术后第 3 天去除敷料后显示刃厚皮片移植效果良好

3.烧伤救治涉及多学科专业,需要外科医师、护士、治疗师、药剂师、营养师、心理学家和其他人员的积极参与,以确保最佳结果。

七、并发症

1. 出血　快速切除大面积皮肤常导致毛细血管和小血管大量出血。在四肢的切痂手术中使用止血带可减少不必要的失血。切除后立即用含肾上腺素的纱布覆盖创面,可明显减少出血量。对于大面积切除,特别是无法用止血带控制的躯干烧伤,应做好术中输血的准备。除了出血导致休克和初次清创需要输血外,如果皮肤移植前止血不充分,在新移植的皮肤下形成血肿,将导致该区域的移植失败。

2. 感染　烧伤患者由于体表破坏而失去了原有的免疫屏障,发生感染性并发症的风险很高。感染可发生在供区或受区部位。

3. 移植失败　移植失败的早期原因包括积液或血肿形成(移植物漂浮)、剪切(移植部位的移动导致分离)、失活组织切除不充分导致的新血管形成失败和感染。

第 2 章　冻伤和低体温：外科治疗

Natalie J. Hodges and Sharmila Dissanaike

一、定义

冻伤是暴露于低温环境（通常低于冰点）中继发的体表损伤，根据组织破坏的深度和程度可分为 1~4 级。

低体温的定义为体温低于正常值，通常由暴露在寒冷的环境中所致。

二、鉴别诊断

1. 亚冻伤是指暴露于低温环境后血管收缩继发的损伤，复温后可完全缓解而不破坏组织。

2. 冻疮（pernio）是一种与寒冷暴露相关的炎症性皮肤损伤，通常发生在冰点以上。它可能为特发性，也可能继发于潜在的冷球蛋白血症或结缔组织病。

3. 雷诺现象中的血管收缩可由低温暴露等因素引发。

4. 外周血管疾病可导致四肢远端血管收缩和血流不畅，酷似冻伤。

5. 寒冷相关组织损伤就像所有的体表热损伤一样，局限于一定范围内。根据组织损伤的程度可分为 I~IV 度。I 度冻伤有轻度红斑和水肿，损伤晚期可脱皮。II 度冻伤急性期表现为更多的红斑、明显水肿和水疱，晚期表现为脱屑和焦痂。III 度冻伤早期有出血性水疱，晚期进展变色为蓝色（灰色）（图 2-1）。IV 度冻伤最初表现为斑点状，发展为干燥、黑色木乃伊状，类似于干性坏疽（图 2-2）。

三、病史和体格检查

1. 长时间暴露在寒冷的环境中，或短暂暴露

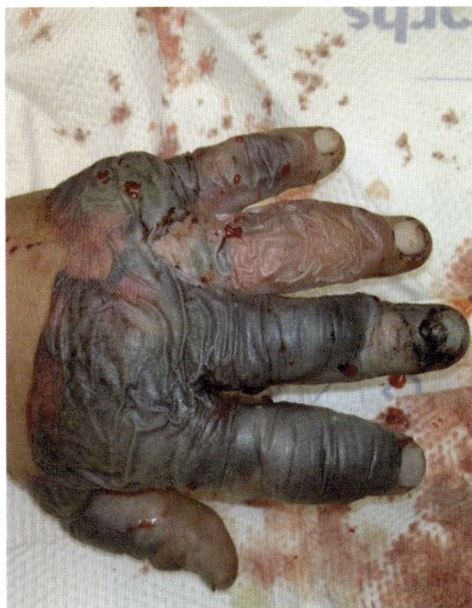

图 2-1　早期 III 度冻伤

在最后脱皮和水疱脱落之前，伤口最终需要刃厚皮片移植覆盖

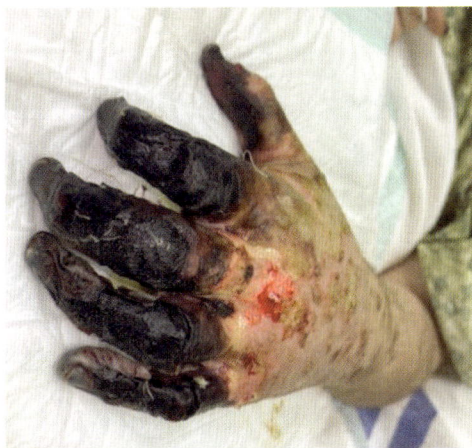

图 2-2　受伤数周后 IV 度冻伤

值得注意的是，虽然远端组织明显不能存活，但没有严重感染，因此没有进行清创

在极寒的环境中。

2. 与创伤或暴露相关的生理紊乱（如受困徒步旅行者脱水和代谢紊乱），可能会和冻伤同时发生。

四、影像学和其他检查

1. 寒冷相关组织损伤的诊断主要基于临床检查。对于外伤史不明确的患者，放射学检查可能是有帮助的。

2. 影像学可指导深度损伤的治疗，对此已进行了多种模式的研究。血管造影技术和锝 -99（^{99}Tc）三相骨扫描可提供与截肢和肢体生存能力相关的预后信息。

3. 磁共振血管成像（MRA）可能优于 ^{99}Tc，可更好地区分活性组织和无活性组织，大多数医院都能很容易地实施此项检查。

4. 对于严重冻伤和组织丢失风险较高的患者，应考虑静脉注射前列环素或组织纤溶酶原激活剂（tPA），或两者联合使用。应在伤后 24h 内给药。

五、手术治疗

1. 复温后的组织不要再次暴露在寒冷中，这会加重损伤。因此，只有当患者到达能进行确定性治疗的单位时才应开始主动复温。无法在整个治疗过程中保持温暖和干燥之前，不应尝试解冻。

2. 患肢复温对阻止冻伤至关重要。理想情况下，是在 38 ～ 40℃水浴中进行，以快速恢复组织的血流和同时提高代谢率。

3. 在损伤后 24h 内，静脉注射 tPA 可能有助于恢复血流和最大限度地保留组织。

4. 与热损伤的处理相反，冻伤需要延迟处理。支持性治疗是最理想的方案，即积极进行复温和复苏，长时间止痛和伤口保守处理。延迟手术干预有利于损伤后愈合、再神经化和再血管化，从而最大限度地挽救组织。因此，应尽可能推迟截肢或组织切除的时间，期待持续的再血管化可以最大限度地保留组织和功能。

5. 除非伤口感染，冻伤伤口通常不需要清创。只有感染的组织才需要清创。

6. 术前规划：对受累肢体，包括损伤处上方的关节进行皮肤准备。可能需要在手术室中通过各种辅助设备，如泡沫垫子等协助维持体位，以便能充分显露需要切除或截肢的肢体。

切除

1. 尽可能推迟切除时间，锐性切除存活区域的最远端。如此可最大限度地保留组织和保护新生血管（图 2-3）。

2. 应确保肢体残段或切除区域的血供，并计划通过皮瓣、生物材料、皮肤移植或其他方法充分覆盖创面。

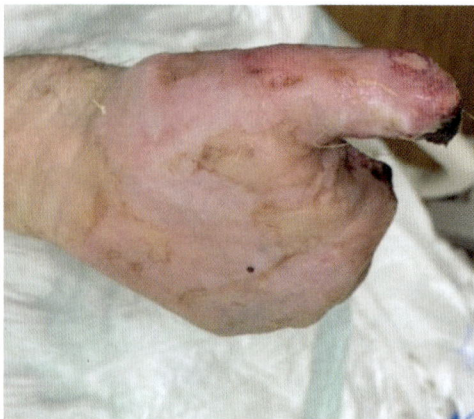

图 2-3　截肢后肢体最大化保留组织
显示伤口愈合满意

经验和教训

1. 寒冷相关损伤的早期切除或截肢可导致不必要的组织损失。应推迟手术干预，直到有活力组织与失活组织出现清晰分界时。

2. 术前应通过临床检查和 CT 血管成像或正式血管造影进行血管评估，以确保伤口愈合并尽量减少组织切除。

3. 冻伤组织感染可能需要切除或截肢，但应尽可能局限于对严重感染组织的处理。

六、术后

1. 创面开始时应包裹温暖湿润的纱布，以促进新生血管形成和限制组织脱水。感染的创面可用湿敷料转干敷料等方式进行清理和包扎。没有证据表明酶或生物敷料能改善冻伤的预后。

2. 烧伤和冻伤类似，多学科团队的早期介入对于伤口处理、治疗和营养的整体改善至关重要。

七、并发症

1. 冻伤感染非常普遍，继发于淋巴回流和血流受损。冻伤创面的感染具有挑战性，可能会被迫切除部分原本可存活的组织。

2. 无论是急性期还是慢性期，疼痛都是冻伤患者的重要并发症。多模式镇痛方案很重要。

3. 过于积极地复温冻伤肢体（其感觉减退），太靠近（长时间）暴露在加热器或滚烫的水中，可能继发热损伤。这会增加组织损伤，需要进行更大范围的手术。

第3章 电烧伤

Natalie J. Hodges and Sharmila Dissanaike

一、定义

电烧伤是指电压差驱动电流通过人体对皮肤（包括表皮和皮下组织）造成的损伤。

二、鉴别诊断

电流引发火灾导致热损伤，但不是真正的电损伤。治疗时机和深层组织损伤的可能性在这两种机制之间存在显著差异，因此区分这两种机制非常重要。二者也可同时发生。

三、病史和体格检查

1. 重要的是要确定流经身体的电流是否只是在接触处产生火花，或是引起火焰且患者暴露在火焰中。

2. 区分高压电(＞400V)和低压电伤害很重要。前者通常仅限于工伤，而后者则常见于居家暴露。心律失常、脊柱骨折、深部组织和眼部损伤的可能性通常仅限于高电压损伤。

3. 儿童可能因咀嚼电线而出现口腔损伤；典型的表现是口角处小而深的烧伤。

4. 电烧伤通常会在体表造成小而深的烧伤（图3-1）。

5. 电击伤较独特，电流通过较深的组织，表面损伤相对较小，而实际的损伤程度远大于检查时看到的损伤表现。

6. 神经对电流特别敏感，患者可出现乏力、感觉异常和瘫痪。对所有受影响的区域进行全面的神经系统检查很重要。若存在电击伤入口和出口将有助于确定电流的方向，这反过来又提示应密切关注该区域。

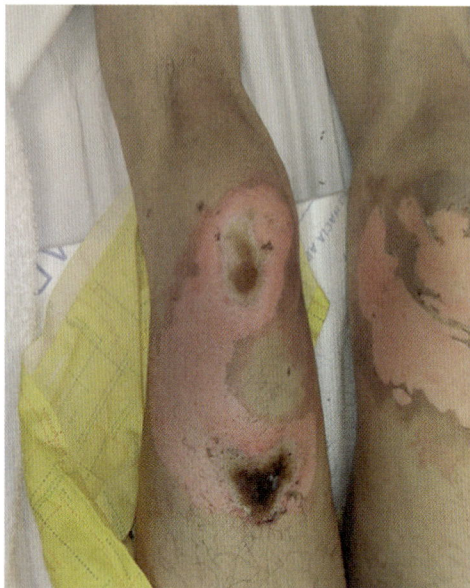

图 3-1　下肢部分厚度和全层电烧伤

7. 强度大的电流可引起严重的肌肉水肿和坏死，导致骨–筋膜室综合征，这是一种外科急症，必须迅速识别。应进行体格检查，肌肉筋膜室紧张、压力增高和肿胀，伴有被动牵拉痛是骨–筋膜室综合征的特征。根据与电流密切接触部位的情况，可能会发生臂、腿、手或足的骨–筋膜室综合征。如果确诊，需要立即行筋膜切开术。腹腔间室综合征也可发生于较严重的电击伤，但往往是大量液体复苏的结果，而不是电流本身造成的。

8. 如果骨–筋膜室综合征未被识别，或由特高电压电流（＞10 000V）致伤，肌肉、神经和血管可立即坏死，导致固定的挛缩畸形，如"爪形手"。不幸的是，这种畸形往往是肢体不能存活的表现，立即截肢可减少全身影响。

9. 实验室检查肌肉分解标志物，如血清钾、肌酸激酶和肌红蛋白，以及肾功能标志物如血清肌酐。如果升高应持续监测复查，因为在电损伤后的几天内可能会发生严重的横纹肌溶解。

四、影像学和其他检查

1. 所有电击伤均应做心电图检查。遭受高电压损伤的患者应在最初的 24h 内进行连续监测。

2. 高电压损伤可能会导致脊柱骨折，应对脊柱进行压痛、叩击痛等体格检查，并拍摄 X 线片。

3. 高电压损伤可能会导致白内障的过早发生。因此，伤后应尽快进行正规的眼科检查，以获得基线评估。这对工伤尤为重要，以确保一旦发生工伤，患者有资格获得后续医疗费用的赔偿。

4. 高电压损伤也会导致认知障碍，可明显也可轻微。建议进行基线认知评估，实施认知疗法可能有益。认知缺陷可能需要长达一年的时间去解决，即使经过专业康复治疗师的认知法，认知缺陷可能仍需要一年多的时间才能缓解。

五、外科治疗

电击伤可能需要长达 2 周的时间才能逐渐完成病理演变，因此，手术通常推迟到 2 周（图 3-2）。但在急性骨 - 筋膜室综合征或完全组织坏死的情况下，可能需要立即减压和切除（包括截肢），以挽救患者的生命或尽可能多地保留功能。

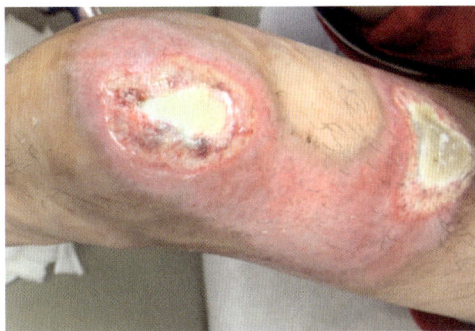

图 3-2　外科治疗后

与图 3-1 为同一个电烧伤患者，经过复苏并进行一段时间的伤口治疗后可看到伤口的明显变化。中心较深的区域（白色）需要切除和刃厚皮片移植，而周围较浅的烧伤区域（粉红色）仅需伤口护理即可愈合

1. 液体复苏至关重要，电击伤患者通常需要更大的液体量。虽然传统复苏方案依赖于晶体，如乳酸林格液，但目前许多烧伤中心在较大烧伤（包括电击伤）的复苏中较早地使用胶体复苏，如 5% 白蛋白，甚至新鲜冷冻血浆。

2. 电击伤经常发生在需要体力劳动和灵巧操作的职业中，因此在电烧伤中应仔细考虑功能结果。手术技术取决于电击伤的类型和位置，往往需要复杂的重建措施、长时间的术后职业和物理治疗。尤其是口和手的烧伤（图 3-3）。

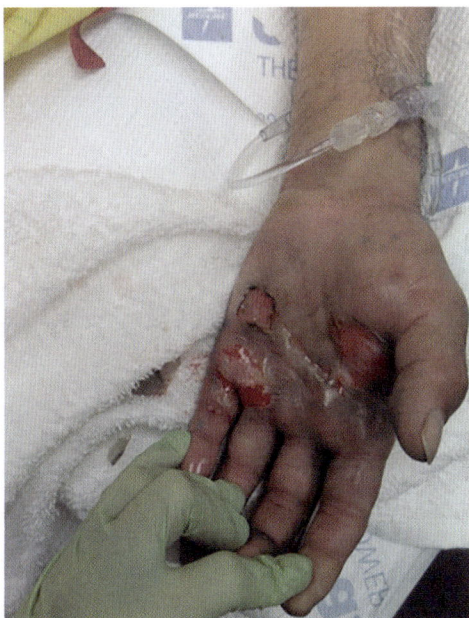

图 3-3　手部分厚度电烧伤

这类烧伤需要全面评估神经功能，有骨 - 筋膜室综合征体征时可能需要紧急行腕管切开

3. 因骨 - 筋膜室综合征而行筋膜切开术的患者通常需要多次手术，以重新评估组织活力，并随着损伤的进展进行坏死组织的清创，然后进行最终重建。

4. 当需要截肢时，应尽可能在远端进行，以保留最大功能。电击伤中发生的神经损伤，进行神经再植和使用生物假体修复的概率较低。

5. 由于电击伤通常比热烧伤更深，通常采用分期关闭伤口。包括初步清创，使用真皮或支架基质，负压敷料封闭吸引持续 2～3 周促进肉芽组织生长。分离支架基质并刃厚皮片植皮。

6. 较深的电击伤可能需要局部转位或游离皮瓣，以提供最佳的覆盖和功能。

经验和教训

1. 仅看外部伤口可能会低估电烧伤程度。

2. 当烧伤仍在进展时，过早进行手术将导致移植失败，残余坏死组织感染，需要反复手术。

3. 未能立即对骨－筋膜室综合征进行减压，或在需要时进行截肢，或缺乏足够的液体复苏，都可能导致横纹肌溶解恶化、肾衰竭，并需要透析。

六、术后

根据所需的手术类型进行术后个体化的处理。

七、并发症

1. 由于电击伤导致大量的组织坏死，尤其是在深部软组织，感染比标准的热烧伤更常见。

2. 在电烧伤中，强直性挛缩导致的横纹肌溶解，发生率较高。

3. 心律失常可能是电流通过心肌引起电烧伤的严重并发症。需要使用抗心律失常药物，包括钙通道阻滞剂和 β 受体阻滞剂，来逆转或控制心律失常。

第4章　坏死性软组织感染的决策与手术处理

Lisa Rae and Jeffery H. Anderson

一、定义

坏死性软组织感染（NSTI）是真皮、皮下组织、筋膜和（或）肌肉的快速进行性感染，伴有明显的局部组织破坏，并导致中毒和脓毒症的全身症状。NSTI 按感染源分类见表 4-1。患者存活需要早期诊断和紧急手术治疗。NSTI 可分为 3 种类型，其中典型的感染包括坏死性筋膜炎、Fournier 坏疽（生殖器和会阴区的特殊类型坏死性筋膜炎）和气性坏疽。

表 4-1　坏死性软组织感染的类型

分型	分类
1 型	多种微生物
2 型	单微生物（梭状芽孢杆菌、A 群链球菌等）
3 型	海洋微生物

二、鉴别诊断

1. 蜂窝织炎。

2. 肌炎。

3. 丹毒。

4. 史蒂文斯·约翰逊综合征（严重累及皮肤和黏膜的急性水疱性免疫病）。

5. 大疱性类天疱疮。

6. 革兰阴性脓毒症的皮肤表现：坏疽性红斑、血栓性静脉炎、皮肤大疱。

注意：蜂窝织炎伴有与体检不成比例的疼痛或严重脓毒症的体征，应考虑潜在的 NSTI。

三、病史和体格检查

患者的病史可能差异很大。通常情况下，患者会有"疖"或"丘疹"的既往病史。其他如曾受轻微的皮肤损伤或被昆虫叮咬史。很少情况下患者可能之前没有皮肤损伤，或肌肉有拉伤或挫伤。

NSTI 通常以病灶快速进展为标志。组织受累的程度并不能通过观察皮肤受累情况来确定。通常坏死组织的范围远超所见皮肤变化的范围。

1. 高风险患者的特征

（1）注射吸毒。

（2）糖尿病。

（3）肥胖。

（4）周围血管疾病。

（5）免疫抑制。

2. 体检

（1）蜂窝织炎伴皮肤起疱或脱落（图 4-1，图 4-2）。

（2）表面皮肤明显硬结。

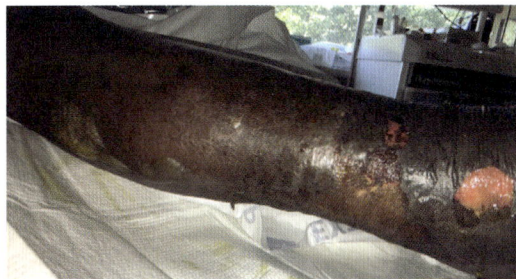

图 4-1　坏死性软组织感染大疱

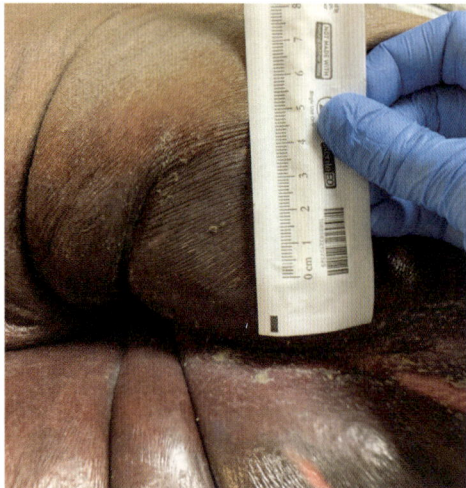

图 4-2 坏死性软组织感染肛周和会阴部
查体见皮肤改变和大疱

（3）与皮肤病变不成比例的触痛。

（4）检查时有捻发音（敏感性极差）。

3. 相关特征

（1）白细胞（WBC）> 20 000 个 /mm³。

（2）低钠血症（Na⁺ < 135mmol/L）。

（3）急性肾损伤。

（4）精神状态改变。

（5）脓毒性生理表现（心动过速、低血压、高液体需求）。

四、影像学和其他检查

1. NSTI 是一种临床诊断，除非担心诊断的准确性或深层组织积液，否则不需要进行成像检查。CT 检查不应延误手术治疗。

2. 相关实验室检查包括基础代谢指标(BMP)、全血细胞计数（CBC）、凝血酶原时间 / 部分凝血活酶时间（PT/PTT）、乳酸、C 反应蛋白（CRP）、肝功能检查（LFT）。

3. 受累区域的 X 线检查可能显示气体，但这一发现并不敏感。

4. 受累区域的 CT 扫描可显示气体和（或）水肿（图 4-3）。

如果进行 CT 扫描，建议进行增强扫描，以排除潜在的脓肿或区分 NSTI 和肌炎。

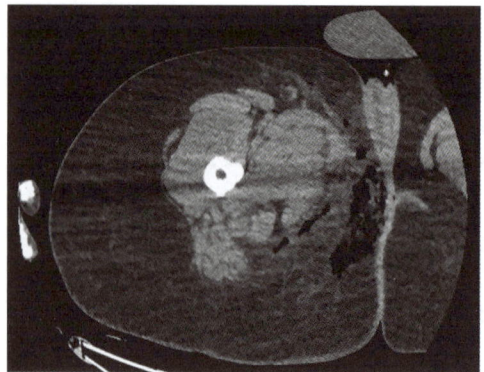

图 4-3 CT 显示盆腔深部组织坏死性软组织感染

5. 在评估 CRP、WBC、血红蛋白（HGB）、血清 Na⁺、血清肌酐和血糖水平时，建议使用 LRINEC 评分（表 4-2）来帮助区分 NSTI 和蜂窝织炎。

表 4-2 坏死性筋膜炎的实验室风险指标

实验室检查	数值	得分
C 反应蛋白（mg/dl）	< 15	0
	≥ 15	4
白细胞（× 10³/mm³）	< 15	0
	15 ～ 25	1
	> 25	2
血红蛋白（g/dl）	> 13.5	0
	11 ～ 13.5	1
	< 11	2
钠（mmol/L）	≥ 135	0
	< 135	2
肌酐（mg/dl）	≤ 1.6	0
	> 1.6	2
葡萄糖（mg/dl）	≤ 180	0
	> 180	1

（1）LRINEC 评分 ≥ 8 分为 NSTI 高风险，概率为 75% 或更高，评分 ≥ 6 分为 NSTI 中度风险，概率 > 50%。这一评分系统尚未得到验证，只能作为决策的辅助手段。

（2）其他研究表明，Na⁺ ≥ 135mmol/L 和 WBC < 15 000 个 /mm³ 对 NSTI 具有阴性预测价值，NSTI 与 LRINEC 评分相关。

（3）费尔南多（Fernando）等指出，LRINEC

评分、X 线检查发现气体、发热、低血压和皮肤大疱对 NSTI 的敏感性较差，因此强调这是一种临床诊断，只有在诊断不明确时，才能使用辅助手段来帮助诊断。

6. 在手术室明确诊断。坏死性筋膜、沿筋膜平面的浑浊血性渗出液和无黏着力组织的存在最终提示诊断确立。在具有 NSTI 临床特征的患者中，应放宽切除病变或坏死组织的指征以评估筋膜和深层组织。

五、手术治疗

（一）术前规划

1. NSTI 是一种外科急症，一旦怀疑应立即送手术室救治。

2. 获取实验室检查结果，包括 BMP、CBC、LFT、PT/PTT、乳酸和 CRP。

3. 一旦在急诊科怀疑 NSTI，应立即开始广谱抗生素治疗。

（1）使用万古霉素、头孢吡肟、克林霉素和甲硝唑。

1）万古霉素覆盖耐甲氧西林金黄色葡萄球菌（MRSA）。

2）头孢吡肟适用于革兰阴性菌和 A 组链球菌。

3）克林霉素覆盖梭状芽孢杆菌和 A 组链球菌，用于毒素抑制。

4）甲硝唑覆盖厌氧菌。

（2）应根据局部细菌培养结果和药物敏感性选择使用抗生素。

1）按照培养和药敏结果进行抗生素降级的时机尚不明确。

2）一旦完成培养，脓毒症生理状态改善，应进行抗生素降级。

4. 根据最新的脓毒症指南，脓毒症的治疗包括液体复苏、血管升压药和中央通路建立。

5. 如果 NSTI 的位置包括生殖器、颈部、纵隔或前臂（手），建议分别咨询泌尿科、耳鼻喉科、胸外科和手外科。

（二）体位

1. 患者的体位取决于受影响的区域。

2. 建议进行大面积皮肤准备，因为受累的深层组织可能远大于所看到的皮肤病变范围。

3. 手术治疗包括对所有受影响的组织进行充分的清创；患者体位应允许手术探查所有可能受影响的区域。否则可能需要在术中重新摆放体位，以获得对所有受影响组织的充分暴露。

如果会阴 NSTI 延展到腹壁，应采取截石位，也可能需要采取俯卧位以获得背部显露。

（三）手术步骤

1. NSTI 的有效治疗包括对所有受影响的组织（包括皮肤、皮下脂肪、筋膜和肌肉）进行早期、彻底的锐性手术清创（图 4-4 ～图 4-7）。

（1）通常切开受累区域就会出现浑浊血性渗出液，这是 NSTI 的特征之一。

（2）"手指征"阳性：手指在筋膜平面上很容易沿着感染路径滑动，常提示 NSTI。

（3）受累肌肉通常对电刀刺激没有反应。

（4）受累组织通常会有明显的血栓形成。

（5）未受影响的组织看起来很健康，没有灌注不良的迹象。

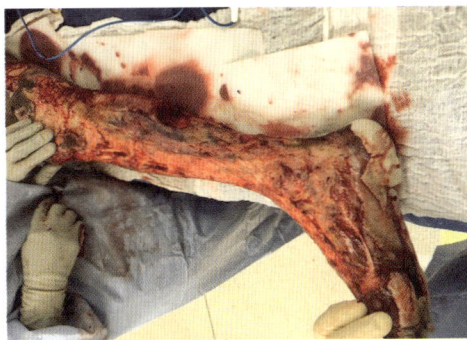

图 4-4　充分清创

充分清创所有受影响的组织，包括皮肤和筋膜

（6）含有铁血黄素的组织，即使有出血迹象，也应切除。

（7）受累组织的数量多时可能需要截肢。

手术技巧

2. 应将足够数量的组织送去培养，而不是拭子，以鉴定多种潜在的微生物。组织培养和药敏可以指导使用抗生素覆盖微生物，并最终缩小抗生素的使用范围。

3. 应经常对组织和实验室数据进行重新评估，并放宽因感染再手术清创的指征。

4. 对于不涉及皮肤和皮下组织的 NSTI，可保留皮肤（图 4-8），以便术后重建。

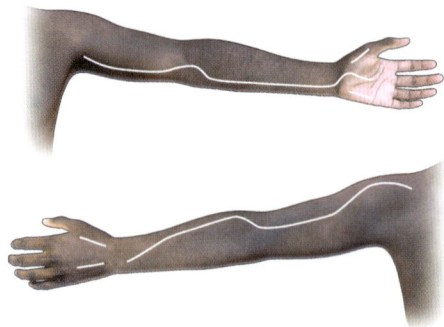

图 4-5　上肢皮肤切口

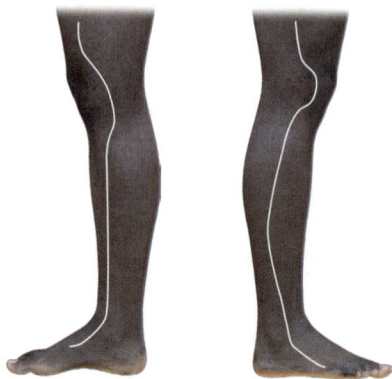

图 4-7　小腿皮肤切口

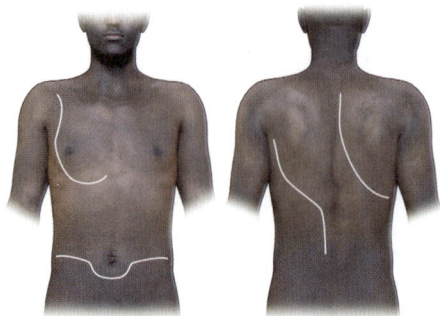

图 4-6　躯干皮肤切口

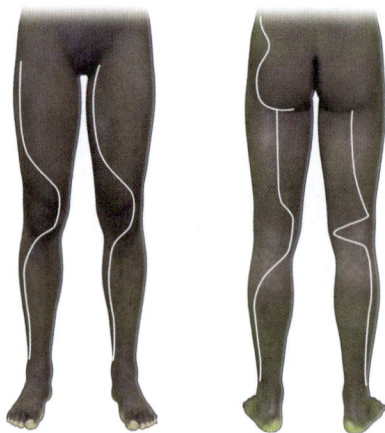

图 4-8　下肢皮肤切口

经验和教训

1. 当疑似诊断时建议紧急手术探查，延误清创手术（如 CT 扫描）可能危及生命。清创术延迟超过 24h，死亡率将会增加。

2. 未能实施广泛而彻底的外科清创，会导致疾病的快速进展及增加并发症发病率和死亡率（图 4-9）。

3. 切除的目标是出现健康组织（无含铁血黄素），而不是出现出血组织。

4. 当累及四肢时，可能有截肢的指征和必要性。

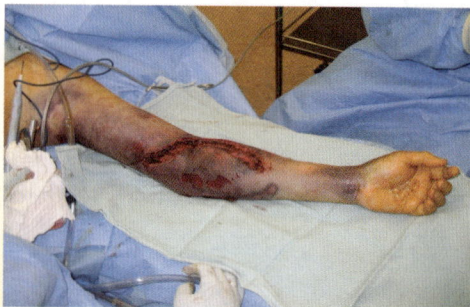

图 4-9　初次清创不充分导致坏死性软组织感染扩散

六、术后

1. 收住外科重症监护室。

2. 伤口暴露在空气中，以便医护人员随时对疾病进展进行重新评估。

3. 继续使用广谱抗生素。作者建议当脓毒症症状缓解、白细胞计数呈下降趋势且伤口看起来健康时，应使用窄谱抗生素。不同文献中抗生素降级的时间不同。

4. 首选静脉应用胰岛素以严格控制血糖。

5. 早期给予肠内营养。

6. 反复进行实验室检查。清创术后白细胞升高可能表明清创术不充分或持续感染，应立即对组织进行重新评估，并将患者送回手术室进一步探查和清创。

7. 考虑将患者转院到经认证的烧伤中心，数据显示烧伤中心 NSTI 患者的预后有所改善。烧伤中心对疼痛、复杂的伤口处理非常专业，可能有利于恢复。

8. 重建可能需要皮肤移植，使用真皮替代物和（或）皮瓣覆盖暴露的肌腱和骨骼。咨询烧伤和（或）整形外科医师以获得帮助并参与治疗。

9. 注意：鉴于目前的证据，不推荐高压氧或静脉注射免疫球蛋白治疗 NSTI。

由于肢体缺失、长期病重、大块组织缺损、挛缩、疼痛和焦虑，需要康复治疗以获得最佳结果。

七、并发症

1. 未能及时识别 NSTI，感染恶化和多器官衰竭，导致更高的发病率和死亡率。

2. 清创不彻底或再次清创延迟导致疾病发展，增加发病率和死亡率（图 4-10）。

3. 出血，弥散性血管内凝血。

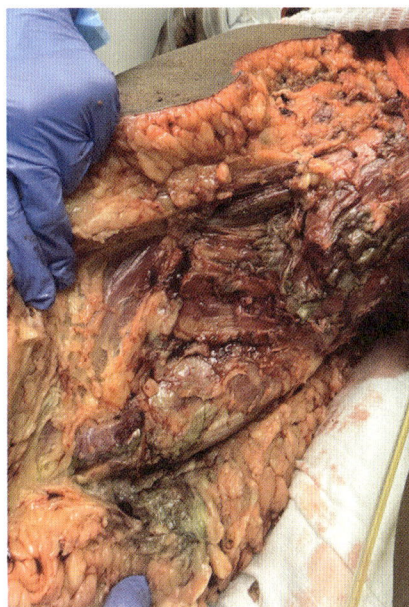

图 4-10 经常性床旁评估观察感染进展

第 5 章 肋骨钢板固定

Mitchell D. Gorman, Sagar S. Kadakia, and Joshua A. Marks

一、定义

当外力超过胸廓强度时会发生肋骨骨折。肋骨骨折占钝性胸部创伤的大多数。

不同的外科技术可稳定骨折，包括髓内钉、克氏针、Judet 夹板和钢板螺钉。手术入路也各不相同：经胸内、经皮和经胸外。使用钢板螺钉的经胸外入路开放复位固定技术已经成为比较流行的方法之一。

二、分类

胸壁评分系统大多数侧重于骨折肋骨的数量及骨折是单侧还是双侧。胸壁损伤协会提出了多发肋骨骨折分类的标准命名法，为表述解剖损伤程度提供了共识。关于移位、特征描述和合并骨折，该协会提出了 3 种类型的骨折移位、3 种骨折特征及相邻肋骨合并骨折的表述。

1. 移位（图 5-1）

（1）无移位：皮质接触＞ 90%。

（2）错位：部分皮质接触，但＜ 90%。

（3）移位：因末端重叠或分离，无皮质接触。

2. 骨折（图 5-2）

（1）简单：肋骨单一骨折线，无碎片或粉碎。

（2）楔形：第二条骨折线不跨越整个肋骨宽度，也称为蝶形骨块。

（3）复杂：至少有两条骨折线，其中一个或多个骨折碎片跨越肋骨的整个宽度。

3. 合并邻近肋骨骨折又称"系列骨折" 该协会还就胸壁的解剖分区提出了建议。划定了 3 个解剖区域：前侧、外侧和后侧。然而，对于准确的解剖边界未达成共识。

（1）解剖分区划定

1）前侧：腋前线的前方。

2）外侧：在腋前线和腋后线之间。

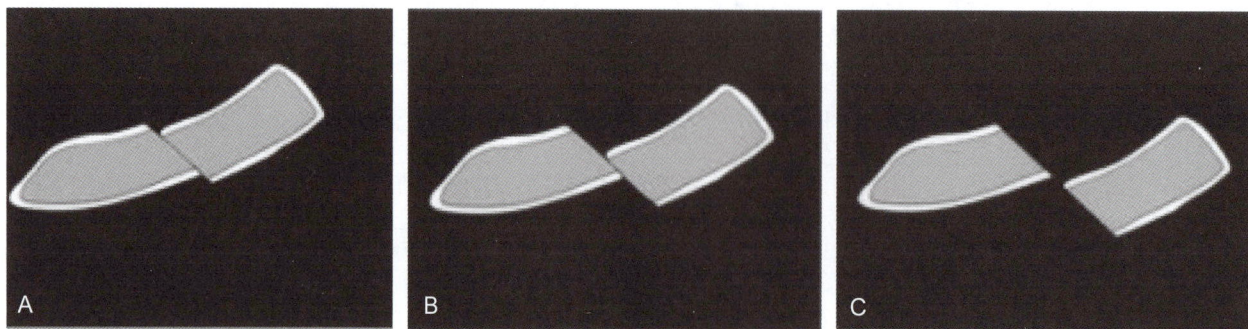

图 5-1 CT 轴位图像

A.无移位的简单肋骨骨折，皮质接触＞ 90%；B.部分移位的简单肋骨骨折，皮质接触，但＜ 90%；C.移位的简单肋骨骨折，无皮质接触

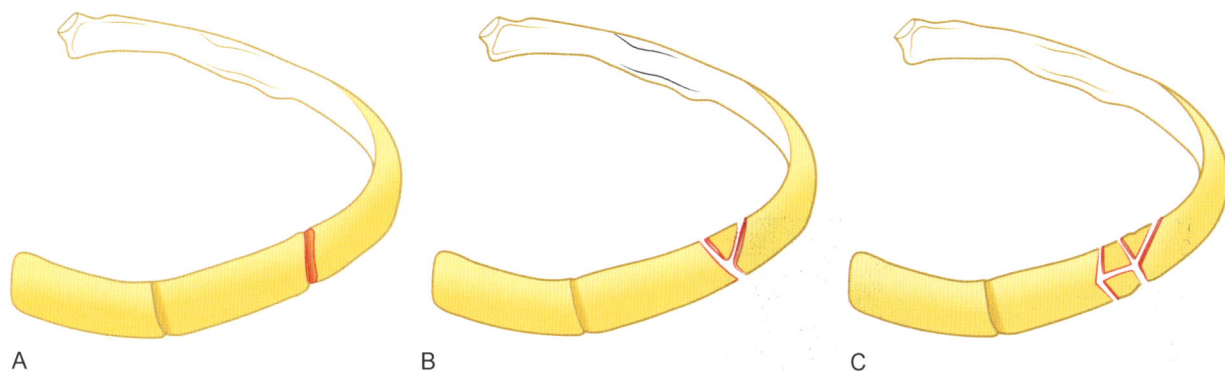

图 5-2　骨折

A. 无移位的简单肋骨骨折；B. 无移位的楔形肋骨骨折；C. 无移位的复杂肋骨骨折

3）后侧：在腋后线之后。

（2）有关连枷胸的定义

1）"连枷胸"用于描述临床检查中所见的反常运动，"连枷节段"用于描述放射学表现。

2）连枷节段是指 3 根或 3 根以上相邻肋骨发生 2 处及 2 处以上骨折。

三、病史和体格检查

1. 第 1～3 肋相对受到保护，但当骨折时，可伴有严重的胸内损伤。

2. 第 9～12 肋活动度较大，与腹腔内损伤的相关性较高。

3. 合并损伤

（1）气胸（血胸）。

（2）肺疝。

（3）脾、肝、肾损伤。

（4）肺挫伤。

（5）肺裂伤。

（6）臂丛神经压迫（牵拉、撕裂）。

四、影像学和其他检查

1. X 线片（图 5-3）

（1）需要排除和立即处理危及生命的损伤，如气胸和血胸。

（2）与 CT 相比，检查肋骨和胸骨骨折的灵敏度较低。

（3）超过 50% 的肋骨骨折患者，CT 比 X 线检查至少能多发现 3 处额外的骨折。

2. 超声（图 5-4）

（1）比胸部 X 线更敏感。

（2）找到肋骨皮质，沿其寻找不连续的点。

（3）肋骨皮质不连续代表骨折。

（4）不推荐用于清醒患者，因为肋骨骨折触诊时非常痛。可在麻醉诱导后使用，以帮助在切开前定位肋骨骨折。

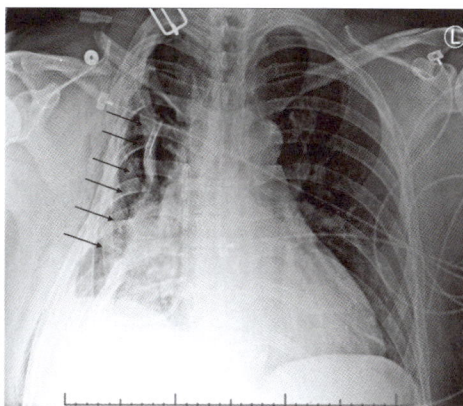

图 5-3　胸部正位 X 线片

显示患者右侧第 1～9 肋多处严重移位骨折

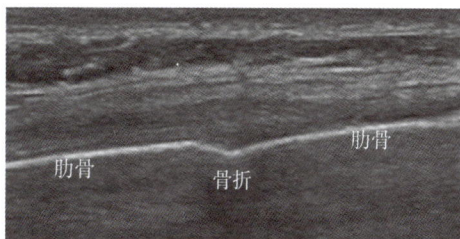

图 5-4　超声

显示肋骨皮质不连续，提示骨折

3.CT 扫描（图 5-5） 除了传统的视图（轴位、冠状位和矢状位）外，3D 重建可以完全显示所有肋骨骨折和移位程度，可用来规划手术。可以通过 3D 打印为肋骨固定系统制作 3D 模型。

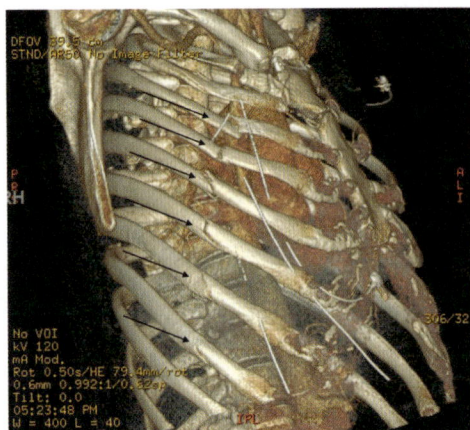

图 5-5 右侧多发性移位肋骨骨折 3D 重建

五、手术治疗

从损伤发生一直到术后，多模式镇痛和肺部护理仍然是肋骨骨折治疗的关键组成部分。

联合使用不同种类的镇痛药控制疼痛。标准化、逐级加强和客观疗效评估（肺活量、诱发性肺活量测定）的阶梯治疗方案。

各种药物种类包括非甾体抗炎药（NSAID）、阿片类药物、局部麻醉药和（或）阿片类药物硬膜外注射，以及外周神经阻滞。

（一）目标

1.尽量减少对机械通气和气管切开的需求。

2.缩短 ICU 和住院时间。

3.降低并发症发生率。

4.降低住院成本。

5.减轻疼痛。

6.促进更快恢复日常活动（ADL）和工作。

7.虽然手术稳定肋骨骨折越来越常规，但其绝对适应证仍不明确。

（1）连枷胸：东部创伤外科协会的共识有条件的建议所有钝性伤后连枷胸患者都要考虑。

（2）多发性移位骨折，无连枷胸：可能是有益的，因患者往往表现出与连枷胸患者相同的病理生理症状。

（3）无移位骨折

1）目前支持外科手术的证据有限。

2）肋骨骨折移位可能是由于患者的运动和胸内压变化。

3）有多处无移位骨折或出现临床表现恶化的患者，应考虑在伤后 48 ～ 72h 复查 CT，以评估骨折移位情况。

8.一些救治机构制定了各种流程，虽均未经过外部验证，但仍可为选择手术的患者提供指导。如胸壁损伤协会的流程已被许多团体采用（图 5-6）。

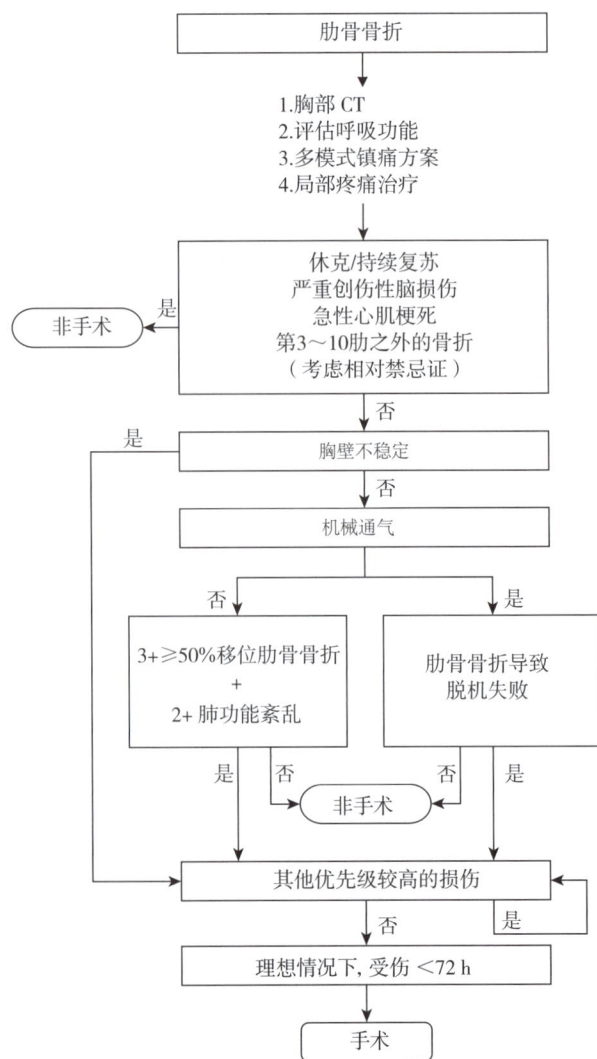

图 5-6 胸壁损伤协会肋骨骨折外科处理流程

9. 胸壁损伤协会将手术适应证分为非机械通气和机械通气两组。根据胸壁稳定性、肋骨骨折和肺功能紊乱进行评估。

（1）非机械通气

1）胸壁不稳定：①3 肋连枷胸；②3 根肋骨移位（部分移位）；③临床发现反常运动；④触诊或患者报告不稳定或出现"咔嗒声"。

2）3 处或 3 处以上移位肋骨骨折（≥ 50% 肋骨宽度）伴有 2 项或 2 项以上肺生理紊乱：①呼吸频率 ≥ 20 次 / 分；②诱发性肺活量测定容积＜预测值的 50%；③疼痛数字评分＞ 5/10；④咳嗽不止。

（2）机械通气

1）胸壁不稳定：①3 肋连枷胸；②3 根肋骨移位（部分移位）；③临床发现反常运动；④触诊或患者报告不稳定或出现"咔嗒声"。

2）临床确定与肋骨骨折相关的呼吸机脱机失败。

（二）禁忌证

1. 脓毒症（感染）。

2. 重度创伤性脑损伤（TBI）（GCS ＜ 8 分或颅内高压）。

3. 急性心肌梗死。

4. 不稳定脊柱或骨盆骨折。

5. 血流动力学不稳定（持续复苏中）。

6. 预期长时间固定和（或）机械通气。

7. 污染区域。

（三）相对禁忌证

1. 少于 3 根肋骨骨折。

2. 距横突＜ 3cm 的骨折。

3. 中度（轻度）TBI。

4. 无骨折移位。

5. 对侧肺严重挫伤，导致单肺通气困难。

6. 严重的合并症。

7. 年龄＜ 18 岁。

（四）术前规划

1. 理想情况下，应在伤后 24 ～ 72h 进行固定。

（1）目的是争取在组织炎症高峰期前稳定肋骨，高峰期通常在伤后 3 ～ 5d 出现。

（2）在多发伤患者中，这一时间安排可能很困难。患者必须血流动力学稳定，肋骨骨折手术在患者的整体紧急救治中可能处于较低的优先级。需要优先干预的损伤包括但不限于待手术的脊柱损伤、腹部开放伤、严重血管损伤和骨盆外固定。

（3）在选定的患者中，将固定作为另一种手术程序的"附加"手术可能是有益的。

2. 评估是否需要同时进行胸腔镜检查

（1）可能需要进行血胸引流或评估肺和（或）横膈。也可考虑复位固定后评估及进行神经阻滞。

（2）并不是所有情况都需要进入胸腔，特别是没有血胸和固定过程中胸膜没有被损伤者。

（3）在计划进入胸腔时，应考虑通过双腔管或支气管阻断进行单肺通气。

3. 选择需要固定的肋骨：第 1、2、11 肋和第 12 肋不固定。在严重骨折移位的病例，可切除第 11 肋和第 12 肋。

4. 固定顺序

（1）优选从移位最大的骨折开始并继续向外固定。

（2）理想情况下，应固定尽可能多的肋骨，以避免任何后续移位、畸形或不愈合的风险。

（五）体位

1. 前侧骨折　患者取仰卧位，双臂外展。

2. 外侧和后侧骨折　将患者置于侧卧位，患侧朝上，确保做好身体的支撑。折弯手术台并将手臂举过头顶，以增加胸腔的扩张。患侧手臂上举有助于控制肩胛骨，以扩大显露范围。

3. 双侧骨折　患者可在一侧完成手术后翻转到对侧，或再次手术。

（六）显露

本章描述传统的外侧复位固定的切口，并涉及肌肉保留技术。许多钢板在类型、延展性、推荐的骨折覆盖范围、所需螺钉的类型、长度和数量以及可用于复位和固定的器械等方面存在不同差异。虽然有必要了解可用内置物的特征差异，但手术显露和骨折固定的基本原则不变。

1.乳下

（1）该入路适用于前肋骨折和肋软骨脱位。

（2）按照乳房下皱褶方向，沿胸大肌轮廓做水平切口（图5-7）。

（3）在胸大肌下方向上下分离，以显露前锯肌和胸小肌（图5-8）。

2.腋部

（1）是前外侧和后外侧肋骨骨折的首选入路。

（2）标记肋骨骨折的位置，计划切口位置，尽可能显露更多的骨折肋骨（图5-9）。

（3）切口向下，通过锐性和钝性分离将背阔肌从筋膜中分离出来（图5-10）。注意识别并避开位于前锯肌上方的胸长神经。

（4）如有必要，可在背阔肌下继续钝性分离，以接近更靠后的肋骨骨折（图5-11）。

（5）将锯肌纤维纵向劈开，显露肋骨（图5-12）。避免剥离肋间肌。

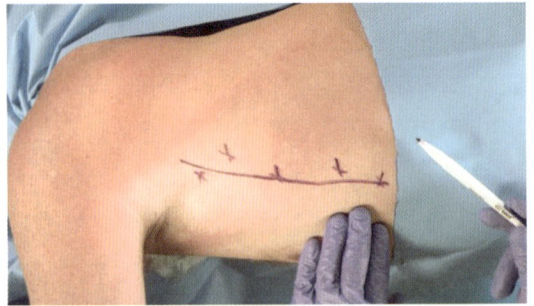

图 5-9　标记腋部切口

（引自：Zimmer Biomet © 2021，Warsaw，IN）

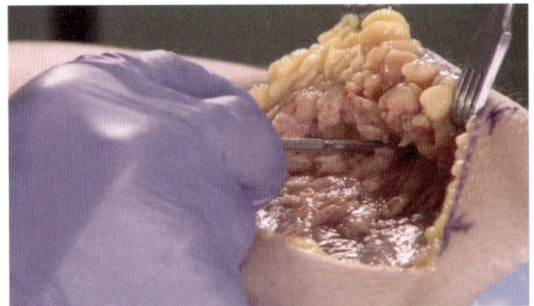

图 5-10　将背阔肌从皮下脂肪中分离出来

（引自：Zimmer Biomet © 2021，Warsaw，IN）

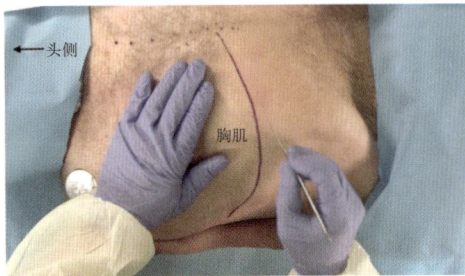

图 5-7　标记乳房下显露切口

（引自：Zimmer Biomet © 2021，Warsaw，IN）

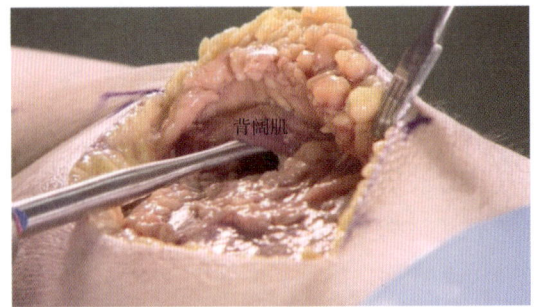

图 5-11　抬起背阔肌显露后肋

（引自：Zimmer Biomet © 2021，Warsaw，IN）

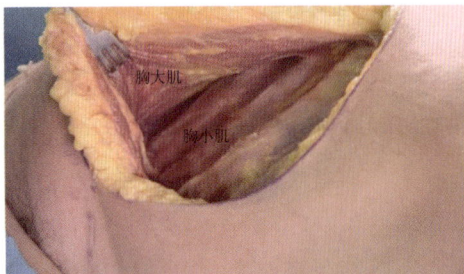

图 5-8　显示乳房下胸大肌和胸小肌

（引自：Zimmer Biomet © 2021，Warsaw，IN）

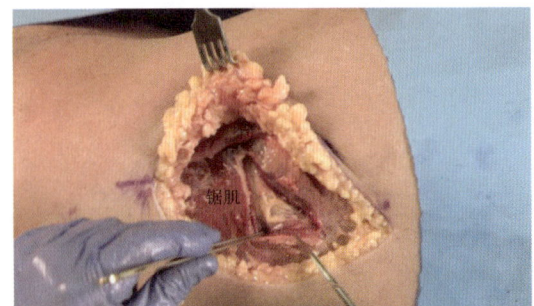

图 5-12　分开锯肌时保护肌肉

（引自：Zimmer Biomet © 2021，Warsaw，IN）

3. 后肋骨折，肩胛下

（1）在肩胛骨尖下方做一个后外侧切口（图 5-13，图 5-14）。

（2）继续向下分离至"听诊三角"（背阔肌、斜方肌和肩胛骨），并抬高筋膜（图 5-15）。在背阔肌下方钝性和锐性分离进入肩胛下滑囊。

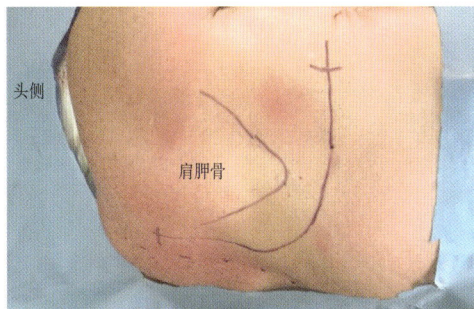
图 5-14　解剖分离皮下脂肪
（引自：Zimmer Biomet © 2021，Warsaw，IN）

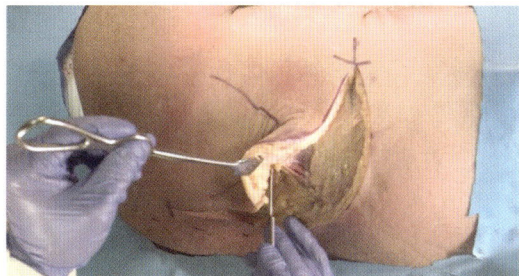
图 5-13　标记肩胛下显露切口
（引自：Zimmer Biomet © 2021，Warsaw，IN）

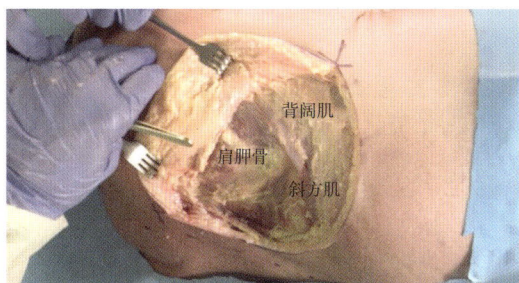
图 5-15　显露"听诊三角"
（引自：Zimmer Biomet © 2021，Warsaw，IN）

（七）钢板的放置

1. 置于肋骨上方，避免损伤神经血管束，使用测深尺测量肋骨厚度（图 5-16），并据此选择螺钉长度。这些操作均在肋骨的表面进行。

2. 用肋骨起子或复位钳复位骨折（图 5-17）。如果使用肋骨起子，应将其穿过肋骨，使其位于肋骨后表面下而不是下方，以避免损伤神经血管束。复位的目的是对齐并固定肋骨，以尽可能恢复胸壁轮廓。

3. 使用模板，测量并切割模板以在骨折两侧留出合适的长度（即每侧至少有 3 个螺钉）。用手塑形模板使其与肋骨解剖结构相匹配。

4. 选择钢板，切割成所需长度。如有必要，去除钢板边缘毛刺。用折弯器塑形以匹配模板（图 5-18）。

5. 将钢板放置在肋骨骨折中部，在肋骨内外表面使用临时螺钉或钢板固定钳固定（图 5-19）。

（1）钢板应平稳放置在肋骨上，没有张力。如有张力，拆下钢板并使用折弯器调整轮廓。

（2）根据需要向内和向外调整持骨器，以维持钢板与肋骨的接触。

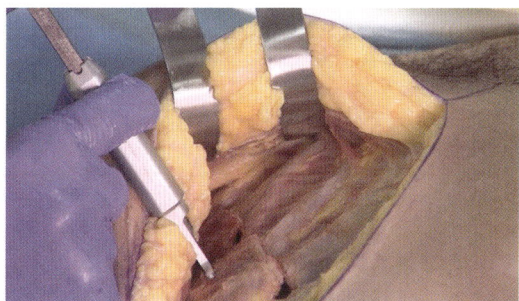
图 5-16　使用测深尺测量肋骨厚度
（引自：Zimmer Biomet © 2021，Warsaw，IN）

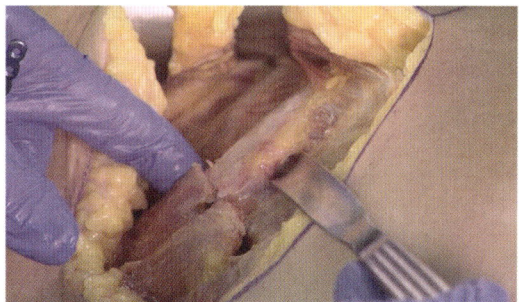
图 5-17　肋骨尽可能解剖复位
（引自：Zimmer Biomet © 2021，Warsaw，IN）

6. 选择合适长度的螺钉将钢板固定到肋骨上（图 5-20）。单皮质和双皮质固定系统各不相同，后者被认为更安全，长螺钉优于短螺钉。确保骨折两侧充分固定（通常至少 3 个螺钉）。如果更换临时固定螺钉，应使用较大的螺钉来固定钢板。

7. 同法固定上位和下位的肋骨。

8. 手术结束时考虑局部注射麻醉药进行神经阻滞。

9. 如果进入了胸腔，则放置闭式引流管。

10. 分层缝合解剖的肌肉和筋膜，关闭皮肤切口。

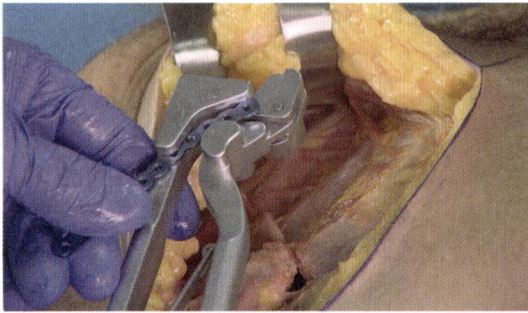

图 5-18　用折弯器塑形钢板匹配肋骨的轮廓

（引自：Zimmer Biomet © 2021，Warsaw，IN）

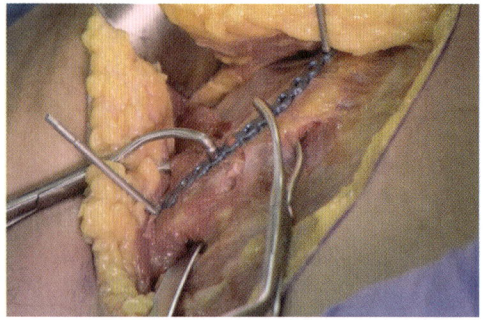

图 5-19　用螺钉和钢板夹持钳固定钢板在肋骨上

（引自：Zimmer Biomet © 2021，Warsaw，IN）

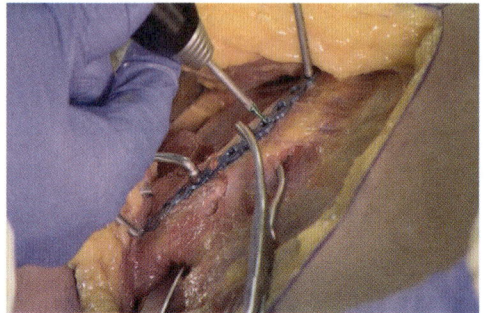

图 5-20　在肋骨骨折两侧放置螺钉

（引自：Zimmer Biomet © 2021，Warsaw，IN）

经验和教训

1. 椎旁肋骨骨折很少需要固定。

2. 勿剥离骨膜，避免导致肋骨血供障碍。

3. 复位时避免使用暴力，以免造成肋骨其他部位的骨折。

4. 在分离或复位骨折时，注意避免损伤肋骨下方和后面的神经血管束。

5. 如果置入所有螺钉后肋骨骨折发生移位，可能需要松开 1 枚或 2 枚螺钉，用持骨器将接骨板固定在肋骨上重新复位，再次拧紧螺钉并重新检查钢板和肋骨的位置。

6. 对于严重粉碎性骨折，骨折段间存在较大的间隙（≥ 2cm）时，可能需要植骨来支撑钢板并促进肋骨愈合。

7. 钢板固定后用胸腔镜可以评估检查膈肌、肺实质、肺复张，并彻底引流血胸。

六、术后

1. 术后进行胸部 X 线检查（图 5-21），以评估肋骨是否复位，以及是否有残留或新的血胸（气胸）。

2. 继续使用多模式镇痛进行积极的肺部护理。

3. 根据患者的活动情况和出血风险个性化预防静脉血栓栓塞症（VTE）。

4. 如果胸腔引流管没有气体溢出和引流量极小，则应尽早拔除，最好在术后 24h 内拔除。

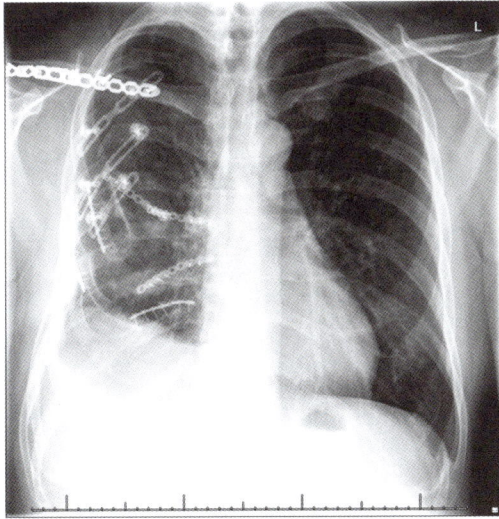

图 5-21　患者肋骨骨折的完全固定
与图 5-3 为同一患者，使用胸外和胸内骨折稳定技术

七、并发症

发生率 < 5%。大多未报道长期随访情况。

1. 术中　神经、血管和肺实质损伤。

2. 术后

（1）出血。

（2）感染：伤口或肺疾病（肺不张、肺炎）。

（3）残留性血胸。

（4）持续漏气。

3. 晚期　内置物移位和迁移，最常见的是由于肋骨角度和剪切力而向后移位。大部分因肋骨骨折早已愈合而无症状。

第6章 穿刺减压、胸腔闭式引流术、胸腔穿刺术

Jennifer T. Cone and Selwyn O. Rogers Jr.

一、定义

1. 穿刺减压是紧急胸腔穿刺以排出引起张力性气胸的空气或胸腔积血。

2. 胸腔闭式引流术是将管子放入胸腔，以排出空气、液体或血液。根据放置指征，可使用多种尺寸的胸腔管。

3. 胸腔穿刺术是指胸腔内液体的引流。胸腔穿刺术后，可留置引流管。

二、鉴别诊断

不同诊断的患者可能需要穿刺减压、胸腔闭式引流术或胸腔穿刺术。创伤患者要考虑是否有气胸和血胸，在非创伤患者中，鉴别诊断更广泛。肺大疱患者可发生自发性气胸，癌症患者可能发展为恶性胸腔积液，腹腔内炎症过程可导致反应性胸腔积液。还有许多潜在的医源性因素，如中心静脉置管、胸壁手术或肺活检可能导致气胸或血胸，需要针刺减压或胸腔闭式引流术。

三、病史和体格检查

1. 在病情稳定的患者中，询问病史有助于寻找气胸、胸腔积液或血胸的原因。

2. 在紧急情况下，患者病情不稳定或呼吸窘迫，可能无法记录病史，依靠体检结果是很重要的。

3. 在创伤患者中，使用初期评估的 ABCDE 方法对患者进行系统评估至关重要。应首先评估气道，然后评估呼吸音、脉搏，再评估格拉斯哥昏迷量表评分，最后暴露评估。在进行胸部 X 线检查或创伤超声重点评估（FAST）等辅助检查后，可进行二次评估，即从头到脚的全面评估。

4. 气胸可表现为呼吸音减弱或消失、叩诊鼓音、呼吸急促和呼吸困难。如气胸是由于此前胸部手术或感染所致，则可能不存在这些临床症状（图 6-1）。

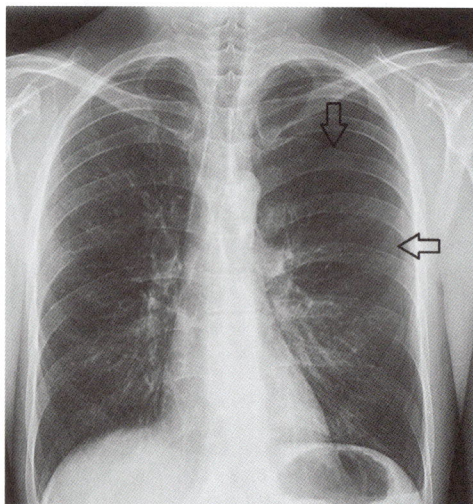

图 6-1 气胸 X 线片

黑色箭头指向左侧气胸（引自：Daffner RH, Hartman M. Clinical Radiology. 4th ed. Wolters Kluwer；2014. Figure 4.11a.）

5. 血胸也可表现为呼吸音减弱或消失，胸部叩诊呈浊音，患者可能出现呼吸急促或呼吸困难（图 6-2）。

6. 胸腔积液同样表现为呼吸音减弱或消失、呼吸急促和呼吸困难。胸壁叩诊通常呈实音。

7. 张力性气胸表现为患侧呼吸音消失、心动过速、低血压和颈部静脉扩张。关键是要能够立刻识别张力性气胸而不延误治疗，立即进行胸腔减压。

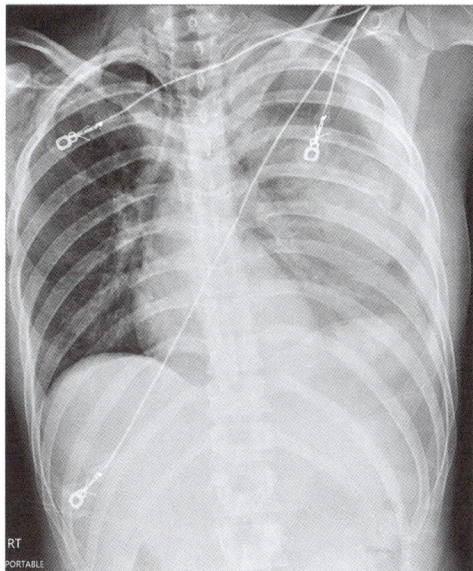

图 6-2 血胸 X 线片
显示左胸枪伤后左侧血胸

四、影像学和其他检查

1. 影像学检查只能用于没有张力性气胸的患者。

2. 胸部 X 线检查通常会发现气胸、胸腔积液或血胸。由于 X 线检查简单迅速，通常作为诊断的首选。在创伤或紧急情况下可获取便携式胸部 X 线检查的床旁胸片。仰卧位或半卧位摄片可能会漏掉前部气胸或胸腔内少量液体或血液。在稳定的择期患者中，可拍摄正式的前后位和侧位胸片。

3. 扩展的 FAST 或 eFAST 检查是胸部创伤超声重点评估法，正成为受欢迎的诊断模式，并被用作创伤检查的辅助手段。在双侧横膈的冠状位和锁骨中线第 2 肋间隙矢状位超声检查胸部，评估肺在胸膜腔的滑动运动，无回声区与胸腔内的液体相关，该检查与气胸不相关。已发表的研究中 eFAST 检查的敏感度各不相同，最近的一项分析显示，eFAST 检查的敏感度高于胸部 X 线检查（分别为 91% 和 47%），eFAST 检查的特异度与胸部 X 线检查相似（分别为 99% 和 100%）。

4. 胸部 CT 是诊断胸部病变的金标准。静脉或动脉造影用于创伤和某些癌症的病例，尽管这对于诊断胸腔内的空气或液体不是必需的。单纯液体与血液可以基于其密度来区分，血液比单纯液体具有更高的 CT 值。

五、手术治疗

（一）术前规划

1. 在非紧急情况下，应获得患者同意，医师应与患者讨论诊断、手术和潜在并发症。

2. 穿刺减压术、胸腔闭式引流术和胸腔穿刺术都可在床旁进行，无论是就地、在重症监护室还是在急诊室救治。

3. 一般来说，无菌技术情况下不需要使用抗生素。对于不能保持无菌程序的情况，预防性使用一次剂量的头孢唑林（2g）足矣。

4. 在开始手术之前，医师应确认将进行手术的部位是患侧，并确保床旁所有必要的器材准备就绪。在进行胸腔穿刺术时，谨慎的做法是确保在意外发生张力性气胸或血胸时，能够快速得到必要的器械以进行胸腔闭式引流术。

5. 如果怀疑有大量血胸，可使用自体血回收并回输给患者。自体回收血应在每 10ml 血中加入 1ml 枸橼酸钠。因为可能会导致凝血功能障碍，关于自体输血的临床益处和有效性存在争议。

6. 如果患者病情允许，应在胸腔闭式引流术或胸腔穿刺术前进行标准的术前暂停。此外，还应使用静脉镇痛或局部麻醉。在病情稳定的患者中，考虑进行适度的镇静，以增加患者舒适性。

7. 对于非紧急操作，应确保完全无菌技术。使用无菌手套、手术衣和铺无菌巾单，戴头套和保护眼睛。

（二）体位

1. 穿刺减压 患者可于仰卧位或直立位进行穿刺减压。

2. 闭式胸腔引流术

（1）在紧急情况下，患者应仰卧，手臂置于头部上方，以使肋间隙打开。

（2）在非紧急情况下，患者可取仰卧位，手臂外展 90°，也可采取侧卧位。

3. 胸腔穿刺术

（1）胸腔穿刺术的体位在一定程度上取决于液体体积、手术适应证和医师经验。

（2）传统的胸腔穿刺术是在患者坐立位和手臂置于前方的情况下进行。

（3）更常见和适用的方法通常是患者取仰卧位，稍微呈反向特伦德伦堡（Trendelenburg）位，手臂外展90°。这种体位允许虚弱或病情不太稳定的患者在床上休息，同时也允许在胸腔低位抽取引流液体。

（4）术前胸部超声检查，确保正确定位，以提高准确性并减少并发症。

手术技巧

（三）穿刺减压

1. 大口径、尺寸为 10 ~ 14 号的 Angiocath 穿刺针是最佳选择。穿刺针的长度不应小于8.25cm。或可使用类似规格的腰椎穿刺针，因其增加的长度而更好用。如果胸壁或皮肤张力过大，穿刺针外套容易扭曲。

2. 可在锁骨中线第2肋间隙或腋中线第4肋间隙或第5肋间隙进行穿刺减压。数据显示腋中线入路患者感觉更舒适，成功率更高（图6-3）。

3. 如果时间允许（通常没有时间），用碘伏或氯己定快速擦拭消毒皮肤。

4. 触诊肋间隙，将针在肋骨上方成90°直接插入胸腔直至听到放气声。调整针的角度可能会导致肋间血管神经束的意外损伤。

5. 如果使用 Angiocath 穿刺针，应将针芯拔出，留置套管。

6. 套管或针应保持开放，以允许气体从胸腔持续释出。

7. 穿刺减压是一种临时措施，随后应进行胸腔闭式引流术。

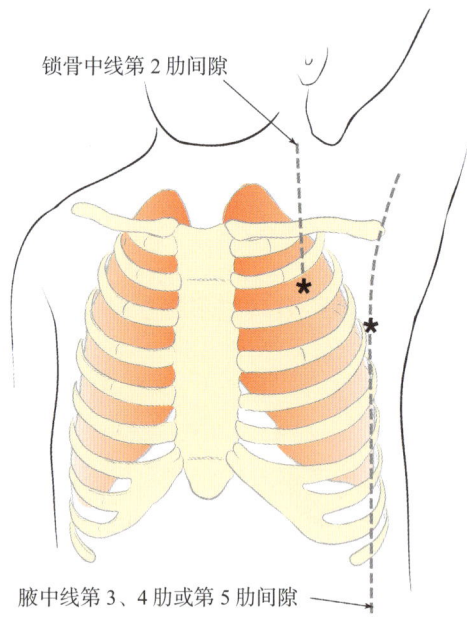

图 6-3　穿刺减压部位

穿刺减压可在锁骨中线第2肋间隙或腋中线第3~5肋间隙。* 表示穿刺减压的部位（引自：Connors KM，Terndrup TE. Tube thoracostomy and needle decompression of the chest. In：Henretig FM，King C, eds. Textbook of Pediatric Emergency Procedures. Lippincott Williams & Wilkins；1997：399. ）

（四）胸腔闭式引流术

1. 对于包括创伤性血胸在内的大多数情况，28Fr 或 32Fr 的直胸腔引流管就足够了。对于创伤性血胸，尚未发现使用更大尺寸胸腔引流管的益处。

2. 将手臂置于头部上方以打开肋间隙，用碘伏或氯己定从腋窝到肋缘，从内侧到乳头线消毒。覆盖无菌巾（最好是手术单）。

3. 在腋中线触及第4肋间隙或第5肋间隙。

4. 局部麻醉，通常用 1% 或 2% 利多卡因（含或不含肾上腺素），在计划切口部位形成皮丘，然后与肋骨成90° 将局部麻醉剂注射到肋间肌和胸膜中。

5. 用15号刀片沿肋间隙方向或紧邻下方肋骨做2cm长的切口。

6. 血管钳分离皮下组织，包括脂肪和肌肉，形成一个足够宽的通道，使手指或胸腔引流管容易通过。紧急情况下可用手术刀将皮下组织切至肋骨水平，有助于更快地进入胸腔。

7. 经切口上方的肋间隙通道没有任何益处，操作通常较困难，增加了发生并发症的概率，插入导管时也难以找到通道。

8. 使用弯钳紧沿肋骨上表面（肋间隙下方肋骨）进入胸腔，直到感觉有突破感。优势手控制血管钳，非优势手支撑并确保血管钳进入胸膜腔后不会继续移动（图 6-4A）。

9. 张开血管钳。谨慎的做法是两只手用力，以形成足够大的通道来通过手指或管子。将血管钳慢慢退出胸壁时，连续打开和分离。

10. 手指通过通道插入胸腔，沿着胸膜内缘扫动，以确保正确进入胸腔，并确保肺或心脏与胸膜之间没有粘连（图 6-4B）。

11. 夹闭胸腔引流管远端以防不必要的血液溢出。其近端血管钳夹持引导置入（图 6-4C）。

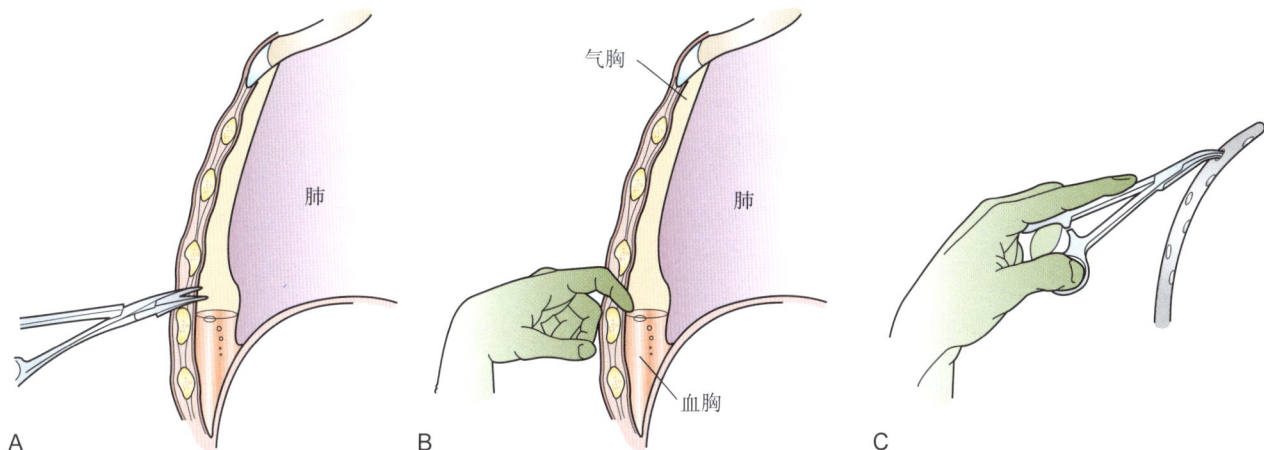

图 6-4　胸腔闭式引流术进入胸腔的方法

A. 夹钳钝性撑开邻近肋骨上方进入胸膜腔；B. 插入手指以确保在胸膜腔内的位置并分离粘连；C. 弯血管钳辅助将胸腔闭式引流管放入通道中。对于积液或血胸，导管指向后部和尾部；气胸使导管指向头部（引自：Klingensmith ME. The Washington Manual of Surgery. 7th ed. Wolters Kluwer；2016. Figure 14.4.）

12. 引导胸腔引流管通过通道进入胸腔，移除近端血管钳。胸腔引流管通常应置于向后和向上的方向进一步插入胸腔（图 6-5）。

13. 对于中等身材的成年人，胸腔引流管插入深度可距皮肤 12cm，体型较大的成年人可能需要放置更深的位置。

14. 胸腔引流管插入后应旋转 360°，以确保导管没有扭结或插入肺组织中。

15. 胸腔引流管应采用粗、不可吸收缝线（如丝线）固定在皮肤上。

16. 在插入时，可以在导管周围放置 U 形缝线，以便于在移除胸腔引流管时进行密闭缝合，取出胸腔引流管前不应将其系紧。这种缝合并不是必需的，由术者自行决定。

17. 胸腔引流管连接至一次性使用胸腔闭式引流器，保持 -20mmH$_2$O 负压。

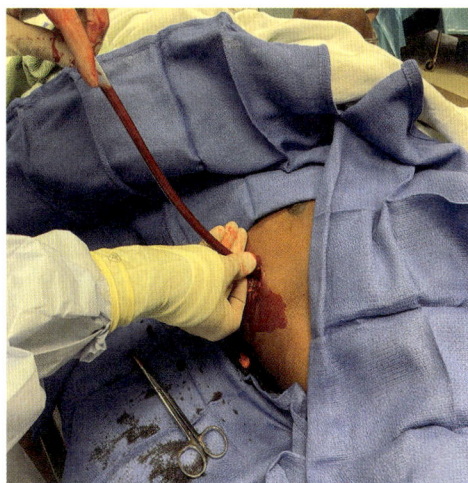

图 6-5　胸腔引流管向上和向后置入胸腔

18. 放置无菌封闭敷料。凡士林纱布缠绕在皮肤与胸腔引流管的连接处，4cm × 4cm 纱布覆盖，用无孔胶带覆盖纱布。

19. 置管后应尽快进行床旁胸部 X 线检查，以确认正确的位置（图 6-6）。

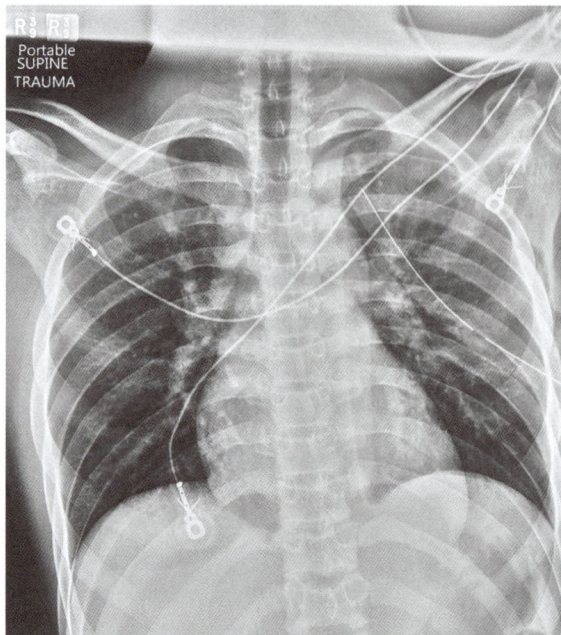

图 6-6　位置良好的左侧胸腔引流管

（五）胸腔穿刺术

1. 立位患者可在后方进行胸腔穿刺术；平卧患者可在腋中、腋后线穿刺。无论哪种体位，穿刺部位都应在第 5 ~ 7 肋间隙。穿刺点较低有损伤膈肌或腹腔脏器的风险，而穿刺点较高有引流不畅和损伤肺的风险。超声定位有助于定位这些解剖标志点。

2. 超声定位后选择胸腔穿刺点。碘伏或氯己定消毒，无菌蓝色巾和手术单覆盖。术者穿无菌手术衣，戴手套、帽子、口罩和护目镜。

3. 与胸腔闭式引流术类似，在穿刺部位皮内注射局部麻醉药形成皮丘，与肋骨成 90° 将麻醉药注射到肋间肌和胸膜。

4. 在肋骨上缘（肋间隙下方肋骨）与肋骨或胸壁肋骨成 90°，穿刺针穿过切口、皮下组织和肌肉进入胸腔。当注射器向前推进时，应对其施加负压（图 6-7）。

5. 当注射器中有液体抽出时，应停止向前推进。

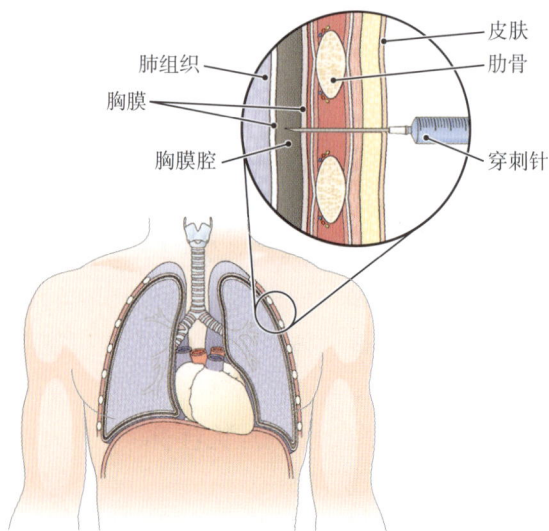

图 6-7　针头以 90° 插入抽液

（引自：Cohen BJ，DePetris A. Medical Terminology. 8th ed. Wolters Kluwer；2017. Figure 11.13）

6. 如果计划进行简单的胸腔穿刺术，应将穿刺针用导管连接到引流袋或负压真空容器上，直到引流出所需的液体量（图 6-8）。

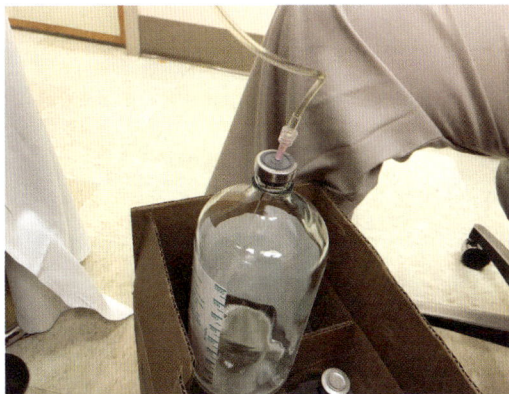

图 6-8 用于收集积液的真空容器

（引自：Bornemann P. Ultrasound for Primary Care.Wolters Kluwer；2021.）

7. 如果临时需要使用猪尾型导管，则将针头

稳定固定，移除注射器并将导丝插入穿刺针针头后将针取出，导丝留在原位。用 11 号或 15 号手术刀片在导丝周围做一个亚厘米级小切口，用组织扩张器顺导丝插入并依次扩张，注意始终控制导丝。将连接插入导管鞘的猪尾型导管通过导丝插入胸腔，同时移除导管和导丝，将猪尾型导管留在原位。猪尾型导管可以用大的、不可吸收的缝线固定，如 0 号丝线。通过管道将猪尾型导管连接到 $-20mmH_2O$ 的一次性胸腔闭式引流器（图 6-9）。

8. 术后应进行胸部 X 线检查，以确保引流或置管正确。

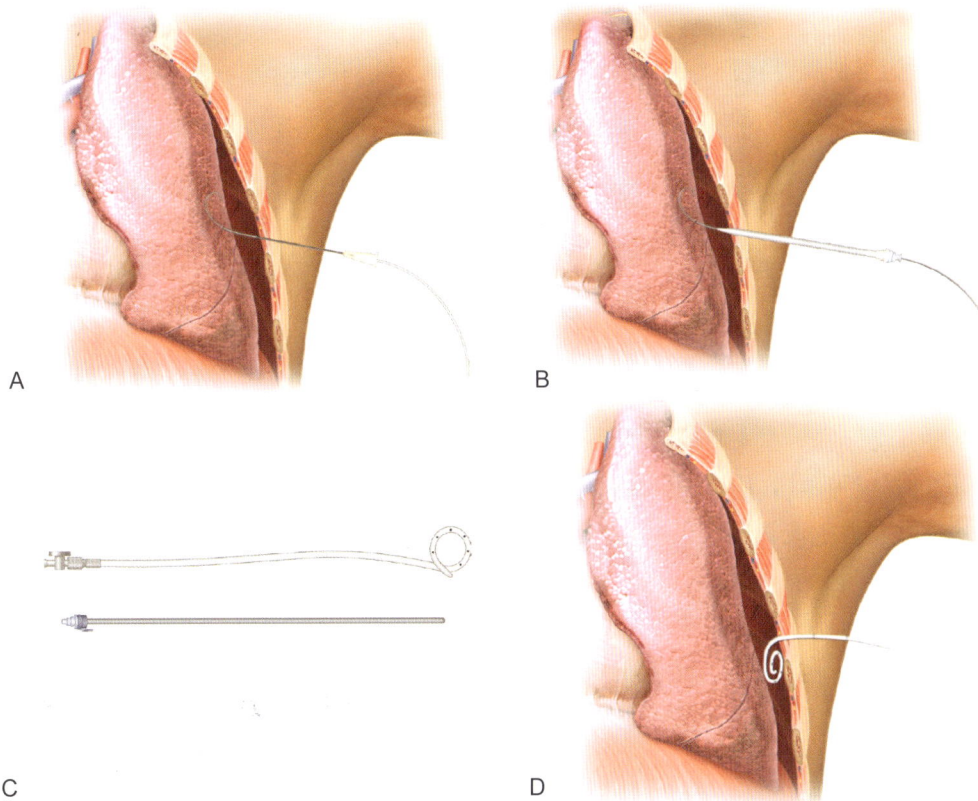

A

B

C

D

图 6-9 猪尾型导管穿刺引流方法

A. 移除注射器通过穿刺针插入导丝；B. 用组织扩张器顺导丝插入并依次扩张，注意始终控制导丝；C. 将连接插入导管鞘的猪尾型导管通过导丝插入胸腔；D. 同时移除导管鞘和导丝，将猪尾型导管留在原位

经验和教训

技术	1. 须注意避免因针或血管钳不正确的插入角度而损伤肋间动脉或静脉，应在肋骨上方 90° 垂直插入胸部，最大限度地减少肋间神经血管束损伤。 2. 检查水封瓶漏气首先应确认所有导管正确连接，胸腔引流管位置正确，侧孔位于胸腔内。肺实质创伤引起的漏气并不少见，通常在几天内会消失。持续或大量漏气应使用纤维支气管镜检查是否存在气管或支气管肺瘘。 3. 胸腔穿刺术中一次引流量＞2L 会增加复张性肺水肿的风险。 4. 穿刺针减压或胸腔穿刺术中保持对穿刺针的良好控制可降低医源性损伤的风险。
手术治疗	无论是局部麻醉还是镇静、镇痛，都将确保手术更顺利、更舒适。
术后处理	鼓励患者咳嗽可促进肺复张及血液和液体的排出。

六、术后

1. 穿刺减压后应尽快放置胸腔闭式引流管。

2. 胸腔闭式引流术

（1）胸腔引流管通常连接中心负压，一次性使用胸腔引流器保持 –20cmH₂O 负压。随着气胸或血胸的消退，可使用水封瓶。

（2）应每天进行胸部 X 线检查，以评估患者和胸腔引流管系统。

（3）手术中如无菌区被污染，不应将放置位置不良或失效的引流管重新置入胸腔。如果有需要，应将其移除并通过另做切口插入新管。

（4）不应夹住胸腔引流管，除非治疗残留血胸或使用胸腔内组织纤溶酶原激活剂（tPA）治疗纤维分隔。

（5）引流量＜10 ～ 200ml/d 且气胸消失或极少且稳定时，可考虑拔除胸腔引流管。在移除胸腔引流管前，将胸腔引流管连接水封至少 4h，然后行胸部 X 线检查，以确保没有发生气胸。

（6）胸腔引流管可在吸气末、呼气时或患者进行瓦氏动作时拔除。

（7）胸腔引流管拔除有两种方法：有两名操作者的情况下，一人快速拉出胸腔引流管，另一人将 U 形皮肤缝线打结后放置封闭敷料。如果只有一名操作者，通常不应使用 U 形缝合。此时在切断固定缝线后拔管，同时将覆盖有 4cm × 4cm 纱布的凡士林纱布封闭敷料固定在插入部位。

（8）应在拔除胸腔引流管后 4h 内进行床旁胸部 X 线检查。

3. 胸腔穿刺术

（1）在引流所需液体量或引流＜50 ～ 100ml/d 后，将针或导管从胸腔中拔除，并立即放置覆盖有 4cm × 4cm 纱布的凡士林封闭敷料。

（2）拔除导管或针头后应进行胸部 X 线检查。

七、并发症

1. 不正确的进针角度可能会损伤肋骨下面的肋间束。肋间静脉的损伤通常会自行止血，肋间动脉损伤可能需要介入栓塞甚至开胸控制。

2. 胸腔引流管常错位于肺裂或肺底。如果在放置时没有发现，这些导管通常无法保留（图 6-10）。

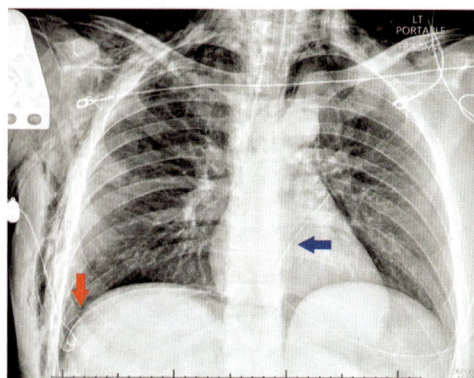

图 6-10　错位的双侧胸腔引流管

红色箭头指向插向肺底的胸腔引流管，蓝色箭头指向紧靠纵隔的胸腔引流管

3. 胸腔引流管进入胸腔太深，可能会紧靠纵隔包括心脏和纵隔血管，或在顶部紧靠锁骨下血管。应根据胸部 X 线检查将导管回退至适当位置，以确保不会损伤血管（图 6-11）。

4. 如果操作不慎，胸腔引流管可能会穿透胸部器官和血管。插入肺实质的胸腔引流管应留在原位 24 ～ 48h，以使通道填塞。其他纵隔或胸腔的穿孔可能需要立即开胸。

5. 穿刺减压、胸腔闭式引流术或胸腔穿刺术的入路位置太低，可能会对膈肌或腹内脏器造成医源性损伤。

6. 因胸部创伤而放置胸腔闭式引流管的常见并发症是残留血胸。根据医师和机构的偏好有不同的处理策略。可以放置第 2 根胸腔引流管以尝试排出残留血液。胸膜腔内给予溶栓剂（tPA）也是合适的。作者的 tPA 给药方案是：使用无菌技术，通过胸腔引流管每天注入 50mg tPA（溶于 100 ml 生理盐水中，tPA 浓度为 0.5 mg/ml）× 3d。将胸腔引流管夹紧 1 ～ 2h，同时翻动患者或允许患者走动以将溶栓剂分布到整个胸腔，松开导管，排出溶解物。电视胸腔镜手术（VATS）是一种受欢迎的处理残留血胸的方法，应在 3 ～ 7d 尽早使用，以减少转变为手术开胸的机会。

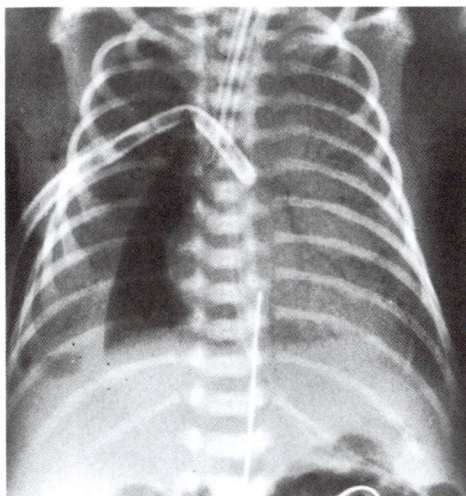

图 6-11　插入过深的胸腔引流管

胸腔闭式引流管尖端向内侧插入过远，并顶住纵隔形成扭结。抽出导管 1 ～ 2cm 可改善胸腔内侧的引流。注意右侧主支气管内的气管插管尖端（引自：MacDonald MG，Ramasethu J，Rais-Bahrami K. Atlas of Procedures in Neonatology. 5th ed. Wolters Kluwer；2013. Figure 38.22.）

第 7 章 胸膜固定术

Jennifer T. Cone and Selwyn O. Rogers Jr.

一、定义

胸膜固定术是将肺的脏胸膜与胸壁的壁胸膜粘合，以防止液体或空气再积聚的手术。可采用各种不同的技术，包括机械或化学方法。胸膜固定术的所有方法都依赖于炎症过程在脏胸膜和壁胸膜之间形成纤维蛋白粘连，消除胸腔内任何潜在的间隙。

二、鉴别诊断

胸膜固定术可用于多种临床情况。复发性自发性气胸或恶性胸腔积液的患者将从胸膜固定术中受益最多。不太常见的适应证是作为更确定性手术的辅助手段，用于持续性漏气和复发性乳糜胸。

三、病史和体格检查

1. 病史因诊断而异。

2. 复发性自发性气胸的患者常有肺大疱性疾病。临床表现为突然的呼吸短促、呼吸音减弱和叩诊鼓音。疾病的治疗因根据医师和医疗机构的偏好而不同；而胸膜固定术常可用于同侧自发性气胸的二次发作。

3. 恶性胸腔积液患者常诊断有癌症。表现为呼吸急促和咳嗽加重。检查结果包括患侧呼吸音减弱和叩诊浊音。在简单的胸腔引流后，胸腔内液体再积聚的比例高。多种原因可导致恶性胸腔积液患者呼吸困难，只有在引流排液后症状缓解时，才考虑胸膜固定术（图 7-1）。

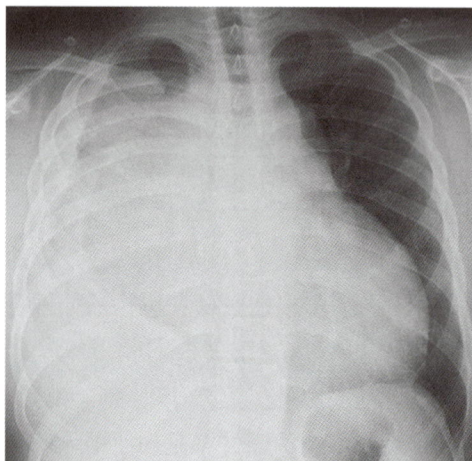

图 7-1　右侧恶性胸腔积液

（引自：Lee E. Pediatric Radiology：Practical Imaging Evaluation of Infants and Children. Wolters Kluwer；2018. Figure 7.28A.）

四、影像学和其他检查

胸部 X 线检查通常足以诊断复发性气胸和胸腔积液。而胸部 CT 仍然是诊断金标准。

五、手术治疗

（一）术前规划

1. 医师应取得患者同意，与患者讨论诊断、手术过程和潜在并发症。

2. 如果放置新的胸腔引流管，应保持完全无菌技术。为了在床旁行化学胸膜固定术，可以简单地准备导管的插入口，医师戴无菌手套和口罩。

3. 化学性胸膜固定术可能会引起明显疼痛，应提供充分的镇痛。如在床旁进行，可以静脉注射镇痛药，但在将化学药品注入胸腔的过程中，适度镇静可使患者更舒适。

4. 局部麻醉药，如 1% 或 2% 利多卡因，可通过胸腔引流管注入直接应用于胸膜。关于麻醉药的输注量尚无共识，但已有高达 250mg 用量的报道。夹住导管至少 10min，并翻转患者以确保均匀分布。

5. 如果在床旁实施，应连续监测心率、血压和血氧饱和度。

6. 大疱性疾病引起的复发性气胸的治疗通常包括同时行大疱切除术，这在本书其他章节阐述。

7. 一般来说，VATS 优于开胸手术，耐受性更好。

（二）体位

1. 床旁胸膜固定术患者可取仰卧位，手臂外展 90°；或侧卧位，手臂过顶或前位。

2. 电视胸腔镜和胸廓切开术的体位参考本书其他章节。

（三）手术步骤

1. 化学性

（1）化学性胸膜固定术有多种方法。滑石粉、博来霉素和四环素（及其他四环素类抗生素）在文献中均有描述，其中滑石粉比博来霉素或四环素更有效。

（2）当脏胸膜和壁胸膜之间已经有接触时，化学性胸膜固定术是最成功的。如果出现大量气胸或胸腔积液，化学胸膜固定术不太可能成功。

（3）如果不需要胸膜纤维板剥除或肺探查，可在床旁操作，可能会有明显的疼痛，应进行充分镇痛。

（4）如果没有胸腔引流管，则按前面所述方法放置。这种情况下，14～16Fr 的小口径胸腔引流管是可以接受的。

（5）硬化剂通过胸腔引流管口滴注。用大血管钳夹住管子，让药物扩散到整个胸腔。搬动患者或令其走动，使药物分布整个胸腔。

1）滑石粉浆的比例为 30ml 无菌盐水中加入 4g 滑石粉。用 10～20ml 生理盐水冲洗胸腔引流管有助于确保全部滑石粉浆到达胸腔。注入物应留置 60min。

2）在胸腔镜检查或开胸手术中，可以直接使用滑石粉末（撒粉法）。

3）直接比较滑石粉浆和滑石粉末应用的证据很少。一项研究指出，在开胸术中放置滑石粉可以降低继发性自发性气胸的复发率。在恶性胸腔积液患者中，使用浆状和粉末状滑石粉的结果似乎没有差异。

4）博来霉素剂量为 1U/kg。

5）四环素剂量为 10～20mg/kg，可能很难获取肠胃外剂型。

（6）松开胸腔引流管，使硬化剂排出胸腔。

（7）应每日行胸部 X 线检查。

2. 血液性

（1）血液性胸膜固定术最常用于不能耐受手术的持续性漏气患者。在高达 91% 的患者中是成功的。

（2）血液性胸膜固定术可以类似于上述化学性胸膜固定术的方式使用。抽取患者自体血并通过胸腔引流管注入。关于注入的血液量尚无一致意见，从总量 50ml 到按 3ml/kg 体重均有报道。

（3）对于不能接受手术的继发性自发性气胸患者，血液胸膜固定术已被证明优于非手术治疗。

3. 机械性

（1）机械性胸膜固定术可以通过胸膜磨损术或正式胸膜切除术来实现。在残留血胸或脓胸后接受胸膜剥脱术时，作为清创过程的一部分，自然会产生胸膜磨损。

（2）胸膜切除术比造成胸膜擦伤更成功，但并发症发生率更高。

（3）电视胸腔镜手术和开胸手术（参见其他章节）。

（4）在 VATS 过程中，将 5mm 或 10mm 内镜镜头插入胸腔。放置另外的操作口用于牵拉和手术操作（图 7-2）。

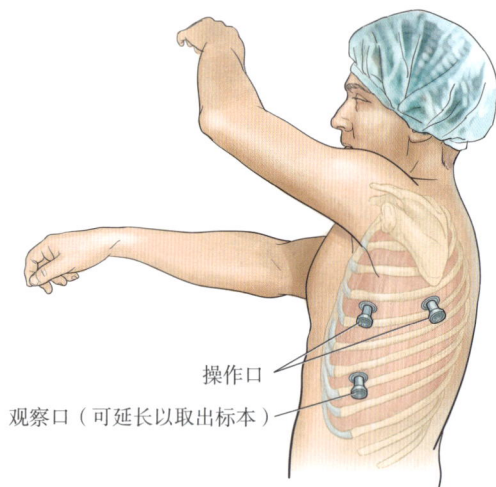

图 7-2　VATS 手术的标准体位和通道定位
（引自：LoCicero J. Shields' General Thoracic Surgery. 8th ed. Wolters Kluwer；2019. Figure 27.6.）

（5）开胸手术通常在第 5～7 肋间隙做后外侧切口，开胸后便于直接进入胸腔（图 7-3）。

（6）胸膜剥脱术中剥离肺粘连和壁胸膜可自然发生机械性胸膜固定术，也可用纱布或专用胸膜磨损装置制造磨损而发生粘连。

（7）胸膜切除术是一个大手术，应谨慎对待，有可能出现并发症。如果后续有开胸手术需求，先前的胸膜切除术造成的粘连会使手术更加困难。基于此，大多数外科医师会进行部分胸膜切除术。肺尖胸膜切除术通常不影响后续可能的开胸手术，但这仅适用于肺尖部气胸的病例。

（8）在壁胸膜切除术中，可锐性切除胸腔内的胸膜，但通常采用电刀与钝性分离相结合的方法（图 7-4，图 7-5）。

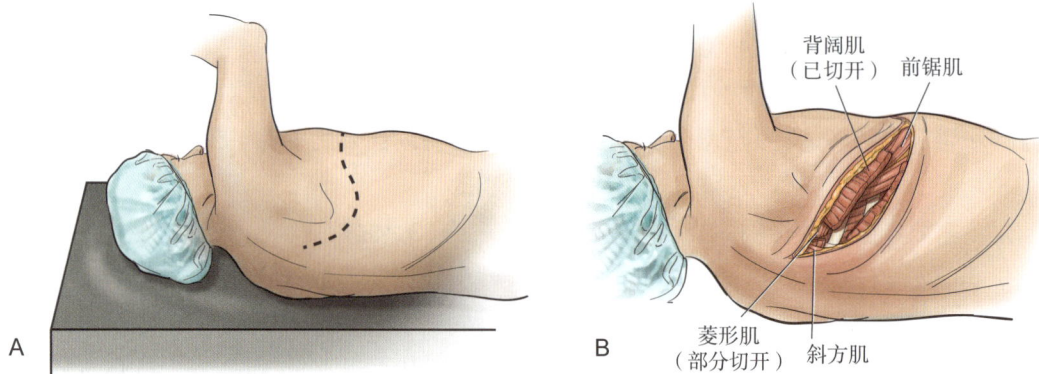

图 7-3　手术中
A、B. 患者取侧卧位，在第 5～7 肋间隙做弧形切口，可较好地进入胸腔（引自：LoCicero J. Shields' General Thoracic Surgery. 8th ed. Wolters Kluwer；2019. Figure 27.9.）

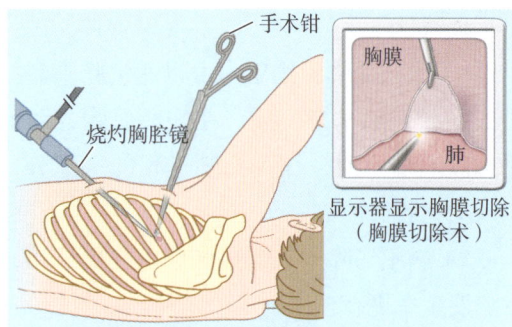

图 7-4　从肺和胸膜腔剥离胸膜
（引自：Agur AMR，Dalley AF II Moore's Essential Clinical Anatomy. 6th ed. Wolters Kluwer；2020. UnFigure 4.9.）

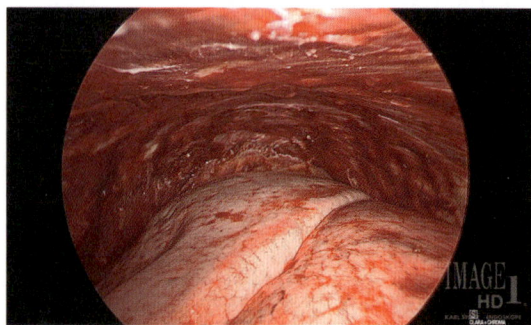

图 7-5　部分胸膜切除术后的胸部外观
（引自：DeVita VT，Rosenberg SA，Lawrence TS. DeVita, Hellman, and Rosenberg's Cancer：Principles & Practice of Oncology. 11th ed. Wolters Kluwer；2019. Figure 120.4.）

经验和教训

类固醇	全身应用类固醇会降低胸膜固定术的成功率，因为类固醇会抑制发生硬化反应所必需的炎症。如有可能，在胸膜固定术前停止使用类固醇。
病史和体征	对于持续漏气的患者，化学性或血液性胸膜固定术后不应在床旁夹住胸腔引流管。可通过重力作用将胸膜固定术所用材料注入胸腔，同时允许空气逸出并防止张力性气胸的发展。

六、术后

1.胸膜固定术后，胸腔引流管维持 –20mmH$_2$O 的负压，以使脏胸膜和壁胸膜达到最佳贴合。

2.留置胸腔引流管直到引流液少于 100ml/d。

3.将胸腔引流管拔除。

七、并发症

1.胸膜固定术最常见的并发症是疼痛和发热。

2.不管是大剂量还是小剂量滑石粉，是粉末还是浆状滑石粉，文献中均有多例应用后发生 ARDS 的报道。在美国使用小颗粒滑石粉制剂与更严重的肺部和全身炎症反应相关。

3.胸膜切除术后血胸的发生率较高，因为这是一种比化学性胸膜固定术或胸膜磨损术更复杂的手术。

第 8 章 电视胸腔镜手术治疗残留血胸和脓胸

Morgan Schellenberg and Kenji Inaba

一、定义

1. 残留血胸是指胸腔引流管插入后部分或全部未得到引流的血胸。

2. 如果血胸残留在原位，其潜在后果包括脓胸、包裹性积液和纤维粘连。

3. 大多数残留血胸发生在胸部创伤时，较大量的初始血胸预示可能发展成为残留血胸。

4. 残留血胸的最佳治疗方法仍存在争议，且在很大程度上取决于时间、体积和医疗机构实践。选择包括胸膜内注射纤维蛋白溶解剂，放置胸腔引流管或猪尾型导管，以及 VATS 引流。

5. VATS 是一种胸外科微创手术，通过经皮的胸膜腔通道，插入器械以进行各种胸腔手术。用于残留血胸或脓胸的 VATS 通常至少包括观察口，以及用于插入抽吸管的操作口以去除残留的血液或脓液。

二、鉴别诊断

残留血胸的初步诊断通常通过胸部 X 线检查完成（图 8-1）。常规 X 线胸片可能很难与肺不张或其他肺下叶实变区分。因此，如果 X 线胸片提示残留血胸，下一步则由 CT 造影来区分这些病变。

三、病史和体格检查

1. 血胸通常是胸部创伤所致，但也可能发生在胸部手术或操作（如肺活检）之后。脓胸可由多种病因引起，包括残留血胸、肺炎和胸部手术的并发症。询问病史以了解这些危险因素的存在与否。

2. 大多数患者残留血胸无症状，但也可能出现呼吸急促和胸痛。

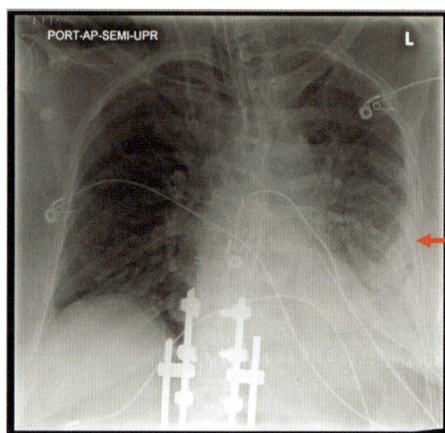

图 8-1 胸部 X 线片显示胸部钝性伤后左侧血胸
显示肋膈角消失和朝向胸壁的新月征（箭头）

3. 体格检查可能正常或发现缺氧、呼吸做功增加、叩诊浊音或下肺呼吸音减弱。

4. 脓胸的症状、体征与残留血胸相似，但可能还包括感染的症状、体征，包括发热。

四、影像学和其他检查

1. 胸部 X 线片和 CT 扫描是诊断血胸最常用的影像学检查。

2. 立位胸部 X 线片可显示肋膈角消失，还可显示新月征（图 8-1）。平卧位 X 线片可能显示正常或整个同侧胸腔血胸分层液平（图 8-2）。

3. CT 扫描将显示胸腔液体存在（图 8-3）。测量液体 CT 值可区分单纯积液、血液或脓液。

4. 必要时，还可抽取积液协助诊断残留血胸和脓胸。从胸膜腔抽吸或引流出血液符合血胸诊断，抽出脓液符合脓胸诊断。在轻症病例可能抽出浑浊而不明显的脓性液，可进行实验室检查，若 pH < 7.20，葡萄糖 < 60mg/dl，乳酸脱氢酶水平 > 3× 血清，则有助于脓胸诊断。

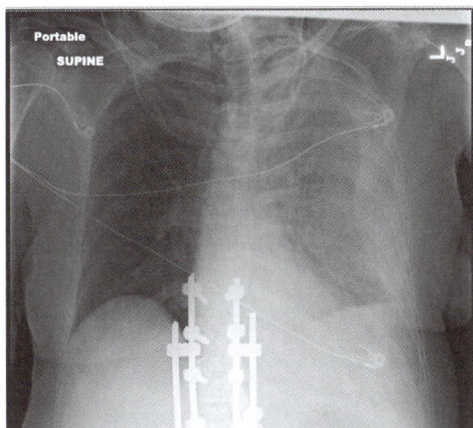

图 8-2　胸部 X 线片显示钝性伤后左侧血胸
左侧大量血胸导致左半胸密度增高

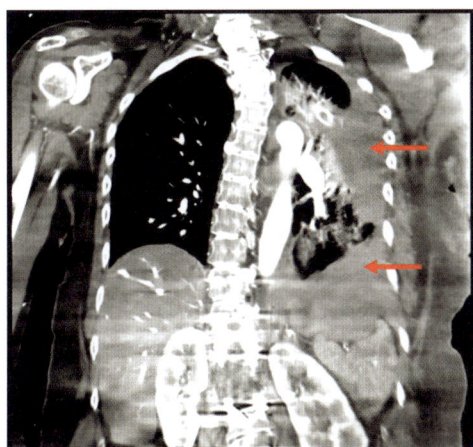

图 8-3　胸部 CT 显示钝性伤后左侧血胸
X 线片提示存在左侧残留血胸后，行 CT 扫描以区分残留血胸和肺实变。箭头显示血胸

五、手术治疗

（一）术前规划

1. 在确诊为残留血胸或脓胸后，行电视胸腔镜手术前还需考虑其他因素。首先，在伤后 5d 内进行 VATS 是最有效的，并且与改善预后相关。就干预时机而言，越早越好，可提高患者的潜在获益。

2. VATS 是一种非紧急手术，术前应仔细检查任何合并损伤。例如，脊柱骨折和必要的脊柱保护措施可能妨碍 VATS 的最佳体位。理想情况下，患者髋部伸展以扩大肋间隙并便于通道放置。髋

部伸展导致头部位于心脏水平下方，可增加颅内压，应避免用于严重创伤性脑损伤患者。

3. VATS 需要放置双腔通气管用于术中机械通气。因此，在手术期间患者须能够耐受单肺通气。

4. 应在手术前准备好必要设备，至少有胸腔镜器械，包括导管鞘、摄像头、抽吸导管、抓取器、剪刀和电烙器；手术刀、开口套管针、缝合材料和胸腔管；如果计划行胸膜纤维板剥脱术则使用开口卵圆钳。胸廓切开术托盘应处于备用状态，以防转换为开放式手术。

（二）体位

1. 患者取仰卧位，双腔通气管插管并诱导全身麻醉。插管后 VATS 最好在患者侧卧位完成，非手术侧胸廓向下靠在手术台上（图 8-4）。髋部伸展扩大肋间隙以便于通道放置。

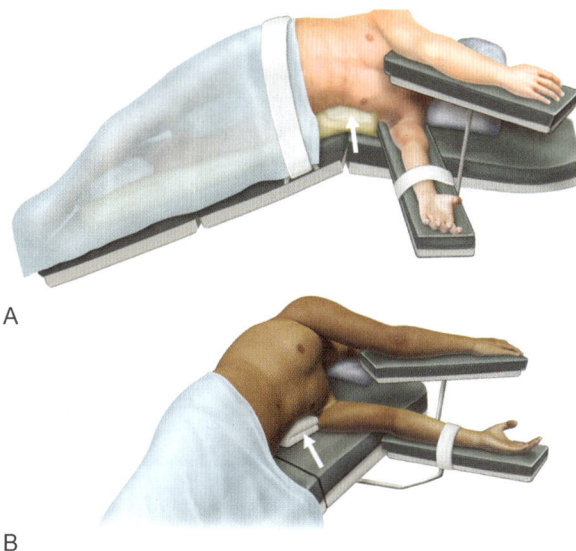

A

B

图 8-4　VATS 体位
A、B. 患者取侧卧位，非手术侧胸廓向下靠在手术台上。所有受压点都必须小心加以软垫。髋部伸展加宽肋间隙以便于通道放置

2. 注意保护所有受压点，避免关节不必要的牵拉，特别是肩、髋和膝关节。对于上半身，支撑侧肩下置腋窝垫，同时对侧肩稍伸展手臂置于托板上，可避免双侧臂丛神经受牵拉。置于下半身，髋关节和膝关节稍屈曲，两膝间放软枕以避免受压。

（三）皮肤切口和通道放置

1. 在仔细摆放体位后确定关键的体表标志，以便在最佳位置做皮肤切口安置通道。通常标记 3 个点，但开始手术时只用 2 个：一个工作口和一个观察口。如有必要，可添加第 2 个工作口。

2. 通常操作者站在患者躯干前面，操作摄像机的助手站在后面。在插入导管鞘前，应通过双腔管行单肺通气，手术侧胸腔停止呼吸，以防止在放置 Trocar 或插入器械时损伤肺实质。

3. 辅助通道放置的关键体表标志是肩胛角，第 5 肋、第 6 肋和第 7 肋，以及腋前线、腋中线和腋后线（图 8-5）。大多数残留血胸位于基底外侧或基底后侧，通道应在病灶区周围呈三角形放置。

4. 在残留血胸引流的典型体位，首先在腋中线的第 6 ～ 7 肋间隙放置摄像头通道（图 8-6）。第一个工作口通常放置在腋前线第 5 ～ 6 肋间隙，在此吸引管可以容易地朝向半侧胸廓的基底外侧。如果需要，可在肩胛尖下方的 1 ～ 2 个肋间隙，即腋后线第 7 ～ 8 肋间隙放置第 2 个工作口（图 8-7）。

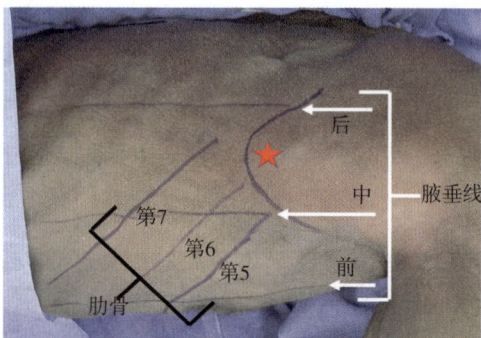

图 8-5　VATS 的体表标志

辅助通道放置的关键表面标志是肩胛骨下角（★）；第 5、6、7 肋前、中、后腋垂线

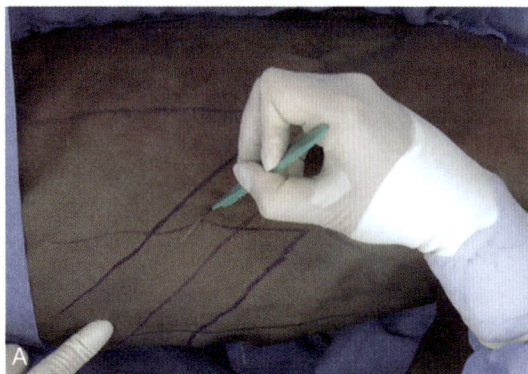

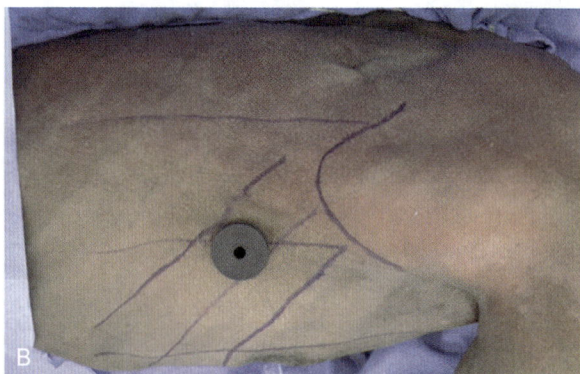

图 8-6　VATS 中的摄像头通道放置

A. 照相机通道通常通过与肋骨平行的小皮肤切口；B. 放置在腋中线第 6 ～ 7 肋间隙

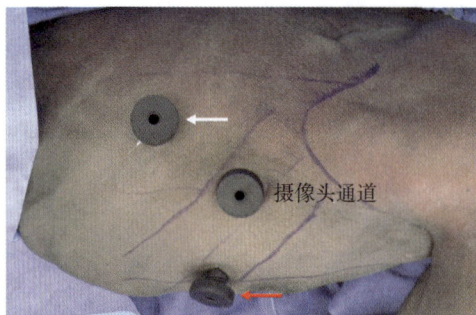

图 8-7　VATS 的通道放置

除摄像头通道（图 8-6）还可放置 2 个工作通道。一个插入腋前线第 5 ～ 6 肋间隙（红色箭头），如果需要第 2 个工作口，则插入腋后线肩胛角下方的第 7 ～ 8 肋间隙（白色箭头），形成一个三角

　　5. 显露：在建立患侧胸廓通道后，脏胸膜和壁胸膜之间可能存在粘连。如果粘连阻碍进入残留血胸或脓胸，或在分离或牵拉过程中撕裂，则应根据情况进行锐性分离或电切（图 8-8）。

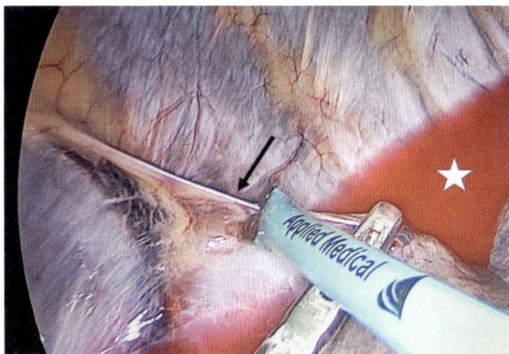

图 8-8　胸膜粘连
进入患侧胸腔后，残留血胸（星标）。如果脏胸膜和壁胸膜之间的粘连（箭头）阻碍进入残留血胸，可进行锐性或钝性分离

（四）残留血胸或脓胸引流

　　1. 一旦能够不受限制地进入血液或脓液，下一步就是引流。可通过简单地将吸引管，特别是直径为 10mm 的吸引管插入液体积聚处来实现（图 8-9）。

　　2. 如果不能以吸引管的方式去除凝结的血块，可插入钳子破坏并手动排出凝血块。胸腔冲洗也有助于破坏血块并使其更容易排出，特别是使用吸引管时。

　　3. 如果引流出脓液，在排空前可谨慎取样培养以便进行有针对性的抗生素治疗。

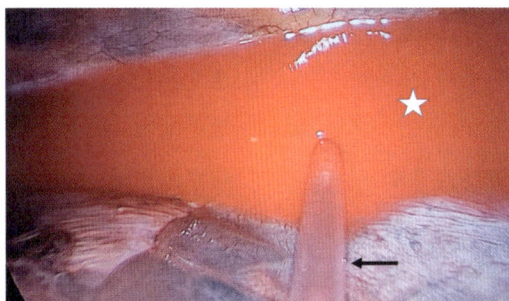

图 8-9　残留血胸的引流
一旦可以接触到残留血胸（★），则通过吸引管（箭头）排出血液

（五）胸膜纤维板剥脱术

　　1. 虽然 VATS 治疗残留血胸中很少需要行胸膜纤维板剥脱术，但通常考虑通过胸膜纤维板剥脱术来充分清除感染灶，有助于防止复发。

　　2. 在血液或脓液从患侧胸廓引流后，检查肺表面，清除覆盖在肺实质表面的任何脓液或血凝块（图 8-10A）。卵圆钳有助于实现该操作（图 8-10B）。

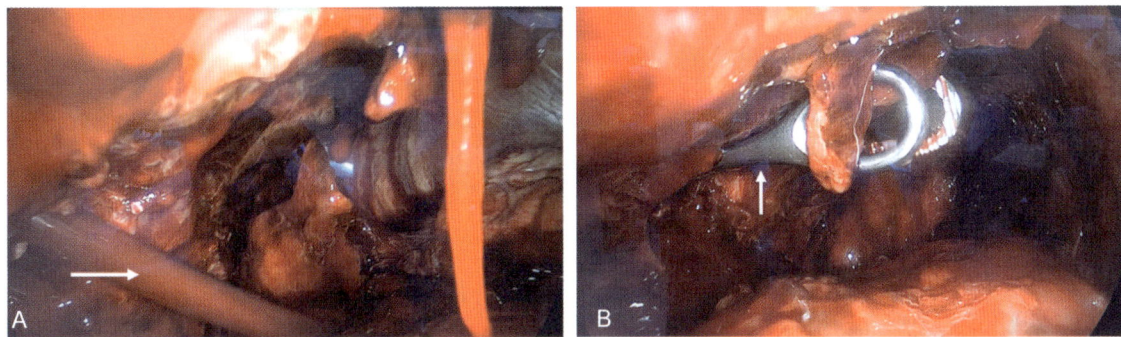

图 8-10　VATS 胸膜纤维板剥脱术治疗残留血胸
A. 通过吸引排出任何血性液体（箭头），残留血胸的血凝块可见于整个胸腔，覆盖壁胸膜和脏胸膜；B. 在卵圆钳（箭头）辅助下，去除覆盖壁胸膜和脏胸膜残留血胸的血凝块

（六）最后步骤

1.广泛冲洗胸膜腔至液体变清。

2.通过通道部位放置一根或 2 根胸腔引流管：一根直胸腔引流管通过腋中线通道，指向肺尖。如果需要，第二根倾斜胸腔引流管可通过腋前线的通道放置，并沿膈肌放置进入肋膈角。

3.没有放置胸腔引流管的通道应使用可吸收缝线缝合筋膜层，缝合皮肤。

4.恢复双肺通气，在生理状态适当的情况下拔管。

经验和教训

镇痛术	手术时肋间神经阻滞对术后镇痛有很大帮助。
诊断	1. 在进行 VATS 前，通常应获得胸部的横断面影像，以确定是否有残留血胸。 2. 相关的肺挫伤、肺不张或其他实变在 X 线片上表现为与残留血胸相同的密度，因此在 VATS 前，胸部 CT 扫描有助于将残留血胸与 X 线片上肋膈角变钝的其他原因区分开来。
手术时机	1. 在考虑 VATS 行残留血胸引流时，手术时机的选择非常重要。 2. 越早实施 VATS 越有助于患者恢复，最好在伤后 5d 内手术。
转换为开放	1. 胸壁或肺表面的活动性出血很难通过胸腔镜控制。 2. 如果担心出血不易显露或控制，应毫不犹豫地改为开胸手术。 3. 在胸膜纤维板剥脱术中，肺表面可能会出现明显的出血。

六、术后

术后胸部 X 线检查有助于确认胸腔引流管的位置和肺复张。胸腔引流管应保持在原位并连接至 $-20cmH_2O$ 吸引器，直到肺完全复张，没有空气泄漏，且立位 X 线检查没有残留气胸。然后胸腔引流管可以过渡到水封，并在引流量较低（通常＜ 200ml/d），胸部 X 线检查显示良好且未见残余气胸或血胸时移除。

七、并发症

（一）出血

1.即使是经验丰富的外科医师，通过微创方法控制术中出血也是一项挑战。在胸腔镜手术中，放置通道时应注意将 Trocar 直接插入下位肋骨的上缘避免损伤肋间血管。因为通道的原位填塞，直到通道移除，肋间血管损伤可能不会表现为出血。因此，应在直视下取出非摄像头通道。肋间血管损伤可能需要转换为开胸手术进行止血。

2.在脓胸胸膜纤维板剥脱术中肺表面也可能出血，这种手术潜在的危害是大量失血。如果出现大量失血，可能需要改为开胸手术来控制出血。

3.肺血管系统损伤可导致出血。VATS 处理残留血胸或脓胸时必须小心，应远离肺门进行安全解剖。

（二）转换为开放

可能需要转换为开胸手术，以完全排空残留血胸或脓胸，或控制出血。在手术过程中，重点应集中在如何以安全和谨慎的方式解决残留血胸或脓胸。如果解剖结构不清或无法显露病灶，如由于胸腔内粘连无法分离，应毫不犹豫地转换为开放手术，以策安全。

（三）持续漏气

VATS 过程中无论医源性损伤，还是潜在病因造成的肺实质损伤，都可能产生胸腔引流管持续漏气。只要不产生大量气胸，并且不影响患者的生理功能，基本处理应包括密切的临床观察，在避免气胸积聚的前提下尽可能减少胸内吸引。绝大多数持续漏气是自限性的。

（四）其他并发症

胸腔镜术后还存在其他较少并发症风险的报道，包括手术部位感染、肺炎和肺不张。

Noelle N. Saillant and George C. Velmahos

一、定义

1. 横膈膜是一个圆顶形的肌性膈膜，将胸腔与腹部隔开。

2. 在上方，膈肌被两侧胸腔和纵隔包围。膈肌下方与腹部内脏，即胃、小肠、结肠、网膜、肝和脾相邻。横膈膜是呼吸的重要肌肉。

3. 膈肌或其神经支配（膈神经）的破坏可导致通气功能障碍和丧失每次呼吸的"潮气量"能力。

4. 除了呼吸功能的机械作用外，横膈膜在物理上分隔维持胸腔负压和腹腔正压。因此当膈肌受到损伤时，腹内结构就会疝入胸腔。这种疝有嵌顿腹部脏器的危险，继而可能导致肺的压缩。

二、鉴别诊断

1. 外伤主要通过钝性和穿透性损伤两种方式对膈肌产生不同的破坏模式。钝性伤将高能量的压缩力或剪切力传递给横膈膜，往往会导致大的裂伤。这种缺损通常在胸部 X 线或 CT 成像中被检测到，如偏侧膈肌抬高，膈上发现胃或肠气体，或鼻胃管位于胸腔位置。这与穿透性膈肌损伤的隐匿性表现形成鲜明对比。穿透性损伤通常在弹片或穿刺物直接形成的伤道部位产生小的缺损，多是一小孔，有时可能形成疝和后续的内脏嵌顿或绞扎。高度怀疑膈肌损伤对诊断至关重要，特别是在胸腹部穿透性损伤的患者。

2. 在成人创伤患者中偶尔可发现先天性膈肌破裂。这些长期存在的疝具有良好的外观和好发的解剖位置。Bochdalek 疝位于左侧弓状韧带的后方和外侧，可累及腹内脏器，常伴有同侧肺发育不全。Morgagni 胸骨后膈疝是一种胸骨旁先天性缺损，发生在剑突后的肌肉间隙，是腹腔内容物通过膈肌附着于胸骨和肋软骨的缺损处疝入前胸腔内而形成。因涉及食管裂孔，Hiatal 食管裂孔疝易与外伤区分开来。Chilaiditi 征即结肠位于肝脏上方的影像学表现，有时会被误认为是膈肌破裂，这种放射征象在人群中的比例不到 0.3%。

3. 肺不张、积液、胃扩张或肺损伤的影像学表现在初期评估时可能与膈肌损伤相似，应纳入鉴别诊断。

三、病史和体格检查

病史对于膈肌损伤的诊断至关重要。患者可能处于极端状态，或者血流动力学及体征正常。

与所有创伤评估相同，初期评估需要按照高级创伤生命支持（ATLS）的 ABCDE 的程序评估气道、呼吸和循环。

由于解剖位置较隐蔽，膈肌很少单独受损。初期评估应针对和识别危及生命的损伤。气道和呼吸可能会受到血胸、气胸或张力性气胸等伴随损伤的影响。大的膈肌损伤可能出现疝出物压迫肺组织。应对出血进行评估，出血可能发生在胸腔、腹腔或两者均有。膈肌损伤的体征通常继发于膈肌上下的系列损伤。应排除钝性和穿透性心脏损伤。应充分检查是否有腹膜炎的证据来提示腹腔内空腔脏器损伤。胸后部穿透伤可伴有肾损伤，常表现为血尿。即使在没有阳性体征的情况下，所有位于第 4 胸椎肋缘线或以下的胸腹区域穿透性损伤都应强烈考虑存在膈肌损伤。与此类似，任何胸部或腹部枪伤都可能穿过横膈膜，因此评估潜在的伤道对于诊断至关重要。高能量机械损伤，如高速机动车碰撞或高处坠落伤，也应促使创伤外科医师怀疑横膈膜损伤。

已有膈肌损伤延迟表现的报道。漏诊损伤可

以在随后的放射学检查中发现，或者膈疝出现症状后也可做出诊断。腹腔内容物嵌顿可表现为梗阻或便秘、缺血、穿孔。最严重的情况下，由这种并发症引起的败血性休克或巨大体积疝可能会产生生理学紧张压迫引起心血管系统衰竭（表9-1）。

表 9-1　膈肌损伤分级

等级	表现
Ⅰ	挫伤
Ⅱ	裂伤 < 2cm
Ⅲ	裂伤 2 ~ 10cm
Ⅳ	裂伤 > 10cm，组织损失 ≤ 25cm²
Ⅴ	裂伤伴组织损失 ≥ 25cm²

〔引自：Moore EE，Malangoni MA，Cogbill TH，et al. Organ injury scaling. IV：Thoracic vascular，lung，cardiac，and diaphragm. J Trauma. 1994；36（3）：299-300. 〕

四、影像学和其他检查

1. X线检查是诊断膈肌损伤必不可少的首选。

2. 明显的损伤征象包括膈肌破裂、肠内容物或鼻（胃）管突出至胸腔内。新的半侧横膈膜抬高可能由直接的肌肉损伤或神经功能障碍所致。胸部 X 线检查不足以排除损伤，高达 40% ~ 50% 的患者可能是正常的。

3. 超声特别是 FAST 检查是初期创伤评估检查中重要的诊断工具，可以提示膈肌损伤的存在。如果胸腹刺伤患者腹部和胸部有游离液体，则应考虑膈肌损伤。此外，超声在"双重危险"分类中是必不可少的。有证据表明，85% 的胸腹联合伤出血来自腹部，而仅 15% 的损伤需要初期剖

胸探查。错误的开胸和剖腹手术顺序，无论发生的次数多小，都会导致高致残率和致死率。首先探查胸部还是腹部，通常取决于心包超声上是否存在液体。如有心包积液，应首先探查胸腔。如果没有心包积血或大量血胸的证据，则优先考虑腹部。

4. CT 成像排除膈肌损伤也缺乏足够的敏感度和特异度，汇总敏感度和特异度分别为 77% 和 91%。膈肌损伤的左右侧差别也很重要。据报道，由于肝脏对右侧的保护及袭击者主要是右利手，左侧膈肌损伤的数量比右侧多，比例为 3∶1。然而，左侧损伤常通过手术干预和影像学检查结果得到诊断，因此可能会导致报道的偏差。由于肝脏与右侧膈肌的位置和关联，在创伤患者中左侧膈肌损伤的诊断敏感度高于右侧。

5. 在血流动力学稳定的患者，怀疑存在隐匿性膈肌损伤时，腹腔镜或 VATS 是明确诊断的必要方法。由于其他影像学检查的敏感性不如内镜，在左侧膈肌损伤诊断中，有条件的推荐使用腹腔镜评估而不是 CT。根据有限证据，在适当的情况下右侧膈肌损伤可以采取非手术治疗。再次强调，漏诊损伤和嵌顿风险必须与手术风险和围手术期恢复进行权衡。怀疑有经膈穿刺伤道的患者可行膈肌手术探查。

五、手术治疗

对外科技术的考虑主要集中在病情稳定性和增加的损伤上。如需术前放置胸腔引流管，应小心操作以免医源性损伤疝入胸腔的嵌顿内脏；术前插胃管利于胃减压，便于显露。

（一）病情不稳定的患者

1. 患者送入手术室后根据基本的创伤手术要求行无菌准备，消毒、铺单范围应暴露颈部至膝部。在合并其他损伤或血流动力学不稳定的情况下，膈肌损伤通常作为次要考虑。因通过胸腔或腹腔均可修复膈肌，应首先探查是否有明确出血或损

伤的体腔，进行细致评估，注意出血和污染情况。有时，迅速修复横膈膜裂伤有助于将胸腔与腹腔隔开，以检测出血来源或防止体腔污染。

2. 简单开放修复

（1）左侧单纯横膈膜破裂，由于撕裂伤和胸腹腔间的压力差，可能会使内脏嵌入"吮吸性胸

部伤口"中。应仔细复位疝内容物，避免受累内脏特别是脾损伤（图9-1）。

（2）一旦疝入物复位，可使用Allis钳牵拉撕裂的膈肌边缘帮助修复（图9-2）。

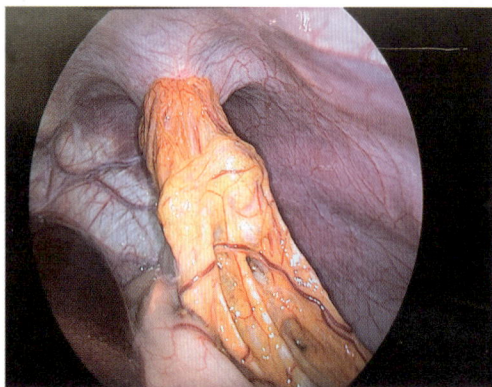

图9-1 脂肪疝入膈疝

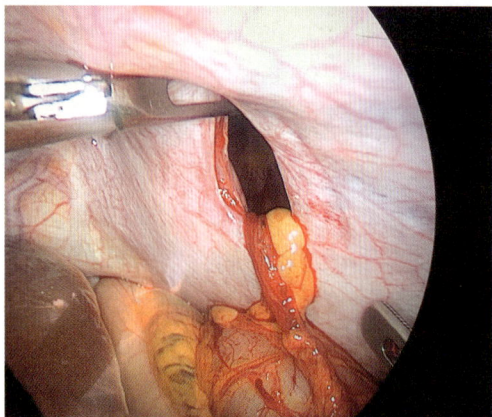

图9-2 内容物复位后

（3）作者倾向于使用缓慢吸收缝合线如PDS或不可吸收缝合线如Ethibond。无张力修补是防止破裂复发的关键。应考虑使用胸腔闭式引流或胸腔引流管排出胸腔污染物或残留的血胸或气胸。在胸腔或纵隔严重污染的情况下，应对该体腔进行冲洗，并用胸腔引流管引流（图9-3）。

（4）使用间断或连续缝合，以形成紧密和外翻闭合（图9-4）。

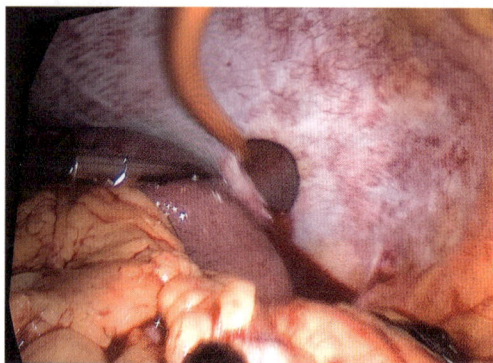

图9-3 使用红色橡胶管对胸腔（气胸）进行减压

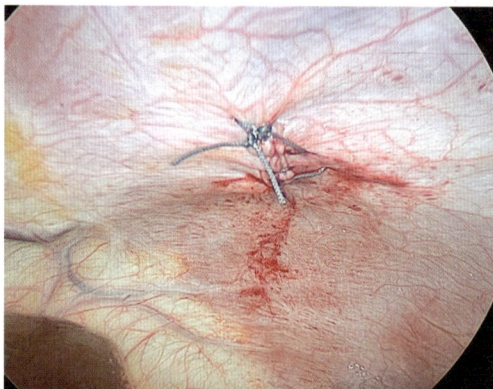

图9-4 密闭修复缝合

（二）病情稳定的患者

1. 简单损伤腹腔镜修补术

（1）在没有其他损伤的情况下，病情稳定的患者可从腹腔镜微创手术中获益。放置挡板以便于固定患者在预计的反向特伦德伦堡（Trendelenburg）卧位。这种体位有助于内脏向尾端移动远离横膈膜，以利于显露。固定患者在手术台上，常规消毒铺无菌巾。通过Veress针封闭式技术或开放式技术进入腹部；在充气前应提醒麻醉团队，气腹后有形成气胸和增加张力的风险，尤其是在术前胸腔引流管放置未到位的情况下。缓慢充气，然后用5mm摄像头评估潜在的损伤。如果膈膜确实损伤并需要修复，则应放置额外的通道。

（2）当损伤的可能性很高或已确诊时，通常在脐周使用12mm的Hasson套管针，必要时可以很容易地中转到剖腹手术。通路确切的位置可根据伤口的位置而改变，优先选择远离伤口的部位。伤口可能需要暂时闭合以防止漏气，维持气腹。小心建立气腹压力15mmHg。插入30°镜头来完成腹部检查，对血液或肠道内容物进行评估。一旦发现损伤，在直视下放置第二个 5mm 通道，通常位于锁骨中线与损伤处一掌宽的距离。使用无创伤器械评估腹部，检查胃、脾和肝，小肠从Treitz 韧带到回肠末端，检查结肠时注意肠曲。如果没有发现其他损伤，则可修复膈肌撕裂。

（3）15cm 长缝合线间断缝合，依次打结。在缝最后一针时，将一根红色导尿管放入胸腔，将最后的缝线收紧，然后抽吸导尿管并将其从腹部拉出，同时系紧最后一根缝合线以排空气胸。如果担心有残留气胸（血胸）或胸腔污染，可行胸腔冲洗后放置胸腔引流管并关闭切口。

（4）手术伤口应缝合。不必总是闭合所有穿透伤口的筋膜，通常穿透性软组织损伤可以敞开伤口。

2. 复杂损伤修复

（1）大多数膈肌损伤可以在初期修复。偶尔会发现高级别损伤［Ⅳ级（10cm 裂伤伴组织损失＜ 25cm^2）或Ⅴ级（裂伤伴组织损失＞ 25cm^2）］可能需要更多其他的技术来处理组织缺损。靠近心包或食管裂孔的损伤也很难修复。可以使用经腹或经胸入路，虽然大多数普通外科医师更喜欢经腹入路，但在巨大缺损修复时，经胸入路可以避开肝脏，具有一定优势。某些慢性膈疝，可能会因进入新的相对正常的手术区域而减少了松解粘连的操作。

（2）用补片重建膈肌要与周围组织的厚度近似。根据缺损的情况，补片可以固定在残余肌肉组织上。外侧撕脱可能要用不可吸收缝线将假体固定在肋骨周围。在内侧，补片可能需要小心地固定在心包上。在后方，膈肌脚是较好的锚固点。修复应止于第 9 肋间隙，较低的位置利于肺扩张并最大限度地减少膈膨升。应注意避免修复部位张力过高而导致撕裂。假体的选择由术者自行决定，在未污染的情况下，使用 Parietex 外科补片，具有双重表面，减少组织粘连。即使在未污染的情况下，生物补片在膈肌修复中也能很好地发挥作用。

（3）在污染的情况下，生物补片可用来桥接组织损失。考虑到污染，以此方式修复时必须行良好的胸腔引流。此外，在放置生物补片时，即使已经将其水平拉紧，随着时间的推移仍然可能被拉伸。对于合并膈肌缺损和胸壁破坏的严重损伤病例，可通过背阔肌带蒂皮瓣覆盖创面。

经验和教训

诊断	隐匿性膈肌损伤多发生于胸腹穿通伤。应对其保持高度怀疑，如有必要应进行诊断性腹腔镜检查。
术前决策	当患者存在明显胸部和腹部损伤时，开腹和开胸探查的顺序至关重要。FAST 可能有助于决策。
手术要点	1. 在腹部充气过程中可能会发生气胸。术前有必要做相应准备，包括留置胸腔引流管或术中准备胸腔引流管。此外应与手术团队和麻醉人员进行沟通，以便在潜在并发症发生时及时诊断和治疗。 2. 严重出血的患者，关闭膈肌缺损有助于将胸腔来源出血与腹腔内出血隔离，并阻止血液在两个体腔之间自由流动。 3. 在腹腔镜评估中，最佳体位是较陡立的体位，使用挡板确保患者安全，有利于良好的手术显露。

六、术后

1. 术后通常在没有其他损伤的情况下拔管。

2. 应进行胸部 X 线检查以评估是否有气胸。

3. 根据相关伴随损伤是否需要支持治疗而决定术后处理措施。

七、并发症

1. 肺不张。

2. 肺炎：发生率为 6% ～ 15%。

3. 脓胸和其他合并的深部腔隙感染：发生率为 1% ～ 4%。

4. 严重脓毒血症：发生率为 2%。

第10章　胸部切口：胸骨正中切开、胸部前外侧入路、胸部双侧入路、胸部后外侧入路

Christina L. Jacovides and Mark J. Seamon

一、定义

在创伤救治时，根据伤员的生理状态和拟诊的损伤部位决定开胸手术的入路，以便于快速进入胸腔；显露及修复损伤部位。

开胸手术标准入路：

1. 胸部前外侧切口和胸部双侧入路（蛤壳式）适用于无脉搏患者。

2. 休克患者可能需要进行短暂的额外检查，以确定损伤源和适合的胸部切口。基于有关重点检查，有的损伤可能需要胸骨正中切开，胸部前外侧切口，锁骨上、锁骨下或颈（胸锁乳突肌前）延长切口。

3. 血流动力学正常的患者可以耐受更广泛的检查，进一步明确损伤部位，优化胸部切口。根据确定的损伤情况，可采用胸骨正中切开，胸部前外侧切口，锁骨上、锁骨下或颈（胸锁乳突肌前）延长切口。经过完整的查体和影像学检查，偶尔也可考虑胸部后外侧切口。

4. 无生命体征患者的复苏，修复胸腔内损伤，实施颈部、上肢和腹部血管损伤的近端控制等需要良好的胸腔暴露。

二、鉴别诊断

（一）无脉搏患者

1. 张力性气胸。
2. 开放性气胸。
3. 大量血胸。
4. 心脏压塞。
5. 气道断裂。
6. 气管支气管损伤。
7. 其他：非胸部来源的耗竭性出血。

（二）休克患者

1. 胸部来源的严重出血
 （1）心脏。
 （2）大血管。
 （3）肺门。
 （4）肺实质。
 （5）胸壁。
2. 非胸部来源的严重出血
 （1）腹部。
 （2）骨盆。
 （3）肢体。

（三）血流动力学稳定患者

1. 肺损伤：挫伤、撕裂伤、气胸和血胸。

2. 轻度心脏损伤。

3. 胸壁损伤：肋骨骨折、胸骨骨折、锁骨骨折、肩胛骨骨折和肩损伤（骨、韧带）。

三、病史和体格检查

（一）无脉搏患者

开胸术成功复苏取决于多种因素，包括损伤机制，损伤部位，有无生命迹象，生命体征如心脏节律，以及是否需要心肺复苏（CPR）（图10-1）。

1. 下列情况推荐实施复苏性开胸术（表10-1）。

（1）有生命迹象的胸部穿透伤（强烈推荐）。

（2）无生命迹象的胸部穿透伤（有条件推荐）。

（3）有或无生命迹象的胸腔外穿透伤（有条件推荐）。

（4）有生命迹象的钝性伤（有条件推荐）。

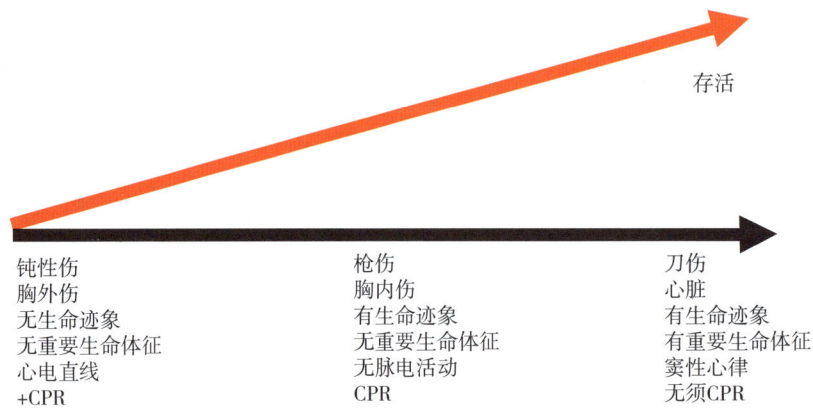

存活

钝性伤　　　　　　　　枪伤　　　　　　　　刀伤
胸外伤　　　　　　　　胸内伤　　　　　　　心脏
无生命迹象　　　　　　有生命迹象　　　　　有生命迹象
无重要生命体征　　　　无重要生命体征　　　有重要生命体征
心电直线　　　　　　　无脉电活动　　　　　窦性心律
+CPR　　　　　　　　 CPR　　　　　　　　 无须CPR

图 10-1　复苏性开胸重要的生存预测因素

复苏性开胸术后的存活率差异大，取决于损伤机制、损伤部位、是否有生命迹象或重要生命体征、心脏律动，以及在到达创伤救治单元前是否需要CPR

表 10-1　东部创伤外科协会（EAST）急诊部复苏性开胸推荐

问题	推荐
1	胸部穿透伤患者到达急诊科，无脉搏，有生命迹象（强烈推荐），急诊室复苏性开胸
2	胸部穿透伤患者到达急诊科，无脉搏，无生命迹象（有条件推荐），急诊室复苏性开胸
3	胸部外穿透患者到达急诊科，无脉搏，有生命迹象（有条件推荐），急诊室复苏性开胸
4	胸部外穿透患者到达急诊科，无脉搏，无生命迹象（有条件推荐）[1]，急诊室复苏性开胸
5	胸部钝性伤患者到达急诊科，无脉搏，有生命迹象（有条件推荐），急诊室复苏性开胸
6	胸部钝性伤患者到达急诊科，无脉搏，无生命迹象（有条件推荐）[2]，反对急诊室复苏性开胸

注：1. 小组对建议的投票结果不一。虽然所有人都投票支持"条件"建议，但根据问题4证据档案，11名成员投票支持急诊科开胸术，4名成员投票反对该手术。

2. 小组对建议的投票结果不一。虽然根据问题6证据档案，所有人都投票反对急诊科开胸术。但10名成员投票支持"强烈"推荐反对，5名成员投票赞成"有条件"推荐反对。

基于损伤机制和患者表现的复苏开胸术后结果的显著差异，2015年东部创伤外科协会（EAST）关于在急诊科无脉搏患者中使用复苏开胸手术的指南因患者是否遭受穿透性胸部、穿透性胸外或钝性创伤，以及患者是否在创伤区出现生命迹象而有所不同。

〔引自：Seamon MJ，Haut ER，Van Arendonk K, et al. An evidence-based approach to patient selection for emergency department thoracotomy: a practice management guideline from the Eastern Association for the Surgery of Trauma. J Trauma Acute Care Surg. 2015;79(1):159-173.〕

2. 复苏性开胸术不推荐用于无脉搏、无生命迹象的胸部钝性伤。生命迹象包括可扪及脉搏、可测量血压、瞳孔反应、自主活动、自主呼吸、心电活动和超声显示心脏活动或心包积液。

3.穿透伤时，在复苏性开胸手术之前进行全身伤情快速评估是有益的，并有助于决定开胸手术的必要性（如有经头颅的枪伤）。同时也有助于决策是否需立即进行蛤壳式开胸术（如有双侧胸部伤口）而不是左前外侧开胸加上单纯的右胸腔手指探查或引流。

（二）休克患者

1.按 ATLS 预案进行初期和二期评估。

2.必要时在创伤复苏单元建立可靠的通气道（基于氧合和通气）。但气管插管可能进一步降低出血休克患者的前负荷，诱发呼吸心搏骤停。

3.明确双侧是否有呼吸音。如呼吸音减弱，立即实施手指探查或胸腔引流减压。无须胸部超声和 X 线检查。

4.评估外周脉搏，明确循环的有效性。建立静脉通道。考虑复苏早期给予全血或血液制品。

5.评估格拉斯哥评分和功能障碍情况。

6.快速暴露和两侧翻身检查，确保无外伤遗漏。

7.实施重点二次评估

（1）考虑胸部伤口，穿透伤、挫伤、撕裂伤、出血、血肿的证据。如果有开放气胸，放置活瓣封闭敷料贴（敷料贴四边有一边开放）。

（2）考虑胸壁不稳定，出现连枷胸 - 多发肋骨骨折可能合并血胸、气胸或血气胸。锐利的肋骨断端可能损伤肺导致张力增加、漏气和皮下气肿。

8.进行胸部 X 线片 FAST 和 eFAST 等辅助检查。

（1）如果胸部 X 线片和 eFAST 提示休克患者出现血胸或气胸，则胸腔引流减压指征明确。

（2）如心包 FAST 提示心包积液，根据血流动力学、损伤机制和患者年龄、并发症（肾衰竭是慢性心包积液的常见原因）等因素，考虑心包开窗或胸骨正中开胸。

（三）血流动力学稳定患者

1.按 ATLS 步骤实施初期及二期评估。

2.查看患者损伤的外部表现：瘀斑、胸骨不稳定、捻发音、压痛、出血、开放伤口等。

3.与特定损伤相对应的体征

（1）胸骨骨折（压痛、瘀斑、胸骨不稳）多为高能量损伤，可导致大血管和心脏挫伤。

（2）连枷胸、捻发音，以及胸壁不稳定可能伴随明显的血胸、气胸或肺损伤。

（3）肩关节脱位可能导致血管损伤和上肢远端脉搏消失。

（4）颈部或胸廓入口穿透伤可能导致气道消化道损伤和血管损伤。

4.注意穿透伤和钝性损伤的表现类型不同。

（1）穿透伤：投射物和武器决定损伤性质。

（2）钝性伤：估计受伤时受到的暴力大小可指导评估和鉴别损伤。

四、影像学和其他检查

（一）无脉搏患者

1.快速翻身评估患者所有损伤部位。

2.若有基于患者生理状态的前外侧或双侧开胸指征，放弃所有影像学检查。

3.针对有双侧胸部伤口患者，应考虑双侧或蛤壳式开胸，或先从左前外侧切口开始，并进行右胸导管引流或手指探查，评估右胸情况。如有右胸出血证据则转为双侧开胸术。

（二）休克患者

1.影像学检查前　穿透伤患者，应标记损伤部位以帮助评估伤道。考虑在前后伤口采用不同的标记（如张开和闭合的回形针贴于伤口）。

2.在创伤复苏单元的辅助检查

（1）胸部 X 线片：采用系统步骤读片，避免遗漏损伤。

1）气道：①气道居中，如不居中，考虑张力因素和纵隔血肿；②气管内导管位置正确，如不正确，应重新放置。

2）呼吸：①有血（气）胸，为胸腔引流管减压指征；②出现肺挫伤征象，严密监测呼吸恶化情况（注：早期胸部 X 线片可能没有明显挫伤征象）。

3）循环：①纵隔增宽，如果有，患者的血流动力学改善可耐受 CT，则考虑利用 CT 血管造影术来评估大血管损伤；②心脏轮廓增大或缩小，尽管不是诊断性的，但增大（如心包积血）或缩小（如失血性休克/低血容量）的心脏轮廓可能提示潜在的病理改变。

4）膈膜：①一侧横膈膜抬高，考虑膈肌破裂或膈神经损伤；②出现深沟征象，考虑气胸；③胸部有空腔脏器，考虑膈肌破裂；④肋膈角变钝，考虑血胸。

5）其他：①有纵隔气肿或皮下气肿的迹象，考虑胸腔积液或气道消化道损伤；②肋骨、锁骨或肩部骨折，胸壁的不稳定性有多大（考虑插管），患者的疼痛情况如何（考虑疼痛控制）；③有异物（如子弹），比较外部伤口位置，确定伤道和可能的潜在损伤。

（2）FAST 检查——心包视图

1）在创伤救治单元进行 FAST 检查评估心包积液。心包积液的存在提示可能有心脏损伤。

2）注意心脏损伤可能会自行减压进入胸膜腔，出现相应胸腔积液但心包快速检查阴性。FAST 检查对这种情况敏感性非常有限（图 10-2）。在这种情况下，应强烈考虑心包手术开窗。

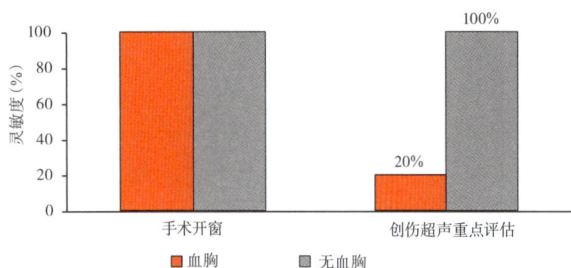

图 10-2　心脏损伤监测

剑突下心包窗与 FAST 对比。在有血胸的情况下，FAST 监测心脏损伤的灵敏度降低〔引自：Meyer DM, Jessen ME, Grayburn PA. Use of echocardiography to detect occult cardiac injury after penetrating thoracic trauma: a prospective study. J Trauma. 1995;39(5):902-907; discussion 907-909.）〕

（3）根据穿透性创伤患者的伤口部位，考虑额外的 X 线片，如腹部 X 线片或头部（颈部）X 线片，以帮助排除对胸腔外体腔的损伤。

（4）在手术室利用评估和辅助工具快速、仔细地全面规划初始手术切口。

（三）血流动力学正常患者

1. 辅助诊断（X 线片、FAST），并考虑增加影像学和其他详细检查。

2. 如果担心血管损伤（如胸部 X 线片上纵隔增宽、FAST 发现心包积液、锁骨周围伤口），考虑 CT 血管造影。

3. 考虑胸腔引流减压的诊断（疗效）

（1）呼吸不稳和呼吸音减弱的患者。

（2）胸部 X 线片显示有血胸或气胸的患者。

（3）记录胸腔引流管的初始引流量和持续引流量。

1）如果初始引流量＞ 1500ml，或持续引流量保持在每小时 200ml 以上达 4h，则需行手术探查，但应按患者生理状态决定是否需要手术干预。

2）如果首次放置胸腔引流管后血胸仍未减少，则考虑进行第二次胸腔引流管减压引流或手术探查（图 10-3）。

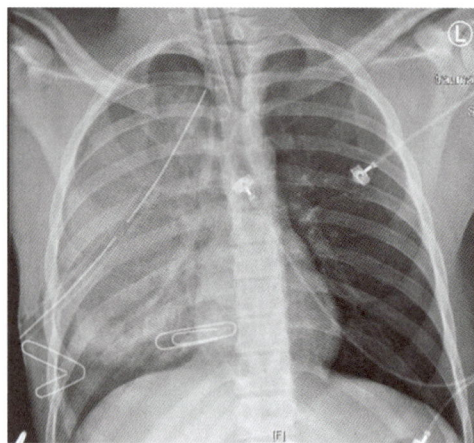

图 10-3　大量血胸：休克

年轻男性患者在多处枪伤后出现休克（闭合的回形针标记前部伤口，打开的回形针标记后部伤口）。胸部 X 线片证实放置右胸腔引流管后大量残留血胸

4. 尽管血流动力学良好，但考虑手术室剑突下心包开窗。

（1）心包 FAST 阳性。

（2）存在心脏附近的穿透伤轨迹，如在为腹部损伤等其他适应证进行手术时。临床上隐匿性心脏损伤非常常见，应该适当实施"排除"性诊断。

5. 纵隔或经纵隔损伤需要特别考虑：

（1）胸部 CT 血管造影术成像既为指导进一步治疗提供了有效的初始路线图，又能检测临床上隐匿性大血管损伤。

（2）在后纵隔损伤患者中，食管损伤可借助于上消化道吞咽检查和食管 – 胃十二指肠镜来诊断。隐性损伤可能表现为延迟性脓毒症等不良后果，使修复选择更加有限和困难。

（3）支气管镜检查对诊断近端气道损伤是有效的。

6. 尽管胸腔引流管引流正常，但仍应考虑支气管镜检查是否存在严重和(或)持续的气体泄漏。支气管镜检查可能显示气管或支气管损伤。

五、手术治疗

（一）术前规划

1. 无脉搏患者

（1）准备在创伤复苏单元进行左前外侧或双侧开胸手术。

（2）进行气管插管或建立确定性气道。

（3）建立静脉或骨内通道，并开始输血。

（4）如果获得心脏灌注节律，则立即送至手术室进行确定性修复。

2. 休克患者

（1）在初次复苏后立即送至手术室。

（2）根据初次（二次）评估、X 线片和 FAST 检查后的疑似损伤部位（表 10–2）选择切口。

表 10–2　初始手术入路

位置	血流动力学正常	休克
心	胸骨正中劈开	胸骨正中劈开或蛤壳式开胸用于经纵隔损伤
无名血管	胸骨正中劈开	胸骨正中劈开
右锁骨下血管	胸骨正中劈开 ± 右锁骨下延长或锁骨切除	胸骨正中劈开 ± 右锁骨下延长或锁骨切除
左锁骨下血管	左前外侧开胸或左锁骨上切口 ± 锁骨切除	左前外侧开胸 ± 左锁骨上切口 ± 锁骨切除
颈动脉近端	胸骨正中劈开及颈部延长	胸骨正中劈开及颈部延长
上腔静脉	胸骨正中劈开	胸骨正中劈开
下腔静脉	胸骨正中劈开	胸骨正中劈开
肺门	前外侧开胸	前外侧开胸
肺实质	前外侧开胸	前外侧开胸
降主动脉	左前外侧开胸	左前外侧开胸
食管	近端：右前外侧开胸 远端：左前外侧开胸	近端：右前外侧开胸 远端：左前外侧开胸
气管 / 气道	近端：正中胸骨劈开 气管隆嵴：右侧开胸 主支气管：右 / 左开胸	近端：正中胸骨劈开 气管隆突：右侧开胸 主支气管：右 / 左开胸

根据疑似损伤部位和患者血流动力学选择不同的切口

（3）消毒铺巾时尽量做好改变切口的准备，如扩大切口，或必要时同时打开切口。具体而言，如果怀疑血管损伤，可能需要置入移植物或搭桥，应准备好相应的术野，包括常见静脉切取部位（如颈内静脉、大隐静脉）。

3. 血流动力学正常患者

（1）具体的损伤模式和初步检查决定了必要的干预措施。根据疑似损伤部位选择切口。

（2）尽管没有活动性出血的证据，也要考虑主动脉、锁骨下动脉和腋动脉近端损伤进行血管内修复的可能性。应尽早与相关专家联系并使用杂交手术套件可能有助于这些特定患者的血管内修复。

（二）体位

1. 正中胸骨切开术　伸臂仰卧。

2. 前外侧和双侧开胸术　仰卧，手臂在头顶上方固定。

3. 后外侧开胸术

（1）如果排除了对侧损伤，可采用侧卧位。

（2）如果担心对侧受伤，可直接在对侧胸腔放置胸腔引流管，一旦患者就位，对侧术中再放置紧急胸腔引流管将很困难。

（三）左前外侧开胸术

1. 体位：患者仰卧位，左臂外展至患者头部上方。

2. 辨认第 4 肋间隙。男性在与乳头对齐或刚好低于乳头平面。女性在乳房下褶皱处或上方。

3. 直接在肋骨上从胸骨至腋前线切开，将切口沿着肋骨向腋后弯曲。

4. 用手术刀或梅奥（Mayo）剪将肋间肌分开。

5. 用弯度明显的梅奥剪将胸膜全长切开。

6. 放置一 Finochietto 牵开器并撑开。确保牵开器的杆朝向腋窝，以便在必要时转换为双侧开胸手术。

7. 识别心包和膈神经，在心包的 3 点和 9 点位置从头部向尾部延伸。

8. 用齿钳夹住心包后，从头部向尾部方向切开，避免伤及侧方的膈神经。

9. 从打开的心包囊中暴露心脏，检查是否有损伤迹象。用手指、无创伤血管夹、皮肤缝合钉或缝合线暂时处理损伤。值得注意的是，这种左前外侧开胸切口可用于实现左锁骨下动脉损伤的近端控制（图 10-4）。

10. 通过打开后纵隔胸膜并识别直接覆盖在胸椎上的主动脉，交叉夹闭主动脉（图 10-5）。一旦识别出主动脉，在主动脉椎间盘水平上放置主动脉 Crawford 夹，以避免损伤主动脉的脊椎节段分支。这种方法将血液从"非必要"器官分流到必要的冠状动脉和大脑血管系统，同时控制膈下出血。

11. 快速评估是否有其他胸腔内损伤。

12. 开放式心脏按压或开胸心肺复苏术是通过有节奏地压缩来增加血液流动，直到恢复灌注节奏。在低血容量、严重受伤患者中，比胸外标准心肺复苏更有效。根据直视下心脏活动，考虑心内注射肾上腺素和内部除颤。

13. 确保建立横膈膜上方和下方的静脉通道，并用全血或血液成分进行复苏。

14. 如果获得有效灌注心律，应紧急转运至手术室进行确定性处理。

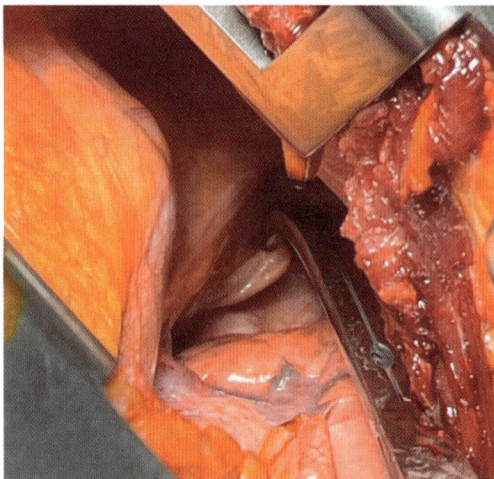

图 10-4　左锁骨下动脉控制
通过左前外侧开胸术对左锁骨下动脉进行近端控制

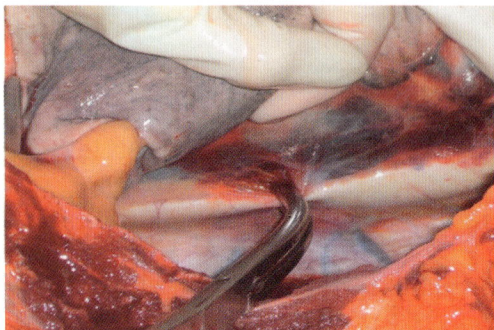

图 10-5　夹闭主动脉
复苏开胸术，放置降主动脉钳。主动脉被夹在后纵隔中。在无脉搏患者中，可能很难区分主动脉和食管

15. 尽管急迫性和时间敏感性较低，但在手术室进行的前外侧开胸手术以类似的方式进行，初期应更注重止血（如使用电烙术），根据临床情况，不一定要切开心包、心脏直视按压或放置降胸主动脉交叉夹。

（四）双侧开胸术

1. 根据伤口类型（如双侧血胸）或根据手指、胸腔减压术发现右胸有损伤征象，可考虑转为双侧或蛤壳式开胸。

2. 首先进行左前外侧开胸。

3. 将前外侧开胸切口延伸越过胸骨，稍微向上倾斜向右肩方向，延伸到右乳头上方，靠近第 3 肋间隙。这将确保在骨部分穿过胸骨，并有利于暴露上纵隔结构。

4. 在中线切开软组织直至骨表面。

5. 用 Lebsche 刀或胸骨锯切开胸骨。

6. 继续越过中线，打开右侧胸第 3 肋间隙。

7. 放置第二个 Finochietto 牵开器或更换拉钩牵开胸骨。

8. 按照左前外侧胸廓切开方法实施。

（五）正中胸骨切开术

1. 识别胸骨上切迹和剑突。

2. 从胸骨上切迹到剑突的中线上切开。将皮下组织切开直至胸骨表面。

3. 从胸骨切迹到剑突钝性分离胸骨下间隙，紧贴胸骨深面，以减少胸骨锯损伤深层组织的概率。

4. 在胸骨锯向上拉动切割并使两个肺萎陷的同时，从剑突到胸骨上切迹的胸骨中线上分开。注意保持中线切开，以保证胸骨闭合后的强度。

5. 可用骨蜡控制胸骨断面出血。

6. 识别并保护胸骨两侧胸壁下的胸廓内动脉。

7. 放置胸骨牵开器并撑开。

8. 倒 T 形切口打开心包（垂直切口及其下部水平切口），并用缝线将心包固定在皮肤上，帮助显露心脏。

9. 用圆针缝合线减张缝合修复穿透性心脏伤口。在心肌上使用水平褥式缝合。注意冠状血管的位置，以避免损伤或意外结扎（图 10-6）。

10. 术中经食管超声心动图可帮助评估膈膜、腱索或瓣膜损伤。

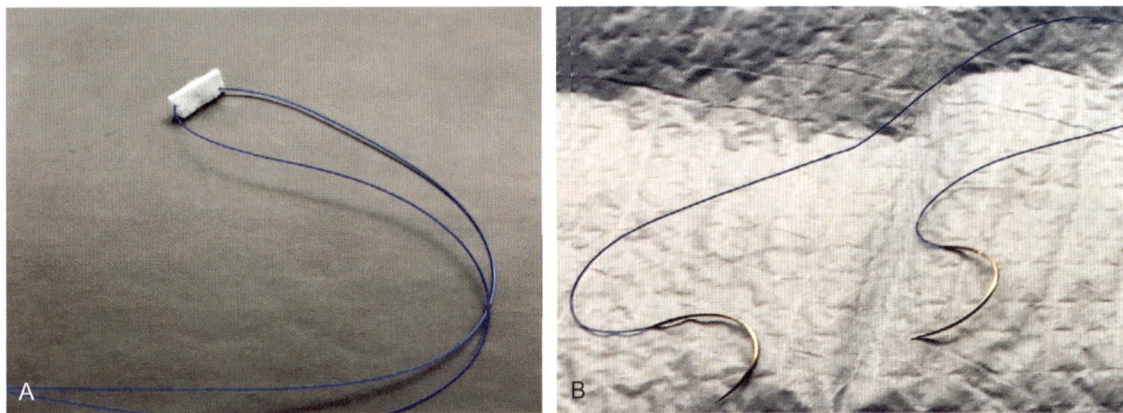

图 10-6　心肌缝合方法及材料

复苏开胸术后：确定性心脏修复。使用双针 Prolene 线和垫片，水平褥式缝合修复心脏损伤。A. 预置减张垫片，双头针带 3-0 Prolene 线，正面水平褥式缝合，两次缝合均穿过第二减张垫片，打结；B. 带 3-0 Prolene 线的双头针

11. 一旦修复完成，留置心包引流管，并使心包敞开，以便于引流。

12. 用胸骨线或胸骨闭合装置闭合胸骨。

13. 在损害控制的情况下，胸骨可保持开放，切口用真空装置暂时闭合。要意识到这样做会改变术后重症监护室的呼吸动力学。

（六）后外侧开胸术

1. 麻醉小组应使用双腔 ETT 对患者进行气管插管。如果术中需要支气管镜检查来评估气道，首先用单腔导管插管进行支气管镜检查，然后将导管改为双腔 ETT。大多数标准支气管镜无法穿过双腔 ETT 的小管腔。

2. 将患者剑突置于手术床折叠处，以便于患者侧卧时肋间隙完全打开。

3. 患者取侧卧位，手术部位向上，手臂支撑在枕头上或上臂悬吊在装置上。在床的折叠处折弯床，打开肋间隙。

4. 消毒巾铺至脊柱后部、胸骨前部、上臂上部和髂前上棘以下。确保心电图导线可伸出术野。

5. 识别肩胛骨尖端和肋缘。

6. 在第 6 肋上的皮肤处切开。切开皮下脂肪到达肌肉，并分离肌肉（背阔肌、前锯肌）。如果可能，试着把肌纤维切开。

7. 分开肋间肌，肋间神经血管束在肋骨下方：如果担心食管损伤，并考虑使用肋间肌皮瓣，可保留肋间肌，并将其尽可能向前分开用作皮瓣。

8. 打开胸膜，进入胸腔。

9. 放置牵开器打开胸壁，以观察和处理损伤。

（1）肺实质：使用缝合器行楔形切除术或支气管切除术，并对合缝合所有损伤。规范的肺叶切除术在急诊情况下罕见。

（2）食管：识别穿孔并向上下延伸切开肌层，以显示黏膜损伤的全部程度。用连续薇乔（Vicryl）线缝合黏膜缺损，用间断丝线缝合修复肌肉层。肋间肌瓣加强，广泛引流。

（3）横膈膜损伤：仔细检查横膈膜是否受伤，并修复所有缺陷。横膈膜损伤提醒外科医师注意胸部和腹部联合损伤。膈肌修复后，腹腔内可疑损伤应进行腹部手术探查。

10. 修复完成后，放置胸腔引流管，广泛引流胸腔。成角度的管子能很好地引流基底部位；直的管子能很好地引流顶部的液体。清楚地标记所有胸腔引流物和管道。

本章为了"完整性"而提出该术式，但在现实中，很少用于创伤后的初始手术管理。临床医师必须注意，当患者置于这种位置时，将无法对腹部、骨盆、胸部和四肢进行处理。只有在对可接受该切口的孤立性损伤患者进行全面检查，才考虑这种方法，前提是保持正常的血流动力学。

（七）剑突下心包开窗

1. 剑突上做一垂直切口，深达骨组织。可能需要切除剑突尖端，以便于显露。

2. 紧贴剑突深部进行解剖分离直至心包，谨慎止血，避免手术区和心包窗的血液污染心包液导致假阳性。

3. 将患者置于大角度的反向特伦德伦堡体位，同时助手将胸骨（肋缘）向前和向上牵拉，将有助于充分暴露。

4. 用两个长 Allis 钳夹住心包。确保完全止血后，在钳子之间切开心包，并评估心包液的性质。

（1）如果液体是非血液性的，心包开窗阴性，继续进行其他可能损伤的探查。

（2）如果液体是带血的，进行正中胸骨切开术以评估心脏损伤。

（八）左侧第 2 肋间隙或"高位"前外侧开胸术

切口可单独使用，也可与其他切口结合使用，以增加对大血管的显露，特别是左锁骨下动脉，从主动脉弓发出后位置非常靠后，因此很难通过正中胸骨切开术显露。

（九）锁骨上切口

切口可单独使用，也可与正中胸骨切开结合使用，以改善大血管（特别是右锁骨下动脉）的显露（图 10-7）。

1. 在受伤一侧的锁骨上方做一个切口。

2. 将胸锁乳突肌和斜角肌在锁骨内侧部止点处分开。

3. 考虑切除锁骨头部并延伸至锁骨下切口，以改善显露。

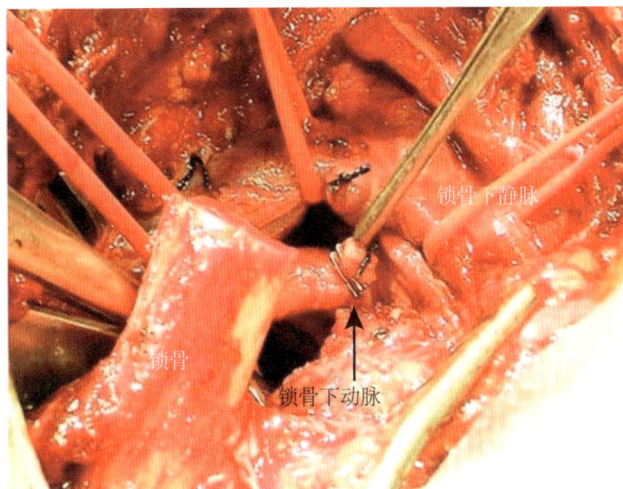

图 10-7　锁骨上切口

通过左锁骨上切口显露左锁骨下动脉（锁骨头切除）。锁骨上切口可用于显露左锁骨下动脉近端。完全显露可能需要切除锁骨头部（引自：Seamon MJ，Choudry R，Santora T，et al. Thyrocervical trunk transection：A rare cause of massive hemothorax. J Trauma. 2007；62：1534.）

（十）锁骨下切口

锁骨下切口可用于控制锁骨下动脉、腋动脉，或损伤肱动脉近端。

1. 从锁骨中心的下边缘开始，沿三角肌、胸大肌沟外侧切开。

2. 切开和牵拉开胸大肌纤维，尽量不剥离胸大肌。

3. 用电凝和大钳子或甲状腺拉钩将胸小肌分开。

4. 腋动脉和周围的神经应在伤口底部可见。

5. 游离腋动脉时应避免损伤臂丛神经。

经验和教训

无脉患者	1. 复苏性开胸术可暂时用于心脏或大血管损伤，开放式心脏按压，以及放置胸主动脉降段夹闭钳。确保最大限度地利用好每一步。 2. 通过直接检查快速评估损伤是否可以挽救，以避免不必要的潜在职业暴露或浪费血液制品。 3. 在创伤暂时缓解并达到灌注心律后，夹紧并结扎损伤的胸廓内动脉的两端，以避免再次出血。 4. 一旦患者复苏并且损伤得到控制，在移除主动脉夹闭钳之前警告麻醉团队。慢慢取出，一次"点击"一下，以避免再灌注损伤和血流动力学衰竭。
休克患者	1. 胸部单发伤时，应疑有心脏或大血管损伤，除非有证据表明有其他损伤。 2. 利用适合近端和远端控制的切口。 3. 持续重新评估患者的血流动力学状态和损伤负担（风险）。
血流动力学正常患者	1. 正确的检查可减少无效手术或不正确的初始手术切口。 2. 增加影像学和辅助诊断措施有助于有重点地进行必要的手术救治。

六、术后

1. 术后患者需要良好的疼痛控制和肺清洁护理。

2. 插管患者应使用标准呼吸机策略进行通气，以减少气压创伤。

3. 指导拔管后和清醒的患者应使用激励性肺活量计，鼓励他们常用并记录肺活量改善情况。应鼓励使用镇痛药，以确保疼痛不会限制深呼吸能力。疼痛控制不佳会导致潮气量减少、肺不张和肺炎的发展。

4. 多模式镇痛对于确保充分的疼痛控制非常重要。所有患者都应考虑区域或硬膜外镇痛，尤其是肺储备有限的患者（如年龄较大、有慢性阻塞性肺疾病或哮喘等肺病病史、既往肺部手术、肥胖、糖尿病等合并症或慢性免疫抑制患者）或损伤严重或切口广泛的患者。

5. 应监测胸腔和纵隔胸腔的引流量和性状，以及引流管是否存在漏气。

七、并发症

1. 胸腔和纵隔引流的特点及是否存在漏气为指导胸部手术后并发症的评估提供了重要信息。

（1）及时处理持续出血，可要求在复温和凝血障碍得到纠正后返回手术室。血栓弹力图和凝血参数可能有助于指导持续优化凝血状态。

（2）体内液体容量负荷过多在胸部患者术后很常见，胸部或纵隔引流管内大量血浆渗出可能反映了体液持续进入第三间隔。考虑利尿。

（3）支气管胸膜瘘可能发生，特别是在伴有肺损伤的情况下，并且可表现为持续性漏气。通常情况下，这些伤情通过非手术措施可治愈，但需要通过胸腔引流管持续引流出胸膜腔中的空气。重要的是，不仅要尽量减少抽吸压力和（或）呼气末正压，以避免瘘管被撑开，还要确保空气能有效地从胸膜空间排出，从而使肺部充分复张。

（4）乳糜漏可表现为胸部或纵隔引流管内的乳白色分泌物。诊断可通过测量胸腔引流管引流液中的三酰甘油来确认。乳糜胸通过胸腔引流来缓解症状并量化引流量。少量引流时通常可通过低脂肪饮食和生长抑素类似物进行处理。对于引流量大或非手术治疗失败的低容量引流患者，可以栓塞或手术结扎胸腔引流管以减少引流。

2. 心律失常在胸部手术后很常见，心房颤动最常见。应确保电解质正常，复查心电图和 X 线，并考虑利尿，因为容量过载会导致胸部手术后患者出现新的心房颤动。

3. 胸腔或纵隔损伤时，常遗留血胸。早期（7d 内）少量血胸引流即可，无须手术引流。大量或延迟（7d 后）血胸可能需要通过 VATS 或开胸手术进行剥脱治疗。有条件的建议对延迟性血胸进行剥脱手术和引流，而不是溶栓治疗，以减少住院时间和额外手术干预的需求。超过 1/4 的患者可能需要多次手术干预来清除遗留的血凝块。

4. 胸部创伤时可能发生神经损伤。膈神经沿着心包与主动脉平行，当打开心包时可能会伤及，导致同侧膈肌麻痹。迷走神经在后纵隔中延伸，并发出双侧喉返神经（RLN）。右侧 RLN 环绕锁骨下动脉，左侧 RLN 环绕动脉韧带外侧的主动脉弓，然后在气管食管沟中向上走行。任一侧损伤都可能导致声音嘶哑；两侧损伤可能导致气道功能损伤，需要气管切开。RLN 分支下方迷走神经损伤在临床不太重要。锁骨下动脉和腋动脉周围的臂丛神经损伤在这些血管损伤的情况下也很常见。

5. 延迟或漏诊的呼吸消化道损伤可导致灾难性后果，包括脓毒症和死亡。通过上消化道影像学、上消化道内镜和支气管镜检查尽早发现这些潜在损伤是很有必要的，因为这些损伤的初期，患者通常没有症状。

第11章 心包开窗：胸骨下、胸骨旁

Christofer B. Anderson and Sharven Taghavi

一、定义

心包开窗是指在心包上形成一个开口，以便心包积液或积血能通过导管引流或直接进入胸膜腔。

在创伤救治时，心包开窗用于确定是否存在心脏损伤。心包开窗发现血性心包液需要进行胸骨切开手术或开胸手术显露心脏。

二、鉴别诊断

胸部创伤可能伤及胸腔任何组织和器官；出血可能继发于肺或纵隔内器官（心脏、大血管）的损伤。据报道，在接受开胸手术患者中，胸部穿透伤后心脏损伤的发生率为 10% ~ 37%（枪伤）和 16% ~ 52%（刺伤）。

在高达 20% 的患者中，胸部穿透伤可能与腹腔内损伤有关。

三、病史和体格检查

胸部穿透伤患者的病史往往信息有限，但应说明枪伤与刺伤的机制。对患者的初步评估应遵循 ATLS 步骤的标准化方法。初期评估气道、呼吸、循环、神经功能和显露各部位（ABCDE），快速识别穿透性胸部损伤。血流动力学不稳定者，应确保气道安全，并开始复苏，输注血液制品。不稳定患者出现呼吸音减弱或消失、气管偏斜等征象时，应立即在受累侧进行胸腔闭式引流。

在"心脏框"内的外伤，是指伤口位于以上方的胸骨切迹，下方的剑突与脐连线的中点、左右锁骨中线为界的区域内，应怀疑心脏穿透伤，

但胸部的任何伤口都可能危及心脏（图 11-1）。典型的心脏穿透伤查体发现是心律失常和 Beck 三联征，包括心音低沉、颈静脉扩张和低血压；在心脏损伤患者中，10% 的患者没有这些阳性症状。

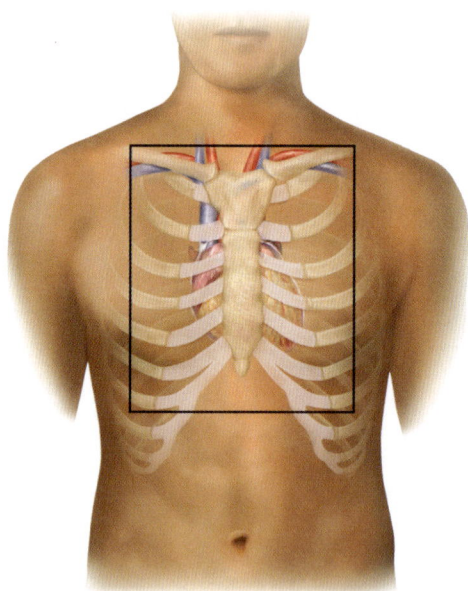

图 11-1 心脏框
上界为胸骨切迹，下界过剑突与脐之间的中点、两侧为锁骨中线

如果在初步评估期间，穿透性胸部伤患者出现呼吸心搏骤停，则应进行急诊科复苏开胸手术。

四、影像学和其他检查

在完成初步评估后，作为检查的一部分，应进行胸部 X 线检查和 FAST（图 11-2）。胸部 X 线检查可提示心包积液，包括心脏轮廓扩大，但敏感度和特异度较差。胸部 X 线检查对于判断子弹轨迹和确定心脏损伤的风险也很有价值。

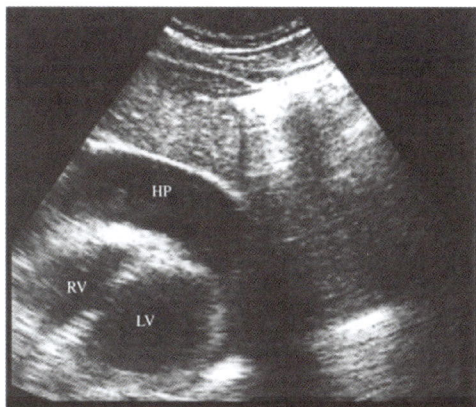

图 11-2　FAST 显示心包积血

RV. 右心室；LV. 左心室；HP. 心包积血［引自：Cardozo A，Peurta F，Valencia L.E-FAST：A propos of hemopericardium in the Emergency Department.. J Acute Dis. 2016；5（3）：260-263.］

随着 FAST 的实施，心包开窗在可疑心脏穿透伤诊断中的作用已经减弱。FAST 检查肝肾隐窝（Morrison 窝）、心包、脾肾隐窝和骨盆（Douglas 窝）是否存在液体。FAST 可在发生继发性心脏压塞失代偿之前发现心包积血。FAST 的成功利用取决于操作人员。据报道，当由经验丰富者进行评估时，在心脏穿透伤患者中 FAST 检测心包积血的敏感度高达 100%，特异度为 96.9%。少量病例研究表明，心脏穿透伤伴心包撕裂伤可使心脏减压，并引流至胸腔，导致 FAST 检查呈假阴性。但如果 FAST 检查呈阳性，在穿透性胸部伤和血流动力学不稳定的情况下，需要通过胸骨切开或开胸术治疗心包积液。在血流动力学稳定的伤员中，如果 FAST 检查呈阴性，但根据损伤机制和位置怀疑有

心脏穿透伤时，则应进行计算机断层扫描血管造影术（CTA），并可排除心脏或大血管损伤。然而，当血流动力学稳定、有穿透性胸部损伤和（或）大量血胸且 FAST 和（或）CTA 检查不明确或阴性的患者，对心脏穿透伤的诊断有疑问时，心包开窗仍然是有用的辅助手段。

五、手术治疗

（一）术前规划

1. 在决定进行心包开窗后，患者送至手术室。如果发现血液回流，则必须进行胸骨劈开术或前外侧开胸术。手术室和工作人员必须配备必要的设备器材，以便在必要时快速进行胸骨切开或开胸手术。

2. 应获得足够的大口径静脉通道，并交叉合血。如果高度怀疑心脏损伤，应立即准备好血液制品。应通知血库启动大量输血方案的可能性。手术室应准备好使用自体血液回收机。

3. 应在围手术期使用抗生素。

（二）体位

1. 患者仰卧，双上肢外展。

2. 应进行标准的创伤术野准备，包括颈部、整个胸部和腹部。

3. 如伤员血流动力学不稳或超声检查有心脏压塞征象，应在麻醉诱导前对患者进行消毒铺巾。

（三）剑突下入路

1. 切口

（1）通过触诊识别剑突和肋缘。

（2）使用手术刀在剑突上方中线切开约 5cm 的切口，延伸至剑突交界处，深达皮下组织。

（3）锐性切开附着在剑突的下部腹白线，或用电刀暴露腹膜前脂肪，注意避免进入腹膜腔。

也可锐性分开或用电刀切开腹直肌止于剑突的前表面。

（4）用 Kocher 钳夹住剑突，并将剑突的高位横膈膜附着处组织直接钝性推开。Kittner 分离器有助于此处解剖。用梅奥剪切除剑突（图 11-3A）。

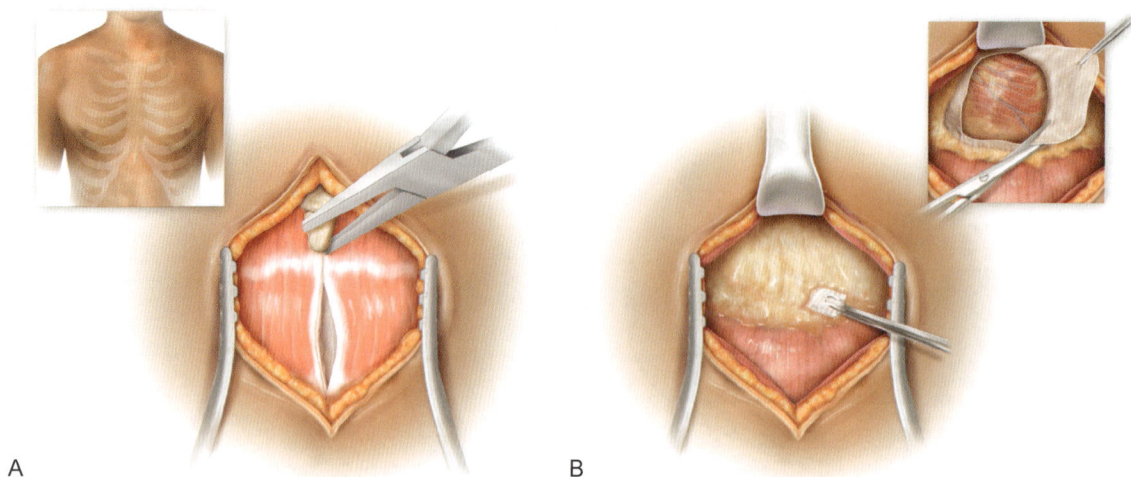

A　　　　　　　　　　　　　　　　B

图 11-3　剑突下心包开窗

A. 切口和显露；B. 心包开放（引自：Asmat A，Rizk NP. Pericardial procedures. In：Kaiser LR，Kron IL，Spray TL，eds. Mastery of Cardiothoracic Surgery. 3rd ed. Wolters Kluwer；2014：289-295. Figure 28.1.）

2. 心包显露

（1）在切口内放自动牵开器，在胸骨下用一小 Richardson 拉钩向前拉开，露出横膈膜和心包。轻柔的触诊有助于识别膈肌和心包交界处。遇到

心包脂肪垫，用 Kittner 分离器或海绵棒直接清除，露出心包。

（2）如存在心包膨胀或紧张，伴颜色改变，提示有心脏损伤。

3. 打开心包

（1）可用小 Allis 或 Kelly 钳夹住心包，然后轻轻地向下牵拉。

（2）使用第 2 个 Allis 或 Kelly 钳夹住心包。

重要的是在打开心包之前细致止血，以最大限度地降低开窗发现心脏假阳性损伤的可能性。

（3）使用 Metzenbaum 剪刀或 15 号刀片在两个夹钳之间切开心包（图 11-3B）。

4. 心包内探查

（1）引流出大量血液或血凝块表明有心脏损伤，切口应向胸骨中线上方延伸，以进行胸骨劈开术。根据外科医师的偏好，也可以在第 4～5 肋间隙进行左前外侧开胸术。

（2）无肉眼出血且血流动力学持续稳定表明不太可能发生心脏穿透伤。如果心包开窗为阴性，则不需要心包引流管或胸腔管引流。腹白线间断缝合同心包减压术，皮下组织和皮肤用可吸收缝线或缝钉关闭。

（四）胸骨旁入路

1. 切口

（1）识别出第 4～5 肋间隙位于胸骨外侧乳

头下皱襞处。

（2）用手术刀切开一约 5cm 的弯切口，从胸骨旁开始，沿乳房下皱襞横向切开。

2. 心包显露

（1）电刀切开皮下脂肪和胸大肌，至识别出第 4 肋和第 5 肋。横向分开第 4 肋间隙的肋间肌，分离时靠近第 5 肋的上界，以避开肋间神经血管

束（图 11-4A）。

（2）识别和分离壁胸膜，进入胸腔。将儿童 Finochietto 肋骨扩张器插入第 4 肋间隙，轻轻打开，露出心包前表面。

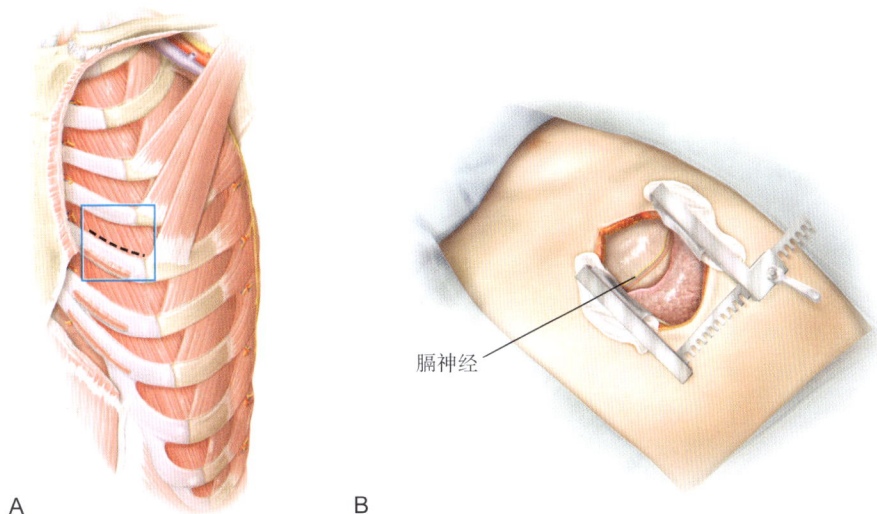

膈神经

图 11-4　心包显露方法
A. 分离肋间肌显露壁胸膜；B. 心包的识别和打开

3. 打开心包

（1）使用 Kittner 分离器对心包的前表面进行钝性解剖。

（2）用小 Allis 或 Kelly 钳轻轻夹住心包，然后向腹侧牵拉。

（3）应注意保护侧方膈神经。

（4）使用 Metzenbaum 剪刀或 15 号刀片快速进入心包。

（5）切除 2cm² 的心包（图 11-4B）。

4. 心包内探查

（1）大量血液或血凝块的排出表明有心脏损伤，切口应扩大为第 4～5 肋间隙的传统前外侧开胸术。如果术前未放置胸腔引流管，则将大口径胸腔引流管通过一单独的切口放置在现有切口

上方或下方的肋间隙腋中线至腋前线处。

（2）胸大肌筋膜用 0-Vicryl 缝线重新缝合，胸骨旁切口的皮下组织和皮肤用可吸收缝线或缝钉以标准方式闭合。

经验和教训

指征	1. 对于胸部穿透伤和大量血胸，但 FAST 检查不明确或呈阴性且血流动力学稳定的患者，应考虑心包开窗。 2. 如怀疑心脏损伤，血流动力学不稳定且 FAST 检查呈阳性，则须行正中胸骨切开术或前外侧开胸术。
切口	全身麻醉时，应在诱导前为患者做好消毒铺巾，以防由于插管正压加重心脏压塞的病理生理改变，导致血流动力学衰竭。
胸骨正中或开胸转换	1. 心包开窗时出现大量血液应转换为正中胸骨切开术或前外侧开胸术，以便明确和修复心脏穿透伤。 2. 可能需要行蛤壳式开胸术以更好地显露心脏。
腹腔联合伤	多达 20% 的胸部穿透伤患者可能伴有腹腔内损伤。

六、术后

1. 对于剑突下或心包开窗探查呈阴性的患者，无须进行胸腔闭式引流术。

2. 在麻醉苏醒后如果患者没有其他损伤，可在当天出院。

3. 深静脉血栓药物预防应尽早开始。

七、并发症

1. 出血。

2. 手术部位感染。

3. 心包切开术后综合征。

4. 胸骨旁心包开窗膈神经损伤。

5. 外伤性乳糜胸。

6. 隐匿性膈肌损伤。

第 12 章 心脏损伤修复

Zoë Maher、Valeda Yong, and Jessica H. Beard

一、定义

心脏损伤的修复是确定性关闭心脏部分或全层损伤的手术。

二、鉴别诊断

心脏损伤患者的临床表现变化很大，从无症状和生命体征正常到心搏骤停。较轻的、部分厚度损伤患者可无血流动力学影响。较重的、全层损伤的患者可能因心脏压塞、出血或两者兼有而出现休克或心搏骤停。

对于所有胸部或胸腹穿透伤患者及具有明显钝性伤机制的患者，必须保持对心脏损伤的高度怀疑。

三、病史和体格检查

1. 传统上，"心脏框"内的穿透伤与心脏损伤风险增加有关。该方框上方界线为锁骨，侧面为锁骨中线，下方为肋缘。最近，"心脏框"的临床实用性受到了挑战，有报道称，损伤机制是确定心脏损伤风险更重要的考虑因素。

2. 穿透性心脏损伤患者可能因心脏压塞而出现休克。心脏压塞的体格检查包括窦性心动过速、颈静脉压升高和奇脉的 Beck 三联征，尽管后两种体征也许在创伤复苏单元并不能立即出现。大多数心脏压塞患者都会出现窦性心动过速和低血压，复苏早期的补液扩容可以有效预防该患者群体的心搏骤停。

3. 心脏损伤出血至胸腔的患者可能会出现容量复苏难以控制的出血性休克，出现心搏骤停或迅速失代偿。

4. 就机制而言，心脏压塞常见于心前区心脏刺伤，而大量血胸可能是经胸或胸腹枪伤或刺伤导致心脏损伤的表现。

5. 钝性心脏损伤患者通常无症状。较重的钝性心脏损伤，包括美国创伤外科协会Ⅲ～Ⅴ级损伤，可能因心腔破裂引起心脏压塞、心肌挫伤或冠状动脉损伤引起心力衰竭、导致心脏疝出的心包损伤或瓣膜损伤而出现休克。钝性心脏损伤需要手术干预的情况罕见。

四、影像学和其他检查

1. FAST 检查对疑似心脏损伤患者的初步评估非常有用。剑突下视野中的心包液是穿透伤情况下的心脏损伤诊断依据。心包液的缺乏并不排除心脏损伤，尤其是伴有血胸的患者，因为心包出血可以减压到胸腔而不会积聚在心包内。

2. 在钝性创伤的情况下，心包 FAST 阳性但稳定的患者应考虑生理性或非创伤相关心包液渗出。尽管心脏功能评估不是 FAST 检查的内容，但心脏超声也可用于评估心脏钝性损伤导致的心力衰竭。这些发现可能包括射血分数降低、瓣膜功能不全或局部心室壁运动功能障碍。

3. 胸部 X 线片是评估心脏损伤患者的重要辅助手段。心包 FAST 阴性且无血胸的情况大大降低了对高级别心脏损伤的怀疑。心包 FAST 阴性表现但存在血胸并不能排除心脏损伤的可能性。血胸合并心包积液可能影响手术切口的选择。

4. 胸部 CT 可能有助于在体检或放射线检查不确定的稳定患者中明确伤道并评估是否有心脏继发性损伤。

五、手术治疗

经体格检查、胸部 X 线检查（血胸）和（或）FAST 检查诊断为心脏损伤的不稳定患者应手术处理。穿透伤道明确和心包 FAST 阳性的稳定患者也应接受手术干预。

（一）术前规划

1. 对于疑似心脏损伤和心脏压塞的患者，在插管前优化心脏预负荷可防止插管时心搏骤停。疑似心脏损伤应立即通知麻醉科和手术室工作人员。血流动力学稳定程度可接受的疑似心脏损伤患者应考虑在诱导前对患者进行准备，铺单。准备好胸骨锯。应为失血过多或失血高风险的患者启动大量输血方案。如果条件允许，应考虑使用血液回收装置。

2. 疑似心脏损伤患者在院前时间较短的情况下出现心搏骤停，或在创伤救治单元出现心搏骤停的患者，应根据需要在创救治苏单元接受左前外侧开胸术，并扩展到蛤壳式开胸术以暴露和控制心脏损伤。

（二）体位

仰卧位是疑似心脏损伤患者的首选体位。双臂外展有助于打开肋骨间隙，有利于任何开胸手术切口的显露。

（三）切口

1. 常用于显露和修复心脏损伤的 3 种切口：正中胸骨切开、左前外侧开胸和双侧前蛤壳式开胸（图 12-1）。

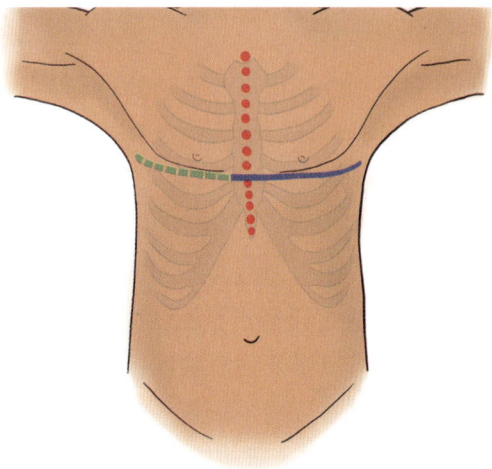

图 12-1　心脏损伤修复切口
正中胸骨切开（红色虚线）、左前外侧开胸术（蓝色实线）和双侧前蛤壳式开胸术切口（引自：Valeda Yong）

2. 正中胸骨切开术切口从胸骨切迹到剑突，注意保持在胸骨中线。胸骨两侧肋间的触诊有助于确保中线进入。必须在胸骨切迹上方和剑突下方做一个窗口，以分离胸骨深处的软组织和血管系统，并防止这些结构的医源性损伤。用胸骨锯切开胸骨，对有胸骨切口或心脏手术史的患者应

特别小心，避免损伤右心室。

3. 左前外侧开胸切口从胸骨右侧第 4 肋间隙或第 5 肋间隙水平切开，并沿肋骨角度向上弯曲至腋窝（图 12-1）。应注意避免不必要的背阔肌横向分离，因为这会增加术后出血风险，而不会改善显露。肋间肌用弯曲的梅奥剪在肋骨的头侧分离，以避免对下方走行的肋间神经血管束造成损伤（表 12-1）。在内侧，必须结扎并切断左胸廓内动脉。放置 Finochietto 牵开器，使杆横朝向床侧（表 12-1，图 12-2）。

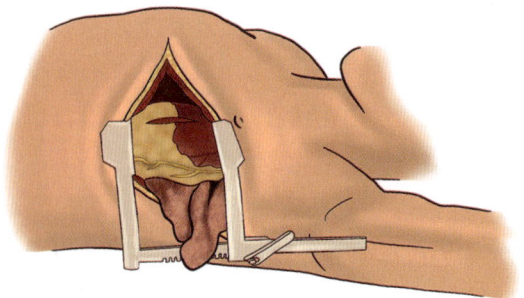

图 12-2　左前外侧开胸切口和显露
心包切口应在膈神经（黄色结构）的前方纵向切开。Finochietto 牵开器放置在肋骨之间，杆横向外侧放置（引自：Valeda Yong）

4. 蛤壳式开胸术切口是左前外侧开胸术的延伸（图 12-1），适用于增加暴露并控制右侧心脏损伤，如放置胸腔引流管时发现右侧血胸证明有

右侧心脏损伤。切口应在同一肋间隙或上一肋间隙延伸至右胸，并沿肋骨角向上弯曲至右腋下。

切口下方应保留足够的胸骨以便关胸，这一点至关重要。使用胸骨锯或 Lebsche 刀进行胸骨切开。

表 12-1 常用于心脏显露和修复的基本器材

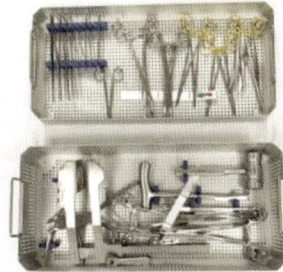

器材名称	使用 / 技巧
Finochietto 牵开器	在开胸和（或）正中胸骨切开术中撑开肋骨；逆时针转动手柄打开；将横杆朝向床侧，进行左前外侧开胸手术
弯 Mayo 剪	切开肋间肌
Lebsche 胸骨刀和木槌	在蛤壳式开胸术中切割胸骨；将木槌垂直于 Lebsche 刀；用 Lebsche 刀钩住胸骨下，并在木槌锤击前施加向上的牵引力
有齿镊	夹住心包
Metzenbaum 剪	在膈神经前方平行切开心包；对于张力性心包积血，最好使用手术刀切开
Debakey 主动脉钳	钳闭主动脉
Satinsky 钳	控制心脏心房损伤

手术技巧

续表

	器材名称	使用 / 技巧
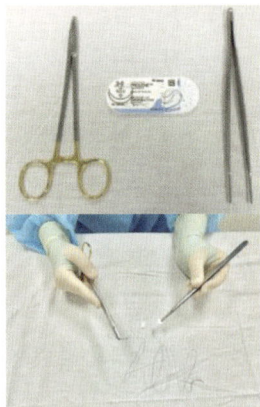	上图（从左到右）： 持针器； MH 针 3-0 双针 Prolene 缝线； Debakey 镊； 下图： 将垫片装到 3-0 聚丙烯缝线上	心脏损伤应使用大圆针带 3-0 不可吸收单丝缝合线进行修复； 心房损伤可在血管钳下连续缝合； 应使用垫片加固心室损伤，以防止撕裂

操作见表 12-1 中的图像和描述。与左前外侧开胸术一样，肋间肌应在肋骨的头侧分开，以避免损害下方走行的肋间神经血管束。最好在胸骨劈开之前识别、结扎和切断左、右胸廓内动脉。而在血流动力学不稳定患者中，这一步骤可能会推迟到损伤控制之后。将 Finochietto 牵开器移到切口中间，将牵开臂横向放置，或放置两个 Finochieto 牵开器（每个胸腔 1 个），以获得最佳显露效果（图 12-3）。

5. 作者反对在疑似心脏损伤时使用后外侧开胸术，因为患者的体位和显露极为有限。

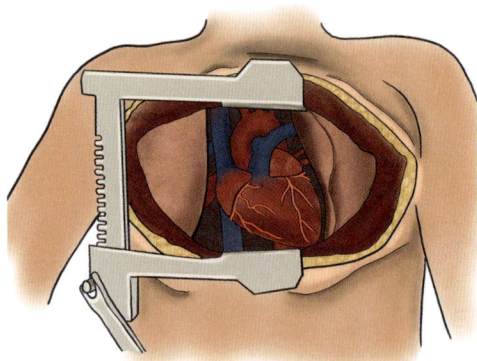

图 12-3　蛤壳式开胸

双侧前蛤壳式开胸术为所有类型的心脏损伤、前纵隔和双侧胸提供了最佳显露。这是治疗枪伤引起的心脏损伤的首选切口（引自：Valeda Yong）

（四）显露

1. 胸骨正中切开术是治疗孤立的、疑似心脏损伤的心前区刺伤的首选切口，切口提供了理想的心脏前部和胸廓出口部的显露。利用这种切口评估和修复心脏后方损伤具有挑战性。如果通过正中胸骨切开术见心脏后部伤口，可使用通常用于稳定心脏的心脏吸引提升器帮助显露。正中胸骨切开术不易显露双侧胸腔或后纵隔，因此当怀疑这些部位有损伤时，不应使用该入路。

2. 左前外侧开胸术允许显露左心室、左心房和左半胸。用胸骨锯或 Lebsche 刀在胸骨上切割可作为一种辅助手段，使得显露范围更广，并改善对右心室、右心房、上腔静脉和下腔静脉的显露。

3. 蛤壳式开胸术是显露大部分右心室损伤及上、下腔静脉和右心房损伤的最佳方式。这个切口为纵隔结构提供了极好的显露。在提到的所有切口中，作者认为蛤壳式开胸术是治疗胸部枪伤疑似心脏损伤的最佳切口，因为它提供了胸部和纵隔中所有潜在损伤结构的最通用的显露术式。

（五）解剖

1. 深入了解心脏解剖结构对于制订合理的心脏损伤修复手术决策至关重要。向前进入心包以避开膈神经，膈神经与心包膈动脉和静脉一起沿着心包的两侧后外侧延伸。

2. 心脏的表面解剖结构可用于划分心脏损伤的解剖位置。通过识别左前降支（LAD）动脉，可快速定位左心室和右心室，右心室在 LAD 的右侧，左心室在 LAD 的左侧（图 12-4）。右心室是心脏的最前部，右心房位于心室的头侧和右侧，由右冠状动脉分隔。左心室位于左前降支的左侧，并且不出意外位于后外侧。相对于左心室，左心房位于头侧，由左冠状动脉的回旋支分开。

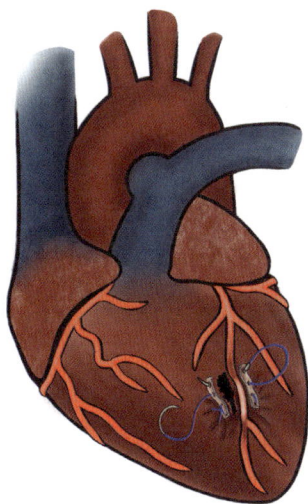

图 12-4　心脏左前降支

心脏的表面解剖可以帮助识别心脏穿透伤的解剖位置。冠状血管附近的损伤，如图所示的左前降支，可通过在血管下放置有垫片的水平褥式缝合进行安全修复（引自：Valeda Yong）

（六）实施

1. 心包切开应使用带齿钳和 Metzenbaum 剪或手术刀进行（表 12-1）。在心包紧张的情况下，可能无法用齿钳提拉心包，应使用手术刀切开心包，并使用 Metzenbaum 剪将开口向上下延伸。心包切开应足够大，以允许完全移动心脏，并在评估和修复过程中避免心室流出道阻塞。

2. 手指按压心室损伤部位和血管钳（如 Satinsky 钳）钳夹心房损伤部位是在修复之前临时控制心脏损伤的首选方法（表 12-1，图 12-5）。在大面积心脏损伤的情况下，心房或心室的快速、非垫片缝合修复是有效的临时控制方法。心室损伤的临时控制也可通过使用吻合钉或血管钳来实现，特别是损伤太长而无法进行手指控制时，就像枪伤中经常发生的情况一样。通过上述方法进行临时出血控制时有撕裂伤口和损伤邻近组织的风险，特别是如果在恢复自体循环之前对损伤进行控制。作者反对使用 Foley 导管来控制这些损伤，因为我们发现这种方法容易移位，对失血控制不足，且容易扩大心脏缺损。

3. 损伤心室的确定性心肌缝合术应采用聚四氟乙烯支撑的水平褥式缝合，以防止组织撕裂。

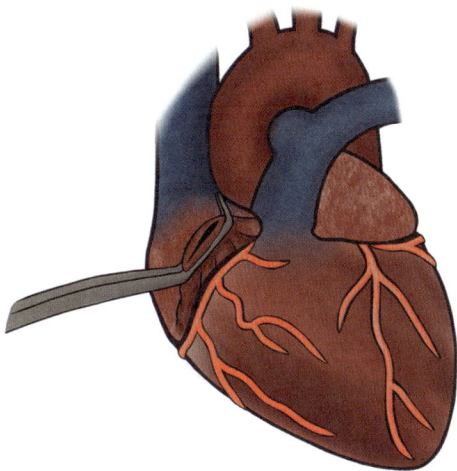

图 12-5　Satinsky 钳可用于控制右心房损伤

心房损伤通常不需要用垫片进行修复。3-0 聚丙烯缝线可用于原位修复夹具其下的损伤（引自：Valeda Yong）

4. 在心房损伤的情况下，可以使用 Satinsky 钳在创伤复苏单元或在手术室修复之前控制损伤（图 12-5）。如果用血管钳暂时控制了心脏损伤，可在钳夹下原位连续缝合来最终闭合伤口。对于壁较薄的心房通常不需要垫片材料。

5. 冠状血管附近的损伤应采用在血管下方的水平褥式缝合进行修复，以避免损伤血管（图 12-4）。

6. 商品化的垫片通常是预先切割的，并且其尺寸适用于标准的非创伤性心脏手术。在可能的情况下，应使用更大的聚四氟乙烯补片材料，根据心脏损伤的形态切割成一定尺寸，如图 12-6 所示。心包膜也可用作垫片材料。根据心脏损伤的大小和形态，将心包膜修剪至所需的长度和宽度。然后以与合成材料相同的方式使用。

7. 使用 3-0 聚丙烯缝线的大圆针（如 3-0 Prolene MH 双针）进行确定性心脏修复（表 12-1）。针足够大，可以跨过心脏枪伤的两侧，且形状也可用于较小的心脏刺伤。如果使用垫片，双针缝合线尤其有用。心脏损伤修复后不闭合心包膜。

8. 几乎所有的心脏损伤都是由穿透伤引起的，但也有例外。钝性心房爆裂损伤应与穿透性心房损伤相同的方式处理。Satinsky 钳可用于控制损伤，并与 Allis 钳相结合，以提拉损伤两侧心壁全层（图 12-5）。用 3-0 聚丙烯缝线大圆针进行修复，可用单针或双针在钳夹原位连续缝合。

9. 复杂的心脏损伤，如涉及冠状血管、瓣膜、横膈膜或多个腔室的损伤，需要特别注意。冠状动脉远端损伤可结扎。必须密切监测冠状动脉结扎患者是否有心律失常、室壁运动功能减退或充血性心力衰竭的迹象。冠状动脉近端损伤通常需要体外循环，为此，可请求心脏外科的协助。术中经食管超声心动图（TEE）是检测疑似瓣膜或间隔损伤的有价值工具，理想情况下，术中对所有心脏损伤患者进行 TEE。诊断后，应考虑在心脏外科的支持下同时或二期修复瓣膜或间隔损伤。最常见的情况是，只要患者血流动力学稳定程度可接受，就可以按延迟的方式安全处理。

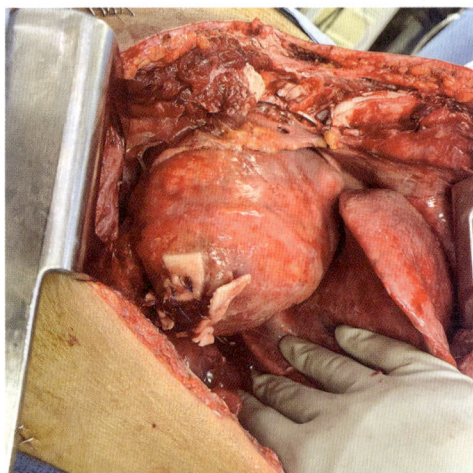

图 12-6　聚四氟乙烯材料修复左心室刺伤
材料已裁剪至接近损伤长度的尺寸（引自：Zoë Maher）

（七）关闭

1. 在关胸过程中应保持操作技术一丝不苟，以防止伤口并发症引起的严重后果。

2. 正中胸骨切开术后，用烧灼和（或）骨蜡在胸骨边缘止血。在胸骨下方放置胸腔引流管（如 28Fr 胸腔管）至水封瓶，并使用大型针持和 5～6 根单或双环型钢丝关闭胸骨。胸骨前筋膜用可吸收的缝线（如 2-0 Polyglactin 可吸收缝线）连续缝合。

3. 左前外侧开胸术后，应放置 1 个或 2 个大的胸腔引流管（如 36Fr）。将一根直的胸腔引流管朝向心尖，另一根弯曲的胸腔引流管指向胸腔底部。小心地用粗的可吸收缝线绕肋骨行八字缝合，避免损伤每根肋骨下缘的神经血管束。首选的绕肋骨缝线是大圆针 2 号聚乳酸缝线（如 2 号 Vicryl 可吸收缝线）。然后使用可吸收缝线（如 0 号聚乳酸缝线）重新缝合胸壁肌肉筋膜层。

4. 蛤壳式开胸术的关胸方式与前外侧开胸术相似。为了重新对合胸骨，在关闭胸腔之前，将 2 根单股钢丝垂直方向缝合胸骨。在蛤壳式开胸术后不进行常规引流。

经验和教训

诊断	1. 胸部的任何枪伤都应考虑心脏损伤。
	2. 胸部 X 线片或超声检查中的血胸可能表示心脏损伤出血已减压至胸部,使得心包 FAST 为阴性。
临床征象	1. 穿透性心脏损伤患者的临床表现可从无症状到心搏骤停。
	2. 心脏压塞和出血(或两者兼有)可能是心脏损伤后休克的原因。
切口	正中胸骨切开术只能用于心前区的孤立刺伤。在涉及胸腔的枪伤情况下,建议进行前外侧开胸术或蛤壳式开胸术,以便识别和修复非心脏性胸内损伤。
技术操作	1. 对于心搏骤停的患者,在给予 ACLS 之前,应迅速控制心脏损伤。
	2. 在急诊科,果断夹闭低压心房损伤或手指闭塞高压心室损伤比放置 Foley 导管和缝合更可取。
关胸	1. 心包切开处应敞开,并在手术结束时保持开放,以防心包积液和心包炎。
	2. 在关胸之前,必须识别并结扎胸廓内动脉。胸骨切开术后,应取出牵开器后检查胸骨下是否出血。
伴随损伤	必须考虑瓣膜或间隔损伤,尤其是对于孤立性心脏损伤和修复后持续休克的患者。怀疑瓣膜或间隔损伤的病例应考虑术中 TEE 和心脏外科会诊。

六、术后

1. 所有心脏损伤患者应接受经胸超声心动图(TTE)检查,并考虑超声气泡试验。

2. 肺保护性通气和避免急性高碳酸血症在术后监护中至关重要。β 受体阻滞剂可缓解术后儿茶酚胺激增,降低心律失常的风险,虽然心律失常很罕见,但可能危及生命。

3. 术后心包炎是常见的,通过症状、体征(胸痛、心包摩擦音)及心电图上所有导联的特征性 ST 段抬高和 PR 压低来诊断。心包炎可以用非甾体抗炎药和秋水仙碱治疗,患者应通过随访超声心动图监测心包积液。

七、并发症

1. 超声心动图可诊断心脏损伤后并发症,建议所有患者在出院前进行 TTE 检查,并根据具体情况进行随访。大多数并发症都可期待治疗;当并发症需要手术修复时,通常疗效良好。

2. 短暂性充血性心力衰竭在心脏损伤修复后很常见。在术后急性期,可用血管升压药(如肾上腺素)成功控制左心室功能下降,而用肺血管舒张剂(如吸入的依前列醇或一氧化氮)支持右心室功能。修复后持续性心力衰竭的发生率较低,但更可能发生在冠状血管、瓣膜或间隔损伤的情况下,或严重心脏损伤并破坏正常心电活动的情况下。

3. 术后出血是一种潜在并发症,应将未结扎的胸廓内动脉(IMA)或肋间动脉(ICA)视为出血源。当心脏损伤患者处于生理极端状态时,IMA 或 ICA 可能不会出血或不易于识别。一旦患者病情稳定,必须识别并结扎 IMA 的近端和远端及任何横断的 ICA。

4. 伤口并发症包括浅表皮肤感染和深部间隙感染,如纵隔炎和脓胸。必须对感染性并发症保持高度怀疑,并采用抗生素和引流(包括手术引流)等方式积极治疗。胸骨伤口并发症包括感染和伤口裂开。胸骨切开术后的查体对于发现早期伤口并发症至关重要,其并发症可能表现为胸骨"咔嗒"声。在胸骨伤口需要重建时,应考虑使用胸骨钢板。

八、预后

对于存活的心脏穿透伤不伴冠状动脉或瓣膜损伤的患者,长期疗效佳。

第13章 肺损伤的手术治疗：伤道切开术、楔形切除术和肺叶切除术

Arvin C. Gee and Karen J. Brasel

一、定义

以下 3 种技术及所有肺损伤的目标是控制出血和漏气。

1. 伤道切开术 是在肺实质穿透伤手术时，沿着伤道切开肺实质，以显露深部出血和空气泄漏区域的手术技术。手术未按解剖间隙切开，但通常不会导致肺容量损失。

2. 楔形切除术 是非解剖性的肺实质切除术，通常用于不能进行初期修复的外周肺实质损伤，会导致肺容量损失，尽管损失不大。

3. 肺叶切除术 是肺叶的解剖切除术。在创伤性损伤的情况下，肺叶切除术通常用于严重的肺叶损伤或肺叶血管损伤，伴有无法控制的出血或无法修复的肺叶支气管损伤。

二、鉴别诊断

肺实质损伤常表现为气胸或血胸。气胸可能是由于气管或食管损伤所致，但这些患者通常伴有纵隔气肿。血胸可能是心脏损伤或胸部任何血管损伤引起的出血。

三、病史和体格检查

1. 患者有外伤史。肺实质损伤可发生在躯干穿透性或钝性创伤后。肋骨骨折在胸部损伤中也很常见，肋骨骨折可能是肺实质直接损伤的原因。

2. 大多数此类损伤除了放置胸腔引流管进行胸腔积液或积血引流外，不需要手术干预。胸腔引流管能够排出空气或血液，为肺实质损伤的愈合过程提供环境保障。

3. 紧急开胸手术的指征是一侧胸伤引起的血流动力学不稳定。一般指导原则如下。

（1）如果放置了胸腔引流管，且引流量≥1500ml，应立即考虑进行开胸手术，尤其是在有证据表明持续胸内出血的情况下。

（2）如胸腔引流管已连续数小时排出≥200ml/h 的血液，则需要开胸手术。

（3）所有肺外伤紧急手术的共同目标是最大限度地减少肺组织的切除量。

四、影像学和其他检查

1. 胸部 X 线检查是最常用的影像学检查，便于在创伤复苏单元使用。最好做前后位检查。可诊断骨折、气胸、胸腔积液（血胸）、实质损伤或纵隔损伤。

2. 超声：特别是 eFAST，与标准 FAST 检查的不同之处在于，它包括对双侧前胸的检查，特别是评估是否存在胸腔积液。与所有超声检查一样，eFAST 的敏感度和特异度取决于使用者。在 eFAST 上，当脏胸膜和壁胸膜之间有空气时，就会发生肺滑动不足，从而诊断为气胸。不幸的是，滑动不足是一种非特异性的体征，在其他情况下也可以看到（如胸膜固定术后），因此将 eFAST 的发现与患者过去史和手术史联系起来解释是很重要的。

3. CT 提供了非常高分辨率的胸部图像，有助于诊断肺实质损伤和胸膜间隙异常。CT 扫描可以帮助确定子弹的轨迹并识别损伤；增加静脉造影剂也可以帮助诊断和定位活动性出血区域。CT 扫描有显著的缺点，由于需要将患者搬运出复苏区域，患者状态需要相对稳定（图 13-1，图 13-2）。

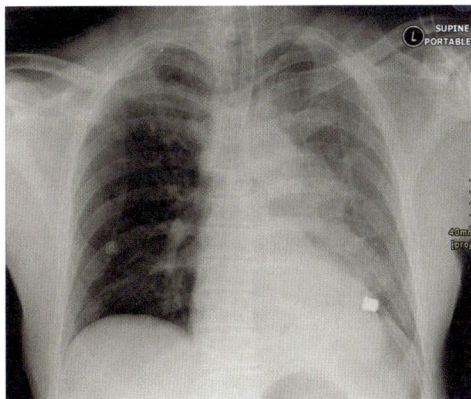

图 13-1　左侧胸部枪伤后的胸部 X 线片
左下胸部可见放射高密度子弹影

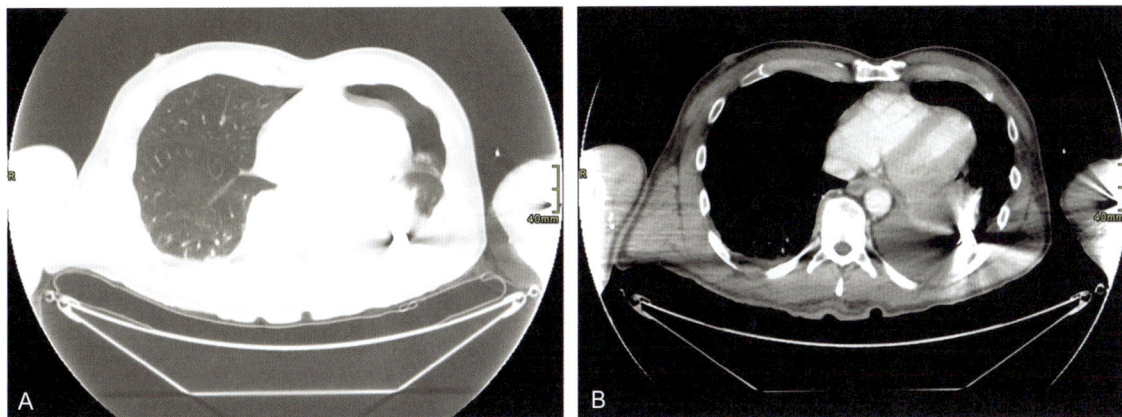

图 13-2　左侧胸枪伤后的胸部 CT 片
同图 13-1 为一患者胸部的 CT 扫描。A.CT 扫描肺窗显示肺实质，左侧可见气胸和子弹；B. 软组织和血胸在这张图像中更容易看到

五、手术治疗

（一）显露

1. 在胸部手术时，尤其是在肺手术时，与麻醉团队讨论插管和肺隔离的方法非常重要。肺隔离可以通过 3 种不同的技术实现对未手术的肺进行选择性通气。手术肺的隔离可以改善肺的可视化、显露和操作。

2. 单腔气管插管可以推进到左主干支气管或右主干支气管中，从而进行单侧肺通气。放置双腔气管插管或支气管封闭器，使左肺和右肺可以独立通气。每种方法都有其优、缺点。

3. 两侧胸腔都可以通过 4 个切口进入：正中胸骨切开、前外侧开胸、经胸的胸骨切开（通常称为蛤壳式切口）或后外侧开胸。这 4 种方法中的每一种在手术显露肺实质，以及修复或切除肺方面都有优点和缺点。然而，大多数患者需要仰卧位，因为血流动力学不稳定或其他伴随的损伤不宜侧卧位。采用仰卧位，可以通过单独的前外侧开胸切口进入左胸和右胸。纵隔入路也可以采用将前外侧开胸切口转换为胸骨横切口或将胸骨正中切口与开胸切口相结合的入路。

（二）肺实质损伤

需要切除肺实质的情况并不常见，通常只有当肺组织损伤无法修复、存在不可修复的肺血管损伤或气道损伤无法修复时才需要切除。幸运的是，大多数肺损伤都可以直接修复，因此可以用"保肺"技术来解决。此外，有几项研究数据表明，规范的肺叶切除术和肺切除术常导致更高的死亡率。然而，这些数据因其是回顾性研究而价值较低，可能仍需要偶尔进行肺叶切除术或肺切除术。在这种情况下，应该迅速做出手术决策。

（三）气胸缝合

如果肺损伤在肺的外周，并且很容易从表面接触到，可以通过简单的缝合修复和结扎可见的肺实质内血管来修复肺实质。将肺伤口的边缘拉开，显露出血的血管或开放的支气管。这些血管和支气管的外周用可吸收缝线进行缝扎，不会影响血流或对肺其他部分的通气。使用圆针带 4-0 单丝线重新缝合肺组织，以进一步确保修复。虽然有永久性缝线导致肉芽肿形成的病例报道，但使用可吸收缝线或永久性缝线通常是安全的。此外，在重新缝合肺组织时，要求麻醉师对肺进行再充气将有助于在缝合线上施加正确的张力（图13-3）。

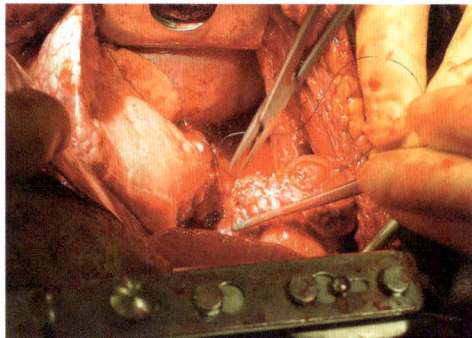

图 13-3　肺实质出血血管的缝合

（四）伤道切开术

1. 伤道切开术是对肺组织进行分离，打开穿透伤的伤道，显露受伤的深部肺实质。手术时可以使用线性手术吻合器或长手术钳。如果有吻合器，建议使用吻合器，以尽量减少处理肺损伤所需的手术时间。

2. 采用吻合器方法时，首先识别伤道的浅表部分，并使用 Duval 肺钳或缝合线稳住待打开的伤道两侧的肺组织（图 13-4A）。将线性吻合器或开放式 GIA 吻合器［（2.5～3.5）mm×（60～80）mm 吻合器，取决于肺的厚度和伤道的长度］的一个钳口放入伤道，而另一个钳口位于肺表面。

3. 当肺部再次充气时，使用太短的吻合钉可能会导致吻合钉穿过肺实质，引起长时间的空气泄漏。因此，使用具有适当厚度的缝钉是很重要的。为腹腔镜手术设计的吻合器更容易通过胸部切口进行操作，且外科医师的手可留在胸腔外，使视野更清楚。腹腔镜缝合钉还具有夹爪可以形成铰链的优点，可将吻合器更精确地放置在所需位置。一旦吻合器就位，就可击发并闭合伤口。GIA 缝钉具有放置多排缝钉并在缝钉排之间分离组织的优点。根据伤道的长度和所用缝合器的长度，可能需要多次缝合器击发才能完全打开伤道并显露受伤的深部肺组织。

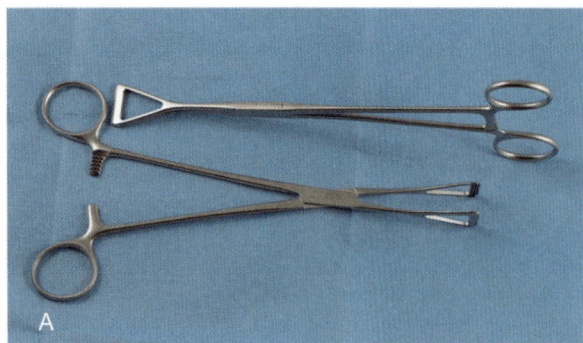

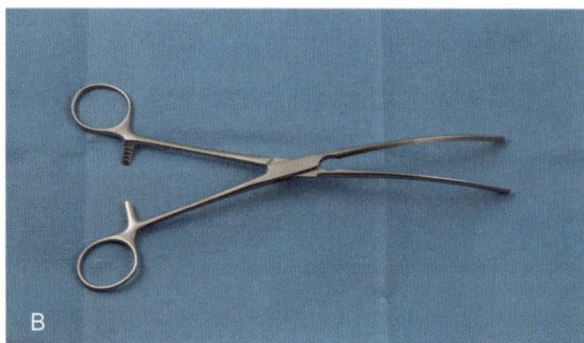

图 13-4　用于打开伤道的钳子
A. Duval 肺钳；B. Doyen 无损伤钳

4. 一旦伤道打开，用可吸收缝线结扎出血的血管和开放的支气管。当肺通气时，可以向开放的伤道中倒入少量水寻找气泡和识别漏气。任何明显的空气泄漏都可用缝线缝合。应使用相同的技术检查缝合线是否漏气。将漏气处缝合有助于减少长时间的漏气。用吻合器切开的肺可以像任何气胸缝合一样重新缝合，但该步骤不是绝对必要的。原发的浅表伤道开口应保持开放，以最大限度地减少肺内脓肿或积液的风险（图 13-5）。

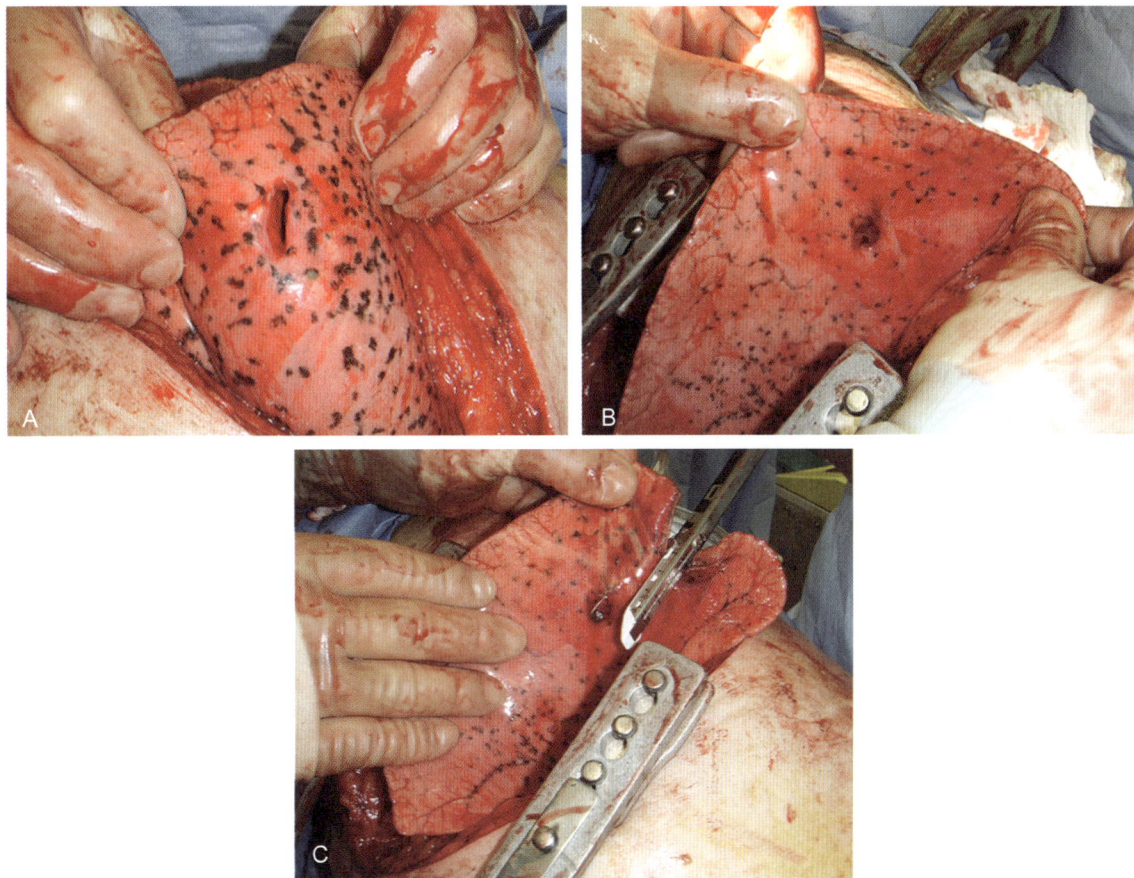

图 13-5　伤道切开与缝合

A、B. 肺叶中心穿透伤的两侧；C. 腹腔镜线性吻合器，用于通过顺序击发进行伤道切断术（图中显示了第 2 次击发）

5. 如果没有现成的 GIA 吻合器，也可使用钳夹进行伤道切开术。理想情况下，用无创伤长钳（如 Doyen 钳）可减少对肺损伤部位的进一步挤压（图 13-4B）。与吻合器方法一样，先稳定肺部，将两个钳子放入伤道中，一个钳口在损伤道内，另一个钳口位于肺表面，然后锐性切开钳子之间的肺组织。再次缝扎显露的损伤血管和支气管。每个钳子内的肺组织通常需要缝合结扎和修复，以控制夹持组织内的出血和空气泄漏。可用类似上述伤道切开术的方式重新缝合肺组织。

（五）肺楔形切除术

为非解剖切除术。

1. 这项技术可用于肺叶上相对外围的损伤，并远离肺动脉的主要分支和较大支气管。通常，该肺叶为游离的、已失去活力，或因其他原因损伤而无法挽救。在线性吻合器的帮助下完成切除过程最为容易。进行切除时，用 Duval 钳夹住要切除的受伤区域，并将其拉出，使吻合器穿过肺部。GIA 吻合器放置在损伤区域外的健康肺组织上，用于缝合和切割肺。

2. 与伤道切开术一样，吻合钉的长度应为 2.5 ～ 3.5mm（如果要缝合的肺较厚，则应更长），吻合钉仓长应为 60 ～ 80mm。

3. 同样，也可采用腹腔镜或开放式 GIA 吻合器，但是，腹腔镜吻合器在使用的简便性和准确性方面更有优势。

4. 可能需要多次重新加载吻合钉以完全横切肺实质，从而显露受伤的肺段。通常不需要做加强缝合，也没有必要增加缝线缝合，重要的是要将缝合线牢牢地固定在健康的肺组织上（图 13-6）。

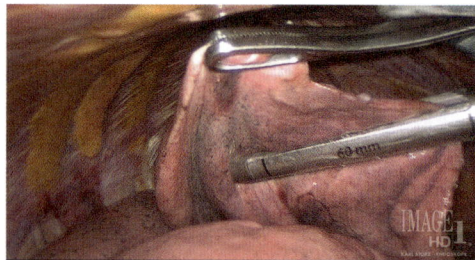

图 13-6　胸腔镜楔形切除
注意切除的外围性质和切除的肺体积小

（六）肺叶切除术

1. 主要用于肺叶严重损伤，且不适于修复或非解剖性切除。这是唯一的对创伤性损伤的解剖性肺切除术。一般不建议采用袖状肺叶切除术或节段切除术，因为其复杂性增加，手术时间增加，且疗效不佳。外伤性肺叶切除术的患者率高于楔形切除术或伤道切开术。这种死亡率差异可能只是由于肺叶切除术的患者损伤和失血更严重而致。如果认为需要进行肺叶切除术或全肺切除术，应尽早获得专家协助。

2. 创伤的正式肺叶切除术与择期手术的肺叶切除术相似，但患者的解剖结构通常会因组织损伤而发生很大变化。此外，出血导致的组织平面模糊会使通常的标志特点难以辨别。如果要尝试进行规范的肺叶切除术，则肺叶切除术的方式与择期手术进行的方式相同。单肺通气是完成肺叶切除术所必需的，因为通气的肺大大增加了肺叶切除所需的肺门剥离的难度。在创伤救治时进行肺叶切除术的另一个挑战是，患者通常处于仰卧位，通过前外侧开胸术显露肺部，与通过后外侧开胸切口进行肺叶切除术时相比，胸内结构的常用标志和方向将有不同的方位。

3. 用烧灼法或剪刀将肺下韧带向上切至肺下静脉，并在肺门上打开纵隔胸膜。在这一解剖步骤中，识别并避开膈神经是很重要的。这种初步的解剖可以使肺充分移动，并进入肺门进行血管控制。这时，如果受伤的肺有显著出血，可使用大型无创伤血管钳来整体夹住肺门，以获得近端血管控制，可用大 Satinsky 钳或其他大型血管钳。如果肺门被夹住，会立即增加右心压力，一定要与麻醉团队沟通，并将所有呼吸机潮气量分流到一个肺（图 13-7）。

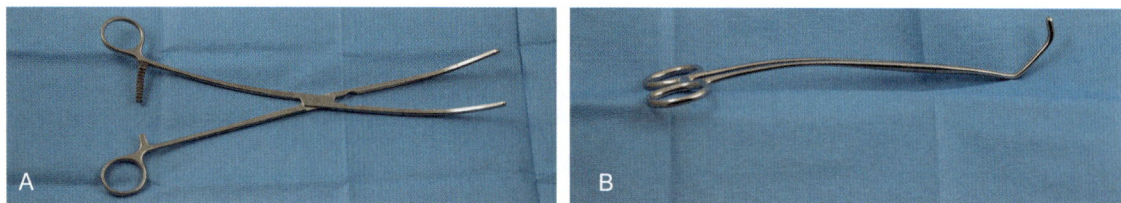

图 13-7　用于肺门止血的止血钳
A. 主动脉夹；B. 大 Satinsky 钳

4. 肺叶切除术是从打开被切除肺叶的叶间裂开始的，需用电切和锐性解剖向肺门方向显露，叶间裂通常不会完全分开。在右侧，上叶和中叶被水平裂分开，中叶和下叶被斜裂分开。在左侧，上叶和下叶被斜裂分开。在左侧，舌叶类似于右肺的中叶，但通常是上叶的一部分，而不是一个单独的叶。

5. 从外侧到内侧进行叶间裂剥离，直到沿着肺门前侧与先前打开的纵隔胸膜相连。这种入路打开了前侧血管周围平面，并显露了肺动脉及其肺叶支。一旦识别并游离出待切除叶的肺动脉分支，就可用永久缝线进行缝扎或用带血管吻合钉的线性外科吻合器进行结扎。切断这些分支显露出紧邻肺动脉血管后方的肺静脉分支。以类似的方式游离和切断这些分支。

6. 在肺动脉和肺静脉结扎并切断后，显露出肺叶支气管。支气管最好用外科吻合器切断。如果没有吻合器，可切断支气管并用永久缝线缝合。操作时应在切除点远端几毫米处放置一个钳子，然后在钳子远端切断支气管来切除肺叶。在钳子近端绕支气管周围缝扎，然后取下钳子，并用聚酯编织缝线间断缝合关闭支气管断端。通过对肺部进行再充气，可以检测切断支气管的空气泄漏。

如果没有漏气，并且切断的血管止血良好，则应将剩余的肺叶缝合到胸壁上，以将肺叶扭转的风险降至最低。

7. 在创伤救治时，进行非解剖（次全）肺叶切除术可能更迅速。其方法基本上是大楔形切除术。损伤对解剖平面的破坏和出血增加了解剖肺门血管和支气管的难度，特别是对于那些不经常进行正式肺叶切除术的医师。非解剖性肺叶切除术方式同楔形切除术，但切除的肺实质的总体积更大。非解剖肺叶切除术的风险之一是形成一段不通气的肺，从而产生 V/Q 失衡。

（七）关闭

肺损伤修复或切除后应检查肺是否出血和漏气。用无菌生理盐水冲洗胸腔。胸腔引流管应通过远离的单独切口放入胸部，切口位置应以患者躺下时不会压迫伤口为宜，最大限度地减少对软组织的压力损伤和不适感。一般来说，胸腔引流管的直径应为 24 ～ 30 Fr。放置更大直径的胸腔引流管没有任何益处。至少应将一根胸腔引流管放置在心尖处，最好放置在后方，以帮助引流空气和液体。如果放置第二根胸腔引流管，可使用直角引流管，将其定位在血胸的底部。开胸或胸骨切开的切口按常规方式闭合。

手术结束后，患者应恢复双肺通气。如果手术使用双腔气管导管，并且患者不需要拔管，则应将导管更换为单腔导管。

经验和教训

开胸探查指征	首次放置胸腔引流管，血引流量 ≥ 1500ml；或胸腔引流管持续，血引流量 ≥ 200ml/h。
切口	前外侧开胸术是不稳定患者的切口，允许患者保持仰卧，且切口能延伸跨过中线改为蛤壳式切口，进入胸膜腔和纵隔。用胸骨正中切开术可延长前外侧开胸切口，可进入纵隔和显露心包位置的肺门血管。
损害控制	1. 损伤的肺应进行修复或切除以控制出血。利用为腹腔镜或胸腔镜手术设计的线性吻合器可使在肺组织上的放置和操作更容易。与钳夹和缝合技术相比，使用吻合器可以缩短手术时间。 2. 如果需要再次探查，或患者太不稳定，无法耐受确定性关胸，可用负压敷料暂时封闭切口。
确定性手术	在创伤救治情况中，正规解剖性肺切除可能有难度和挑战性，如有可能，应予以避免。
长期漏气	对于预计需要长时间机械通气的患者或重伤患者，降低呼吸机压力并将胸腔引流装置从抽吸改为水封，有助于封闭漏气部位。如果泄漏量大且持续，可能是气管、支气管损伤所致。如有怀疑，应尽早咨询专家。

六、术后

1. 胸腔引流管应通过三腔胸腔引流系统施加 –20cmH$_2$O 的负压。在引流量或漏气稳定后改为水封或保持负压抽吸。

2. 没有漏气时，在 24h 内引流液为浆液且为 200 ～ 250ml 时，可移除胸腔引流管，取下抽吸或水封的胸腔引流管。如果放置了多根引流管，则按顺序而不是同时取出。

七、并发症

（一）长期漏气

漏气是肺切除术后最常见的并发症之一，7% ～ 15% 的择期肺切除患者会出现。一般情况下，漏气应在手术或受伤后 1 周内封闭。这种并发症可通过长时间的胸部引流来治疗，但会增加脓胸的风险。治疗漏气的胸膜固定术也可采用滑石粉、四环素或多西环素等硬化性化合物，但这些化合物会导致严重的瘢痕，患者非常痛苦，最好在全身麻醉下进行。胸膜固定术还可用自体血凝块进行固定，如果血液没有完全引流，可能会导致脓胸。近来新鲜冷冻血浆被用于胸膜固定术，在解决长期漏气方面具有良好的疗效。如果有大量的持续性漏气症状，必须考虑支气管胸膜瘘。

（二）脓胸

许多导致肺破坏性损伤的是穿透性损伤，会污染胸腔。受伤和手术干预时发生的出血会导致血胸，血液为细菌提供了良好的生长介质。在手术结束时将胸腔完全引流很重要。如果已经形成脓胸，积极用抗生素和引流治疗很重要。也可能需要再次手术清除感染，胸腔内纤维溶解疗法禁用于近期行过开胸术的患者。

第14章 创伤性全肺切除术

Lars Ola Sjoholm、Craig J. Profant, and Thomas A. Santora

一、定义

1. 任何创伤都可能导致胸部受伤，最常见的是机动车碰撞、跌倒、袭击或挤压等钝性伤，以及枪击或刀伤所造成的穿透伤。

2. 胸部损伤可导致胸壁、肺或纵隔结构（如心脏或大血管）出血。

3. 气道、肺实质损伤或胸壁开放性损伤可导致气胸。

二、鉴别诊断

1. 胸部损伤经常合并头部（颈部）和腹部损伤。

2. 必须有全局观念，重视其他部位损伤的可能性，全面系统地进行评估。

三、病史和体格检查

胸部损伤有多种形式，轻者几乎无症状，重者可因出血或阻塞机制（心脏压塞或张力性气胸）导致休克。ATLS 使用气道、呼吸、循环、功能障碍、显露的步骤进行的初期系统检查是快速评估和治疗的基础。

胸部损伤可表现为呼吸急促、费力、呼吸和（或）心音减弱，或颈部解剖结构异常，如气管中线偏移或颈部静脉扩张。特别是当这些体征与可能的致伤原因（即穿透性胸部伤口）一起出现时，外科医师必须进行干预，力争在没有影像学检查辅助的情况下迅速缓解这些异常生理变化。在发生张力性气胸时，进行胸腔穿刺减压后再行闭式引流术可以挽救生命。胸腔闭式引流术使外科医师能够更好地了解是否存在大量胸内出血（通常认为初次出血量约为 1500ml，或在接下来的几小时内胸腔引流管引流量＞ 200ml/h）。在绝大多数胸部损伤中，胸腔闭式引流术是患者唯一需要的有创治疗。

四、影像学和其他检查

1. 患者最常见的影像学检查是胸部 X 线检查，可检测血胸、气胸和（或）肋骨骨折等胸部损伤。在需要干预措施（如气管插管或胸腔闭式引流）的情况下，胸部 X 线检查可以评估置管的正确位置及血（气）胸的引流效果。在穿透性胸部伤时，如果在外部伤口处使用回形针等标记物，胸部 X 线检查可以更好地了解沿着伤道轨迹可能发生的损伤（图 14-1）。

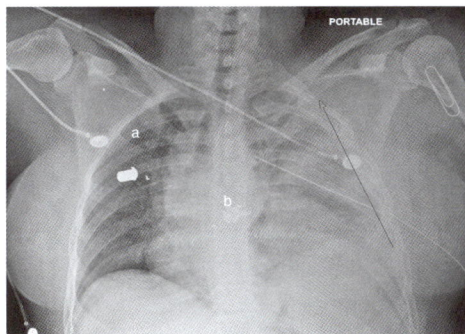

图 14-1 胸部枪伤 X 线片表现
胸部 X 线片显示胸部多处枪伤。在 X 线检查之前，将回形针贴在患者的皮肤上，以标记外部伤口的位置。可看到两枚弹片（a、b）。箭头指向大口径中心静脉通道

2. eFAST 检查已成为创伤外科评估患者的重要工具，尤其是那些出现休克的患者。在经验丰富者操作下，eFAST 可以快速检测腹部、心包和胸膜腔中的液体（通常假设为"休克"患者的血液），以及是否存在气胸。对于那些有可能发生多个体腔损伤的患者，eFAST 可以帮助确定哪个部位是

导致休克的主要原因，而应优先手术干预。

3. CT 有助于确定躯干损伤的全貌，适用于那些根据损伤机制推测有可能发生多处损伤的患者。在最初的创伤复苏单元评估后，要求患者的血流动力学足够稳定，能够耐受完成检查所需的时间才能进行 CT 检查。通过静脉造影可在损伤部位显示"造影剂晕染"来判断正在进行的出血。

五、解剖与生理学

外伤后需要进行全肺切除术（切除整个肺）的情况并不常见。由于手术对心脏的血流动力学破坏性影响，尤其是在失血性休克的情况下，其死亡率超过 50%。应首先寻求更保守的手术方案，如果发现有必要全肺切除，则应毫不迟疑地进行手术。

（一）解剖

1. 左肺的体积比右肺小。右肺有上肺叶、中肺叶和下肺叶。左肺有上肺叶和下肺叶。脏胸膜覆盖肺表面，在肺门处与纵隔胸膜融合，并向尾部延伸成为肺下韧带。右肺在总肺功能中所占的比例略大，约为 55%，但这似乎不会对右肺切除后的长期功能产生显著影响。膈神经在两侧融合的肺门胸膜之前走行。

2. 肺门包含肺动脉，肺动脉通常位于支气管的前部和上部，支气管位于最后面。肺静脉通常位于肺动脉的正后方和尾侧，但仍位于支气管的前方（图 14-2）。

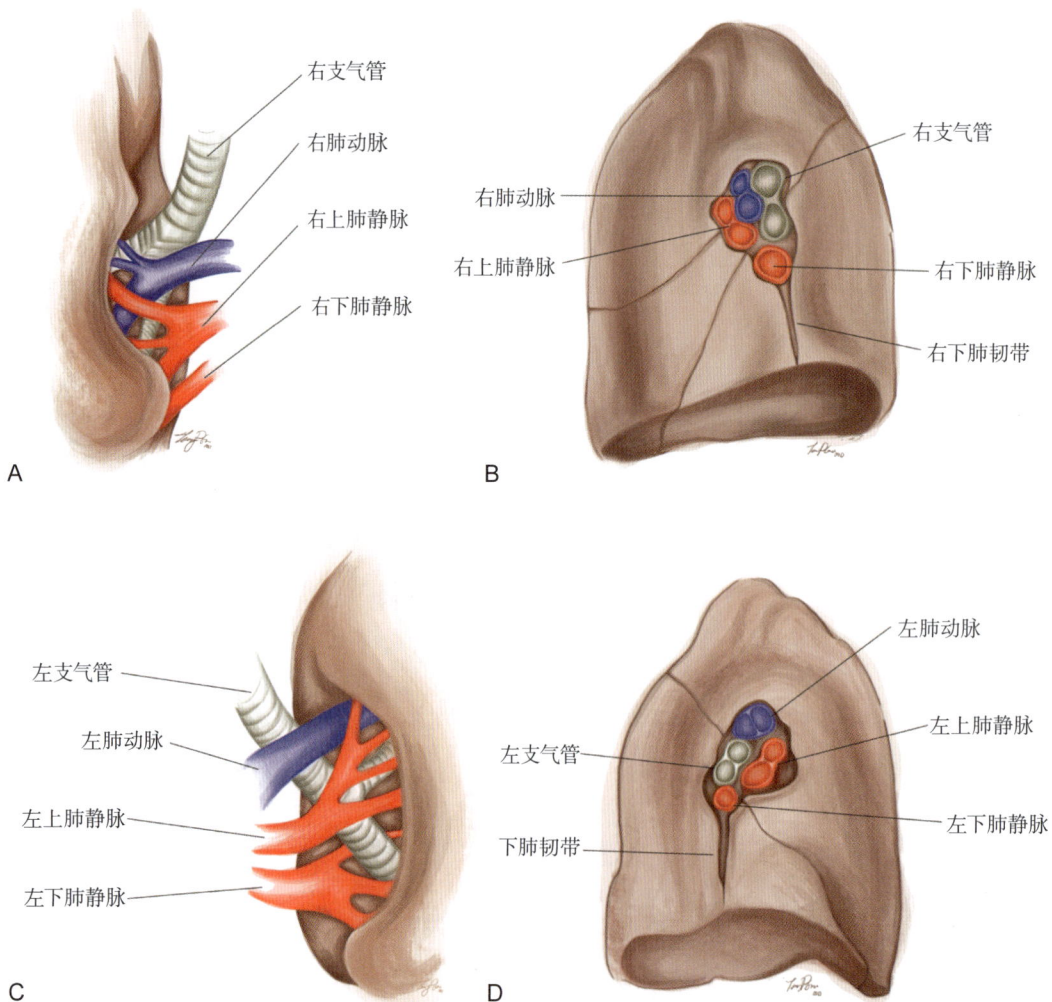

图 14-2　肺门解剖结构

A. 右肺门结构（冠状面），红色为上、下肺静脉，蓝色为肺动脉；B. 右肺门结构（矢状位）；C. 左肺门结构（冠状位），红色为上、下肺静脉，蓝色为肺动脉；D. 左肺门结构（矢状位）（引自：Terry P. Gao, MD.）

（二）生理

1. 肺循环是氧合过程的一部分，约占肺血流量的 80%，但仅为肺提供 20% 的氧气。

2. 支气管动脉循环起源于左侧的主动脉和右侧的肋间动脉，通常占肺血流量的 20%，为肺提供 80% 的氧气输送。

3. 肺接收所有的心排血量，并且在任何给定时间约有 10% 的血容量在肺内。通过每侧肺的血容量大致相同。

4. 肺切除术对血流动力学有立竿见影的效果。肺血管阻力（PVR）的急性增加常导致右心室衰竭 / 功能障碍，表现为右心室射血分数的急性降低。肺切除术中 PVR 在出现显著出血时是持续增加的，在没有出血时是短暂增加的。

5. 肺切除术后，长期来看剩余的肺会出现有益的代偿过度充气。肺功能也会逐渐恶化，但大多数人仍能适应单肺生活。

（三）切口

1. 考虑到钝性创伤的躯干损伤程度和穿透性创伤伤道的不确定性，最通用的切口是患者仰卧位的前外侧入路。该体位允许通过经中线腹腔切开术切口随时进入腹腔。如果需要更宽的胸部显露，也可以很容易地从这个位置穿过胸骨延伸到对侧胸部，即蛤壳式开胸术。

2. 切口应从同侧胸骨边界沿第 4 肋间隙肋骨弯曲处开始，女性仅在乳房下皱褶的尾部开始，避开胸肌，并延伸至背阔肌前部水平（图 14-3）。如果切口外侧没有弯向腋窝，显露可能受到前锯肌的限制。必须在这个水平上进入同侧胸部，主要有两个原因：①胸腔应在肺门结构上方打开，从而在需要时可以随时显露进行肺门控制；②如果需要进行胸骨横向切开术以增加显露范围，胸骨的切断应在对应肋骨间隙处实施。蛤壳式开胸术显露需要切断左、右胸廓内血管，并控制其近端和远端。如果胸骨切断得太低，会切断肋软骨和肋间血管，需要处理更多的血管，且在关胸时胸骨远端的质量（稳定性）较差。

六、手术治疗

（一）指征

胸部损伤手术治疗的指征在其他章节中已有介绍。只有在没有其他选择来控制肺门出血或修复主干支气管损伤的情况下，才应进行创伤性肺切除术。非手术治疗很重要，但及时做出肺切除术的决定也很重要。出血性休克是胸部损伤患者的常见情况，休克越重、时间越长，结果就越糟糕。

（二）体位

将患者置于仰卧位，并进行标准的伤员准备。皮肤准备包括下颌到膝部的范围。在时间允许的情况下，最好在麻醉诱导之前进行皮肤准备和铺巾。这便于术者在诱导剂、正压通气或两者同时导致心血管系统衰竭的情况下快速进入胸腔。

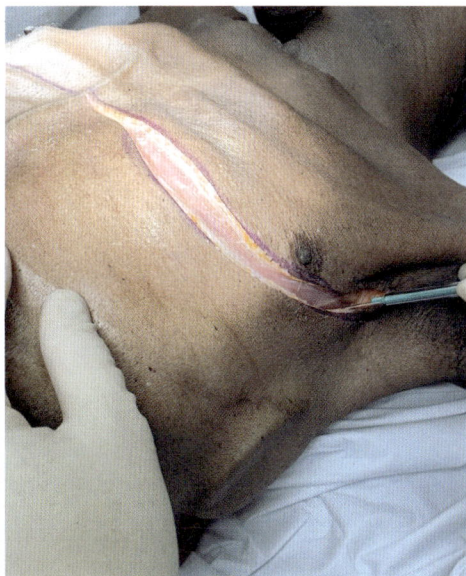

图 14-3　前外侧切口

患者仰卧，同侧手臂向外旋转和伸展，最大限度地扩大胸部的横向扩张，并有助于切口延伸到腋窝。切口在第 4 肋间隙，沿第 5 肋的上缘切开

3. 将肋间肌和胸膜沿肋骨上部分开。肋骨撑开器的横杆（开口）棘轮手柄横向腋窝。一旦进入胸腔，就要对出血部位进行快速评估。胸壁出

血可临时填塞，肺出血可用直接加压或用 Duval 钳等器械控制。除非绝对必要，否则应避免对肺门实施环形控制，出血性休克患者通常不能很好地耐受这种控制。外科医师应与麻醉团队保持畅通的沟通渠道，随时讨论血流动力学状态、肺隔离技术的可能需求或辅助支持性干预的需求。

（四）气道控制

在大多数血流动力学不稳定的紧急情况下，应使用常规气管插管。除了简单地使用吻合器，如果还需要在肺部进行手术来控制损伤，那么放气使肺萎陷是非常有帮助的。左肺隔离最容易通过将气管导管推进到右主干支气管中来实现。右肺隔离需要放置支气管内阻断器或用双腔气管插管替换现有的气管插管。病情稳定的患者应考虑改用双腔气管插管，而在考虑进行创伤性肺切除术时，这种病情稳定的情况很少发生。

（五）肺门控制

1. 如果出血发生在肺门的中心区域，可能需要确定性肺门控制。可用手压迫肺门结构来快速临时控制肺门出血（图 14-4）。

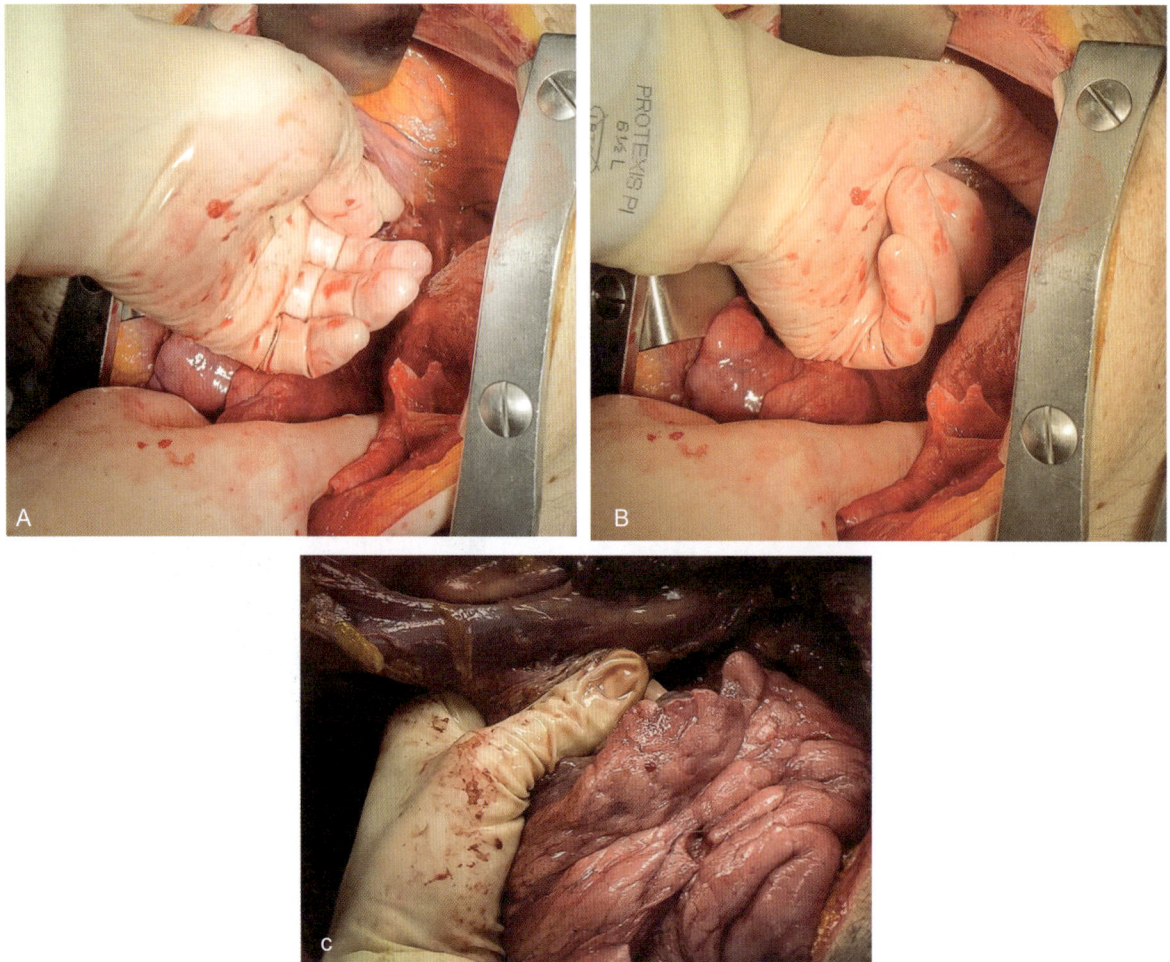

图 14-4　手指控制肺门出血
A. 左前外侧开胸术，医师的示指插入左肺门结构后面；B. 示指插入后方，拇指挤压肺门结构；C. 右前外侧开胸术，右肺门结构的手指压迫

2. 该操作能够在下叶的尾侧沿纵隔胸膜边缘向上分离下肺韧带，直至接近下肺静脉的下方（图 14-5）。

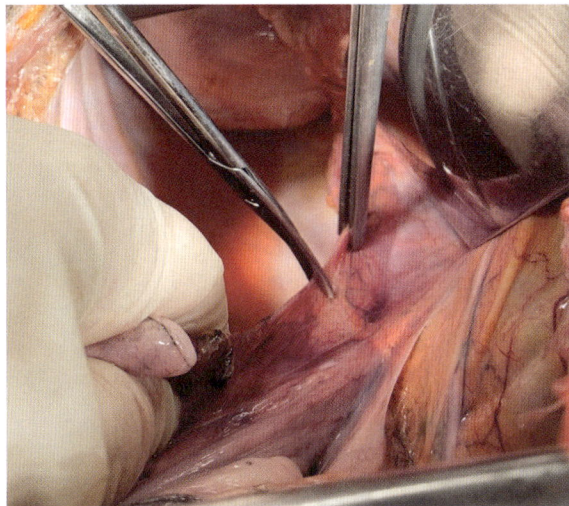

图 14-5 切开左肺下韧带直至肺下静脉的尾缘
肺下韧带的切断将有助于肺门结构的周围解剖，为最终的钳夹控制做准备

3. 一旦解剖分离完成，即可在整个肺门结构上整体放置一个大的血管钳（Satinsky 钳或主动脉钳）（图 14-6），以获得更可靠的止血效果。

4. 将肺扭转 180°（图 14-7），是有效可行的操作方式，尤其是在没有合适的手术器械的情况下。一旦出血得到控制，应对肺门区域进行探查，以确定是否可以进行修复或是否需要切除以最终控制出血。

5. 如果认为有必要进行全肺切除，应立即进行确定性控制，以限制持续性或复发性出血性休克。肺切除术有两种通用方法。

（1）整体缝钉控制肺门（图 14-8）。

（2）用标准血管外科技术对肺动脉和肺静脉进行单独控制，并用缝钉封闭支气管（图 14-9）。

6. 缝钉技术简单快捷，选择装有 60 ～ 90mm 长的 3.5mm 缝钉的 TA 缝合器。TA 装载的吻合钉大小应根据预计的肺门结构的高度和厚度而定。重要的是要在剩余的肺门结构上留出空间，以便在肺门的头侧和尾侧放置固定缝线或 Allis 钳（图 14-10）；这些干预措施可以在吻合器移除后防止肺门缩回，以便在有残余出血的情况下进行缝合。另一种确保对肺门控制的策略包括两次击发 TA 缝合器。

7. 如果肺门控制离心包太近，无法使用任何一种技术进行安全的最终控制，可以在心包内控制和切断肺动脉和肺静脉（图 14-11）。由于心包内相应的血管的长度，这种显露在左侧比右侧更容易。

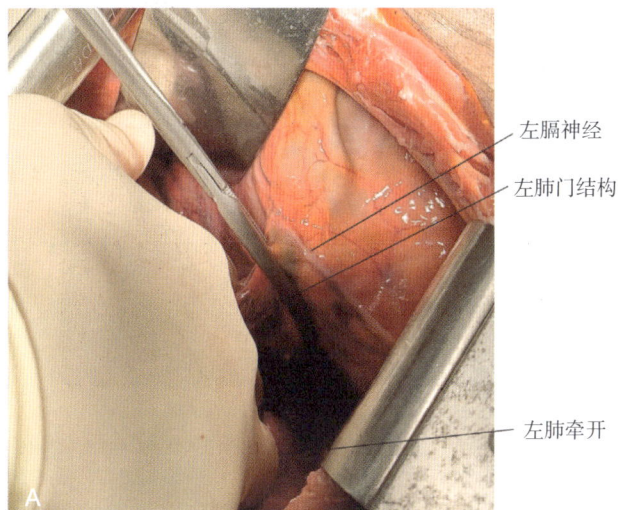

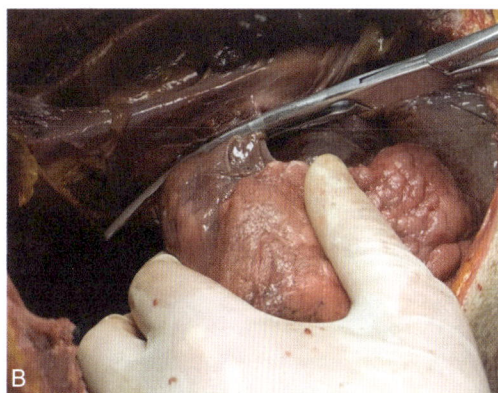

左膈神经

左肺门结构

左肺牵开

图 14-6 肺门止血钳控制
A. 左肺门：大型血管钳，整体放置在肺门结构上；B. 右肺门：大型血管钳，整体放置在肺门结构上

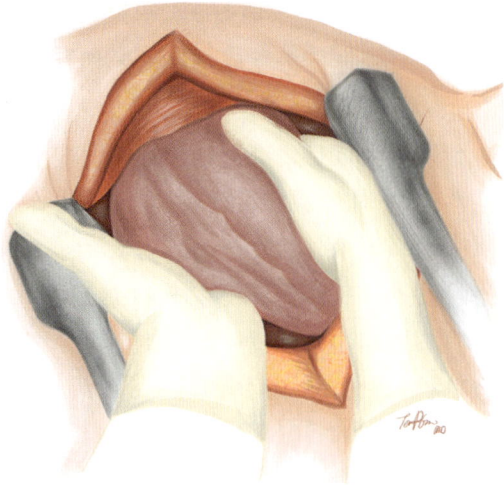

图 14-7 肺扭转

左肺由双手控制,并沿肺门轴扭转 180°(引自:Terry P. Gao, MD.)

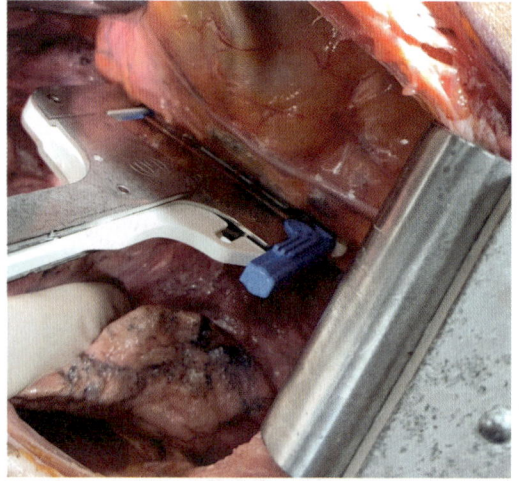

图 14-8 左肺门缝合

从外侧到内侧的,肺门结构整体缝合。线性非切割缝合器,带 3.5mm 缝钉,60mm 长

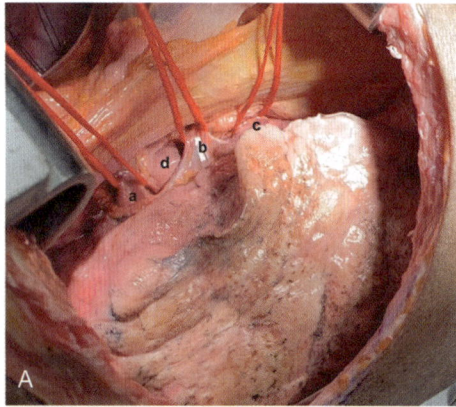

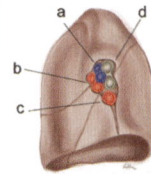

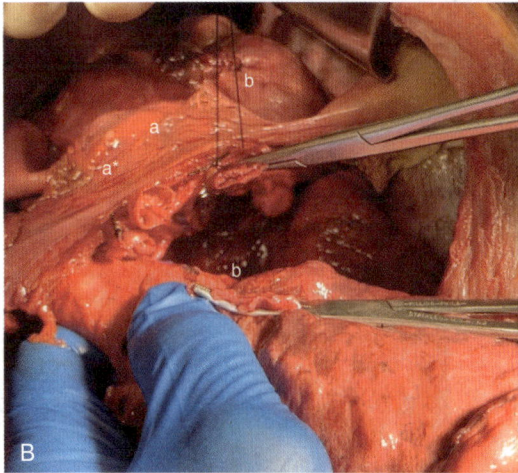

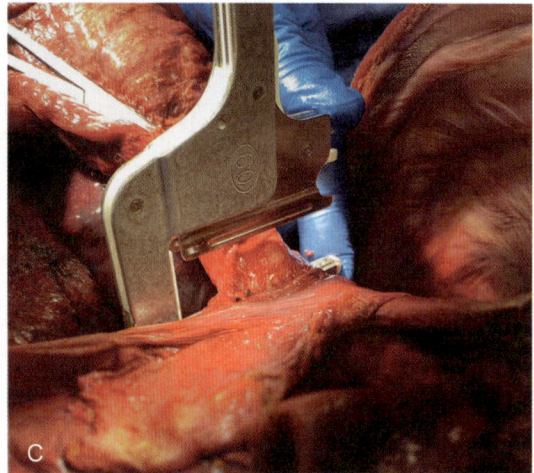

图 14-9 肺门血管和支气管处理

A. 右肺门:(a)主肺动脉,(a*)肺动脉前干,(b)上肺静脉,(c)下肺静脉;B. 右肺门:(a)切断的肺动脉,(a*)前干和(b)上肺静脉,(d)右支气管,未图示(c)肺下静脉结扎并缩回视野之外;C. 右肺门:从内侧到侧面,缝合支气管。进行支气管切断时应减少解剖剥离,最大限度地减少缝合处的缺血。支气管应尽可能控制在远端,为翻修保留可行的支气管长度

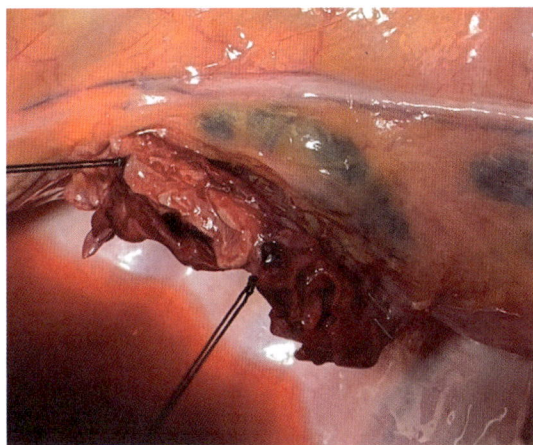

图 14-10　左肺门缝合后

在肺门结构的残端保留缝线，在缝合器移除后内侧回缩的情况下保持控制和可视化

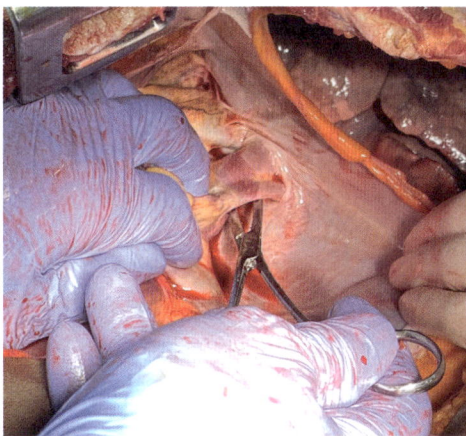

图 14-11　左侧心包内全肺切除术的显露

经验和教训

肺门夹闭	1. 由于肺血管阻力的突然增加及其对右心室的影响，出血性休克患者对 Hilar 钳夹的耐受性较差。 2. 一旦认识到有必要进行全肺切除术，就必须尽一切努力减少右心室后负荷。
辅助干预	应考虑辅助干预措施（如血管舒张剂和 ECMO），在手术室随时备用或根据情况立即使用。
血管扩张剂	根据作者的经验，降低血流动力学不稳定患者后负荷的最佳方法是使用吸入性血管舒张剂（吸入 NO、前列腺素）。与其他肺动脉血管舒张剂相比，它们几乎没有负面的血流动力学影响。这些治疗可在手术室开始，通常需要在术后继续。建议在停药时进行超声心动图随访。
体外膜肺氧合（ECMO）	1. 通过静脉-静脉（VV）插管的 ECMO 是一种支持性辅助手段，在术中和（或）术后都非常有价值，可作为严重肺功能障碍的抢救干预措施，让患者有时间适应肺切除术后可能导致的缺氧（通气）变化。据报道，在肺切除术后的病例中使用 ECMO，3 例接受治疗的患者中有 2 例存活。尽管肺切除术后使用 ECMO 作为辅助手段的文献仅限于这篇报道，但在出现 ARDS 的患者中使用 ECMO 已显示出良好前景。 2. 上述治疗需求急迫，应及时考虑并开始实施治疗措施。

七、术后

（一）胸腔引流管管理

1. 肺切除术后，胸腔引流管管理与范围较小手术的胸腔引流管管理大不相同。在外伤性肺切除术中，通常放置胸腔引流管以监测出血或支气管残端闭合失败的早期并发症。全肺切除术的胸腔引流管必须停止抽吸，以免心脏和纵隔移位到空的胸膜腔中，对血流动力学产生显著的负面影响。应尽快取出导管，最大限度地降低肺切除术后积脓的风险。

2. 所有术后胸部 X 线片都应直立位拍摄，尤其是在移除胸腔引流管后，可以评估肺切除术后空腔中的气液平，直到整个胸膜腔充满液体，随着时间的推移，最终形成纤维胸。如果胸腔积液填充过快，应考虑胸腔出血。相反，如果气液平降低，液体漏到对侧胸腔，应评估支气管残端破裂情况。如患者主诉咳嗽排出浆液性痰或出现对侧肺相关浸润的急性呼吸窘迫，需要特别注意。在后一种情况下，应立即将患者体位调整为肺切除侧朝下，如果需要呼吸支持，应建立可靠气道，并为患者返回手术室做好准备，以解决支气管残端破裂问题。手术通常涉及在血管充足的区域重新闭合残端，并用带血管皮瓣覆盖。

（二）呼吸机管理

呼吸机管理没有特殊要求，但必须严格遵守肺保护性通气策略，以降低剩余肺部因呼吸机引起肺损伤的风险。小潮气量、低平台压力和最低的 FiO_2 是患者呼吸机管理的核心要素。

（三）液体管理

当患者有活动性出血时，应根据止血复苏指南用血液制品补充失血量。在急性出血期后，应避免液体过载，因为这会显著导致剩余肺的急性肺损伤 / 急性呼吸窘迫综合征。据报道，肺切除术后肺水肿（PPPE）高达 7%，其死亡率超过80%。

八、并发症

1. 外伤性肺切除术后并发症相对常见。

2. 肺切除术后心律失常比其他类型的肺切除术更常见。心房颤动是最常见的，通常发生在术后第 1 周。其机制尚不清楚，但可能是由于迷走神经功能障碍、缺氧、肺动脉高压和右心室紧张的综合作用所致。按常规方式进行处理，包括心率控制、复律和抗凝。

3. 据报道，2% ~ 16% 的患者在创伤全肺切除术后出现脓胸，通常是由支气管破裂和支气管 – 胸膜瘘引起的。常见多种细菌感染，葡萄球菌和假单胞菌占主导地位。早期治疗是胸腔引流管引流、抗生素和血管化组织瓣覆盖支气管残端，但最终可能需要使用 Eloesser 皮瓣进行慢性胸膜填塞。

4. 肺切除术后综合征是一种罕见的并发症，由胸膜压力不等致使纵隔结构移位或扭曲引起，表现为呼吸困难。这种综合征似乎在右肺切除术后更常见，被认为是脊柱上左主干支气管受压所致。支气管组织顺应性更强的年轻患者可能更容易出现这种情况。治疗目的是使胸膜压力相等，使纵隔结构恢复到正常位置。无创通气可以暂时缓解症状，直到胸膜压力平衡。

5. 肺切除术后的心脏疝并不常见，死亡率非常高。大多数外伤性肺切除术都采用心包切开。如果手术完成时心脏没有扩张，则应关闭心包；而在大多数情况下，心包有意保持开放，以适应肺切除术后经常出现的心脏严重扩张。大范围敞开心包可能无法完全消除临床上显著的心脏旋转或脱位，但其他适用的选择有限。突发低血压和上腔静脉综合征的患者应怀疑心脏疝。

第 15 章　动脉损伤：锁骨下、胸主动脉，血管内介入

Lisbi del Valle Rivas Ramirez、Natalie M. Wall, and Paula Ferrada

一、定义

胸部血管损伤可由钝性创伤和穿透性创伤引起，最常见的是穿透性创伤。钝性胸部血管损伤罕见，在创伤性血管损伤中所占比例不到 5%。穿透性创伤可能涉及胸部的多种动脉结构，钝性胸部血管创伤最常见的是主动脉和头臂干。

钝性胸主动脉损伤（BTAI）占所有胸部创伤的 1.5%，与院前高死亡率相关，死亡率为 50% 以上。BTAI 的机制涉及强大的冲击力，最常见的是突然减速，导致主动脉峡部水平的血管损伤。这种暴力造成的钝性损伤通常会导致血管内膜和中膜的损伤和撕裂，从而形成动脉夹层。当内膜损伤涉及血管外膜时，可能会发生假性动脉瘤或动脉壁完全破裂。这种损伤机制提醒临床医师必须注意控制平均动脉压升高和避免过于积极的液体复苏，两者都可能加速伤情发展和恶化。

与钝性主动脉损伤非常相似，大血管穿透伤院前死亡率高，接近 50%。文献报道手术死亡率为 5% ～ 40%，取决于患者原发损伤程度和伴随损伤等因素。

二、病史与体格检查

钝性胸部动脉损伤的检查应从 ATLS 的规范开始，最初的重点是进行彻底的初步评估，确保良好的气道、呼吸和循环。在高速撞击的情况下，严重胸部创伤的指标，如胸部方向盘印迹、大量血胸、膈肌损伤、上肢和（或）下肢之间的脉搏差异、气管支气管或食管损伤及第 1 肋或第 2 肋、手掌和肩胛骨骨折，应高度怀疑钝性主动脉损伤。与严重胸部创伤相关的主诉是非特异性的，在患者到达时可能不易获得。同样，高达 50% 的血流动力学稳定的患者可能没有胸部钝性血管损伤的初步体征。

在穿透性胸部动脉损伤的情况下，查体结果可能包括明显伤道外出血或导致血胸、血肿或心脏压塞的内出血。与钝性创伤的情况非常相似，这些患者也可能出现假性动脉瘤或内膜瓣，表明动脉受损。虽然远端脉搏可能消失，但即使有脉搏，并不能排除严重的动脉损伤和危急的严重后果。

三、鉴别诊断

胸部 X 线片可显示纵隔增宽、主动脉瘤、肺尖帽缺失、主动脉 – 肺窗缺失、左侧血胸、气管偏斜或骨折。虽然胸部 X 线片可以提供进一步的怀疑证据，但临床稳定患者诊断的金标准仍是计算机断层造影（CTA）。可进行经食管超声心动图检查以帮助诊断确认。CTA 是进一步识别损伤类型和受累结构的有用辅助手段。血流动力学不稳定的患者应直接送手术室进行手术探查。

手术方法在很大程度上取决于损伤涉及的解剖结构。因此，如果患者的血流动力学允许，结构评估和放射学评估更有助于手术计划的实施。

四、手术治疗

胸部血管损伤的治疗包括非手术治疗、开放手术或血管内介入等方法。首选方法取决于临床表现、损伤类型、血流动力学稳定性等因素。血流动力学稳定且内膜损伤轻的患者可进行非手术治疗。如果患者病情稳定且易于进行血管造影，血管内修复是一种合适的选择，而对于不稳定的

患者，开放式手术修复是最好的选择。

（一）锁骨下损伤

锁骨下动脉的显露具有挑战性，原因有很多：它位于非常小的空间内，靠近其他重要的神经血管结构，存在于狭窄的骨性胸廓内。出血时，显露也可能需要相当长的时间，并且可能需要非常规的切口。锁骨下动脉损伤的开放途径取决于损伤的侧别和位置。通常需要锁骨上或锁骨下切口。对于右锁骨下动脉损伤的近端控制，胸骨正中劈开术是最好的方法。左锁骨下动脉可以采用高位（第 2～3 肋间隙）左前开胸入路。锁骨切除术并非必要，且具有明显的后遗症（图 15-1）。

对于锁骨下血管更近端的损伤，通常需要将锁骨切口与胸骨正中劈开相结合。

1. 锁骨上切口

（1）在左侧，锁骨下动脉走向后方和深处。因此，这个切口对右锁骨下动脉显露更好。

（2）切口与锁骨内侧半部分平行，高出 1cm。

（3）分开颈阔肌和胸锁乳突肌的锁骨上附着，显露颈内静脉。

（4）显露前斜角肌，识别并保护膈神经，膈神经在斜角肌前走行。

（5）在锁骨上方 1cm 处分开前斜角肌，显露锁骨下动脉。

2. 锁骨下切口

（1）切口从锁骨中心的下缘开始，在锁骨胸大肌沟中向外侧横向切开。

（2）切开皮肤和皮下组织后，显露出胸大肌。肌肉可沿纤维方向分开，或从距肱骨附着 2cm 处切断。如果显露已够，应避免剥离肌肉。

（3）分开胸小肌，露出锁骨下（腋）动脉。臂丛与动脉关系密切，静脉位于动脉下方（图 15-2）。

3. "活板门"切口　对于左锁骨下动脉的损伤，可采用"活板门"切口，它是锁骨上切口、胸骨柄和胸骨上部中线劈开及第 3 肋间隙或第 4 肋间隙左前开胸术的组合（图 15-3）。

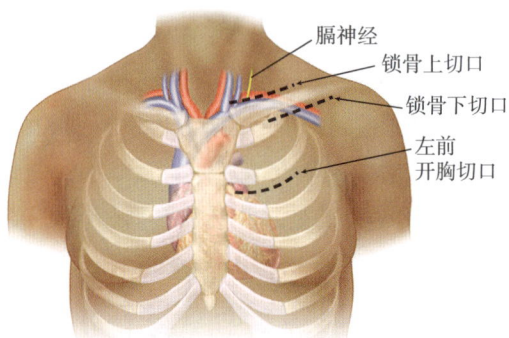

图 15-1　锁骨下血管显露

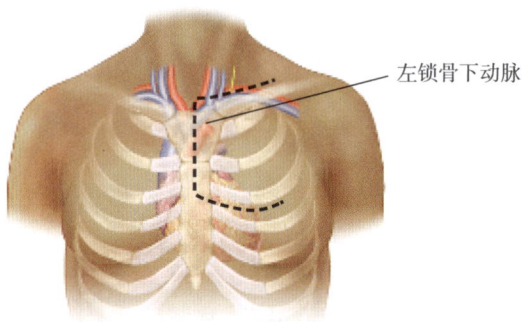

图 15-2　锁骨下显露

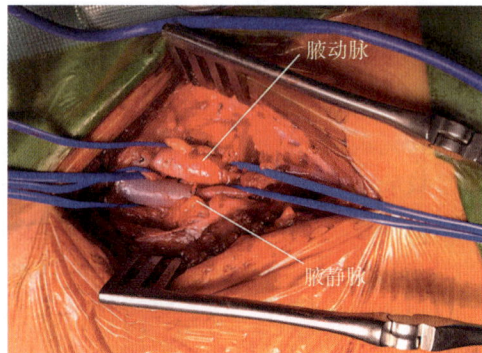

图 15-3　"活板门"切口

（二）钝性主动脉损伤

1. 钝性主动脉损伤的分类如表 15-1 所示。

表 15-1 钝性主动脉损伤分级

级别		处理
1	内膜撕裂	可非手术治疗，倾向于自愈
2	壁内血肿	药物 / 手术，如影像学检查提示伤情进展，可延期修复
3	假性动脉瘤	血管内修复（内植物）；稳定者延期修复
4	完全破裂	立即修复，多数伤员不能存活到达医院

2. 虽然钝性胸部动脉损伤的传统手术治疗方法涉及开放性修复，但已被血管内治疗取代成为治疗的金标准。数据表明，与开放性修复相比，BTAI 的血管内治疗死亡率较低。全身抗凝的开放性修复与24% ~ 42%的死亡率相关。尽管截瘫（开放性修复并发症）的风险随着常规使用体外循环而降低（3% ~ 7%），但研究注意到，在启动循环所需的全身抗凝治疗下，出血并发症增加。与开放式修复相比，血管内修复钝性主动脉损伤的优点包括无开胸切口及其相关的恢复过程，无须单肺通气，较少的全身抗凝，无交叉夹闭，估计出血量显著减少。

3. 最初的医疗处理包括血压和心率控制，实施"允许性低血压"，以免加速主动脉损伤和潜在的灾难性后果。艾司洛尔是血压管理的首选一线药物，起效快，半衰期短，易于定量。

4. 当需要手术修复时，了解患者的解剖结构对于血管内入路至关重要。小的主动脉弓可能会给介入治疗带来挑战，尤其是在最常见的年轻患者中。血容量不足也会导致移植物尺寸使用过小，可使用血管内超声来协助处理。经皮、切开或在髂部股总动脉处建立动脉通道。进行主动脉造影确认解剖结构并确定装置的放置区。通过硬导线将内植物推进到大致位置，重复血管造影确认该位置。展开装置进行完整的主动脉造影，以确认损伤已妥善解决。根据病变的位置，可能需要将移植物覆盖左锁骨下动脉，以获得足够的安放区。应在手术前确定患者是否具有左侧优势椎动脉循环。

五、预后

1. 有关血管内技术用于血管损伤，尤其是锁骨下损伤的治疗的报道越来越多。最近的一项多中心综述表明，锁骨下动脉损伤的治疗仍然需要多种开放手术，尤其是控制活动性出血时。血管内修复用于少部分血流动力学稳定的病例，最常见的损伤类型是内膜撕裂和假性动脉瘤。

2. 已对锁骨下损伤的开放式和血管内治疗结果进行了比较。在可行的情况下，血管内修复能降低死亡率和并发症发生率。尚无长期随访结果报道。

第 16 章 胸部静脉损伤：头臂静脉、锁骨下静脉

Michael A. Vella、Michael J. Nabozny、Adam Joseph Doyle, and Nicole A. Stassen

一、定义

1. 头臂静脉（BCV）和锁骨下静脉（SCV）损伤最常见于穿透性损伤。钝性损伤通常与过度伸展（牵拉）、剪切和压迫有关，最终导致血管壁破裂、撕脱和（或）闭塞。

2. 静脉损伤的死亡率和输血需求似乎更高，这可能与血管管腔不易收缩闭合、流量大和空气栓塞风险高有关。

3. BCV/SCV 的损伤与其他明显的胸部和胸外创伤有关，包括其他胸部大血管和臂丛神经的损伤，具体取决于致伤机制。

4. 美国创伤外科协会（AAST）将 BCV/SCV 损伤归类为二级血管损伤。

二、鉴别诊断

疑似 BCV/SCV 损伤的鉴别诊断应包括胸部、颈部和上肢近端的心脏和血管系统损伤。

三、病史和体格检查

1. 对所有伤员的初步评估，包括那些疑似 BCV/SCV 损伤的患者，应遵循初次和二次评估及辅助检查的 ATLS 原则。

2. 重要的是要理解 BCV/SCV 损伤患者的病史及查体的阳性体征可能不明显，尤其是没有合并动脉损伤时。

3. 能够沟通的 SCV/BCV 损伤患者可能会有胸部、肩部或手臂疼痛，这取决于合并损伤情况。同侧上肢的神经系统症状（无力、麻木）可能提示臂丛神经损伤，这与其邻近锁骨下血管的损伤有关。

4. 体格检查可会发现胸部、颈部、腋窝或上肢近端有穿透伤的伤口。胸骨或锁骨上可能有瘀斑和（或）捻发音，提示骨折。

5. 血流动力学不稳定或血管损伤的"硬征象"（锁骨后血肿扩大或活动性出血）表明是严重的血管损伤。脉搏不能扪及提示可能有锁骨下动脉损伤。

6. 神经系统功能障碍表明可能有臂丛神经损伤。让患者做"石头、剪刀、布"的手势可以很容易地分别评估正中神经、尺神经和桡神经。

四、影像学和其他检查

1. 对低血压钝性伤患者的初步影像学评估应包括 FAST 检查、胸部和骨盆的 X 线片。

2. 对穿透伤患者要仔细查看伤道，决定轨迹分析需要的影像学检查。伤口应用不透射线的标记物做标记。根据临床情况摄胸部、腹部、骨盆、头（颈）部和四肢的 X 线片，以确定伤道轨迹。心脏超声用于评估前、后胸部、上腹部和胸腹联合穿透性损伤的心包积液。

3. 胸部 X 线片显示可能存在 BCV/SCV 损伤的征象包括纵隔增宽、血胸和（或）肺尖帽（图 16-1）。

4. 一般来说，BCV/SCV 损伤不会导致超声检查发现的心包出血，除非合并心脏或心包内大血管损伤。

5. 血流动力学正常且无其他紧急手术干预指

征的患者应行 CT 血管造影术。如疑有静脉损伤，同时进行 CT 静脉造影可能会有所帮助，尽管大多数静脉损伤都会在动脉期成像中发现。至关重要的是，要建立静脉通道，并从对侧手臂（远离可能损伤部位）进行造影，以避免伪影。

6. CT 上损伤的直接征象包括血栓形成（闭塞）、撕脱（完全撕裂）、破裂、活动性外渗和假性动脉瘤。间接征象包括血管周围血肿、脂肪聚集和血管壁不规则（图 16-2）。

7. 如果担心动脉损伤，可检查动脉压指数。

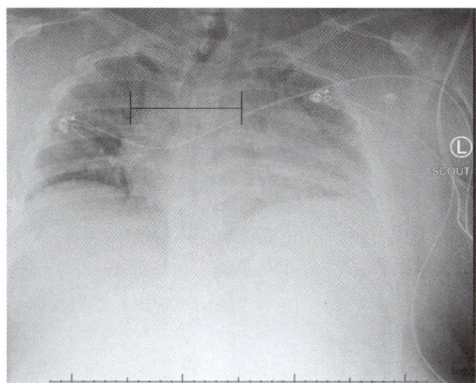

图 16-1　头臂静脉、锁骨下静脉损伤征象
胸部 X 线片显示纵隔增宽，可见胸部血管损伤

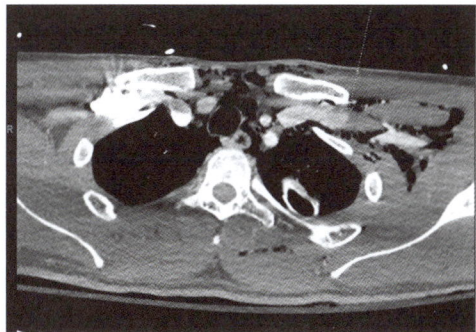

图 16-2　锁骨下静脉损伤 CT 征象
箭头表示钝性创伤导致左锁骨下静脉损伤。对侧手臂注射造影剂

五、手术治疗

在没有其他手术探查指征的血流动力学正常患者中，对 BCV/SCV 损伤进行非手术治疗是可行的，应在有监测的条件下进行。然而，指导这种做法的文献资料有限。

BCV/SCV 损伤处理的总体原则基于患者血流动力学、损伤机制、伴随的损伤、外科医师经验和当地资源。

（一）术前规划

1. 疑似或确诊 BCV/SCV 损伤患者的术前处理应遵循 ATLS 初次和二次评估的原则。

2. 急性气道损害患者和无呼吸或低氧血症患者应考虑气管插管。对于可扪及脉搏的穿透伤患者，不要在急诊科插管，以避免循环衰竭，这些患者能自主呼吸并保持适当的血氧饱和度。应考虑在手术准备和消毒铺巾完成后对这些患者进行插管。在大多数情况下，单腔导管即可。

3. 疑似或确诊的胸腔积液（血胸）患者应放置胸腔闭式引流管。

4. 与 SCV 损伤相应的交界处外出血可用止血纱布填塞暂时控制。也有将 Foley 球囊填塞用于锁骨后出血的报道。

5. 应在患者完全暴露的同时进行简短的神经系统检查。

6. 建议避免输入晶体液，优先使用平衡血液制品（红细胞：血浆：血小板的比例为 1：1：1）或全血复苏，同时启动大量输血方案。应根据当地常规考虑氨甲环酸的使用。

7. 术前应使用抗生素和破伤风抗毒素。

（二）体位

1. 如果担心 SCV 损伤，患者应取仰卧位，双上肢外展 30°。

2. 手术准备范围应包括颈部、整个胸部、腹部、双侧腹股沟及上肢近端。

3. 手术设备器材应包括开胸（胸骨切开）器械、血管器械及胸骨锯和照明设备。术中血液回输器材设备应随时可用。

（三）步骤

一般显露原则：合适的切口选择主要根据穿透伤后血流动力学状态和伤口位置而定。

穿透性胸部伤后 15min 内出现生命征象改变或在钝性伤中出现脉搏消失、濒死的患者和心搏骤停的患者应行左前外侧开胸术，包括或不包括右前外侧开胸术（蛤壳式开胸）。

（四）头臂静脉

1. 切口

（1）显露 BCV 最常采用正中胸骨切开术。

（2）从胸骨上切迹到剑突切开皮肤（图 16-3），注意保持在中线解剖至胸骨前筋膜下。

（3）切口上方的锁骨间韧带用烧灼和钝性解剖分开，在胸骨上切迹和剑突下方分离和清理胸骨后方。保持呼吸，使用胸骨锯（或 Lebsche 刀）以稳定的向上压力切割胸骨，注意维持在中线。显露深面的心包。

（4）将 Finochietto 牵开器置于切口上部，手柄远离需要额外显露的区域（如可能探查腹部时，应远离腹部放置）。

2. 左头臂静脉识别

（1）锐性进入心包，头尾方向切开心包膜。在 BCV 前的上纵隔中识别残余胸腺组织（脂肪）。

（2）识别横跨的左侧 BCV，并钝性分离周围组织（图 16-4A）。

（3）可使用硅胶血管环扎带或血管夹控制出血（图 16-4B）。

3. 头臂静脉损伤处理

（1）有关心脏的文献资料表明，结扎左侧 BCV 耐受性良好，由于存在静脉侧支，不会出现明显的长期并发症。结扎历来是最常见的损伤处理方法；损伤静脉结扎和修复的结果通常相似（图 16-4C）。

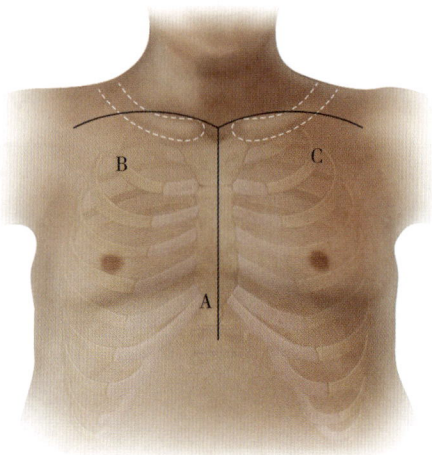

图 16-3　胸廓血管显露的推荐切口

A. 正中胸骨切开术显露头臂静脉；B、C. 锁骨切口显露双侧锁骨下静脉。胸骨正中切开和锁骨切口可以联合显露锁骨下近端静脉。虚线表示锁骨的位置

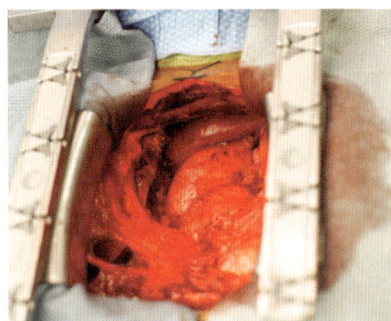

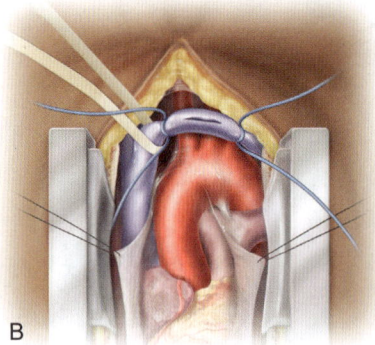

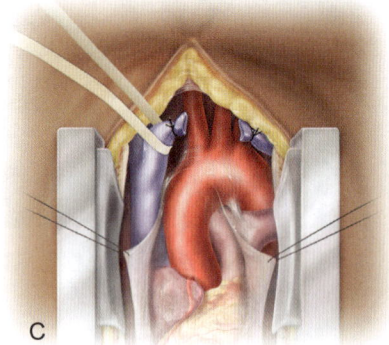

图 16-4　头臂静脉损伤手术

A. 进行正中胸骨切开，打开心包，清理头臂静脉周围残余胸腺组织，可见其跨过伤口头侧的主动脉弓；B. 左头臂静脉已被确认，损伤处用硅胶血管环控制；C. 对受伤的头臂静脉损伤进行缝合结扎（B 和 C 引自：WA, Kulik A. Arch and great vessel reconstruction with debranching techniques. In: Mulholland MW, Hawn MT, Hughes SJ, et al, eds. Operative Techniques in Surgery. Wolters Kluwer; 2015:1804-1809. Figure 2）

（2）建议对血流动力学不稳定的、简单静脉缝合不能修复的和（或）需要多个体腔干预的患者进行结扎。否则，可使用细单丝缝线（5-0 聚丙烯）进行修复（静脉侧方缝合），所形成的血管狭窄

应 < 50%。

4. 切口关闭

（1）胸骨边缘出血可根据需要用烧灼和骨蜡控制。

（2）放置纵隔引流管。如果进入胸膜腔，应放置胸腔闭式引流管。

（3）用金属丝闭合胸骨（作者更愿意采用 5 根金属丝缝合胸骨，其中 2 根在胸骨柄）。

（4）胸骨前筋膜和皮下组织分层闭合，皮肤切口用缝合钉或可吸收单丝缝合线关闭。

（五）锁骨下静脉

1. 切口

（1）SCV 可通过各种切口进入。如果需要，采用锁骨切口（横断锁骨）和胸骨正中切口。锁骨切口可以很好地显露中、远端 SCV，胸骨正中切口可在左、右 SCV 的更近端进入。切口从胸骨切迹开始，穿过锁骨，延伸到三角肌胸大肌沟。

（2）经皮下组织和颈阔肌下进行解剖分离至锁骨。

2. 锁骨下静脉显露

（1）清除锁骨近端所有附着肌肉。

（2）在胸锁交界处附近切断锁骨，远端向上牵开。或在不切断锁骨的情况下拉开，显露效果有限。也可行锁骨内侧切除（锁骨内侧 2/3 切除），不需要骨重建（图 16-5）。

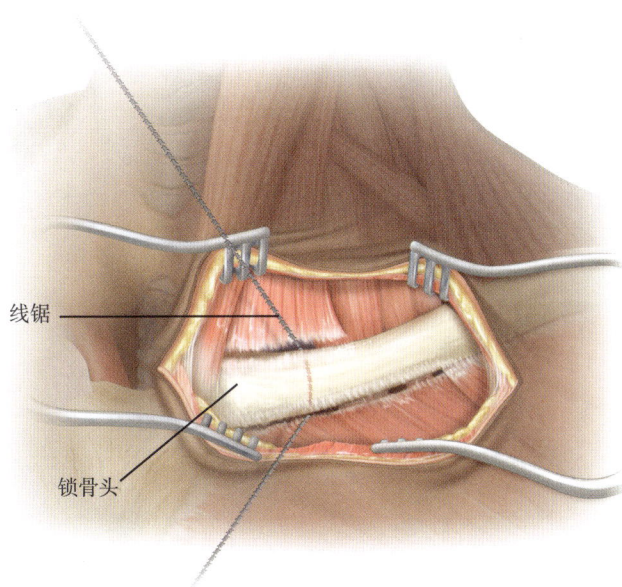

线锯

锁骨头

图 16-5　锁骨切断

皮肤、皮下组织和颈阔肌已经切开，锁骨附着的肌肉已剥离。线锯横断锁骨。也可切除一段锁骨

（3）SCV 是最先看到的血管，因为它位于动脉和前斜角肌的前面。注意该术野内侧，SCV 后面走行的膈神经（图 16-6）。

3. 锁骨下静脉损伤处理

（1）静脉可用硅胶血管环扎带控制，也可用血管钳控制出血。

（2）处理与 BCV 损伤类似。结扎耐受性良好，

应在危重患者或有其他救治优先事项的患者中采用。如果修复造成小于 50% 的狭窄，可用细单丝缝线（5-0 聚丙烯）进行侧方静脉缝合。应避免复杂的修复及静脉分流（图 16-7）。

4. 切口闭合

（1）如切断了锁骨，可用金属丝或钢板重新固定（图 16-8）。

（2）颈阔肌和皮下组织用可吸收缝线分层闭合。皮肤用缝合钉或单丝缝合。

（3）正中胸骨切口闭合如前所述。

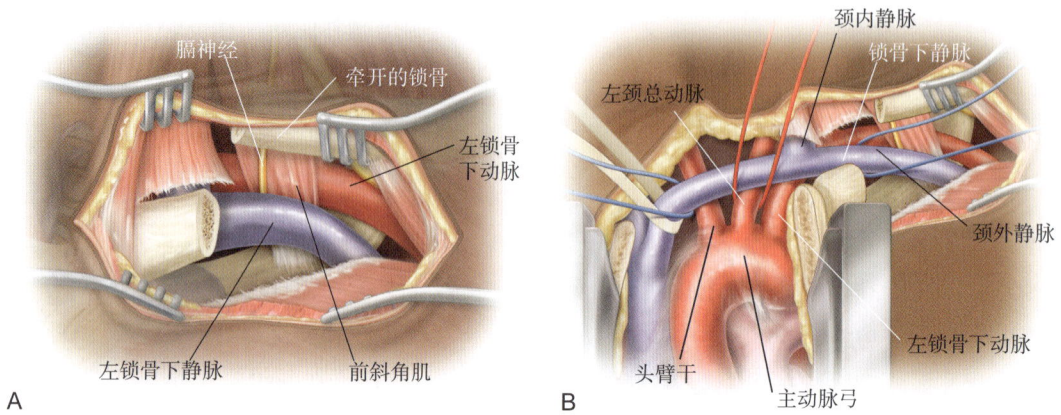

图 16-6 锁骨下静脉显露
A.锁骨已切断并向上牵开。可见锁骨下静脉、动脉和膈神经；B.胸骨正中和左锁骨联合切口显露左锁骨下静脉近端

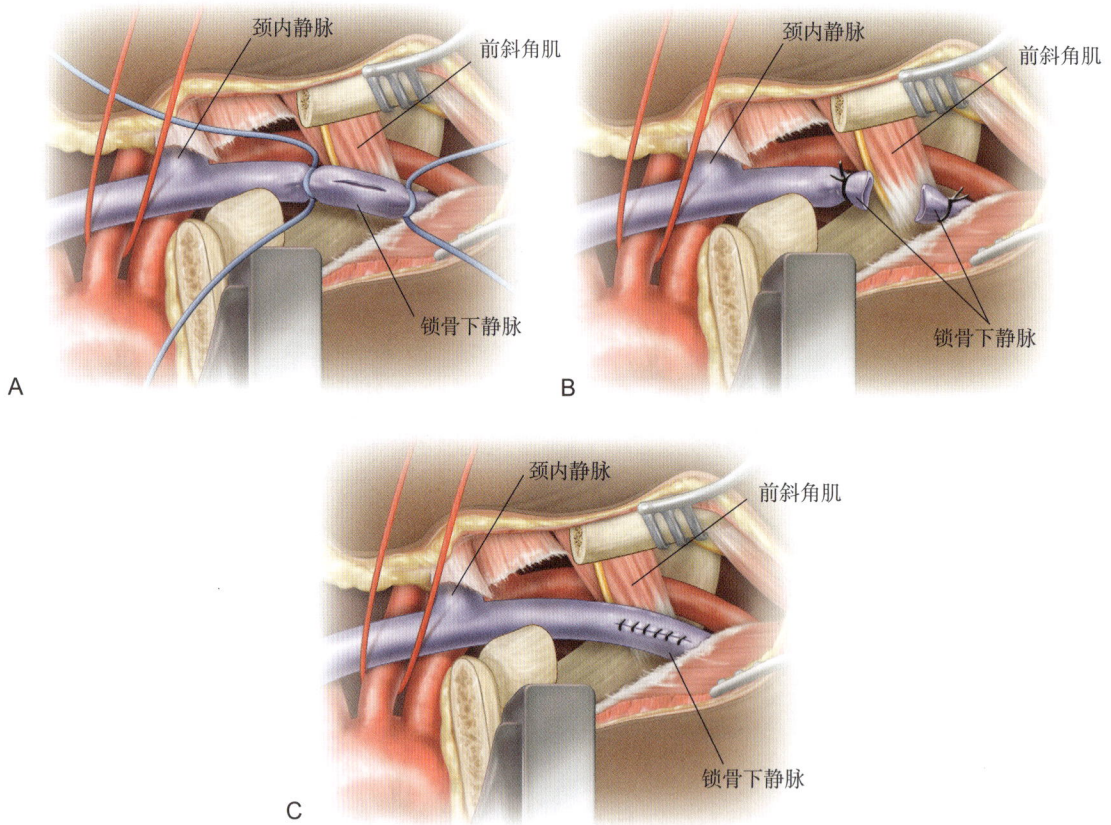

图 16-7 锁骨下静脉损伤缝合
A.用硅胶血管结扎带控制锁骨下静脉损伤；B.锁骨下静脉损伤采用缝合结扎治疗；C.锁骨下静脉损伤采用静脉缝合术治疗

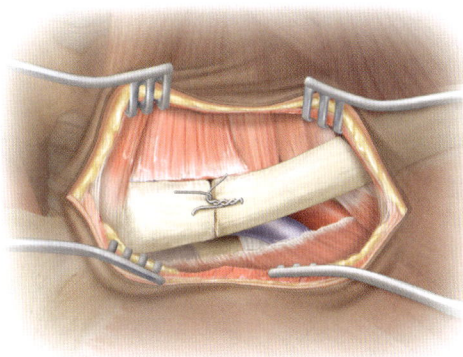

图 16-8　横断的锁骨重新复位金属丝固定

（六）血管内治疗

1. 血管内治疗在这些损伤治疗中发挥的作用有限。无活动性出血的患者通常可以行非手术治疗，而正在出血的患者则通常经适当的手术显露后进行结扎或初期修复。

2. 支持在创伤性静脉损伤中使用覆盖支架的文献有限。支架通常用于医源性创伤（如在中心静脉狭窄的静脉成形术中，中心静脉破裂），效果良好。

3. 损害控制

（1）有严重生理紊乱（酸中毒、心脏病、体温过低、低钙血症、休克）和（或）多个体腔损伤的患者可能受益于简化的损害控制程序。

（2）BCV/SCV 损伤可以结扎，胸骨、胸廓和（或）锁骨切口开放填塞，以便在血流动力学稳定后返回手术室再手术。

（3）对于临时胸部闭合（胸骨劈开术或开胸术），用一侧包裹有碘浸渍敷料的手术巾，在放置胸腔引流管后覆盖胸部内脏（图 16-9）。然后可用透明敷料覆盖伤口。

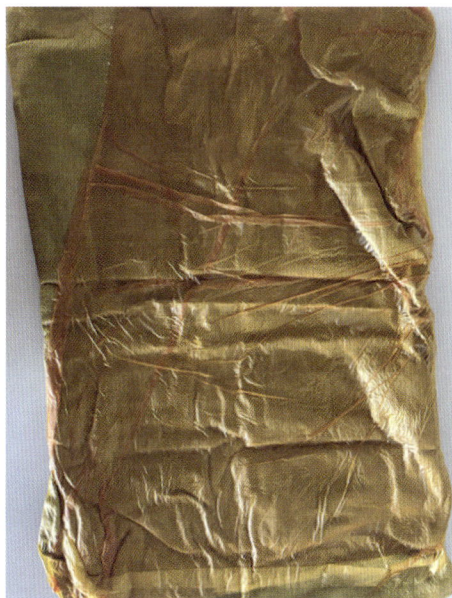

图 16-9　胸腔临时关闭

一面用浸碘敷料包裹的手术巾，用于损害控制术后覆盖胸内脏器

经验和教训

初期评估	1. 未能识别 BCV/SCV 损伤的细微征象。
	2. 未能识别合并伤。
初期气道管理	注意插管会导致胸部静脉损伤患者的循环衰竭。
手术处理	1. 了解各种切口的运用，以及如何扩展以获得更多的显露。
	2. 避免复杂的 BCV/SCV 修复，尤其是在危重患者中。
术后处理	未能启动静脉血栓栓塞（VTE）预防。

六、术后

1. BCV/SVC 损伤的患者通常在术后住进重症监护室。

2. 同侧肢体应抬高数天，以减轻水肿。大多数上肢水肿是暂时的。

3. 应进行一系列上肢检查，以监测筋膜间室综合征（间室紧张、与检查不匹配的疼痛、感觉异常等）。

4. 如果没有禁忌证（即创伤性脑损伤），应立即开始药物 VTE 预防，因为无论修复或结扎，静脉损伤与 VTE 可能相关。已证明，静脉损伤修复术后不进行术后预防与 VTE 的风险增加有关。

5. 静脉损伤的非手术和手术修复后充分抗凝的需求，以及静脉多普勒超声筛查的作用需要进一步研究。

七、并发症

1. 空气栓塞。

2. 膈神经或臂丛神经损伤。

3. 上肢水肿。

4. 上肢骨 – 筋膜间室综合征。

5. 静脉血栓栓塞症。

6. 锁骨切断后的畸形及骨髓炎。

7. 胸骨伤口感染。

第 17 章　手术入路：胸锁乳突肌前入路，领式入路

Scott A. Zakaluzny and Joseph M. Galante

一、定义

颈部损伤可通过单侧胸锁乳突肌切口、领式切口或胸锁乳突肌与领式联合切口处理。这些入路和用于颈动脉内膜切除术或甲状腺手术等择期手术的切口相同。

二、鉴别诊断

1. 气道损伤：甲状腺复合体、气管近端。
2. 鼻咽损伤。
3. 食管损伤。
4. 神经损伤：尤其是脊髓或喉返神经损伤。
5. 血管损伤：尤其是颈动脉和颈内静脉。

三、病史和体格检查

1. 损伤机制是决定如何处理颈部创伤的重要因素，穿透性创伤更可能需要手术探查和干预。
2. 主要检查结果
（1）患者的发音能力及嗓音是否与平时不同。
（2）有伤痕、擦伤、瘀斑或开放性伤口。
（3）肿胀或不对称。
（4）出现血肿或其他潜在血管损伤的迹象（活动性出血、血肿扩大）。
（5）四肢活动能力下降提示脊髓损伤或颈动脉损伤。
（6）气道积血。
（7）伤口冒出气泡或皮下气肿。
（8）血管有杂音或存在震颤。
（9）评估脑神经和臂丛神经。
3. 有搏动性出血、血肿扩大或远端血流灌注受损等血管损伤硬指标的患者无须进一步检查，应直接前往手术室探查和控制出血。其他患者如果病情稳定，可按指征控制气道，也可直接进行影像学检查。

四、影像学和其他检查

1. 颈部穿透伤的经典分类仅基于颈部三区结构，这是由于该区手术时无法触及胸廓入口处和颅底结构。然而，穿透物入口并不能显示其可能的轨迹，有可能伤及其他区域，高质量的成像可扩展显示其分布情况；这种分类系统用于描述外部伤口，具有临床参考价值。

2. 在没有血管损伤硬指标的情况下常进行术前成像检查。颈部 CT 血管成像可显示主动脉弓至胸腔入口和颈部的走行情况，对动脉损伤最为敏感。当疑似或潜在损伤时应在对侧注射造影剂以避免伪影。

3. 直接喉镜或纤维喉镜检查可评估咽部和下咽部。

4. 食管胃十二指肠镜检查、或更少见的硬性食管镜检查，可以用来评估食管。内镜检查虽高

度敏感，但对镜检阴性患者仍存怀疑时，可行造影剂吞咽成像检查以防漏诊损伤。

五、手术治疗

（一）术前规划

1. 适用于内镜检查的设备。

2. 血管

（1）血管手术器械。

（2）缝合线。

（3）分流器。

（4）血管阻断带。

（5）肝素生理盐水。

3. 胸骨锯或带锤子的 Lebsche 刀。

4. 肋间扩张器。

5. 血液和血液制品。

6. 探条。

7. 彭罗斯（Penrose）引流管。

8. 不同尺寸的气管切开导管。

（二）体位

1. 仰卧位。

2. 在穿透性创伤中，如果神经学检查正常或颈椎CT扫描正常，转动颈部是安全的。肩部垫高，颈部轻微伸展。

3. 创伤患者伸出的手臂很可能会妨碍手术，将右臂放在患者的一侧，应避免被包裹以方便建立麻醉通路。

4. 按标准创伤准备，从下颌到膝部、从体侧到手术台消毒铺巾。这种准备方法可在需要时扩大至胸骨正中切开术或开胸手术进入胸腔，以及从双侧腹股沟获取大隐静脉进行血管移植修复。注意身体的覆盖，防止体温过低。

（三）胸锁乳突肌前切口

1. 从下颌角后的乳突到胸骨切迹，沿胸锁乳突肌的前缘切开，可在颈部左侧或右侧进行。切口可延伸至胸骨切开术，或与领式切口相连。

2. 切开颈阔肌寻找胸锁乳突肌（图17-1）。

3. 胸锁乳突肌后外侧牵开（图17-2）。

4. 切断舌骨肌可进一步显露颈动脉近端鞘（图17-3）。

5. 通过结扎面静脉显露颈动脉分叉（图17-4），可打开颈动脉鞘探查鞘内结构，即外侧的颈内静脉、内侧的颈动脉和介于动脉和静脉之间稍靠后的迷走神经之间的解剖关系（图17-5，图17-6）。

6. 颈内动脉远端可能很难显露。首先分离二腹肌的后腹，切开时要注意避免损伤舌下神经的前部和迷走神经的后部。手术台对侧的助手用两个颈椎拉钩牵开下颌。如果可以看到管腔，可将Fogarty导管插入颈内动脉远端来控制出血。如果有较大的缺损需要填塞加压，可使用Foley导尿管充气形成压迫。

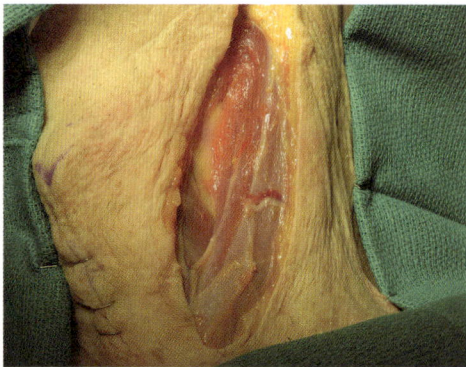

图 17-1　胸锁乳突肌前切口

沿颈部两侧胸锁乳突肌前缘从下颌角至胸锁关节的切口，是显露颈部结构最常用的切口

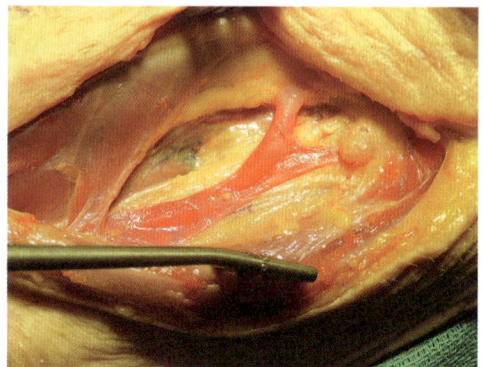

图 17-2　胸锁乳突肌解剖

头朝右，左颈图像。牵开胸锁乳突肌，切口上面可见面静脉，下面可见舌骨肌

7. 通常从左颈显露食管；但如有必要也可从右侧。食管位于呼吸道的后面和颈椎前面。将颈动脉鞘内容物牵向外侧，甲状腺和甲状软骨向内侧牵拉即可显露。可能需要分开甲状腺中静脉和甲状腺下动脉。通过放置鼻胃管或探条便于识别，用 Penrose 引流管将其环绕以便牵拉（图 17-7，图 17-8）。

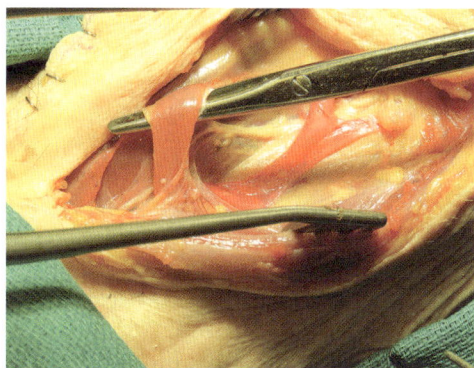

图 17-3 颈动脉鞘显露

头朝右，左颈图像。颈总动脉近端显露时可分离舌骨肌

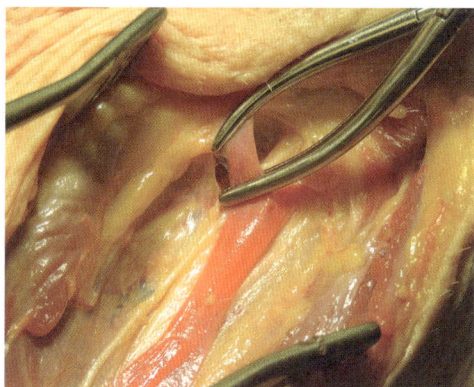

图 17-4 面静脉切开显露颈动脉分叉处

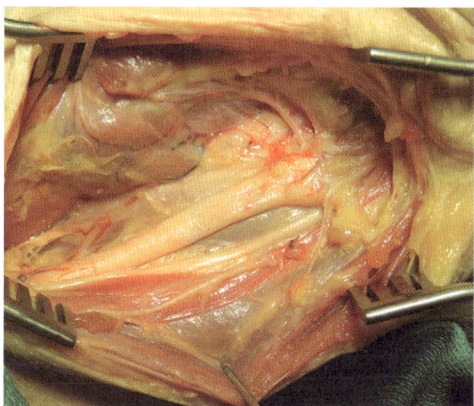

图 17-5 颈动脉鞘内显露

分离面静脉和舌骨肌，切开颈动脉鞘，显露颈总动脉及其在颈部的分叉处

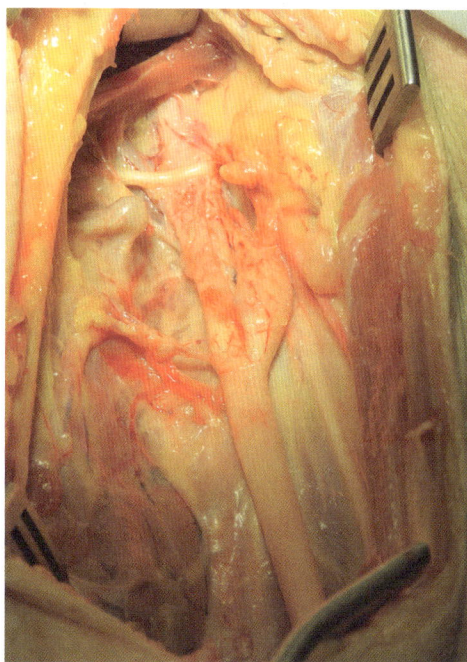

图 17-6 颈动脉鞘内血管与神经的关系

游离颈动脉分叉部，见舌下神经横跨颈内动脉

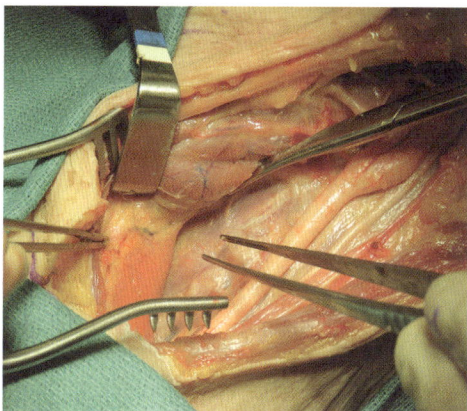

图 17-7 甲状腺前内侧牵开显露食管

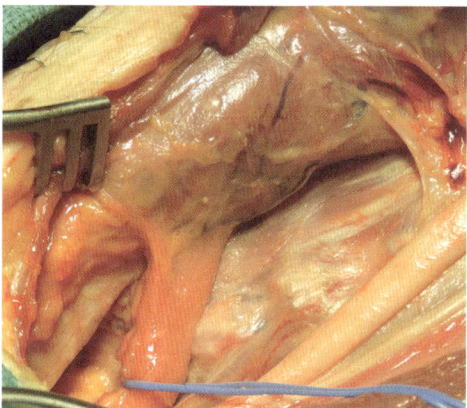

图 17-8 血管阻断带牵拉被游离的食管

（四）领式切口

1. 在胸骨切迹上方 2 ～ 3 指处横向切开。根据需要，切口可以延伸至颈部两侧胸锁乳突肌的前缘（图 17-9）。

2. 切开颈阔肌。颈阔肌下分离扩大显露。

3. 沿自然中缝纵向（垂直于横向皮肤切口）解剖带状肌显露甲状腺和呼吸道复合体。

4. 根据显露的需要，可以在带状肌下平面进行解剖。

5. 切口可沿胸锁乳突肌或两侧胸锁乳突肌的前缘延伸，以进一步显露。采用双侧胸锁乳突肌加领式切口和游离颈阔肌瓣相结合的手术方式，几乎可以触及颈前段和双侧颈动脉鞘内的任何结构。将该切口与垂直切口连接形成 T 形，可进一步显露气管或进行胸骨切开。

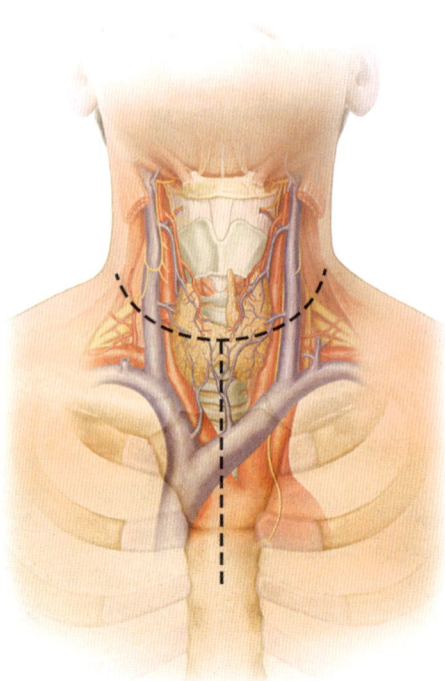

图 17-9　领式切口

可以采用领式切口进入颈前部。可以通过胸锁乳突肌切开延伸到颈部的一侧或两侧。此外，可向下延伸为 T 形做胸骨正中切开

经验和教训

评估	任何已识别的损伤都提示应对同一结构的继发性损伤进行彻底评估，包括损伤的前部和后部。
气道修复	应使用可吸收缝线修复呼吸道。对小损伤，如需要，可通过使气囊位于损伤远端的气管插管进行治疗。
手术经验	1. 椎孔内椎动脉出血可用骨蜡、填塞和（或）介入控制。 2. 在没有介入栓塞的情况下，对于无法控制的面部出血可结扎颈外动脉（ECA）。需要注意的是，颈外动脉有分支而颈内动脉没有分支。 3. 游离食管时应慎重，以免损伤气管食管沟内的喉返神经。 4. 合并呼吸消化道和（或）血管损伤时，修复后应用有活力的肌瓣隔开，通常使用带状肌瓣。 5. 食管修补后均应引流，考虑是否漏诊食管或口咽部较小的损伤。

六、术后

拔管应取决于患者的一般情况、气道水肿情况和生命体征，尤其取决于患者是否不再需要进行任何类型的修复手术。

七、并发症

1. 修复后渗漏是最常见也是最令人担忧的并发症。

（1）血管修复失败需要紧急（急诊）干预，通常与漏诊、口咽损伤、唾液渗入伤口有关。

（2）食管或口咽损伤最好通过冲洗和引流来处理。

（3）呼吸道并发症不常见，确保控制远端呼吸道感染。

2. 动脉修复血栓形成相关的卒中。

第 **18** 章 上呼吸道、上消化道气管损伤

John Andrew Harvin and Rushabh Prakash Dev

一、定义

1. 气管损伤被定义为颈部或胸部气管受到损伤。这种情况很少见，但在创伤时可能危及生命。

2. 成人气管长 10 ～ 13cm，宽 2 ～ 2.5cm，是位于中央的可活动的中空器官。气管的颈部始于第 6 椎体的水平。上方由甲状软骨和环状软骨支撑。有 15 ～ 20 个不完整的前软骨环支撑气管体部。气管横截面接近圆柱形，后部扁平。扁平是由于 C 形前气管环后方开口形成膜部造成，后壁由气管平滑肌的密集纵向皱褶组成并覆盖食管。

3. 颈部气管最浅，手术可触及的部分位于甲状软骨和胸骨切迹之间。气管的胸段从第 2 胸椎水平的胸骨切迹穿过颈部处开始，进入上纵隔，在第 4 胸椎和第 5 胸椎的左、右支气管分叉处止于隆突。远端气管的血液供应来自锁骨下动脉、肋间动脉、胸廓内动脉和支气管动脉。

4. 颈段气管由甲状颈干的甲状腺下动脉供应，胸段气管由从主动脉发出的支气管动脉供应。在这两种情况下，动脉都是侧向进入气管，因此供血都是分段的。在解剖过程中这一点很重要；修复时的气管松解，应仅限于为了避免缺血性并发症时所需的范围。

二、鉴别诊断

1. 气管损伤可与颈部和胸部损伤相关。穿透性损伤常累及颈部气管。喉部穿透性损伤比颈部气管损伤更常见。

2. 皮肤、皮下组织、带状肌、甲状腺峡部和气管前筋膜覆盖颈部气管。气管外侧与甲状腺、颈前静脉和喉返神经交界，后方与食管相邻。右侧与头臂干在不同的水平交叉，通常在第 6 ～ 10 气管环的水平之间。钝性损伤通常累及胸腔内气管，右主干支气管是最常受累节段，必须排除胸腔内器官如心脏、血管（主动脉、上腔静脉和下腔静脉）、食管、肺和膈肌的损伤。

三、病史和体格检查

1. 颈部气管的损伤通常很明显。颈部伤口处气泡溢出是呼吸道损伤的特征性表现，可能伴皮下气肿。对于孤立的颈部气管损伤，气管插管通常可以推迟到进入手术室后进行，实施难度最小。但呼吸窘迫、血流动力学状态不稳定、精神状态改变、血肿大小和部位改变以及原发性损伤都会使气管插管变得更加紧迫和复杂。

2. 远端胸部气管或近端支气管损伤通常表现为大量而持续的气胸，并伴有漏气，即使已经放置了胸腔闭式引流。直接气管插管后用纤维支气管镜进行评估，以确定损伤的位置。大多数远端气管损伤发生在隆突 2cm 以内。

四、影像学和其他检查

1. 当怀疑呼吸道和气管损伤时，应考虑行纤维支气管镜检查。支气管镜检查可清除血液、组织和分泌物，以便评估整个呼吸道。

2. 薄层多层螺旋 CT 可用于稳定的气管损伤患者，当穿透伤轨迹远离气管时可有效排除损伤。虽然气管 3D 成像是可行的，并有助于评估气管损伤，但阴性结果并不排除损伤的可能性。因此，支气管镜检查仍然是确定损伤位置和程度的

金标准。

3. 直接喉镜和视频喉镜可提供更多的信息，并在插管时提供帮助。其使用通常取决于术者的技能、损伤类型和呼吸道阻力。

五、手术治疗

（一）体位

颈段气管：对于颈部孤立性且无颈椎损伤的患者，理想的方法是在上背部下方放置衬垫，以使头部在手术过程中伸展和屈曲，利于打开颈部改善显露。如果已知颈椎损伤，颈部应保持中立位。

（二）颈段气管

1. 切口　切口的选择取决于损伤位置。

（1）领式切口显露：对于前部损伤，在胸骨切迹上方 2 横指处做低位横向领式切口，并延伸至胸锁乳突肌的内侧缘。切开颈阔肌，并在颈阔肌下游离形成肌瓣，显露带状肌。通过中缝切开分离带状肌显露气管、喉和甲状腺。甲状腺峡部可电灼切割，充分显露第 1～3 气管环。

（2）胸锁乳突肌切口显露：对于食管或主要血管的损伤，在胸锁乳突肌前缘切开，然后在胸骨切迹上方 2 横指向中线延伸。单侧或双侧切口可呈 J 形或 U 形。分离颈阔肌，胸锁乳突肌牵向外，露出颈动脉鞘。上方分离面静脉，下方分离舌骨肌，可显露颈动脉、颈静脉和食管（左侧）。通过向外牵拉颈动脉鞘可显露气管侧面。

2. 修复

（1）大多数损伤没有明显的组织丢失，可通过一期修复来处理。最小限度清创，闭合撕裂口，大的气管环碎块用 3-0 或 4-0 可吸收缝线固定。

（2）如果损伤不能一期修复，则进行气管切除和吻合术。进行气管插管跨过损伤处，或使用加强型气管插管跨过术野中的缺损处。

（3）切除受伤的气管，游离上部和下部，最大限度减少对血供的影响并避免损伤喉返神经。损伤的两侧放置牵引缝合线，用于拉拢上下缘。

如有张力可进行舌骨上喉松解术，但在创伤中通常不需要这样处理。用 3-0 或 4-0 可吸收缝线间断吻合，将线结打在管腔外。

（4）气管插管的气囊向前推进至修补处的远端，保持气囊充气至手术结束。如果担心缝合线直接暴露导致血管或食管损伤，用带状肌的活性组织瓣保护修复处（图 18-1）。放置引流管引出至颈前，注意勿跨越颈动脉鞘。缝合颈阔肌并关闭皮肤切口。

（5）虽然可以简单地通过颈前伤口进行气管切开术，但作者更倾向于修复和插管。立即进行气管切开术会增加手术部位感染的风险，并发症虽很轻微但后果可能是毁灭性的。

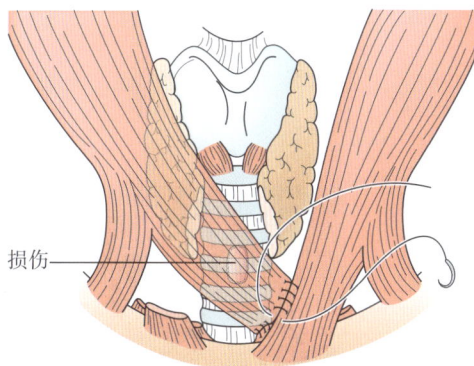

图 18-1　分离带状肌肉用于加强气管损伤修复处

（引自：Bruns BR，Scalea TM. Neck Injuries. In：Dimick JB，Upchurch GR Jr，Alam HB，et al，eds. Mulholland & Greenfield's Surgery Scientific Principles and Practice. 7th ed. Wolters Kluwer；2021：362-369. Figure 23.5.）

（三）胸段气管

1. 切口

（1）显露胸部近端气管采取仰卧位，领式切口 ± 胸骨正中切开入路（图 18-2）。

（2）右后外侧第 5 肋间隙开胸可显露气管远端、右主支气管和左主支气管近端。左侧卧位可显露左主支气管远端。

2. 显露　胸段气管近端可通过领式切口显露，

如果损伤超出了领式切口的范围，可进行胸骨正中劈开术显露。气管远端、右主支气管和左主支气管近端经右后外侧开胸入路。经左侧开胸显露左主支气管远端。虽然双腔气管插管有助于更好地显露，但通常情况下时间来不及。需对侧支气管插管和单肺通气时，可手动引导气管插管通过损伤处。

3. 修复　胸段气管的修复与颈段气管的修复方式相似。修复时应用肋间肌瓣、心包瓣或胸膜瓣来加强。

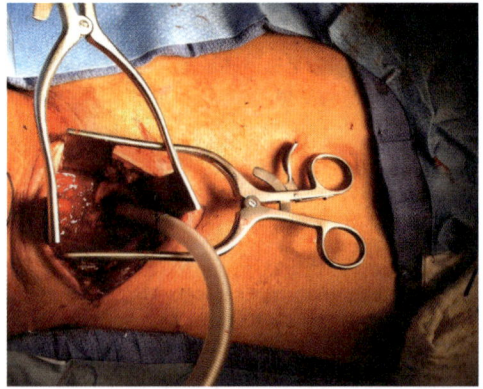

图 18-2　颈部气管远端横断的插管术

（引自：Bruns BR，Scalea TM. Neck Injuries. In：Dimick JB，Upchurch GR Jr，Alam HB，et al，eds. Mulholland & Greenfield's Surgery Scientific Principles and Practice. 7th ed. Wolters Kluwer；2021：362-369. Figure 23.2.）

经验和教训

自主呼吸　　应保持自主呼吸并尽量减少面罩通气，直到准备好安全的气道。根据专业知识，在快速顺序插管时的清醒镇静插管比麻醉插管更可取。建议使用直接喉镜或可视喉镜检查喉部梗阻或呼吸道扭曲情况以便于气管插管，并给手术提供信息。此外，如果有适应证，直接喉镜可安全地通过颈部伤口进行插管。

手术选择　　如果气管插管失败，有两种手术选择。①如果颈部伤口较大且气管损伤可见，可用器械抓住气管一侧，并用 6.0 导管行气管远端插管（图 18-3）；②可在损伤上方做环甲膜切开术。如果可能，应避免对未损伤的气管进行气管切开术，因为这会使损伤的气管的修复更复杂。

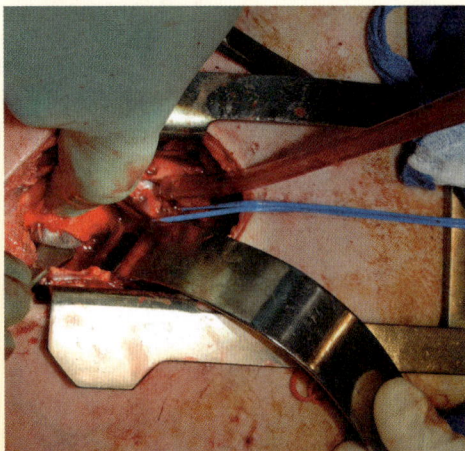

图 18-3　部分胸骨切开评估气管损伤

损伤气管腔内可见插管气囊（引自：Bruns BR，Scalea TM. Neck Injuries. In：Dimick JB，Upchurch GR Jr，Alam HB，et al，eds. Mulholland & Greenfield's Surgery Scientific Principles and Practice. 7th ed. Wolters Kluwer；2021：362-369. Figure 23.4.）

并发症　　　　　评估气管损伤时如果因血液和分泌物而变得困难，则直接将气管插管越过损伤区。从呼吸道吸出血液和分泌物，然后小心地回退气管导管，使支气管镜保持在气管导管末端的远端，以获得完全的可视化检查。在某些情况下，除了能发现可疑区域出血和漏气外，可能无法完全探查确定实际的损伤情况。

六、术后

气管修复后，术后处理将取决于损伤的位置和程度，更重要的是伴随损伤。对于一期修复的颈部气管损伤或气管损伤重建后无明显张力，如果没有合并损伤（如创伤性脑损伤或脊髓损伤），建议立即或及早拔管。对于胸部气管损伤建议立即或及早拔管，以减少缝合线的张力。

七、并发症

1. 立即行气管切开术会增加手术部位感染的风险，增加术后气管并发症的风险。当合并损伤需要气管切开时，建议在修复后 3 ～ 7d 延迟行气管切开。

2. 气管食管瘘虽然罕见，但在伴随食管损伤的情况下时有发生。修复这种损伤时，食管和气管的缝线通常是彼此相对的，在两者间置入带血管的组织，如带状肌，可避免瘘的发生。

3. 气管狭窄罕见，表现为通过受阻气道呼吸的喘息音，需要通过支气管镜或 CT 进行诊断和鉴定。最初的治疗是控制呼吸道，随后通过球囊扩张和（或）支架置入进行治疗，而不是手术切除和一期吻合术。

第 **19** 章 颈段食管损伤的手术治疗

James P. Byrne and Patrick M. Reilly

一、定义

颈段食管损伤定义为颈部因钝性或穿透性损伤造成的食管损伤。从解剖学上讲，颈段食管始于构成上食管括约肌的环咽肌，延伸到胸骨切迹。食管损伤，包括颈部食管损伤，按照器官损伤的严重程度有系列定级标准（表 19-1）。虽然这些损伤相对罕见，但并发症发病率和死亡率很高，特别是在诊断延迟的情况下。因此，及早识别是有效治疗的基础。

表 19-1　食管损伤分级

等级	损伤情况
I	挫伤 / 血肿或部分厚度撕裂伤
II	撕裂伤 < 50% 周长
III	撕裂伤 > 50% 周长
IV	节段性丢失或血供断绝 < 2cm
V	节段性丢失或血供断绝 > 2cm

注：多发伤提高 I～III级

二、鉴别诊断

颈部创伤具有挑战性，在有限解剖区域内存在几个相邻的关键结构，包括气道消化道（气管和食管）、颈动脉和颈静脉，以及脊柱（包括脊髓和椎动脉）。常见多处合并损伤，仅从机械因素或体格检查往往很难确定哪些结构受累。必须保持对食管损伤的高度怀疑。

三、病史和体格检查

1. 颈部食管损伤最常见的原因是穿透性损伤（60%～90%），其中 2/3 是枪伤。

2. 应优先按照 ATLS 原则进行快速 ABCs 评估。

3. 必须进行早期检查，仔细检查头部和颈部及身体的其他部分，以确定穿透伤。在可行的情况下，伤口应使用不透射线的标记（如胶带回形针）后进行 X 线检查，以确定伤道轨迹（图 19-1）。

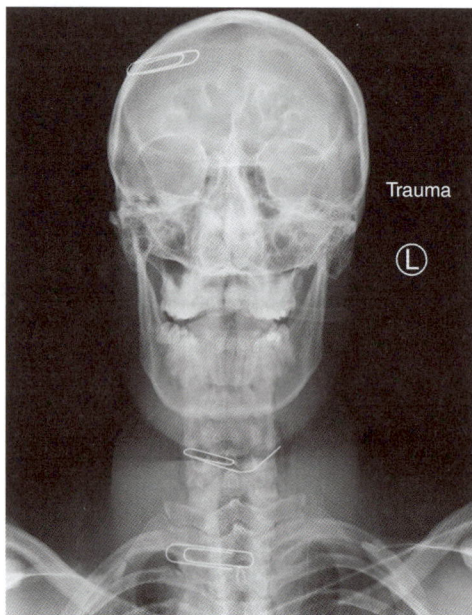

图 19-1　"大头" X 线片显示使用不透射线标记（回形针）枪伤

闭合回形针标记前部损伤，弯曲回形针标记后部损伤。没有看到投射物残留。该患者贯通伤道较清晰，颈部深层组织中的气体提示有气道消化道损伤的可能。头皮伤口没有穿透颅骨

4. 如果有呼吸道损伤的明显迹象（呼吸窘迫、咯血或伤口冒泡），应在外科医师待命的情况下进行早期插管，如果需要应进行手术建立外科气道。

5. 如果有明显的血管损伤迹象（血肿扩大或活动性出血），应直接用手指按压。一些辅助操作如在伤口内放置 Foley 导管后气囊充气，有助于暂时止血。

6. 虽然吞咽困难、吞咽疼痛、血性分泌物或

皮下气肿可提示食管损伤，但这些症状既不敏感也无特异性。

四、影像学和其他检查

1. 普通 X 线片　是创伤复苏单元初步检查的必要补充。对于枪伤患者，X 线检查应覆盖所有受伤风险部位。对于颈部枪伤的患者，应对头部、颈部和胸部进行 X 线检查。有咽后气体或纵隔气肿应怀疑食管损伤并进一步检查。

2. CTA　所有颈部穿透性损伤，除因为血流动力学不稳定或有明确体征而马上进行手术探查外，应首选 CTA 检查。只有极少数无症状且伤道轨迹显示损伤风险较低的患者例外。在穿透伤患者中，CTA 对气道消化道和血管损伤具有高度敏感度（100%）和特异度（97.5%）（图 19-2）。然而，对于食管刺伤检测的敏感度可能较低。对于钝挫伤患者，CTA 检查是基于颈部创伤病史、外部损伤体征（如安全带征）或是否存在相关软指标，如非扩张性血肿、发音困难、吞咽困难、吞咽痛和皮下气肿等。

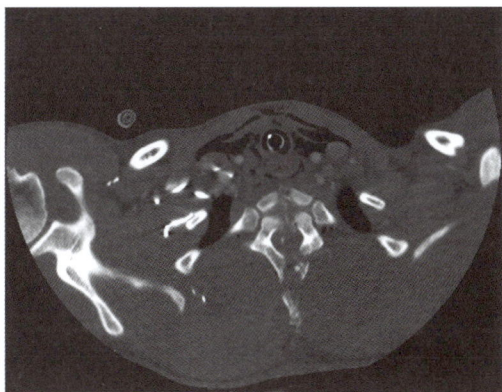

图 19-2　颈前枪弹伤患者颈部 CT 血管成像
气管和食管旁广泛的皮下气肿和气体提示需要高度关注气管和食管损伤。结合颈椎损伤的伤道轨迹，手术探查指征明确

3. 食管造影术　在 CTA 无法诊断食管损伤的稳定患者中，泛影葡胺或薄层钡食管造影是有用的影像学检查方法。接受食管造影检查的患者必须能够坐起，吞咽造影剂。进行食管造影术决定前还必须考虑检查时机，不能延误食管损伤的

诊断。

4. CT 食管造影术　用 CT 食管造影术评价颈段食管是可行的，但可能具有一定难度，需要患者清醒且能够按照指示在仰卧时准确地定时吞下造影剂。因此，这种检查在急性期不适用，可采用其他更可靠的诊断方法，如柔性内镜。

5. 柔性食管镜　柔性食管镜可以很容易地进行床旁或手术室的实时检查。颈部食管损伤患者中，柔性食管镜诊断灵敏度为 96%。因此，对于诊断存在不确定性且不易进行食管造影术的患者，柔性食管镜检查是一种非常有益的方法。

五、手术治疗

（一）适应证

1. 有明显的气道消化道或血管损伤迹象的患者需要手术探查。

2. 对于 CTA、食管造影或食管镜检查发现有食管损伤的患者，及时手术干预是最安全的决定，以避免因延误治疗而增加发病率和死亡率。

（二）术前规划

1. 在将患者送往手术室之前，与手术室和麻醉团队的早期沟通必不可少。应提供有关患者病史和当前状态、计划手术和体位、预计失血量和输血要求等信息。

2. 应提出对特定器械设备的需求。可能包括柔性内镜和支气管镜、血管分流管和营养管。

（三）体位

1. 患者仰卧在手术台上，双臂张开。床单或充气支撑物横向放置在患者上背部下方，以伸展颈部。床放置于反向特伦德伦堡（Trendelenburg）位或在其中点弯曲，以抬高患者的头部、颈部和胸部。

2. 在穿透性创伤的情况下不太可能出现颈椎不稳定，在怀疑颈椎不稳定患者中可以考虑限制颈部伸展，同时保持轴向稳定。

3. 从下颌到膝部消毒铺巾。如果合并颈部近端动脉损伤或胸部血管损伤，进入胸腔就很重要，需要进行正中胸骨切开术或开胸术。至少要准备好一侧下肢以便取大隐静脉。在预测需要长期肠内

喂养的患者中，腹部准备应有利于放置胃造瘘管。

（四）皮肤切口

1. 疑似颈部食管损伤的首选切口为左侧颈部斜形切口（图 19-3）。切口沿胸锁乳突肌前缘从乳突到胸骨切迹。选择此入路是因为颈部的食管位于气管后方中线的左侧。

2. 根据损伤情况，可能需要将该切口跨过中线延伸到改良的领式切口，或采用双侧斜形切口以充分显露相关损伤。

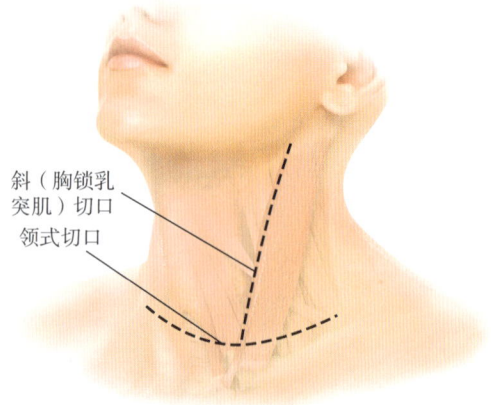

斜（胸锁乳突肌）切口
领式切口

图 19-3　颈部外科显露的切口
沿胸锁乳突肌前缘的左侧斜切口是显露食管的最佳途径。如需更大范围双侧颈部显露，可采用领式切口或双侧斜切口

（五）食管的显露和评估

1. 通过颈左侧斜切口，切开颈阔肌并向外牵开。显露深面的带状肌和颈动脉鞘（图 19-4，图 19-5）。

2. 分离肩胛舌骨肌最外侧的带状肌腹，显露颈部的深层结构。

3. 颈动脉鞘和胸锁乳突肌牵向外，气管与甲状腺牵向内，以显露颈部食管。放置钝的 Weitlaner 自动拉钩维持显露（图 19-6）。

4. 应确定喉返神经在气管食管沟内走行，以便在进一步解剖时保护。

5. 轻轻插入鼻胃管，以帮助触诊食管。

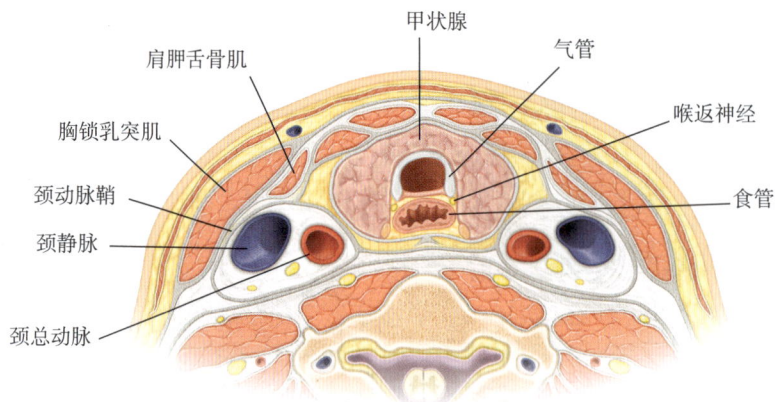

肩胛舌骨肌
胸锁乳突肌
颈动脉鞘
颈静脉
颈总动脉
甲状腺
气管
喉返神经
食管

图 19-4　C_6 或 C_7 水平横断面
显示胸锁乳突肌和带状肌、颈动脉鞘、气管和食管间的关系

6. 在食管后面用手指进行钝性解剖，将食管与椎前筋膜和脊柱前表面分开。椎前筋膜可能需要先切开。手指呈钩状沿食管周围分离牵拉。注意避免损伤覆盖在前方的气管。

7. 绕食管周围放置彭罗斯（Penrose）引流条用于显露操作，各个方向牵拉、活动食管以检查确定是否有损伤（图 19-7）。

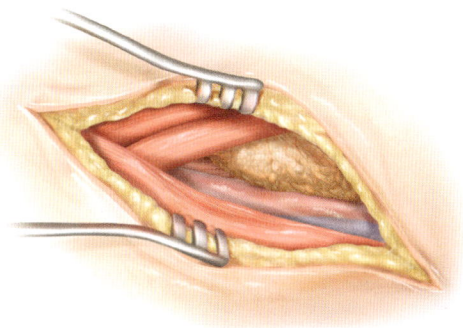

图 19-5　颈左侧斜切口

外侧牵开胸锁乳突肌，显露胸骨甲状肌、肩胛舌骨肌和颈动脉鞘。必须切开肩胛舌骨肌才能进入气管和食管

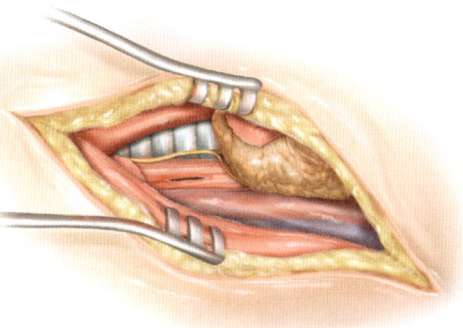

图 19-6　显露颈部食管

切断肩胛舌骨肌的情况下，使用钝 Weitlaner 牵引器向外牵开胸锁乳突肌，显露气管和食管

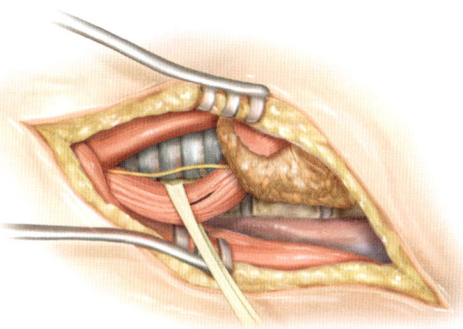

图 19-7　食管牵拉和显露

将食管与脊柱前面钝性分离，用彭罗斯（Penrose）引流条绕过食管以便牵拉和检查

8. 可疑损伤或血肿的区域应用剪刀轻轻分离探查。

9. 如果仍然怀疑损伤，可测试颈段食管是否有渗漏。鼻胃管回退到颈部食管水平，在胸腔出口处夹闭食管远端。颈部切口内注满生理盐水，通过 NGT 向食管轻轻注入空气。气泡溢出表明是全层损伤，也可以向鼻胃管注入亚甲蓝来识别全层穿孔。

（六）食管修复术

1. 一旦确定损伤，须小心探查黏膜缺损的全部范围。可能需要扩大肌层缺损才能完成显露。清创失活的组织。

2. 以两层无张力缝合的方式进行修复。

3. 内黏膜层用 3-0 可吸收缝线（如 Maxon、PDS 或 Vicryl）缝合。

4. 外层肌层用 3-0 非可吸收缝线（如丝线）缝合。

5. 损伤顶端留置长尾缝线，适当牵引将缺损处的边缘向外带出，以更好地显露损伤的边缘并使缝合更容易（图 19-8）。

6. 内层应仔细地贴近黏膜边缘连续水密性闭合。因为食管缺乏浆膜层，完整修复内层很重要。

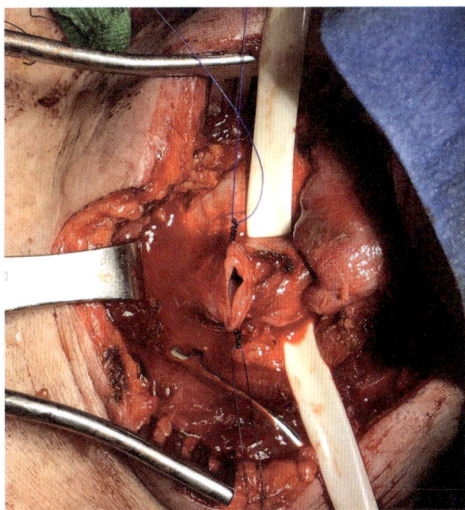

图 19-8　斜左侧颈切口显露损伤食管

彭罗斯（Penrose）引流条已经就位。甲状腺位于损伤的头侧（图右），气管位于右侧（图上）。在计划缝合断端放置牵引，可以清楚地显露黏膜边缘的缺损

7. 在内层上方以连续或间断缝合的方式修复紧邻的外层肌层。

（七）带血管蒂肌瓣

1. 合并气管或颈动脉损伤应放置带血管的肌瓣以分隔修复处。

2. 比较经典的是使用胸锁乳突肌的胸骨头。将肌肉的游离端放置在适当的位置，将食管修复处与气管或颈动脉修复处隔离开（图19-9）。

3. 由于胸锁乳突肌接受来自枕动脉、甲状腺上动脉和肩胛上动脉的多个水平的血液供应，因此可以通过从上方或下方切取肌肉来形成血供良好的胸锁乳突肌肌瓣。

4. 在年轻或营养良好的患者中，带状肌通常足够粗大，可作为胸锁乳突肌的替代肌瓣。

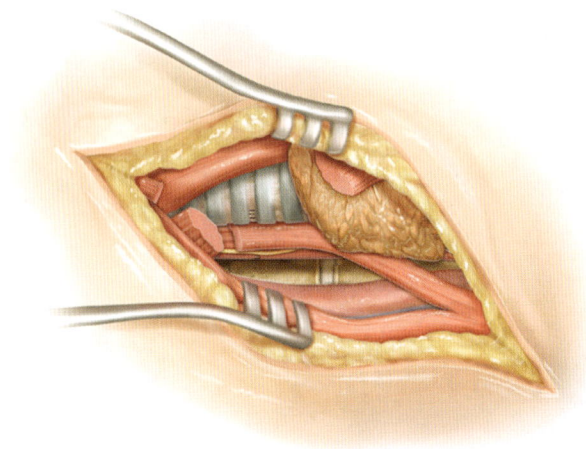

图 19-9　胸锁乳突肌瓣分隔修复处
如果修复后需要隔离气管和食管损伤，胸锁乳突肌的胸骨头可以从其附着处分离出来，作为带血管的肌瓣移位置于气管和食管修复处之间

（八）引流

1. 因为渗出率很高，应在修复附近放置引流管，并在远离手术切口处的颈基底部皮肤引出。

2. 根据外科医师的喜好，可使用开放式（如Penrose）或封闭式（如 Jackson–Pratt 或 Blake）引流系统。

3. 出于对血管侵蚀风险的考虑，引流管不应与颈动脉直接接触。

（九）损害控制

如果食管壁的损伤范围太广，或由于延迟诊断而导致的局部脓肿使一期修复变得不可行，则应该进行颈部食管造口术。可通过将穿孔部位外置为"气孔"的食管造口术、祥式食管造口术或双管食管造口术来完成。

（十）肠内营养途径

1. 建议手术时将鼻胃管留在原位，最初用于胃减压，也可以考虑术后的早期喂养。鼻胃管在离开手术室前应固定到鼻中隔（可以用0号丝线将粗鼻胃管系在细饲料管上）。在重症监护病房（ICU）的床旁应留有清晰的标示牌，标明只有外科团队才能操作这些管道。

2. 如果预计患者长期不能进食，如复杂的食管损伤，合并气管或脊髓损伤，或预期长时间的机械通气，放置开放式胃造瘘管是合理的。

经验和教训

手术适应证	血流动力学不稳定的患者和有明显气道消化道或血管损伤征象的患者应紧急手术探查，放弃 CT 扫描。
切口	1. 左侧斜行切口是颈段食管的最佳显露方式。 2. 如果显露困难，不要犹豫，将切口跨过中线延伸至改良领式切口或双侧斜形切口，以获得更好的显露。
松动食管	1. 用手指将食管从脊柱的前表面解剖分离出来。手指呈钩状沿着颈部的全长松动食管。 2. 这一步在有鼻胃管插管的情况下最容易。
评估伤情	1. 如果怀疑有损伤，需要彻底评估颈段食管。 2. 检查整个食管全长和四周并检查血肿区域。 3. 用充气膨胀或使用亚甲蓝染料进行全层穿孔试验。 4. 使用柔性内镜检查。 5. 如有单侧穿透伤，应检查是否有对侧贯穿伤。
肌瓣	1. 胸锁乳突肌从多个层面接受血液供应，因此可在上下两个方向进行游离，以切取无张力的肌瓣。 2. 如果大小和位置适当，带状肌是一个可行的选择。
肠内营养	1. 始终考虑到需要有持久的进食途径。 2. 留置鼻胃管。 3. 在离开手术室前，把鼻胃管固定在鼻中隔上。可使用小口径喂养管（Dobhoff管）上的固定线与系有 0 号丝线的大口径鼻胃管捆扎固定。 4. 在 ICU 床旁留置标示牌，说明这些管道只能由外科团队操作。

六、术后

1. 术后护理从 ICU 开始。由于合并损伤的频率很高（75%），患者保持机械通气的中位数为 4d。ICU 住院时间中位数为 6d。

2. 食管修补术患者在术后早期应保持禁食。建议患者住院观察 7d。在第 7 天进行食管造影以评估有无渗漏迹象（图 19-10），如果阴性则患者可以提前经口摄食。

3. 应在患者处于非手术状态时及早通过鼻胃管或胃造瘘管开始肠内喂养。

4. 观察引流管的引流量和特征。在患者过渡到经口进食和引流量很少后移除引流管。

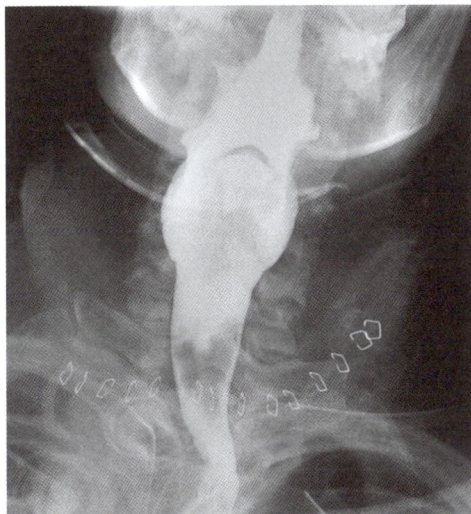

图 19-10　食管造影评估渗漏
颈段食管损伤一期修复术后第 7 天吞钡，未发现渗漏

七、并发症

1. 渗漏　颈段食管损伤最常见的并发症是渗漏，最常发生在尝试一期修复之后。在一项多机构研究中，颈段食管损伤介入治疗后的渗漏率约为29%。50%的渗漏没有得到控制，所有的渗漏都需要后续的干预。尽管随后进行了干预，但仍有1/5的渗漏持续存在。食管损伤相关并发症如渗漏的一个重要预测因素是延迟诊断和治疗，强调保持对食管损伤的高度怀疑和迅速治疗非常重要。

2. 感染性并发症　颈段食管损伤患者由于修复破裂或引流失败发生脓毒症并发症的风险很高，通常在多发损伤的情况下发生。14%～37%的患者会出现感染性并发症（如肺炎、纵隔炎、脓毒症、食管瘘）。

3. 死亡率　虽然低于胸段食管损伤后的死亡率（13%），但颈段食管损伤后的死亡率仍然较高（8%～9%）。

第 20 章　颈内、颈外动脉损伤的修复

Melike N. Harfouche and Rosemary A. Kozar

一、定义

1. 颈部穿透性创伤分为不同的区域，传统上是指颈前部的伤口。

2. Ⅰ区是指从胸骨切迹到环状软骨的损伤，Ⅱ区是指从环状软骨到下颌角的损伤，Ⅲ区是指从下颌角到颅底的损伤（图 20-1）。

3. 钝性脑血管损伤可发生于颈动脉或椎动脉损伤，其成因是由于加速（减速）损伤或颈部受到直接钝力伤害，导致血管内膜创伤。

4. 颈动脉损伤通常发生在靠近颞骨岩部的区域，此处动脉相对固定。

5. 闭合性颈动脉损伤很少需要手术干预，如果需要，通常采用血管内治疗。另一方面，颈动脉穿透性损伤需要手术探查。

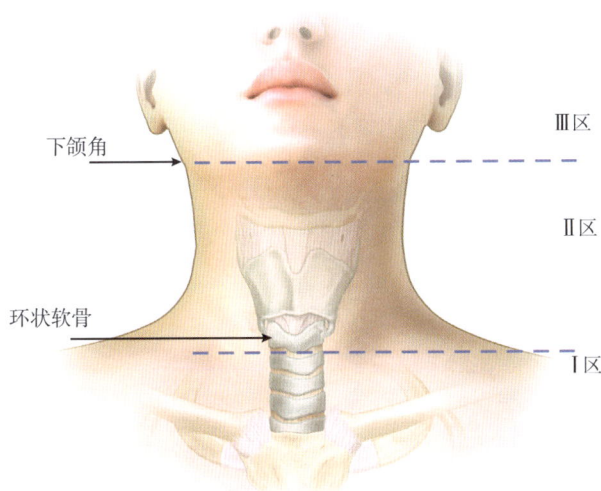

图 20-1　颈部分区

颈部分为三个区：Ⅲ区位于下颌角上方，Ⅱ区位于下颌角与环状软骨之间，Ⅰ区位于环状软骨下方 [引自：Roon AJ, Christensen N. Evaluation and treatment of penetrating cervical injuries. J Trauma. 1979; 19（6）：391-397.]

二、鉴别诊断

1. 颈部穿透性损伤可累及血管，也可累及呼吸道和食管。在鉴别诊断中考虑喉部、气管和食管损伤很重要。

2. 胸腔入口（Ⅰ区）的损伤可累及其他血管结构，即锁骨下动脉和静脉，以及头臂干和头臂静脉。

3. 颅底的损伤可以延伸到颅内结构。

4. 子弹伤比刺伤带有更多的动能，伤道更长。子弹致伤可不限于颈部，对可能受伤的体腔和相关结构进行广泛的鉴别诊断很重要。

三、病史和体格检查

1. 颈部血管损伤的临床表现分为硬征象和软征象（表 20-1）。

2. 血管损伤的硬征象要求手术探查，手术入路取决于损伤区域。

3. 血管损伤的软征象提示需要影像学检查，即 CTA 或数字减影血管造影术（DSA）。

4. 颈部捻发音通常是气管损伤的征兆，也可能出现严重的缺氧和快速失代偿，需要经口气管插管或外科气管置管。

5. 食管损伤通常是隐匿性的，很少出现捻发音，在某些情况下患者可能会发生呕血。

表 20-1　颈部血管损伤的硬征象和软征象

硬征象	软征象
活动性出血	神经功能障碍
扩大或搏动性血肿	非搏动性血肿或静脉渗血
震颤／杂音	明显出血史

四、影像学和其他检查

1. 在没有颈阔肌穿透和血管损伤软征象的情况下，可不做进一步成像，而进行短时间观察。

2. 颈部正位 X 线片可在创伤复苏单元实施，以评估皮下气肿。侧位 X 线片可以提供有关子弹弹道的信息。

3. 在没有因血管损伤硬征象需要直接手术探查的情况下，有血管损伤软征象的患者应做进一步的影像学检查。

4. 传统上，评估颈部血管损伤的金标准是 DSA；然而，由于 CT 技术和操作速度的提高，CTA 在很大程度上取代了 DSA，成为评估颈部血管损伤的首选成像方法，敏感度为 79%～100%，特异度为 61%～100%。图 20-2 显示了胸部入口处的颈动脉穿透性损伤。

5. 可行支气管镜检查评估气管或主支气管的损伤。如果患者已进行插管，则必须将气管导管拔出至声门水平，以充分评估整个气管。

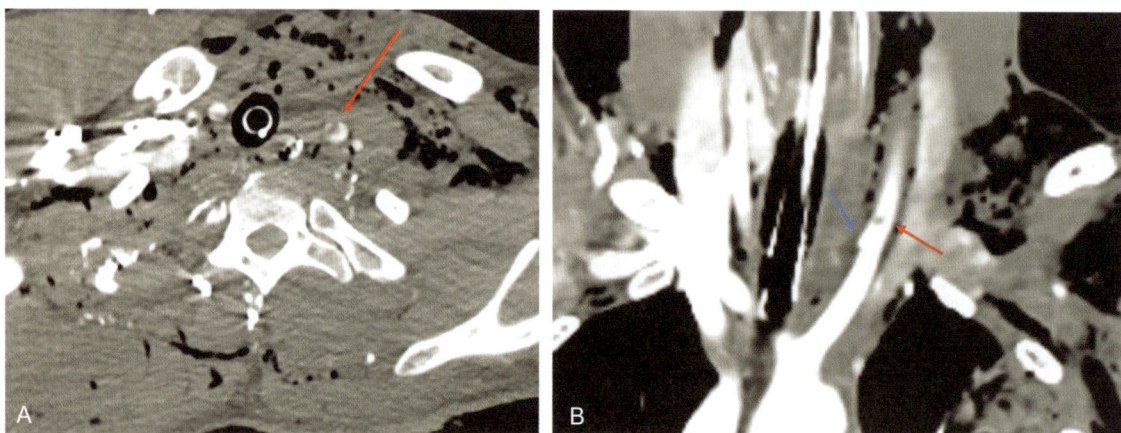

图 20-2　颈部 CT 显示颈总动脉损伤

左颈部枪伤，导致胸部入口处颈总动脉、左肺上叶、食管损伤；A. 轴向视图中的内膜瓣显示了血管损伤（红色箭头）；B. 冠状面显示相关假性动脉瘤（蓝色箭头）和内膜瓣（红色箭头）

五、手术治疗

1. 颈部血管损伤的患者病情会迅速恶化，需要紧急插管。

2. 重要的是要预测潜在的呼吸道损伤，预防性插管而不是等待病情恶化。保持警惕，并与麻醉科和（或）急诊室工作人员进行清晰的沟通，以确保对患者进行安全和适当的插管。

3. 如果不能完成经口气管插管，要做好急诊环甲膜切开术的准备。

（一）术前规划

1. 胸部入口（Ⅰ区）内血管的损伤通常需要胸骨切开或开胸手术以充分显露。

2. Ⅲ区的损伤很少接受直接手术探查，通常需要血管内介入技术。

3. Ⅱ区的损伤可通过颈部切口直接显露。

4. 向手术室团队传达救治计划，包括手术方法和可能需要的附加器械设备。

5. 考虑可能需要准备支气管镜检查和（或）内镜检查。

6. 要求立即提供血液制品。

（二）体位

1. 患者取仰卧位，颈部朝损伤对侧旋转 45°。颈部旋转前应排除钝性创伤造成的颈椎损伤。如果有颈椎骨折，颈部应固定在正中位。

2. 肩部下面垫毛巾或垫子有助于改善颈部结构的显露。

3. 双臂应保持外展远离躯干，以便在需要时开胸探查，患者取坐位，使手术区域更接近术者。

（三）准备

1. 整个胸部和颈部都应准备好，以便在需要时进行胸骨切开术或开胸术。如果没有排除其他损伤则应自下颌到双膝部进行广泛皮肤准备。

2. 根据术前成像，如果有Ⅱ区损伤，则应从下颌角略上方到胸骨上部的整个颈部进行准备。如果担心食管或气管损伤，应准备好颈部两侧，以防需要向前延伸或探查对侧。

3. 胸骨上部、耳垂和下颌应包括在术野铺巾范围内。

（四）切口

1. 自下颌角到胸骨切迹做标记（图 20-3）。

2. 切口应在胸锁乳突肌前方，从下颌角延伸至胸骨切迹。切口应宽大以充分显露近端和远端的颈动脉。

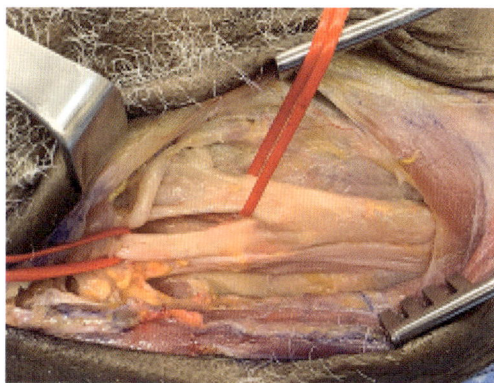

图 20-3　颈部探查的切口

手术切口一般应从下颌角延伸至胸骨切迹

（五）颈部显露

1. 解剖穿过颈阔肌，在其下方可见胸锁乳突肌。

2. 继续胸锁乳突肌前方的解剖，注意保护位于切口最上缘的腮腺。首先要确定颈内静脉，其位于颈动脉鞘的外侧和浅层（图 20-4）。从颈内静脉内侧穿出的小静脉分支是面静脉，通常位于颈动脉分叉处的正前方，可以结扎和切断。显露覆盖在颈动脉上的薄层颈动脉鞘。

3. 继续解剖颈动脉鞘，显露颈总动脉（图 20-4）。解剖颈总动脉周围并用血管结扎带将其环绕，达到近端控制。如果有明显的出血妨碍了充分显露，可以在最大出血区域施加直接压力，同时控制颈总动脉的近端。

4. 识别和保护迷走神经（图 20-5），迷走神经位于颈动脉鞘内，沿颈总动脉走行。继续向头侧解剖，将显露颈内动脉和颈外动脉的分叉，后者向内侧走行，发出甲状腺上动脉作为其第一支（图 20-4）。对每个分支进行解剖并用血管结扎带环绕。注意辨认和保留横跨颈内动脉和颈外动脉的舌下神经（图 20-4）。

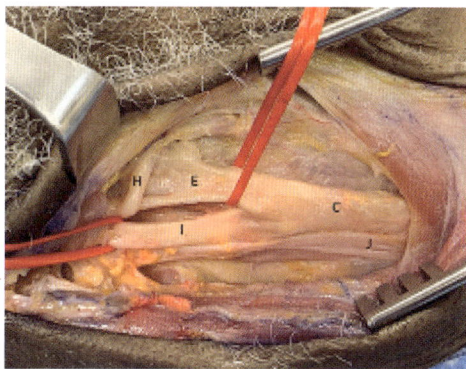

图 20-4　显露颈动脉

图示颈总动脉分为颈内动脉和颈外动脉。同时显示颈内静脉和舌下神经。C. 颈总动脉；E. 颈外动脉；H. 舌下神经；I. 颈内动脉；J. 颈内静脉

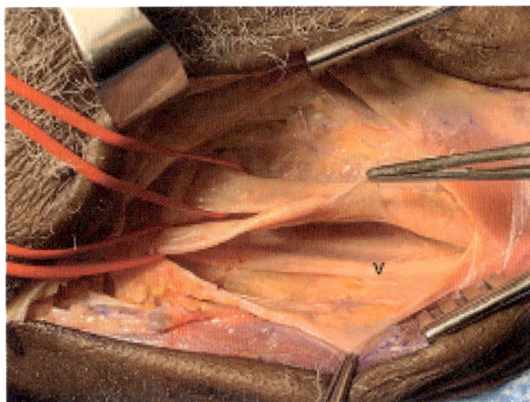

图 20-5　迷走神经（Ⅴ）

（六）血管损伤处理

1. 如果对合并损伤没有影响，一般建议在复杂的修复术中全身使用普通肝素。

2. 血管损伤的处理取决于损伤的程度和患者的生理状态。如果患者体温过低、凝血障碍和酸中毒（pH < 7.2），则应进行损害控制手术。在这种情况下，应采用最快方法达到出血控制。

3. 颈总动脉的小裂伤可以用 5-0 Prolene 缝线连续或间断修复。如果作为损害控制手术的一部分，需要对不稳定患者进行权宜性的出血控制时，可能需要通过临时分流来控制较大血管的损伤（图 20-6）。在有明显回心血流的稳定患者中，一般不需要常规分流。尽管任何管状结构都可以作为分流管，但颈动脉分流常用的有 Argyle 分流管、Javid 分流管和 Pruitt-Inahara 分流管。一旦生理性紊乱得到纠正，患者应被送回手术室进行最终修复（图 20-7）。

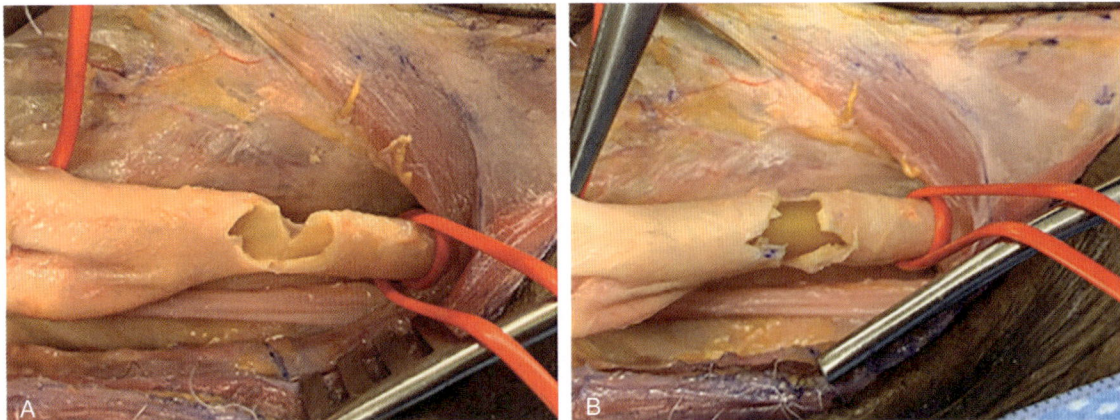

图 20-6　颈总动脉损伤

A. 显示颈总动脉有一大破口；B. 显示用分流管临时控制

4. 类似的方法也可用于颈内动脉修复。在极少数情况下，由于解剖限制无法控制损伤远端的颈内动脉，可进行下颌骨半脱位以获得更好的显露，但也仅能额外显露 1 ～ 2cm 的血管。如果不能达到远端控制，暂时将 Fogarty 球囊插入血管腔充气可以控制出血。

5. 如果颈内动脉或颈总动脉损伤不能达到一期无张力修复，可用大隐静脉或牛心包补片来桥接缺损处。动脉由于广泛的组织丢失必须切除时，根据血管大小可以使用 6mm 的聚四氟乙烯（Gore-Tex）移植物或大隐静脉作为移植物，进行端端吻合。

6. 对颈外动脉的简单损伤可以行一期修复，但在复杂损伤的情况下，可以结扎动脉而不会造成任何后果。在结扎之前，确认存在分支的血管是颈外动脉，而颈内动脉没有分支。

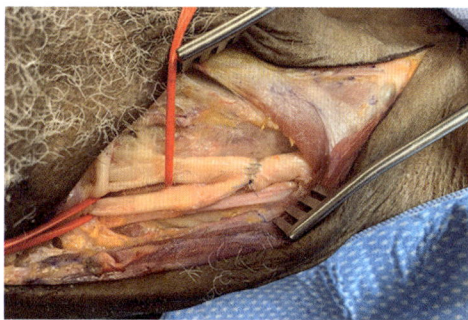

图 20-7　颈总动脉损伤的确定性修复

手术技巧

经验和教训

1. 有Ⅱ区损伤和血管损伤硬征象（搏动性出血、血肿扩大）的患者应直接进入手术室。

2. 近端和远端控制的原则适用于颈动脉。

3. 在打开血肿之前获得近端和远端的控制是首选的方法。

4. 当有怀疑时，胸部和双侧颈部区域应包括在手术范围内。如果担心气道消化道损伤，可能需要双侧颈部探查，需要准备好对侧颈部。

六、术后

1. 术后 24h 内密切监测患者，最好在重症监护室。交叉夹闭颈动脉会使患者面临脑缺血的风险。

2. 患者苏醒后，应进行全面的神经学评估并记录。

七、并发症

1. 神经损伤　迷走神经损伤可能导致声带功能障碍但多半不会影响呼吸，除非发生双侧损伤。术后声音嘶哑的患者应密切监测是否有呼吸道损害，如果疑似损伤应及早插管。

2. 出血　应密切监测患者是否有持续出血的证据，包括血肿扩展、分流管移位或漏诊损伤。随着患者的复温和酸中毒的纠正，先前处于痉挛状态的血管可能会松弛并开始出血。如果出现这种情况，应将患者送回手术室。

3. 卒中　在大多数颈动脉穿透性损伤的患者中并不常见，但在动脉粥样硬化性疾病导致斑块移位的患者中可能会发生，或者在颈动脉被夹住时，Willis 环的对侧脑血流减少或消失导致血流突然停止的患者可能会发生。与颈总动脉损伤相比，颈内动脉损伤的卒中发生率更高。为了减少卒中的风险，应尽量减少对颈动脉的操作和夹闭时间。

第 **21** 章 | 颈内静脉损伤

Jennifer E. Reid and Deborah M. Stein

一、定义

颈内静脉创伤性损伤最常见的原因是颈部的穿透伤，钝性损伤很少。

二、鉴别诊断

1. 当患者出现颈部投射物伤或刺伤时，快速评估患者的血流动力学和神经血管状态及了解颈部的复杂解剖结构对于确定下一步的处理非常重要。

2. Ⅰ区损伤位于锁骨和环状软骨之间。该区域重要结构包括胸廓出口血管、近端颈总动脉、颈内静脉、椎血管、锁骨下血管和气管。

3. Ⅱ区损伤位于环状软骨和下颌角之间。该区域包括颈内和颈外动脉、颈静脉、气管、食管和喉返神经。

4. Ⅲ区损伤位于下颌角和颅底之间，包含颅外颈内动脉和椎动脉的远端、颈静脉的最上端和脑神经（图 21-1）。

5. 各区处理各有不同，Ⅰ区应关注胸廓出口血管的损伤，前方的Ⅱ区应关注气管损伤。需要特别注意的是，如果损伤越过中线，气道消化道损伤的可能性就会增大。因此，在颈部损伤中详细体检极其重要。

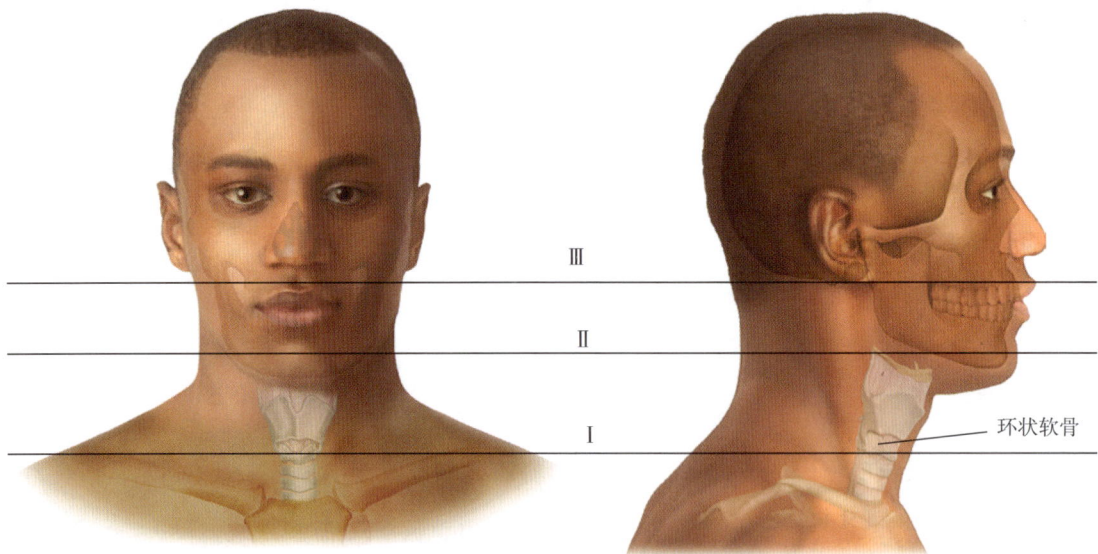

图 21-1　颈部穿透伤的入口分区

三、病史和体格检查

1. 在颈部有创伤性损伤的患者中，体格检查是极其重要的，延迟处理不仅会导致失血性休克，还会导致快速的呼吸道损害或神经功能障碍。

2. 与任何创伤性损伤患者一样，应首先按标准步骤进行气道 - 呼吸 - 循环评估，以确定血流动力学稳定性，并确定下一步干预措施。

3. 颈部损伤患者的气道管理至关重要。

4. 颈部血管损伤的硬征象，即高度提示血管损伤的征象，包括活动性出血、搏动性或扩张性血肿、呕血（咯血）、可听到的杂音、可触摸到的颤动或神经功能障碍。

5. 由于静脉系统压力低，孤立性颈静脉损伤通常在没有硬征象的情况下已被填塞或闭塞。因此，大多数孤立性损伤可能未被识别，并且可能在临床表现不明显的情况下继续出血。

6. 由于颈部重要结构毗邻，该处损伤通常需要手术治疗。动脉损伤表现为血管损伤或气道消化道损伤的硬征象，颈内静脉损伤通常在动脉损伤的探查过程中被发现。

四、影像学和其他检查

1. 传统上，颈部穿透伤的处理应根据分区而定。然而，这些做法已经演变为针对无血管损伤硬征象的患者，选择采用成像、观察、内镜检查来决定所有 3 个区域的损伤是否需要紧急手术探查。

2. 双功超声可在床旁快速进行，在 CT 不能使用的环境中非常有用。当彩色血流多普勒和频谱波形分析相结合时，超声可以提供关键信息。但使用和识别超声图像需要操作者有一定经验，血肿、软组织或骨骼损伤可能会掩盖血管损伤。因此，在颈部穿透伤的紧急情况下，使用超声可能受到限制。

3. 对于没有明确手术探查指征的患者，包括有脑血管损伤的硬征象，或有气道消化道损伤征象（如喘鸣或明显的漏气）的患者应常规进行 CT 血管造影。这种成像常能识别孤立的颈内静脉损伤。

五、手术治疗

影像学诊断为单纯性颈内静脉损伤的患者，血流动力学稳定，非手术治疗是安全的。如果非手术治疗失败或根据体检或诊断成像怀疑有其他颈部损伤，则有必要进行颈部探查。

（一）术前规划

1. 在准备进入手术室时，应根据临床情况进行必要的积极复苏。

2. 如果可行，可考虑在具有血管造影能力的手术室进行探查，以便在伤道进入颈部 Ⅲ 区而无法通过手术显露血管的情况下进行血管内介入治疗。

（二）体位

1. 以标准的方式准备和放置患者，从下颌到膝部无菌准备和铺巾。在孤立的颈部损伤时最好将双臂内收在患者身体两侧。如果在探查中发现的动脉损伤需要切取大隐静脉进行动脉重建，术前必须提前做好皮肤准备。此外，也应做好伤道向下进入胸部可能需要切开胸骨的准备。

2. 头应该扭向损伤对侧。

（三）准备

1. 应准备好必要的器械设备来探查颈部的所有 3 个区域，因为子弹的轨迹通常不可预测，即使术前进行了成像检查也不能完全确认。

2. 如果需要控制大血管近端，颈部探查的手术器械应包括血管器械和胸骨锯。

3. 如果担心手术探查中无法看到的隐匿性呼吸道或食管损伤，也应配备支气管镜和内镜设备。

（四）切口

1. 颈内静脉损伤的探查应从胸锁乳突肌前缘切开开始。

2. 如有必要，可将颈前外侧切口向下延伸至胸骨切迹，或向上延伸至耳，以改善显露（图 21-2）。

3. 切开皮下组织，分离颈阔肌显露下面的血管。

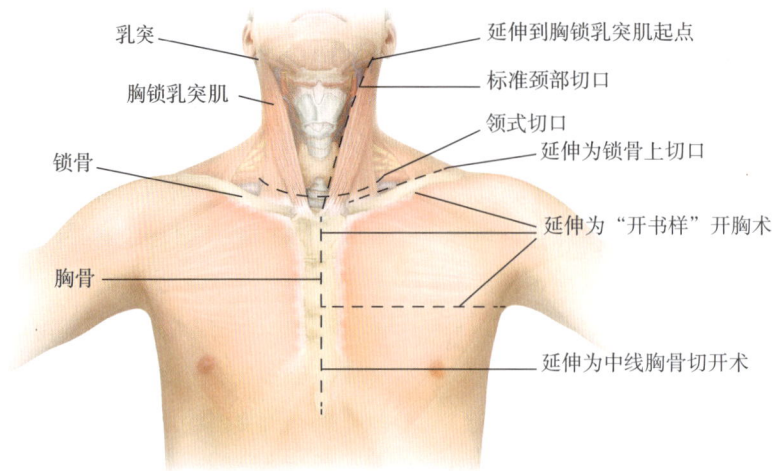

图 21-2　显露颈部穿透伤的切口

（引自：Fischer J. Fischer's Mastery of Surgery. 7th ed. Wolters Kluwer；2019. Figure 35.5.）

（五）结扎

1. 如果修复困难或将导致严重狭窄，或如果患者血流动力学不稳定，如伴有危及生命的损伤，则可以接受单侧颈内静脉的结扎（图 21-3）。

2. 结扎可以简单地使用不可吸收线结扎或缝合结扎技术。

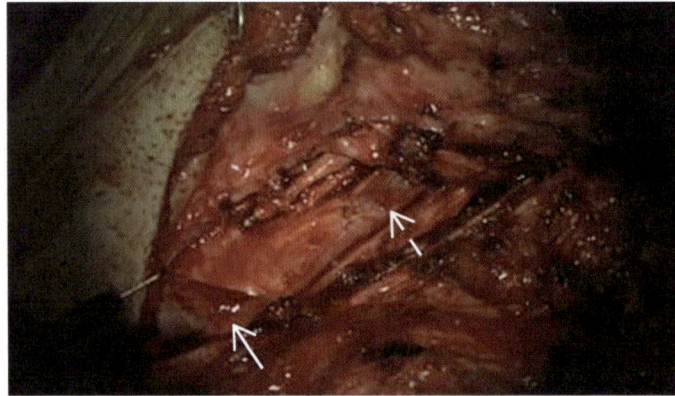

图 21-3　解剖显露颈动脉

颈动脉和结扎的颈内静脉（箭头）

（引自：Rdand, JT Jr. Master Techniques in Otolaryngology – Head and Neck Surgery. Wolters Kluwer；2019. Figure 27.5.）

（六）探查

1. 在切开和分离颈阔肌后，通常会有严重的血肿使解剖结构紊乱，特别是合并颈动脉或椎动脉损伤时。

2. 清除血肿充分观察伤道，识别位于伤道内的结构。

3. 沿着颈内静脉和颈动脉之间的平面进行解剖以完整显露。如果需要，可使用血管结扎带控制和牵拉血管。

4. 辨别气管和食管，探查是否有损伤（图 21-4）。

5. 一旦确定了颈内静脉损伤，根据损伤程度和患者的临床状态确定下一步治疗。

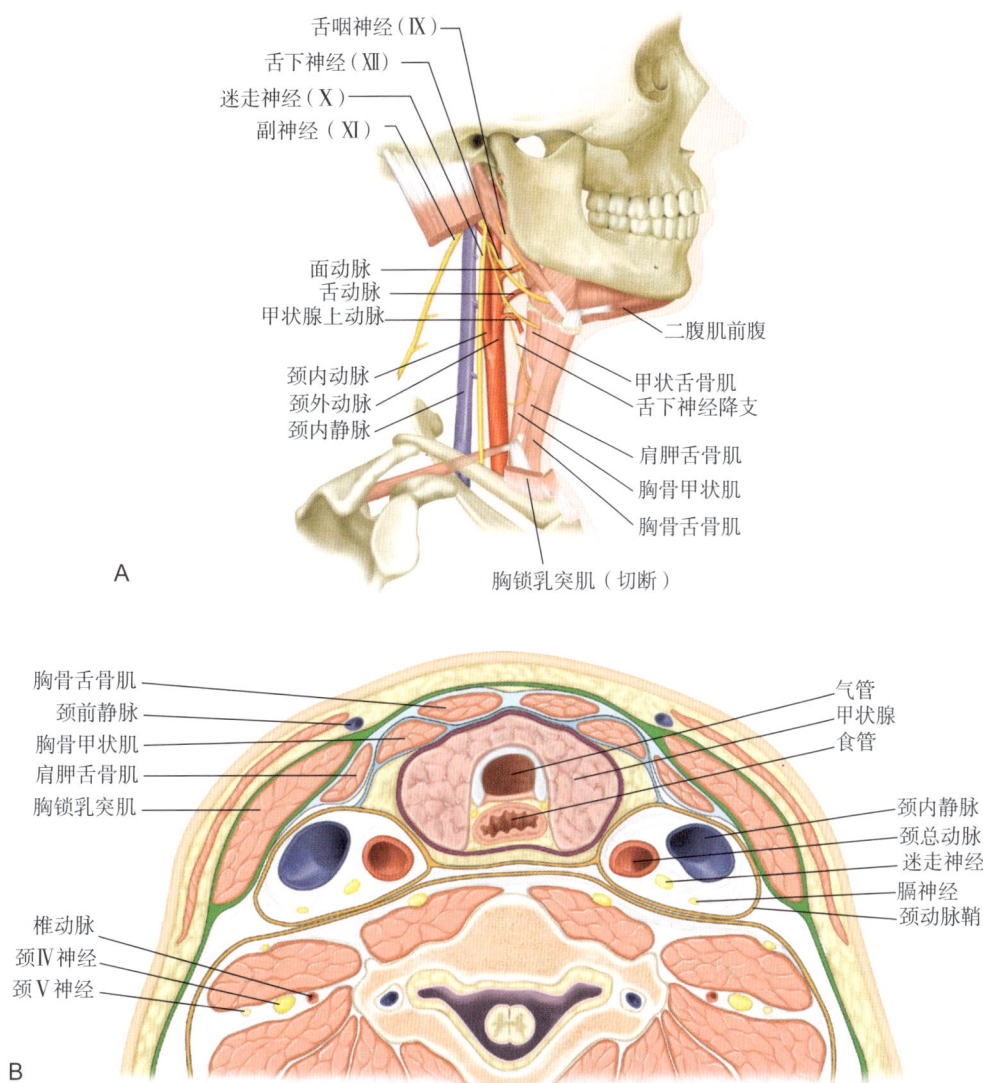

舌咽神经（Ⅸ）
舌下神经（Ⅻ）
迷走神经（Ⅹ）
副神经（Ⅺ）

面动脉
舌动脉
甲状腺上动脉

颈内动脉
颈外动脉
颈内静脉

二腹肌前腹

甲状舌骨肌
舌下神经降支

肩胛舌骨肌
胸骨甲状肌
胸骨舌骨肌

A

胸锁乳突肌（切断）

胸骨舌骨肌
颈前静脉
胸骨甲状肌
肩胛舌骨肌
胸锁乳突肌

气管
甲状腺
食管

颈内静脉
颈总动脉
迷走神经
膈神经
颈动脉鞘

椎动脉
颈Ⅳ神经
颈Ⅴ神经

B

图 21-4　颈部解剖

A. 颈部解剖显示颈部探查中的重要结构；B. 横断面显示颈动脉鞘及其内容物，以及气管和食管的解剖（引自：Britt LD，Peitzman AB，Barie PS，et al. Acute Care Surgery. 2nd ed. Wolters Kluwer；2019. Figure 11.2.）

（七）修复

1. 当双侧静脉损伤时，至少应修复一条颈内静脉。这是因为双侧结扎可能导致脑静脉充血，这与高死亡率有关。

2. 对于颈内静脉的侧壁缺损，可使用不可吸收的单丝线缝合进行一期修复，同时注意不要使血管变窄。

3. 静脉补片也可用来修复大的缺损。大隐静脉是补片修补术的理想选择。

（八）手术完成

1. 一旦处理了所有的损伤并止血，手术就完成了。

2. 在伴随静脉和动脉同时修复的情况下，肌瓣，最常见的是带状肌肉，应该转位置于动脉和静脉之间，以防止动静脉瘘的形成。

3. 缝合颈阔肌，切口分层闭合。

4. 是否放置引流管可酌情决定。

经验和教训

结扎	颈内静脉通常结扎后无后遗症。
修复	颈内静脉修复血栓形成发生率高，肺栓塞风险较高。
非手术处理	非手术治疗时应避免上呼吸道和食道损伤漏诊，可考虑内镜评估和探查。
高位颈内静脉损伤	颅底的颈内静脉出血最好直接加压止血。
合并颈动脉损伤	颈内静脉可作为动脉修复的补片。

六、术后

1. 术后处理应根据其他损伤的严重程度和患者病情的稳定性进行调整。

2. 大多数颈部穿透性创伤的患者可能需要在监护室中进行处理。

3. 这些患者可能需要维持插管，以监测肿胀或血肿的发展。维持插管取决于损伤的程度和其他合并的颈部损伤。如呼吸道损伤修复术后可能需要维持插管以利修复愈合。

七、并发症

1. 空气栓塞。

2. 迷走神经或其他脑神经损伤。

3. 动静脉瘘。

4. 狭窄导致脑静脉充血。

第22章　创伤剖腹术

S. Ariane Christie and Andrew B. Peitzman

一、定义

创伤剖腹术技术细节在本书其他章节中有详细介绍。本章提供的思维框架，可使读者在整体治疗和抢救危重患者（通常是多部位损伤患者）的背景下思考创伤剖腹手术。特别强调围手术期处理、术中决策，以及在平衡患者整体生理状况和创伤负荷的同时，采取系统的、逐步实施的方法来修复腹腔内损伤。

二、鉴别诊断

患者可因穿透性、钝性、爆炸或合并其他致伤因素而进行剖腹探查。创伤剖腹手术的常见适应证包括腹膜炎、血流动力学不稳定且FAST阳性、诊断性腹腔穿刺术（DPL）阳性，或CT扫描提示无实体器官损伤但有腹腔游离液体，穿透性损伤累及腹膜，或伤道与膈肌损伤相关的胸腹穿透性损伤（这些情况下可选择腹腔镜检查）。初期救治的重点在于决策是否需要剖腹手术，而不是确定具体哪些脏器损伤（图22-1，图22-2）。控制出血延迟将导致并发症和死亡率增高。

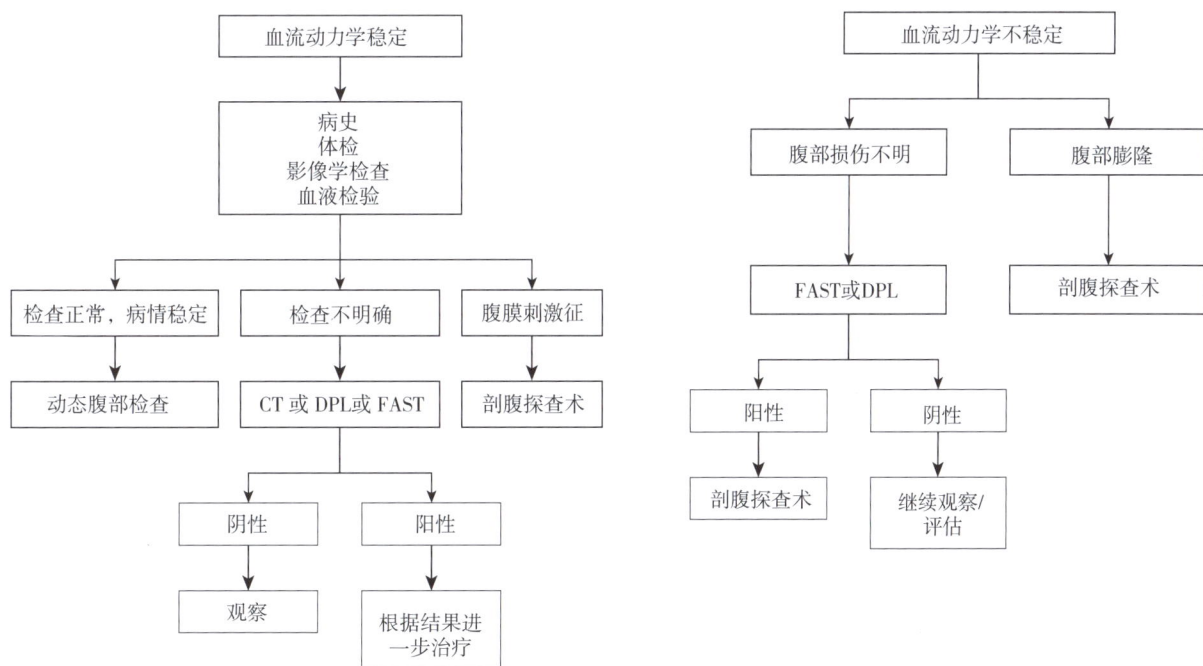

图 22-1　腹部钝性伤的处理流程

（引自：Peitzman AB，Yealy DM，Fabian TC，et al. The Trauma Manual. 5th ed. Wolters Kluwer；2020；426. Figure 37.1.）

病情不稳定
内脏脱出
腹膜炎
无法检查

病情稳定
无内脏脱出
无弥漫性压痛
检查可靠

霰弹枪/爆炸伤

刺伤

枪伤

手术室

手术室

动态观察

CT 静脉造影

无筋膜穿透

伴筋膜穿透

手术指征

无明显的外科损伤

切线伤/皮下损伤

伤口探查

24h观察

手术室

24h观察

出院

伴筋膜穿透

无筋膜穿透

24h观察

出院

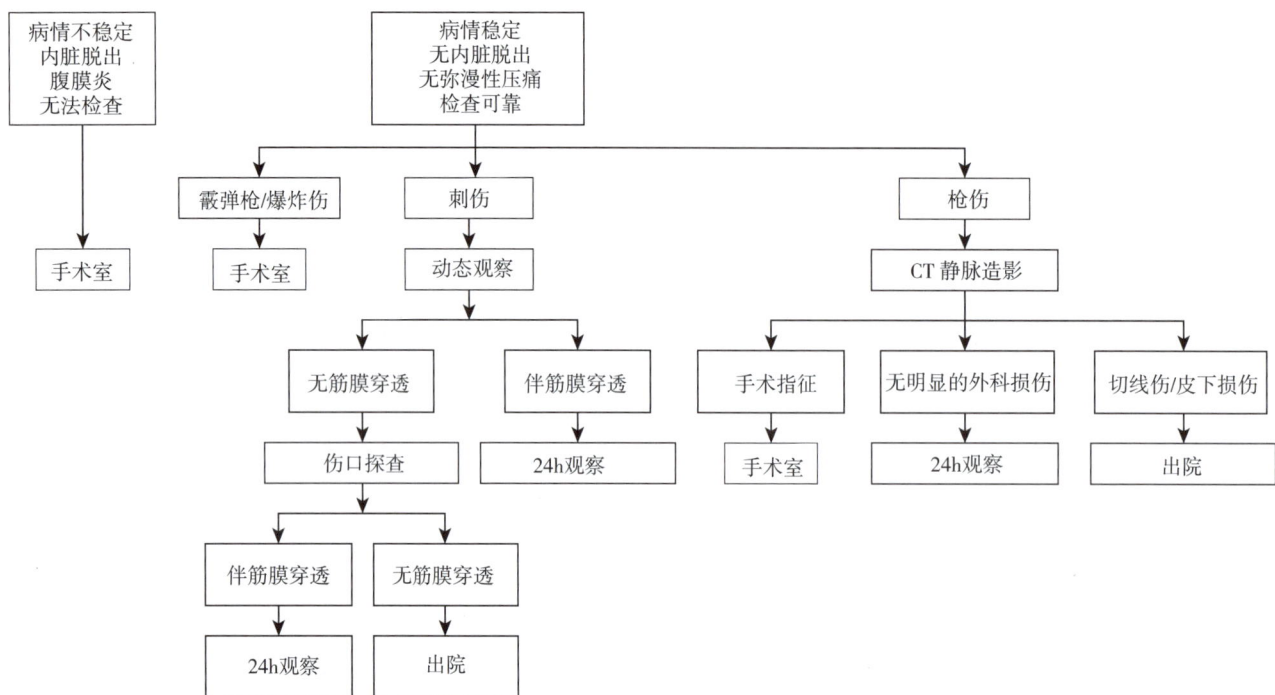

图 22-2　腹部穿透伤的处理方案

（引自：Britt LD，Peitzman AB，Barie PS，et al. Acute Care Surgery. 2nd ed. Wolters Kluwer；2019：450. Algorithm 36.1.）

三、病史和体格检查

无论致伤机制或严重程度如何，创伤救治都要遵循 ATLS，首先对危及生命的情况进行初步评估和治疗。通常建立两条大口径静脉通道。腹部损伤首选膈上静脉通道。如果穿透伤伤道不确定，应在膈上方和下方均建立静脉通道。通过输注全血或按照 1：1：1 平衡复苏策略迅速纠正低血压。CRASH-2 试验是一项随机国际临床试验，支持对失血性休克风险较高的患者尽早使用氨甲环酸。应注意在伤后 3h 内（最好在 1h 内）使用氨甲环酸的效果最佳。

四、影像学和其他检查

1. FAST 常规用于伤员初步评估和复苏。如果在右上腹、左上腹或盆腔内发现液体，应推定为血液。

2. 如果患者血流动力学稳定，使用多排 CT 获取横断面成像判断损伤及严重程度，以指导手术决策。但有明确手术指征的血流动力学不稳定的患者应立即转入手术室，而不应为了 CT 成像而延误手术。

3. 多发伤和生理紊乱的患者需要制订损害控制计划和分阶段修复计划。尽早咨询神经外科、骨科、介入放射科和其他相关学科。

4. 除 ABCDE 评估，大多数辅助检查和操作最好在患者被送入手术室后进行。

五、手术治疗

（一）术前准备

1. 创伤剖腹术同样适用于"交通伤"的腹部手术或急诊手术。遵循关键原则可提高效率，良好处置复杂损伤，同时最大限度地减少间接损伤和医源性损伤。制订治疗计划，同样也要预测意外情况并做好准备。

2. 主刀医师

（1）主刀医师掌控手术团队的节奏，有利于实现最佳的沟通和表现。

（2）主刀医师应当做到以下内容。

1）保持态势感知：在进入手术室时，通过团队成员获取简明扼要的报告，迅速对手术室进行评估。

2）控制全场：保持镇定，冷静沟通。按顺序提出必要的行动或设备要求，而不是同时提出多项要求。每项要求都要明确向谁提出。

3）鼓励和安抚团队成员：将建设性的批评保留到手术之后。

4）进行深思熟虑、循序渐进的操作，不浪费动作和时间。

5）迅速止血，慎重重建。用手控制出血，不要随意钳夹或缝合，争取首次尝试修复成功。

（二）手术策略

1. 创伤剖腹术是一系统性的过程（图 22-3）。首要目标是控制出血和胃肠道污染。此后才开始系统地探查所有损伤。

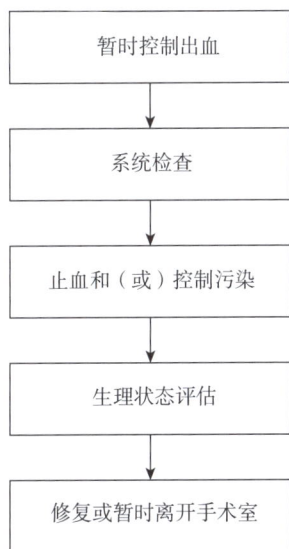

```
┌─────────────────┐
│   暂时控制出血   │
└────────┬────────┘
         ↓
┌─────────────────┐
│    系统检查      │
└────────┬────────┘
         ↓
┌─────────────────┐
│ 止血和（或）控制污染 │
└────────┬────────┘
         ↓
┌─────────────────┐
│   生理状态评估   │
└────────┬────────┘
         ↓
┌─────────────────┐
│ 修复或暂时离开手术室 │
└─────────────────┘
```

图 22-3　创伤腹部探查的系统方案

2. 尽早判断是否需要损害控制策略：要么术前，要么在剖腹术早期，将决定告知整个手术团队。

3. 采用"阶梯式"方案：患者可能有多种腹内损伤。首先处理对生命威胁最大的伤情；使用损伤最小的方法稳定伤情。有效准确加压控制出血。对于实体脏器或盆腔出血，填塞是控制损害有效的方法。在判明整体伤情前，仓促进行确定性修复将导致医源性损伤或加重伤情。不要因过多处置轻微的损伤而延长手术时间。如果非手术疗法无法暂时解决问题，则应逐步升级救治方案。

4. 伤情清单：跟踪患者的整体伤情以指导手术决策。对病情稳定的肠穿孔患者实施确定性修补是合适的，但对于有多发伤的老年患者来说，手术耐受性很差。思考确诊的或可能的伤情清单，并在整个手术和复苏过程中加以参考。

5. 生理极限影响手术修复。重伤患者的手术时间有限。有学者建议将 2h 作为时间基准，但对于多处受伤或休克的患者，或者年龄较大或长期患病的患者，可能会更快出现生理极限。在出血得到控制之前不要中断手术。迅速将患者转入重症监护室，避免出现酸中毒、低体温和凝血功能障碍"致命三联征"。监测手术时间、生理指标（如输血量、体温、pH 和血栓弹力图）、临床生理指标如术野"渗出"（出血）。

6. 沟通至关重要。复苏和手术需要救治团队的协调互动，包括急诊室医师和工作人员、麻醉团队、洗手和巡回护理人员、血库、外科医师和手术团队。没有持续不断的沟通将无法获得成功。需使用直接闭环沟通策略，让团队所有成员都有权分享信息和提出疑虑。

（1）环境和器械：外科医师带领复苏、护理和麻醉小组有效地为患者做准备，需考虑手术环境和潜在的术中需求。

1）如预计有大血管损伤，使用具有数字减影血管造影功能的手术室，以扩大控制出血手段的选择范围。

2）及早准备内镜、支气管镜或直肠镜等检查设备。

3）腹腔镜设备不常用于创伤患者，也不适用于血流动力学不稳定的患者。

（2）标准的基础器械可满足大多数创伤剖腹手术的需要，同时还要准备大血管手术器械，以及用于胸骨正中切开术或胸廓切开术的器械。

（3）保持器械设备在所需的最低要求。如果大血管损伤的可能性很高，应准备肝素冲洗器、Fogarty（福加蒂）球囊和各种规格的分流管。头灯和手术放大镜可提高可视性，加快手术速度。考虑使用单极和双极热凝器，包括 Bovie 电凝、LigaSure、氩气刀等。表 22-1 列出了外科剖腹手术的标准和推荐器械设备。

表 22-1   创伤剖腹手术的器械

标准	基础器械套装
套件	大血管器械包
	自动拉钩：
	Balfour 拉钩
	Thompson 拉钩
	Bookwalter 拉钩
	Omni 拉钩
	头灯
	手术放大镜
	直肠镜
	阴道窥器
	内镜
	支气管镜
	热凝装置（考虑单独的能源）
	LigaSure 双极电刀
	水刀
	氩气刀

7. 术前往往无法完全确定损伤部位，做好术中跨体腔的准备（图 22-4）。从下颌到双膝，从手术台身体两侧消毒铺巾，以允许最大限度地显露和重建。覆盖生殖器显露双侧腹股沟，以备实施复苏性血管内球囊主动脉阻断术，还可显露大腿内侧以备寻找大隐静脉。手臂应有良好的衬垫，并固定在臂板上，外展略低于 90°，以防止神经麻痹。如果高度怀疑有背部或会阴损伤，则应将患者取截石位，置于带有可移动或可伸缩脚踏板的手术台上。

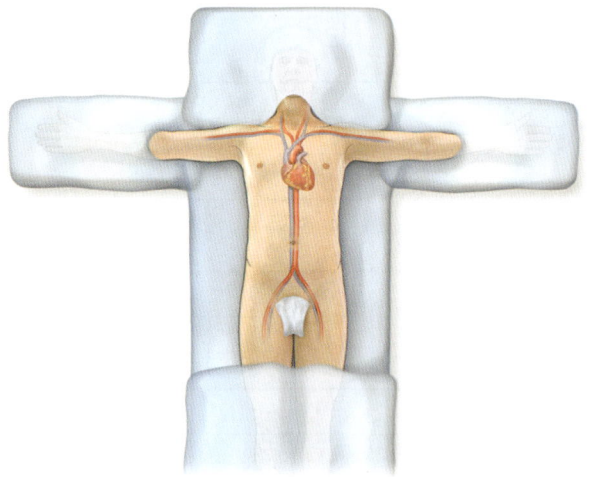

图 22-4   创伤广泛显露的体位

（三）打开腹腔

1. 特别是在严重损伤和血流动力学不稳定的情况下，诱导麻醉应推迟到手术团队准备切皮时进行。通常会在麻醉诱导前进行准备和铺巾。备好 10 号刀片和两个吸引器，器械桌应准备用于清除血凝块的桶、大手持牵开器和 20～30 块腹腔手术纱垫，根据医师的习惯卷起或展开。

2. 正中切口切开剑突至下腹部的皮肤，在脐周平滑过渡。第二刀应暴露白线，第三刀暴露腹膜前脂肪。对于病情不稳定的患者，不要因电灼皮下和皮肤出血而延迟手术。腹腔内出血患者的腹膜通常颜色较深并有裂口，因为打开腹腔后压塞作用失效可能导致血流动力学不稳定和心搏骤停，应将这一发现明确告知麻醉团队。如果可能，

应备大量血制品并在术前准备好快速输注。

3. 用钳子抓持和剪刀切开腹膜前脂肪和腹膜。非惯用手保护肠道和其他脏器，注意避免损伤肝脏、肠道或膀胱。不论患者对压塞作用消除的生理反应如何，应按切口的长度完全打开腹膜。

（四）控制大出血

1. 打开腹腔时，助手应帮助反向牵拉并开始清除血凝块。腹膜完全打开后，应从术区清除血凝块，并吸出不凝血。

2. 从出血最严重的部位开始探查。助手应牵拉侧腹壁，外科医师采用左右手交替的方式填塞腹腔纱垫堵住出血。以顺时针或逆时针方式进行，直到所有象限都填塞完毕并控制住外出血。注意

不要过度填塞，以免影响静脉回流。应特别注意右上象限，此处可能存在需要外科重建的肝脏损伤。肝脏损伤严重时，用手将一侧肝叶压在一起，然后向后推肝脏，以减缓肝后出血。如果成功，则在肝脏上方和下方进行填塞，恢复正常解剖结构。不要在肝损伤实质内进行填塞，否则可能会加重实质出血。在左上腹填塞的同样应向后方延伸至脾脏。注意避免因强行牵拉或填塞而对肝脏、脾脏和其他器官造成医源性损伤。

3. 如果全腹腔填塞无法控制出血，下一步可轻柔地移出小肠并重新进行填塞。有效的填塞可明显减少钝性伤造成的肝脏、脾脏、肠系膜和腹膜后血肿出血，但无法阻止血管撕裂造成的出血。如果看到出血血管，直接压迫止血，然后分离、结扎或修复。如果发现腹部有大的静脉出血，应指示麻醉小组停止通过股静脉或下肢骨内静脉输液。

4. 如遇患者心搏骤停或动脉大出血，应将压迫填塞转向腹主动脉上段以控制出血。助手应轻轻牵开肝脏左叶，进入肝胃韧带的裸露区域，向侧面牵开食管，露出主动脉前表面，用手指或海绵棒将主动脉紧紧压在脊柱上。这样可以迅速减少动脉出血，让麻醉小组有机会进行抢救。如果需要，可从主动脉后方剥离肌肉组织，以便放置血管阻断钳。在必须使用主动脉阻断钳夹的紧急情况下，可钝性和锐性相结合分离主动脉周围空间，以便放置夹钳。通过触摸感觉夹钳的后部插过主动脉后缘，确认夹钳完全横跨主动脉。最后，记录主动脉阻断钳夹的开始时间，必须在 45min 内松开钳夹，以防止不可逆的内脏缺血和代谢性酸中毒。

5. 运用复苏性血管内球囊主动脉阻断术快速止血。许多中心通常会在复苏单元放置血管内球囊，尤其是怀疑出血原因是骨盆骨折时，具体做法如下。

（1）优先将低血压患者迅速转入手术室。

（2）在复苏室或手术室对所有低血压患者常规建立股动脉通路。

（3）在严重骨盆骨折或Ⅰ区血肿并怀疑有血管损伤的情况下，有选择性地行复苏性血管内球囊主动脉阻断术。

（五）腹部系统探查

1. 一旦暂时控制了出血，下一步就是进行系统探查，以控制其他出血点，并识别和控制严重污染源。

2. 显露

（1）在麻醉复苏的同时进一步解剖显露。根据损伤情况，将腹部切口向头侧延伸至剑突或向尾侧延伸至耻骨联合可能会有所帮助。使用梅奥（Mayo）手术刀或电刀切除剑突可以获得进一步显露。

（2）可使用自动牵开器解放双手。牵开器的选择取决于损伤情况和外科医师的舒适度。Bookwalter 牵开器是很好的腹部牵开器，而 Thompson 和 Omni 牵开器则非常适合上腹部和肝脏损伤。

3. 腹腔系统性探查

（1）从受伤最轻的部位开始移除腹部填塞物，逐渐向受伤最严重的部位移除。如果移除后导致出血，则更换腹腔填塞物，直到完全止血。在最初的损害控制剖腹手术中，原位保留腹腔填塞物通常是最合适的止血方式。

（2）腹腔可视为由横结肠隔开的两个部分。

1）结肠上部分包含胃、脾脏、肝脏和胆囊，通过向尾部轻轻牵拉横结肠进行探查。

2）结肠下部分包含小肠、结肠和直肠、膀胱、子宫和盆腔，可通过向头侧轻轻牵拉横结肠进行探查。

3）为了进行充分的探查，需要对实质脏器和空腔脏器及肠系膜的所有表面进行仔细的直视检查。应采用双人徒手技术仔细检查小肠和结肠。一般来说，发现有淤伤或血肿或位于弹道附近的结构，都应充分探查并仔细检查是否受伤。

4）容易遗漏的空腔脏器损伤主要包括食管胃交界处、屈氏韧带、系膜缘小肠、胃后壁、横结肠和腹膜外直肠。胰腺或横膈后部的损伤也常被漏诊。遗漏这些部位的损伤会导致相当高的并发症发病率，并可导致更高的死亡率。

4. 腹膜后探查（图 22-5）：需要检查腹膜后 3 个区域。

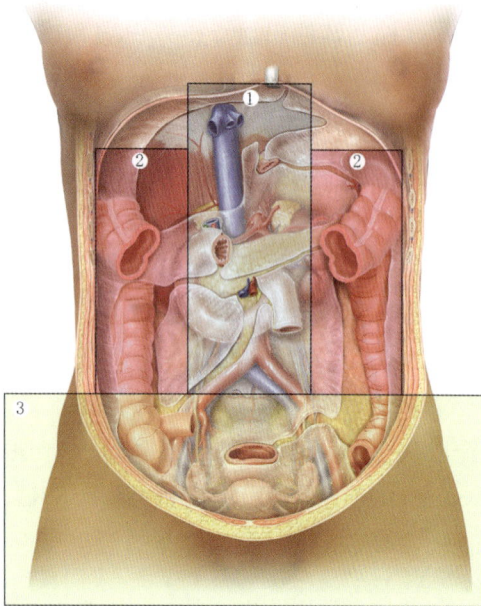

图 22-5　腹膜后 3 个区域

（引自：Peitzman AB，Yealy DM，Fabian TC，et al. The Trauma Manual. 5th ed. Wolters Kluwer；2020：426. Figure 38.1.）

（1）Ⅰ区：中央（内侧）区。所有血肿和损伤都需要手术探查，无论其致伤机制如何。评估时，通过广泛切开胃结肠韧带打开小网膜囊，以确保胰腺上方或下方没有血肿。胰腺的可疑损伤应通过直视检查和双指触诊进行评估。

（2）Ⅱ区：侧腹膜后区。Ⅱ区损伤根据损伤机制不同采取不同的处理方法。Ⅱ区所有伴有血肿的穿透性损伤都应进行手术探查。血肿不断扩大的钝性损伤应进行手术探查，而血肿稳定的损伤一般可以观察。

（3）Ⅲ区：盆腔腹膜后区。盆腔腹膜后损伤的处理要考虑损伤机制，穿透性损伤需要探查。钝性损伤通常适用于血管内介入治疗，最好是在手术室进行血管造影介入止血。

5. 腹膜后入路：一般来说，暴露腹膜后需要向内侧旋转覆盖其上的结构（图 22-6）。以下具体方法可用于评估腹膜后结构。

（1）内脏从左向右内旋翻起

1）这种方法可暴露肾上主动脉及其内脏分支（如腹腔动脉、肠系膜上动脉、左肾动脉）的Ⅰ区损伤，并可延伸至结肠下主动脉和主动脉与左髂总动脉的分叉处。

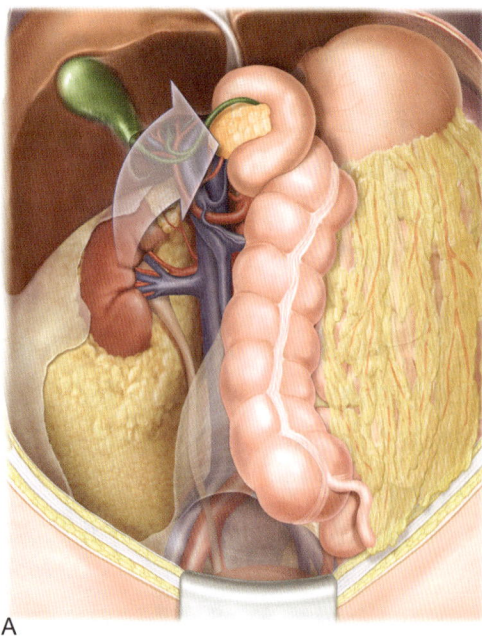

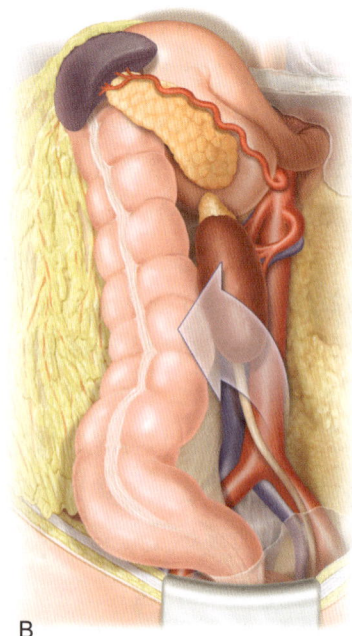

A　　　　　　　　　　　　　　　　　　B

图 22-6　腹膜后入路

A. 内脏从右至左内旋翻起；B. 内脏从左至右内旋翻起

2）将左侧结肠向右侧轻轻牵引，切开 Toldt 白线。结肠移动延伸至脾曲，然后至脾脏外侧。外科医师的手背靠在脾脏、左肾和胰尾后面的后腹肌上，提供前向张力。在这些器官后方分离无血管平面，逐步将这些结构向内侧旋转直至横膈膜裂孔处。通常该区的血肿已经使组织完成了大部分的分离。也可以将左肾留在腹膜后肌肉组织上，沿其前方解剖平面推进。

3）潜在的隐患包括医源性脾损伤或腰部静脉撕裂。

（2）内脏从右至左内旋翻起

1）该方法可暴露右侧结构的 I 区损伤，包括肝内下腔静脉、右肾、右肾门和右侧髂总动脉，并可扩展到双侧髂外结构。

2）这种暴露有 3 个步骤。

①步骤 1：Kocher 手法游离十二指肠和肝胆结构。将右侧结肠和肝曲移离十二指肠。在十二指肠 C 环外侧切开腹膜，开始向内侧牵开十二指肠和胰头。使用钝性与锐性剥离相结合的方法，游离胆总管和肠系膜上静脉后方的血管平面，显露下腔静脉至左肾静脉。避免撕裂损伤在此水平进入的右侧性腺静脉。

②步骤 2：右结肠游离。切开 Toldt 白线，继续从肝曲向近端游离右侧结肠。

③步骤 3：向上内侧延伸。在盲肠和回肠远端后方扩展无血管平面。将小肠向肝脏方向牵引，沿着小肠系膜从盲肠内侧到屈氏韧带切开腹膜。将小肠、肠系膜和右侧结肠向上方牵开，露出最宽的腹膜后血管结构。进入腹膜后，直接观察肾下主动脉、下腔静脉、双侧肾动脉和静脉、双侧髂总动脉、十二指肠的第三和第四部分以及肠系膜上静脉。

6. 在切开肠系膜的过程中，潜在风险包括损伤右侧性腺静脉，肠系膜根部的肠系膜上静脉（SMV）损伤导致右侧结肠静脉被过度牵引或从肠系膜上静脉上撕裂。

7. 盆腔血肿的手术治疗：对钝性伤造成的盆腔血肿进行腹膜处填塞（参见第 33 章）。

（1）通过中线切口的最下端或耻骨联合上方的单独切口进入腹膜前。

（2）在腹直肌和腹膜之间进行解剖，避免进入腹膜腔。在腹直肌后方向后方钝性剥离腹膜，直到腹膜被推向内侧，手指靠在骨盆内侧。用双手交替填塞直到产生足够的压力（通常每侧 3 块纱垫）。

8. 脾脏、肝脏、十二指肠、胰腺、胆道和泌尿道在内的特定腹部损伤的修复，以及腹膜后损伤的详细处理，将在其他章节论述。

（六）手术止血

1. 应尽可能采用创伤最小的方法实现止血。通常至少需要先直接压迫或填塞，以防止在进一步解剖过程中发生大出血。许多小血管、静脉或实质器官出血，持续压迫足以止血。

2. 最初的止血通常用手或手指实现，也可以换成占用空间较少、外形较小的器械，如海绵棒或纱布块。

3. 如果操作不当，盲目钳夹可能会对血管或其他邻近结构造成损伤。只有在完全可见断裂的血管末端或夹钳可以清晰地穿过血管周围时才能使用。血管钳会损伤血管内皮，仅在止血所需的情况下才可夹闭血管钳。

4. 虽然是外科基础操作，但要很好地缝合正在出血的血管还是需要策略和技巧。设想血管走行轴线，第一针在出血点的一侧，从出血点下方经另一侧穿出。轻轻托起缝线，观察持续出血相对于缝线的方向。反方向将下一针在深面缝合，最好在出血点周围形成一个"8"字。轻轻拉起缝合线并观察是否成功。即使仍有出血，出血量通常也会减少，再在出血点的另一侧继续缝合第二针。

5. 在缝合过程中，助手维持术野的充分显露。应尽力保持牵引，血管可能短暂出血，吸尽积血，避免遮挡出血点。通常使用吸引器同时完成抽吸和牵拉显露操作。

6. 缝针的选择也很重要。要考虑疑似出血部位的深度和位置。盆腔等狭窄而较深的部位要使用 SH 或 CT-3 等半圆形针头，以便顺利夹住缝合线。如果出血很深、术野很窄，可考虑使用 UR-6

型针头，或使用持针器仔细调整针头。

7. 血管结扎

（1）必要时可结扎肾血管远端的任何静脉。了解结扎的风险很有必要（表 22-2）。结扎髂总静脉和髂外静脉存在静脉功能不全的高风险，这种情况下应考虑对同侧肢体进行四间室筋膜切开术。门静脉结扎可能导致肠道大面积水肿，有必要进行第二次剖腹探查以检查肠道活力。

（2）结扎有几种方法。用适当粗细的丝线夹紧血管的两端分别收紧捆绑仍是金标准。LigaSure 等双极电灼器可对最粗 7mm 的血管进行安全止血。值得注意的是，LigaSure 设备在已使用吻合器或其他金属夹时不起作用，并可能融化单丝缝扎线。缝线可结扎、缝扎动脉和静脉血管。血管缝合器可控制各类直径的血管蒂并能用于难以显露的区域。血管缝合器有助于在肝切除术中以最小的剥离实现良好的止血。

表 22-2　结扎腹部血管结构

可以结扎	尽可能修复	修复
腹腔干	髂总动脉	主动脉
胃下动脉	髂外动脉	肾上下腔静脉
肾静脉下方的任何静脉	肾下腔静脉	肠系膜上动脉
肠系膜下动脉	髂总静脉	肠系膜上静脉
肠系膜下静脉	髂外静脉	
	门静脉	
	肝固有动脉	

（3）在可能的情况下对病情稳定患者的知名动脉和近端静脉损伤应予以修复。首先通过加压、钳夹或血管内球囊来获得血管近端和远端控制。将血管近端和远端分离至血管内膜健康处，在近端和远端插入 Fogarty 导管，直到顺利通过且没有抽出血凝块。通常不需要全身肝素化，可局部注入稀释的肝素。

8. 根据患者病情的稳定性，进行分流或确定性修复。

（1）分流：对不稳定的患者进行血管分流，以维持远端血流，或矫形重建手术明显会改变吻合口的位置时进行血管分流。通常使用 Argyle 分流器，也可以将大小合适的无菌塑料管从近端穿到远端，并用扎带或塑料带固定。一般来说，动脉修复不需要全身肝素化，快速的血流是最好的抗凝剂。分流可保持远端血流灌注，并允许患者病情稳定后延迟修复血管。

（2）一期修复：游离血管，清创后进行无张力修复。选择合适的单丝缝合线（如，主动脉或下腔静脉用 4-0 Prolene 缝线）。横向缝合部分缺损以避免狭窄。大静脉（下腔静脉）可耐受一定程度的狭窄，但应尽量保持大于原始管腔的50%。对于较小的静脉修复，可使用间断缝合技术或连续缝合技术（注意留出排气口以便静脉扩张充盈后再缝合）。如果无法达到无张力或血管腔无明显狭窄，则应考虑采用其他方法。

（3）补片：血管壁部分损伤一期修复导致明显狭窄的情况下可使用补片。补片材料包括合成材料（如 Dacron）、牛心包补片或修剪的自体静脉。补片可降低血管狭窄的风险，但比一期修复更耗时。

（4）血管桥接：如果一期修复导致吻合口张力过大，血管桥接吻合仍是处理横断血管的金标准。导管的选择包括聚四氟乙烯和涤纶等合成材料。但是，如果肠道溢出物或损伤本身造成污染则不应使用合成材料，应选择自体静脉。可供选择的静脉包括大隐静脉和小隐静脉、手臂静脉、颈外静脉和髂内静脉，切取和修复可能比较耗时。病情不稳定或多发伤的患者可能需要进行分流而非桥接。如果需要更长的导管，仍可选择制备螺旋状静脉移植物。

（七）控制污染

创伤剖腹手术的次要目标是控制严重污染。可使用软性肠钳（如 Doyen 钳或肠钳）进行临时控制，并用连续锁边或拼接缝合法缝合缺损。可使用 GIA 切割吻合器控制溢出。对于病情稳定的患者，应进行标准修复或切除，并进行肛门造口术。情况不稳定的患者应转入重症监护室进行复苏。应使用温热无菌液体进行冲洗以清除严重污染。大量冲洗或抗生素浸泡均无法降低手术部位感染率。

（八）生理评估和规划

1. 控制出血和污染后，应对患者的生理状况进行评估，综合考虑创伤负荷、已花费的手术时间、输注的血液制品及其他需要的程序和操作。

2. 损害控制性剖腹手术的生理标准包括 pH < 7.2，温度 < 35℃和凝血功能障碍。在许多情况下，最安全的做法是暂时关闭腹腔，并将患者转移到 ICU 进行复苏。目前已有许多方法来进行暂时性腹腔关闭。

（1）将无菌、防水敷料放在腹部内脏周围，用刀在敷料上戳一些小孔，以便液体引流。在敷料上的伤口处铺上一层海绵或纱布垫，里面平放19Fr 的 Jackson-Pratt 引流管，并用防水薄膜将其固定在腹部。引流管用低的中心负压抽吸。

（2）Abthera 负压治疗系统用于剖腹手术，使用时需要根据腹腔的大小预制敷料，敷料上的预制孔允许液体通过，同时为下层肠道提供相应保护。

（九）确定性关腹

只有在必要时才开放腹腔。对于腹内损伤情况稳定的患者，最好在上述手术中完成所有修复后一期闭合筋膜。筋膜闭合应遵循相关技术指南，包括与筋膜边缘 0.5cm 的边距，针距与边距的比例为 4 : 1，使用可吸收缝合线。根据解剖结构、相关并发症及多发伤患者邻近损伤的恢复情况，可对大面积腹壁缺损选择一期或分期处理。腹腔内严重污染或严重失血性休克时，不应缝合皮肤。

经验和教训

经验	1. 摆放患者体位，使其能够延长暴露。 2. 尽早决定剖腹手术是否需要采取损害控制方法。 3. 思考记录损伤状态清单。 4. 采用逐步控制出血的方法。 5. 在出现生理性极限之前，尽快结束手术。
教训	1. 未能与麻醉和护理团队沟通。 2. 开腹和填塞时用力过猛或牵拉造成医源性损伤。 3. 未对腹部进行系统检查，导致漏诊。 4. 对危重患者进行广泛手术修复。

六、术后

1. 重症患者尽可能在 24 ~ 48h 再返回手术室。当患者不再需要大剂量血管加压药物支持时进行肠道吻合术或造口术。

2. 应使用大量温热液体浸湿腹部填塞物，以尽量减少凝血块破碎或内脏医源性损伤。如果发生出血，应重新填塞。

3. 在确定性关腹之前考虑下一步腹部手术；手术可能包括胃造口术或空肠造口术建立营养通路、胰腺或十二指肠损伤放置引流管、回肠或结肠造口术以转流会阴损伤处的粪便，以及在手术台上进行内镜逆胰胆管造影以进入胆管。如进行经皮内镜胃造口，可考虑行胃固定术。

七、并发症

1. 多发伤和重症患者常需要大量液体和血制品复苏，导致伤后大量液体转移和容量超负荷。此外，敞开暴露腹部会导致肠道肿胀和第 3 间隙水肿，可能会妨碍筋膜的早期闭合。过早关腹会导致腹腔间室综合征的发生并需再次剖腹手术。密切监测腹腔间室综合征的体征和症状，包括少尿、呼吸末峰值压力升高、CO_2 潴留、呼吸困难或新发呼吸衰竭。把测量膀胱压力也作为生命体征之一。使用负压材料进行皮肤闭合可能会出现腹腔间室综合征。以上情况都必须重新完全开放腹腔以避免并发症的发生。

2. 暂时性腹腔关闭的选择包括仅皮肤闭合、置入可吸收网片或生物网片，偶尔采用减张直接关闭。一般来说，采用临时关闭结合负压吸引系统及保持筋膜张力的方法（以避免回缩）可成功进行暂时性关闭腹腔。计划在第 1 周内再次返回手术室，逐步关闭中线筋膜，以避免长期开放腹腔的风险。对于筋膜无法闭合的患者，一旦组织条件允许立即进行全厚皮片移植。伤后存活的患者可能会在数月至数年后进行腹腔粘连松解和确定性疝修补术。

第23章 胃和小肠损伤: 一期修复、切除、吻合、楔形切除

Alex Helkin and Carrie Sims

一、定义

胃和小肠损伤可定义为致伤外力直接导致该器官挫伤、血肿、裂伤或完全横断,需要修复或重建。肠系膜或其他血管也可能受到间接损伤,导致肠缺血。

二、鉴别诊断

1. 鉴别诊断的重点是根据致伤机制确定最可能的损伤。

2. 腹部刀刺伤最常伤及肝脏,其次是小肠,发生率在 30%~80%,而在腹部枪伤中,小肠是最有可能受伤的器官。

3. 与实质脏器损伤相比,空腔脏器钝性损伤较少见,估计仅占腹部钝性创伤的 5%~15%。小肠损伤约占空腔脏器钝性损伤的 90%。高能量撞击和减速伤害,如机动车和自行车事故、坠落、挤压伤、袭击和爆炸的冲击伤是空腔脏器钝性损伤的主要致伤机制。因此,小肠钝性损伤很少发生,仅占全身钝性损伤的 1%~3%。

4. 钝性创伤导致胃穿孔不常见,这是因为胃壁较厚、可扩张且位于腹部相对受保护的位置。据估计,钝性创伤导致的胃穿孔发生率为 0.02%~1.7%。胃前壁穿孔最为常见。

5. 剪切力作用在肠道的系留点上,包括屈氏韧带、小肠系膜、回盲瓣及手术造成的粘连处。饱腹状态或安全带使用不当也与钝性胃和小肠损伤有关。

三、病史和体格检查

1. 剖腹探查胃和小肠损伤的指征与其他穿透性创伤相同。血流动力学不稳定、明显内脏撕裂、腹膜穿透或腹膜炎的患者必须立即进入手术室进行探查。血流动力学稳定的穿透伤疑似累及腹腔者也需要进行探查。

2. 钝性创伤的探查指征还包括腹膜炎、影像学显示腹腔内有游离气体及 FAST 阳性的血流动力学不稳定患者。血流动力学稳定的患者和查体结果不明确的患者在诊断上难度更大。

四、影像学和其他检查

1. 在创伤复苏单元评估骨盆骨折而拍摄的腹部 X 线片可能显示膈下气体,表明有肠穿孔。但腹部 X 线片通常是在仰卧拉拍摄,没有腹腔内游离气体不能排除胃肠道损伤。

2. 在创伤复苏单元进行的 FAST 检查可能会显示腹腔内游离液体,但此法并非肠道损伤的敏感方法。

3. CT 是血流动力学稳定患者的首选诊断方式。虽然空腔脏器钝性损伤的证据可能不明显,但包括肠系膜脂肪绞窄、肠壁增厚(4~5mm)或肠系膜血肿在内的 CT 发现均可提示有小肠损伤。

4. 与钝性肠损伤相关的最常见的 CT 发现是无实体器官损伤但存在腹腔游离液体,但这仍不具有特异性。即使在一项多中心大型调查中,CT 显示有腹腔游离液体且无实质器官损伤的患者中,真正的小肠损伤者也只有 9%。

5. 即使 CT 呈阴性(即无异常发现),仍有可能存在空腔脏器钝性损伤。早期报道显示漏诊率高达 13%,但最新研究显示,漏诊率已下降至 4% 左右,这主要归功于过去 20 年中 CT 扫描质量的提高。

6. 在高能量钝性创伤(如机动车碰撞)的病

例中，应提高对空腔脏器钝性损伤的警惕性，同时也要考虑伴随的损伤，如胸椎或腰椎骨折、安全带压痕、直接腹壁损伤或其他剪切力损伤如主动脉夹层的证据。

7. 体格检查结果不明确且血流动力学稳定的患者，如果在 CT 上发现有游离腹水，应入院接受连续监测和腹部检查。也可考虑重复成像或诊断性腹腔镜检查。

五、手术治疗

（一）术前准备

1. 早期识别和控制出血是创伤剖腹术的首要任务，其次是控制胃肠道污染、识别所有损伤，修复重建。

2. 麻醉师及早放置鼻胃管，可通过减压管腔内的空气、液体帮助显露，并识别腔内出血。然而，外伤患者的胃内往往充满固体内容物，很难通过鼻胃管实现胃减压。

3. 建议术前使用广谱抗生素，并以当地抗生素谱和抗生素管理规范为指导。

4. 腹腔镜诊断在腹部创伤评估中的作用仍有争议。在血流动力学不稳定的情况下腹腔镜检查受到限制，但对于血流动力学稳定的患者来说，腹腔镜检查可能有助于排除腹部穿透性损伤或评估钝性伤患者的腹痛。可以对整个胃肠道、实质器官和横膈膜进行充分评估，并根据外科医师的经验和技术进行修补。

（二）体位

应采用标准的创伤仰卧体位，双臂外展以便在复苏过程中使用。用倍他定或洗必泰（氯己定）从下颌到膝进行皮肤准备是创伤患者的标准准备方法，有助于在需要时进行胸骨切开术或胸廓切开术等其他手术。

（三）显露

1. 胃位于腹腔内，从剑突下区域开始的中线剖腹手术是探查胃和小肠损伤的理想方法，并有助于进行完整的腹部探查。自动牵开器对于保持显露至关重要，可显露从胃食管交界处到幽门的整个胃部。

2. 将横结肠向尾部牵拉有助于检查胃前表面，同时注意避免牵引伤到胃大弯、胃十二指肠下动脉及大网膜的动脉分支。

3. 可能需要切开肝胃韧带，以显露小弯和胃食管交界处。迷走神经或异常左肝动脉等小分支血管可能会穿过这一区域，并可能在显露时受伤。

4. 用 Penrose 引流条环绕腹腔内食管向尾部牵引，可进一步显露胃近端损伤。

5. 显露胃后部是评估胃损伤（尤其是穿透性损伤）的重要步骤。建议在探查空腔脏器钝性损伤时也要检查胃的后部。

6. 打开胃结肠韧带的腹腔部分可进入胃后部，要注意避免损伤胃外膜血管。将横结肠向尾部牵开，小心解剖胃胰腺后方的附着结构，以便观察胃小弯的内部情况。

7. 如横结肠肠系膜较短或大网膜较厚，可先结扎短胃血管，再从大弯处较高的侧方入路进入胃后。

8. 小肠检查俗称"跑肠"，从十二指肠空肠曲、屈氏韧带一直查到盲肠。提起横结肠并向后追踪其肠系膜就能找到屈氏（Treitz）韧带。将手放入腹部，触及脊柱左外侧缘，向前方移动找到十二指肠空肠交界处，向下延伸固定在 Treitz 韧带处。应仔细检查肠道的所有表面是否受伤，包括相关的肠系膜。

（四）损伤评级

一旦发现胃或小肠损伤，建议查看美国创伤外科协会（AAST）的分级系统，以确定损伤的严重程度和重建建议（表 23-1，表 23-2）。

表 23-1　AAST 胃损伤量表

等级 [a]	损伤程度	ICD-9	AIS-90
I	挫伤（血肿）	863.0/0.1	2
	部分厚度撕裂伤	863.0/0.1	2
II	胃食管交界处或幽门部撕裂＜2cm	863.0/0.1	3
	胃近端 1/3 处＜5 cm	863.0/0.1	3
	胃远端 2/3 处＜10cm	863.0/0.1	3
III	胃食管交界处或幽门部撕裂＞2cm	863.0/0.1	3
	胃近端 1/3 处＞5cm	863.0/0.1	3
	胃远端 2/3 处＞10cm	863.0/0.1	3
IV	胃组织丢失或血管撕脱＜2/3	863.0/0.1	4
V	胃组织丢失或血管撕脱＞2/3	863.0/0.1	4

a. 多发伤提高一级最高至 III 级〔引自：Moore EE, Jurkovich GJ, Knudson MM, et al. Organ injury scaling. VI：Extrahepatic biliary, esophagus, stomach, vulva, vagina, uterus（nonpregnant）, uterus（pregnant）, fallopian tube, and ovary. J Trauma. 1995；39（6）：1069–1070. Table 3. 〕

表 23-2　AAST 小肠损伤量表

等级 [a]	损伤类型	损伤描述	ICD-9	AIS-90
I	血肿	挫伤或血肿无血供损害	863.20	2
	撕裂	部分厚度，无穿孔	863.20	2
II	撕裂	撕裂伤＜周长的 50%	863.30	3
III	撕裂	撕裂伤≥周长的 50%，未横断	863.30	3
IV	撕裂	小肠横断	863.30	4
V	撕裂	小肠横断伴节段性组织丢失	863.30	4
	血管	肠段无血供	863.30	4

a. 多发伤提高一级最高至 III 级〔引自：Moore EE, Cogbill TH, Malangoni MA, et al. Organ injury scaling. II：Pancreas, duodenum, small bowel, colon, and rectum. J Trauma. 1990；30（11）：1427–1429. Table 3. 〕

（五）胃损伤

1. 一期胃修复术　胃是一个壁厚、血管丰富的器官，即使是较长的撕裂伤（＞10cm），也可进行修复而无须切除。在部分厚度损伤的情况下，应打开血肿以评估黏膜损伤并进行修复。建议两层缝合，使用 2-0 可吸收线全厚缝合，并用 3-0 丝线以 Lembert 方式缝合第二层以确保止血。

2. 楔形胃切除术　胃部创伤（如孤立的前部或大弯刺伤）的楔形切除术可作为主要修复方法，而不是缝合修复。但是，几乎没有数据表明这两种方法在创伤中的优越性。根据所选吻合器的使用说明，选择的吻合高度应与组织厚度相适应。建议吻合器高度至少为 1.5mm，以适应组织厚度而不会造成缺血。

3. 损伤切除术　胃损伤导致组织缺失或血管断裂的情况很少见，通常与实质器官和血管损伤引起的失血性休克有关。此类损伤可能需要进行远端或全胃切除术，并根据解剖结构和残留肠道的存活能力进行复杂的后续重建。这些复杂的重建手术应推迟到患者生理状态恢复正常后进行。

4. 术中泄漏测试　胃修复术术中检查通常是在腹腔内注入生理盐水后进行，通过鼻胃管或食管胃十二指肠镜对胃进行充气。气泡从胃中冒出即表示胃漏。也可通过鼻胃管注射稀释到 200ml 的亚甲蓝染料，以识别修复处的其他损伤或渗漏。泄漏测试不是必要的，因为胃修复处通常无张力且血供丰富，只要采用良好的技术，发生渗漏的风险就很低。

（六）小肠损伤

1. 一期小肠修复术　对小于肠管总周长 50% 的损伤，选择一期修复通常是可行的。建议采用双层缝合，内层使用 3-0 聚乳酸 910 缝线缝合，

第二层使用 Lembert 丝线缝合覆盖内层缝合线。注意以横向缝合方式进行修复，以免肠道变窄。

2. 切除　建议对超过 50% 肠管周长的撕裂伤、完全横断、短距离内多处损伤（一期闭合会导致

管腔狭窄或扭结）或导致肠系膜血管断裂的毁损性损伤进行切除。

3. 技术

（1）在损伤近端和远端的正常肠系膜上开个小窗（图 23-1）。

（2）将缝合器（或肠钳）从肠系膜向系膜对侧方向放置并横断肠道（图 23-2）。

（3）靠近肠段钳夹结扎肠系膜或使用电刀（图 23-3，图 23-4）。

（4）检查切割缘的活性（图 23-5）。

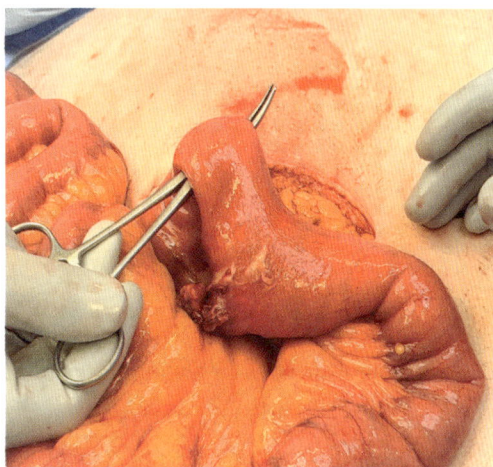

图 23-1　肠系膜开窗

肠系膜开窗应靠近肠道，注意不要伤及肠管或肠系膜内的血管。钳子可以留在原位，以引导吻合器就位

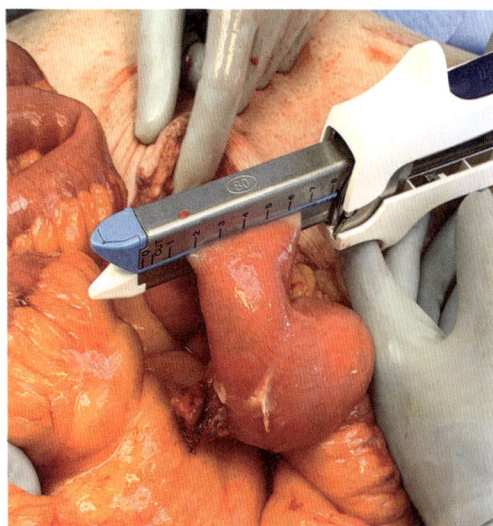

图 23-2　线性切割缝合器

线性切割缝合器可以快速横断并控制肠内容物。确保装订长度足以完成横断

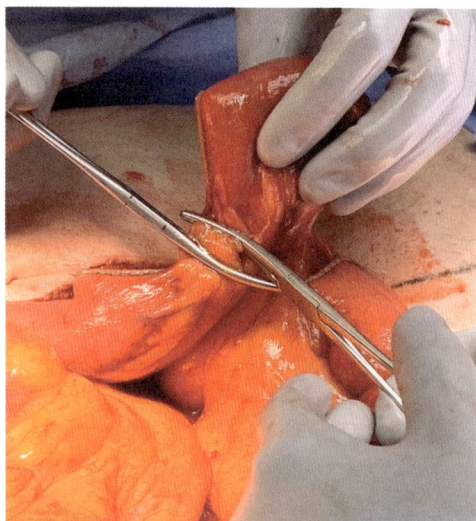

图 23-3　肠系膜钳夹结扎

对于创伤等非肿瘤手术，只要肠系膜未受伤就可将其靠近损伤肠管钳夹结扎，在此处电切也是可以接受的。必须注意将肠系膜保留到肠切口边缘，以便为吻合口提供足够的灌注

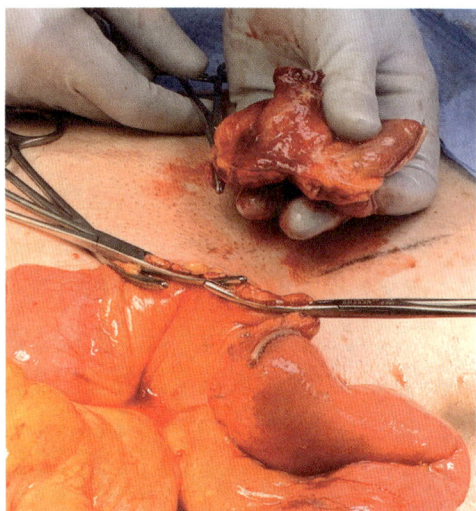

图 23-4　靠近肠系膜边缘切除的肠段

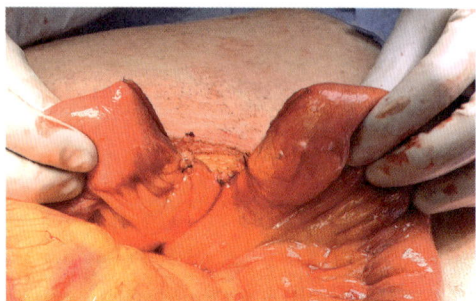

图 23-5　检查肠道切口边缘的活性

活动性出血可用 3-0 可吸收缝线控制。有缺血迹象（即颜色暗淡或坏死，或无法固定吻合钉）的切口边缘应切除至健康肠道

（七）吻合

1. 创伤手术中的吻合应遵循与择期手术相同的原则，并考虑血供、张力、方向、污染、肠道状况及患者的整体状况。伤口污染严重、严重脓毒症或失血性休克、酸中毒和伴有凝血功能障碍的患者，可先临时关闭腹腔，复苏后再进行吻合术。

2. 必须考虑修复和吻合的总次数，以尽量减少渗漏和破裂。在某些情况下，切除一段较长的合并多处损伤的肠管可能比连续修复更有优势。

3. 在创伤中使用切割缝合器与手工小肠吻合术仍有争议，还没有专门针对创伤患者的对照试验。一项在急诊普外科患者中进行的 AAST 多中心前瞻性研究显示，使用切割缝合器和手工吻合术的并发症发生率相似（12.5%），这与之前来自急诊和择期普外科的数据一致，显示两种技术之间没有显著差异。当然，外科医师应该根据肠壁水肿、肠大小匹配、肠系膜方向等，以及设备可用性和外科医师的经验来决定技术选择。

4. 切割缝合器小肠吻合术

（1）对齐肠管，以便在近端和远端系膜对侧缘边界上形成吻合口。在计划缝合的范围之外留置缝线，以保持对齐并减少张力（图 23-6）。

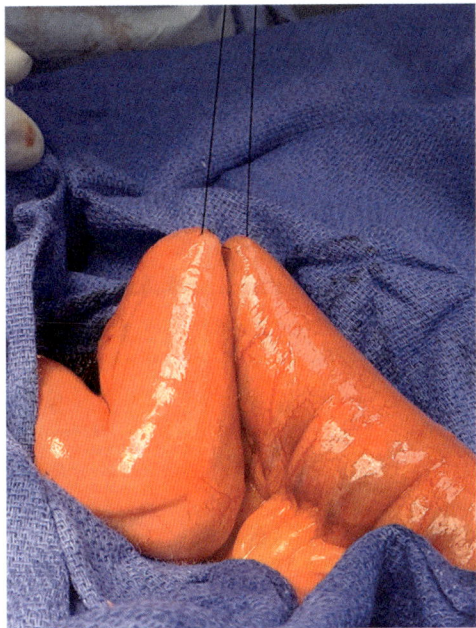

图 23-6　对齐待吻合的肠管

在靠近肠切割边缘的对系膜缘肠壁留置丝线，以便在吻合过程中更容易对齐

（2）从吻合线外的一角剪下一小块区域，以容纳缝合器进入。必须注意确保全层小肠切开，以便缝合器进入肠腔而不是肠侧壁（图 23-7）。

（3）将缝合器送入肠管，向内对齐系膜对侧缘，检查确保肠管之间没有其他结构滑入，然后击发吻合器（图 23-8）。

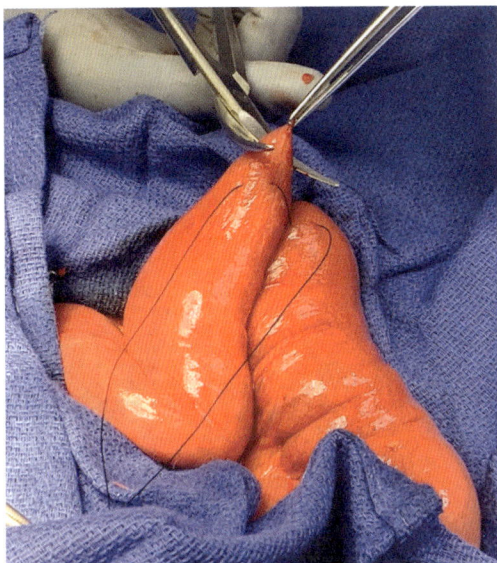

图 23-7　切开容纳缝合器的肠壁小口

用弯剪从近端和远端肠环的缝合线上的一角全厚剪开肠道，开口可容止血钳或其他夹具轻松通过，否则引入缝合器可能会分离进入肠壁。切开也不应该太大，会让肠道内容物溢出到术野

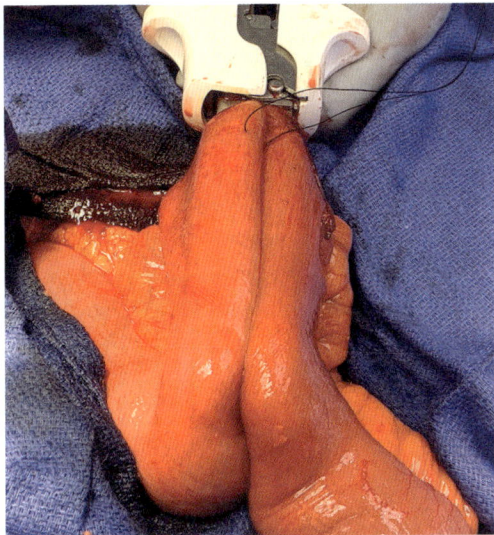

图 23-8　缝合器吻合肠管

轻轻将缝合器的每一半推进到肠切口中。必须注意缝合器的角度以避免在吻合前向远端刺穿肠道或使肠道错位。留置缝线有助于将肠道均匀地向上推进缝合器。然后将肠系膜横向扇形散开，以对齐对侧肠系膜缘，确保没有肠道或其他结构滑入缝合器轨迹

（4）小心地取出吻合器，检查吻合器的连续性和止血效果。用 Allis 钳对齐吻合口（图 23-9）。

（5）使用线性非切割缝合器闭合肠管切口（图 23-10）。理想情况下，闭合线的排列不应交叉，以免出现渗漏。为了防止潜在的并发症，一些术者会用 3-0 聚乳酸 910 缝线连续缝合和 3-0 丝线间断缝合肠管切口。

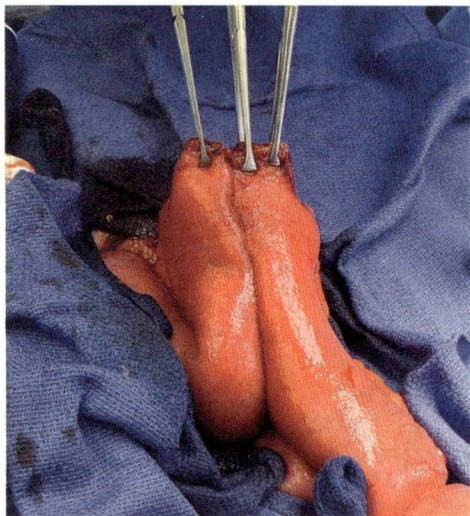

图 23-9　准备缝合肠管切口

取出缝合器后，用卵圆钳轻轻打开并检查吻合口是否出血。如果发现出血，可使用 3-0 可吸收缝线对活动性出血进行内部缝扎。检查后，用 Allis 钳或 Babcock 钳对齐吻合口，为缝合肠管切口做准备

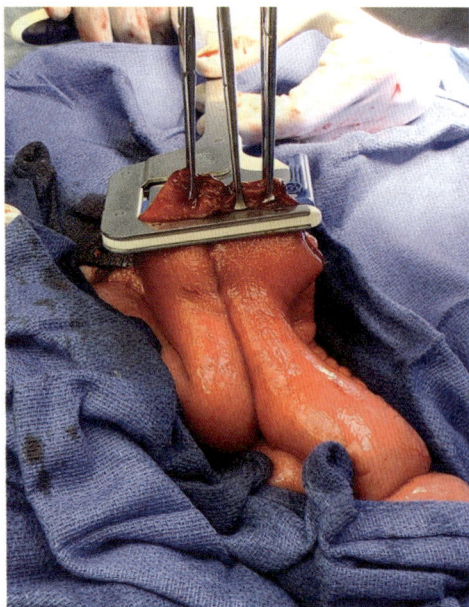

图 23-10　关闭肠管切口

非切割线性缝合器置于 Allis 钳正下方以闭合肠管切口基部。如果缝合线交叉会发生泄漏，此时也可以使用线性切割缝合器

（6）检查缝合处是否止血（图 23-11）。

5. 手工缝合吻合术

（1）对齐肠管，使吻合口位于近端和远端小肠段的肠管前缘。将留置丝线放置在计划吻合的范围外，以保持对齐并减少张力（图 23-12）。

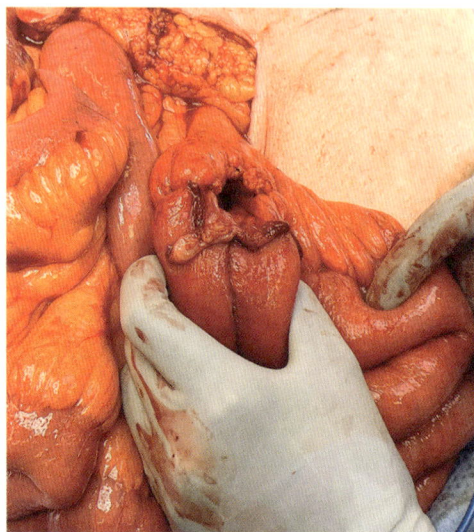

图 23-11　检查缝合处有无出血

活动性出血区域可以用 3-0 可吸收缝线间断或"8"字缝合。一些术者会选择用可吸收缝合线重叠对端缝合，第二层用丝线 Lembert 式缝合覆盖

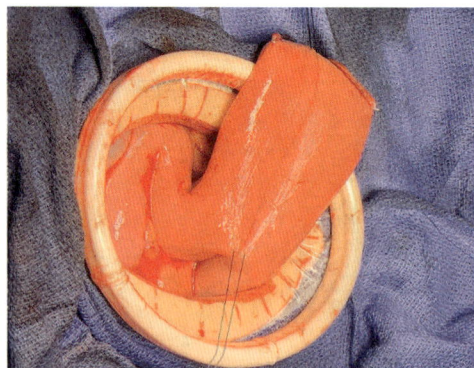

图 23-12　对齐肠管和留置牵引线

利用放置在肠切割缘附近的丝线对齐小肠，再次向远、近侧 6～7cm 放置丝线做牵引，以适应 5cm 长的吻合。缝合器吻合以逆蠕动形式对准吻合，也可以顺蠕动形式对准吻合，这取决于哪种方向合适和无张力

（2）放置后排间断垂直褥式内翻缝合线（如 Lembert 缝合）。这些缝合线与肠壁成 90°，以避免滑过肠管导致缺血和吻合口破裂（图 23-13）。

（3）做 4～5 cm 的平行肠切口。应注意肠造口时与后排线保持合理的距离，以免这些缝合

线与吻合口缝合在一起（图 23-14）。

（4）从吻合口的中点开始，双向后层聚乳酸 910 缝线全层缝合，对齐黏膜层并确保后方缝合丝线排除在外。在接近边缘角时，建议过渡到 Connell 缝合，避免缝合收紧时出现前缩（图 23-15）。将缝线从黏膜一侧拉过以反转到浆膜侧很关键，拉动收紧浆膜侧的缝线会导致黏膜外翻。

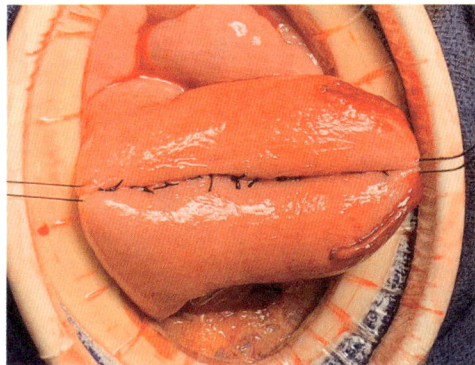

图 23-13　后排缝合

丝线间断编织缝合浆膜肌完成后壁缝合。必须注意不要在每次穿针时打滑，局部缺血可能导致吻合口瘘

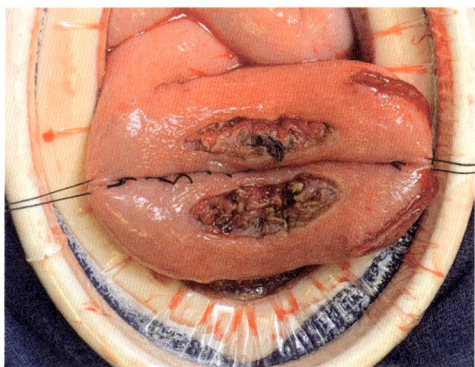

图 23-14　肠管平行切开

在后一层完成时，与之平行进行肠管切开。应注意切口与后层缝线保持几毫米的距离，以免无意中将其并入内层

（5）沿第一个方向绕过拐角并缝到前层后，开始沿相反方向缝合后层。在完成前层缝合时，应注意缝线不要缝住后壁（图 23-16）。

（6）完成前层缝合（图 23-17，图 23-18）。

（7）用丝线行前层间断浆肌层 Lembert 缝合，以覆盖可吸收缝合层，完成吻合（图 23-19）。

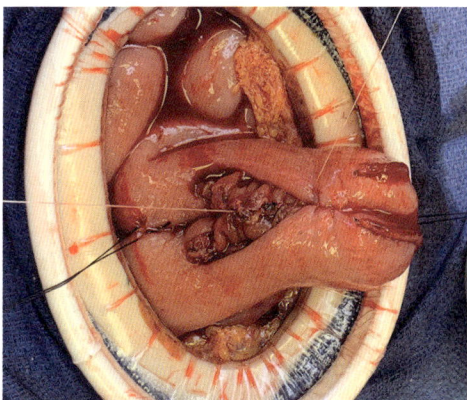

图 23-15　肠管吻合

从吻合口的中点开始，用两条可吸收缝线连续全层缝合直到拐角处。每次缝合都应在黏膜侧穿过以翻转浆膜并与黏膜对合。到达拐角处后，转换为 Connell 方式缝合以避免缝合线收紧时缩短

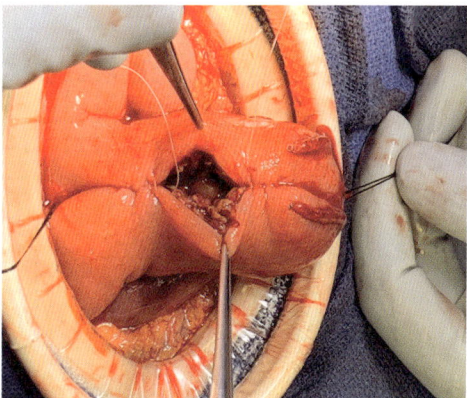

图 23-16　后层吻合完成

进行拐角部缝合至其变圆并缝至肠前层，以相同的方式用剩余的缝线完成后层缝合，并过渡到 Connell 缝线以绕过拐角。注意不要缩短吻合口

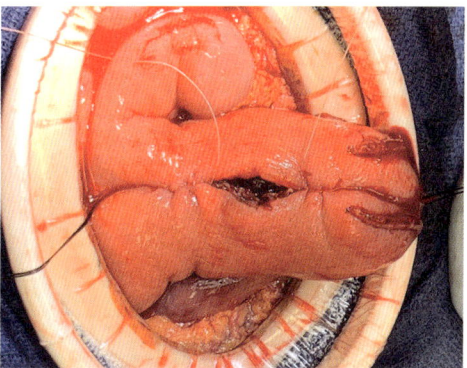

图 23-17　前层吻合

前层可用 Connell 方式缝合，也可过渡到简单的连续缝合方式。一定要检查黏膜上的每个进针点和出针点，以避免无意中缝合到肠后壁

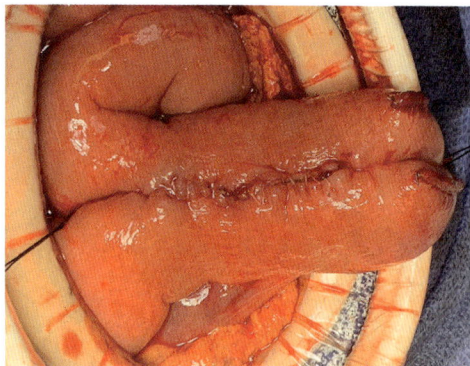

图 23-18　前层的内层吻合完成

通过在吻合口中点将两条缝合线打结完成内层缝合

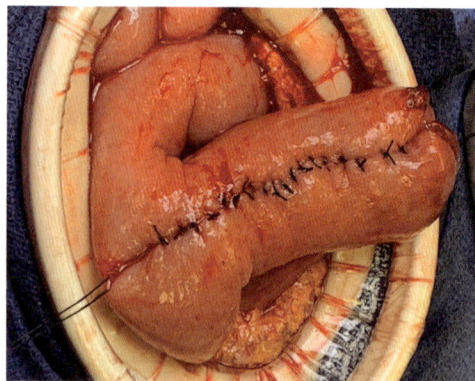

图 23-19　前层的外层覆盖

用丝线 Lembert 法间断缝合，叠瓦状缝合完成内层覆盖

经验和教训

1. CT 是空腔脏器钝性损伤的首选诊断方式，但大多数检查结果是非特异性的，有 4% 的患者虽然有真正的损伤但结果却可能正常。

2. 空腔脏器钝性损伤占钝性创伤的 1% ~ 3%，其中大多数（90%）发生在小肠。

3. 减速损伤的患者应怀疑伴有空腔脏器钝性损伤。

4. 胃前部损伤需要同时对胃后部进行解剖和探查。

5. 小肠损伤选择切除还是修复，以减少修复和吻合口的总数和保持小肠长度为准。

6. 切割器吻合与手工小肠吻合的优越性仍然有争议。

六、术后

1. 胃或小肠损伤但污染程度有限，使用抗生素无须超过 24h。延迟诊断损伤（> 12h）或污染严重的病例可能需要延长抗生素治疗。

2. 腹部手术后常规使用鼻胃管并不能加快肠道功能的恢复或减少吻合口漏。但术中或术后放置鼻胃管仍是常见做法，可由医师自行决定。

3. 应在临床可行的情况下尽快开始营养支持，优先选择胃或肠内营养，而不是肠外营养。

七、并发症

1. 腹内损伤漏诊。

2. 肠麻痹。

3. 术后出血。

4. 吻合口漏。

5. 腹腔脓肿。

6. 手术部位感染。

7. 肠瘘。

8. 内疝。

9. 小肠梗阻。

10. 短肠综合征。

第 24 章 | 结肠直肠损伤：一期修复、切除及吻合、造口术

Louis Jude Magnotti、Devanshi D. Patel, and Martin A. Croce

一、定义

结肠和直肠损伤可能继发于穿透性或钝性损伤。前者是直接穿透肠道的结果，后者继发于对肠和（或）肠系膜血供的强大压力（压迫）。两种类型的损伤均可导致浆膜部分撕裂、全层损伤或血管损伤导致肠缺血和坏死。

二、鉴别诊断

在评估穿透性或钝性创伤后的患者时，必须保持高度怀疑。根据损伤机制、损伤部位和穿透伤轨迹判断，肝脏、肾脏、胰腺、脾脏、主动脉或脊柱等实质器官也可能受到影响。局限于骨盆区域的损伤应怀疑是否并发泌尿生殖系统损伤。

三、病史和体格检查

在对创伤患者进行初步评估时，可能会出现多种体征和症状。腹痛加体检结果，包括腹部压痛或腹胀、瘀斑、直肠壁缺损或直肠指检带血，可提示结肠或直肠损伤。血流动力学不稳定、腹膜炎或阳性辅助检查结果，如 FAST 或诊断性腹腔灌洗阳性是剖腹探查术的指征。

四、影像学和其他检查

1. FAST 检查可用于穿透性和钝性伤的患者，但根据适应证 FAST 更适用于评估钝性伤患者。识别并评估肝周、脾周和盆腔的游离液体，以评估可能的结直肠损伤。对血流动力学不稳定的患者，出现阳性结果即可决策立即进行探查和手术干预。但 FAST 对判断损伤出血源没有特异性。

2. CT 适用于血流动力学稳定且有腹部损伤症状和体征的患者。需要寻找损伤相关阳性表现，如气腹、肠壁内游离气体、肠壁增厚、肠壁强化、肠系膜浸润或扭曲、动脉造影剂外渗、脂肪垫损伤及腹膜内或腹膜后间隙游离液体等。钝性肠管和（或）肠系膜损伤的 CT 表现可能不明显，必须高度怀疑、仔细审查，避免损伤漏诊和延迟干预。

3. CT 联合直肠造影（除静脉注射造影剂外）可提高诊断直肠壁损伤的特异性。该技术可以快速进行，不会影响进一步的评估和治疗。

4. 硬式和软式直肠乙状结肠镜检查有助于识别腹膜内和腹膜外直肠损伤。出血、黏膜挫伤或黏膜缺损的区域应密切关注损伤的可能，并立即进行干预。

五、手术治疗

（一）术前规划

血流动力学不稳定、腹膜炎或需要脏器切除的患者几乎不需要术前计划，应直接进行剖腹手术。

（二）体位

1. 仰卧，双臂外展，备皮范围从乳头到膝关节。只要血流动力学稳定，疑似直肠损伤的患者可采取截石位，以便在麻醉后、剖腹手术前进行直肠乙状结肠镜检查。

2. 剖腹探查术前将患者从截石位转为仰卧位。

（三）术中显露和伤情评估

1. 评估从流出液体的肠道开始。

2. 识别回肠末端。

3. 探查结肠和直肠是否有损伤，范围从回盲瓣到腹膜内直肠远端。

4. 同时评估肠系膜是否损伤。

5. 对于全层穿透伤（特别是枪伤）破口为奇数的患者，应高度怀疑漏诊损伤。

6. 损伤可能很小不容易发现，特别是在肠系膜边缘。

7. 即便是很小的血肿，也要仔细检查以明确血肿下是否有潜在损伤。

（四）结直肠损伤的修复

1. 肠系膜损伤

（1）避免大范围结扎肠系膜，可能导致肠缺血。

（2）确认、游离并单独结扎出血血管。

（3）对于较小的血管，最好用 4-0 丝线缝扎或结扎。

（4）对于较大的血管，可使用 2-0 或 3-0 丝线。

（5）仔细评估损伤肠系膜周围区域的肠管是否有血管损害。

（6）在大多数情况下，可通过直视检查来确定肠道活力。

（7）如果怀疑肠道活力，可以采取辅助检查措施。

（8）手持式多普勒仪易于使用且在大多数手术室中常备，该设备可为首选。

（9）肠系膜对侧缘肠管表面出现多普勒信号，可确定肠管有活力。

（10）控制出血后，缝合关闭肠系膜裂孔，防止内疝。

（11）对于失活的肠损伤，进行肠切除和吻合术。

（12）用吻合器或手工缝合进行肠道吻合。

2. 浆膜（非全层）损伤

（1）用 3-0 丝线间断缝合修复。

（2）横向缝合修复，尽量减少管腔狭窄发生概率。

3. 全层损伤

（1）应用 Babcock 肠钳或其他肠钳钳夹，尽量减少内容物溢出。

（2）如有必要，彻底锐性清创以完全清除失活的组织。

（3）如果肠腔没有明显狭窄，且损伤范围小于 50% 肠周长的，则一期缝合是合适的。

（4）如果上述方法都不可行，则应进行节段性切除吻合术。

（5）横向缝合，以尽量减少管腔狭窄。

（五）修复类型

一期修复：

1. 采用两层修复缝合，内层为 3-0 可吸收缝线，外层为 3-0 不可吸收缝线（首选丝线）间断缝合，或用 3-0 丝线间断缝合全层修复（图24-1）（一些外科医师选用薇乔线 Vicryl 和丝线两层缝合）。

2. 每一针都应包括大部分浆膜和一小部分黏膜，以形成内翻缝合（记住该法的口诀是"一大口浆膜和一点点黏膜"）。

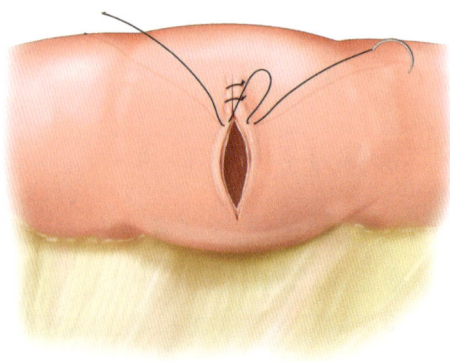

图 24-1　全层结肠损伤一期修复

（引自：Dr. Devanshi D. Patel.）

3. 多处低级别的小肠损伤首选一期修复，以保留肠道长度。

若小段肠管有多处损伤，则应行切除吻合术。

（六）结直肠切除吻合术

解剖分离肠管：

1. 确定需要切除的节段。

2. 确定待切除节段肠管近、远端的肠系膜血管窗。

3. 用拇指和示指捏住肠管边缘的肠系膜。

4. 与系膜血管平行，用小止血钳将肠系膜打开，以免造成医源性血管损伤。

5. 用直线切割缝合器离断肠管。

6. 确保吻合器的方向平行于肠系膜，并与对系膜缘表面成一定角度，以保证原位吻合。

（七）肠道吻合

1. 顺蠕动侧结肠 – 结肠或结肠 – 直肠侧侧吻合术

（1）顺蠕动方向确定肠管吻合的两端，避免反蠕动方向，因其不符合解剖，可能导致术后肠管意外扭转。

（2）肠系膜缘附近，在计划吻合的近端和远端边缘用 3-0 丝线缝合定位标记。然后用 3-0 丝线间断缝合完成后壁重建（图 24-2A）。

（3）平行于后壁浆肌层缝合线切开结肠浆肌层（图 24-2B）。张开吻合口，但肠切开的每一端应保留 1 ～ 2 处浆肌层缝线，以减轻张力。

（4）使用圆针（锥形针）、3-0 可吸收线缝合形成吻合口的内层。在后方，通常从后壁的中点开始连续全层缝合来完成（图 24-2C）。

（5）从吻合口后壁至前壁的缝合是通过"从内到外"再"从外到内"连续交替完成的（图 24-2D）。

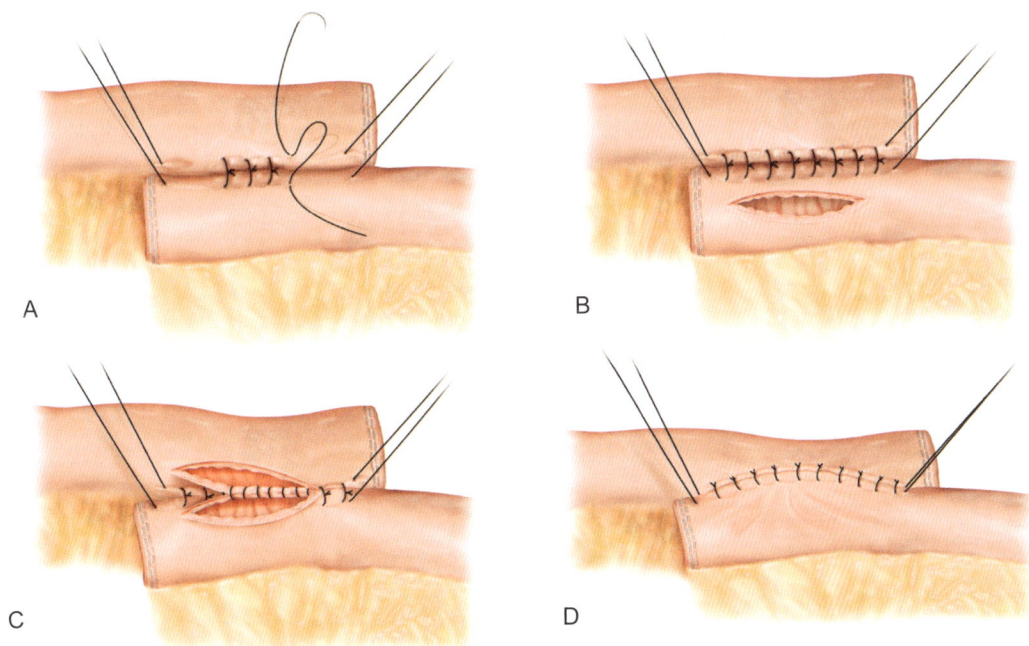

图 24-2 结肠 – 直肠顺蠕动吻合

A. 固定后壁；B. 形成结肠吻合口；C. 连续全层缝合内层；D. 由外向内缝合转换（锁边缝合）（引自：Dr. Devanshi D. Patel.）

（6）这一半完成后，再用另一根 3-0 可吸收缝线对另一半吻合口进行缝合，直至整个吻合后壁完成，两段缝合都到达"拐角处"。

（7）根据外科医师喜好，前壁可以用简单的连续缝合、锁边缝合或康奈尔缝合完成。关键是保证黏膜对合和内翻缝合。完成后，将可吸收缝线的两端打结。

（8）前壁的第二层缝合用 3-0 丝线对浆肌层进行间断缝合。将留置缝合线打结。触诊以确保吻合口足够大。

（9）用编织 3-0 可吸收或不可吸收缝线关闭肠系膜裂孔，以防止内疝。

（10）关闭肠系膜过程中注意不要损伤肠系膜血管。

2. 结肠 – 结肠或结肠 – 直肠端端吻合术

（1）切除损伤肠管节段后，将远端肠管的近端与近端肠管的远端对齐。可手工缝合，也可用吻合器吻合。无论采用哪种修复方法，都必须充分游离结肠段，以确保无张力吻合。

（2）确保肠管两端靠近肠系膜边缘的浆膜已充分清理，以便在不影响吻合口血液供应的情况下进行缝合。

（3）在计划吻合的外侧和内侧缘用 3-0 丝线缝合浆肌层做标记。而后用 3-0 丝线进行间断缝合，以完成两个吻合器切割线之间的后壁缝合。

（4）通过锐性或电刀去除缝合切除钉线来打开结肠壁，且与后排浆肌层缝合线平行。确保吻合口扩大以防止狭窄。

（5）使用圆针（锥形针）、3-0 可吸收缝线缝合吻合口的内层。通常从后壁的中点开始，全层连续缝合完成。

（6）从预留置的标记缝合线开始，继续由内向外和由外向内交替的方法来进行吻合口的后壁到前壁的缝合。

（7）完成此过渡后，第二根 3-0 可吸收缝线重复上述过程完成吻合口另一半的缝合，直至吻合口的整个后壁完成缝合并且两根缝线都在拐角处。

（8）根据外科医师的喜好，前壁可用简单的连续缝合、锁边缝合或康奈尔缝合完成。关键是保证黏膜对合和内翻缝合。完成后，将可吸收缝线的两端打结。

（9）前壁的第二层缝合采用 3-0 丝线，间断缝合浆肌层。将留置缝合线打结。

（10）触诊以确保吻合口足够大。

（11）用编织 3-0 可吸收或不可吸收缝线关闭肠系膜裂孔，以防止内疝。

（12）关闭肠系膜过程中，注意不要损伤肠系膜血管。

3. 结肠 – 直肠端侧吻合术

（1）切除损伤肠段后，沿 Toldt 白线游离足够的近端结肠，使结肠容易进入盆腔直达直肠残端。

（2）清除近端结肠旁多余的脂肪组织。

（3）近端结肠的一侧应能无张力地对向直肠残端。

（4）在直肠钉线下方和近端结肠带下方用丝线（3-0）间断缝合浆肌层作为后壁。

（5）移除直肠钉线，并在近端结肠带上进行结肠切开术（图 24-3A）。

（6）用 3-0 可吸收缝线缝合内层——全层缝合，通常使用两根线从相反方向进行，外层采用康奈尔（Connell）连续缝合（图 24-3B，图 24-4A）。

（7）用 3-0 丝线间断缝合加固吻合口（图 24-4B）。

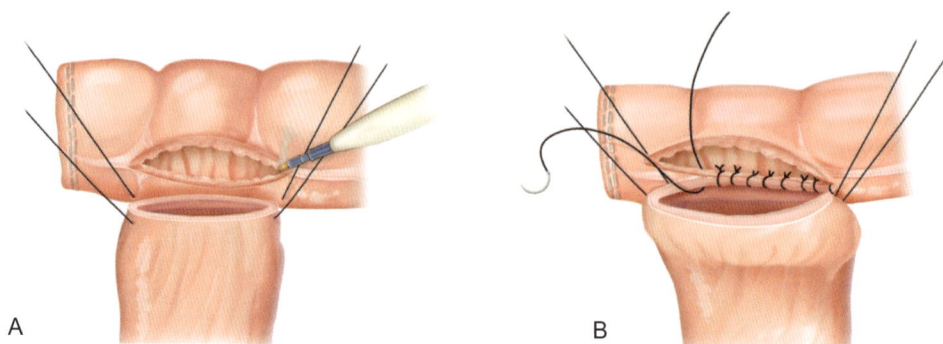

图 24-3 结肠 – 直肠吻合术
A. 移除直肠钉线，切开结肠；B. 用 3-0 可吸收缝线全层缝合内层（引自：Dr. Devanshi D.Patel. ）

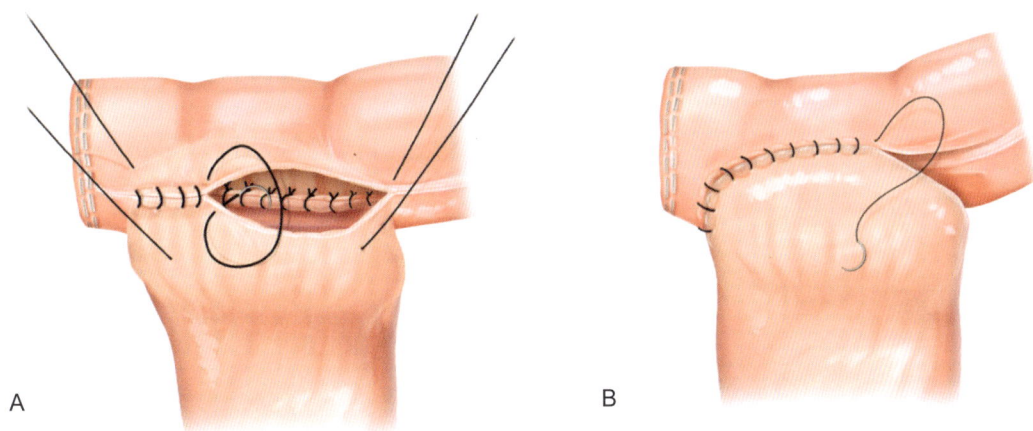

图 24-4　结肠 - 直肠吻合术

A. 外层连续康奈尔（Connell）缝合；B. 浆肌层 3-0 丝线间断缝合（引自：Dr. Devanshi D.Patel.）

（八）结肠造口术

1. 切除远端结肠后，沿 Toldt 白线游离足够的近端结肠，使结肠在无张力的情况下轻松到达皮肤水平以上。

2. 确定腹壁上的目标造口位置，通常在腹直肌水平的脐部上方或下方。

3. 在选定的腹壁造口部位做一个圆形切口，直至腹直肌前鞘（图 24-5A）。十字切开腹直肌前鞘。

4. 使用 Kelly 钳和手持牵开器钝性分离腹直肌。与前鞘相似，同样十字切开腹直肌后鞘。

5. 3 个手指应轻松穿过预定的造口部位。

6. 用 Babcock 钳夹抓住结肠的切除端，逆行穿过腹壁（图 24-5B）。

7. 必须注意保持结肠的方向正确，保证结肠和结肠系膜不会扭曲。

8. 以标准方式关闭中线筋膜。

9. 如果伤口有粪便污染就不能缝合皮肤。在造口术结束前，一定要保护好皮肤切口。

10. 电刀从结肠切除端切除吻合钉线（图 24-5C）。

11. 在结肠切开边缘处全层间断缝合结肠与皮肤完成造口（缝合较多浆肌层和少量黏膜层），用可吸收缝线将其固定到皮肤（图 24-5D、E）。

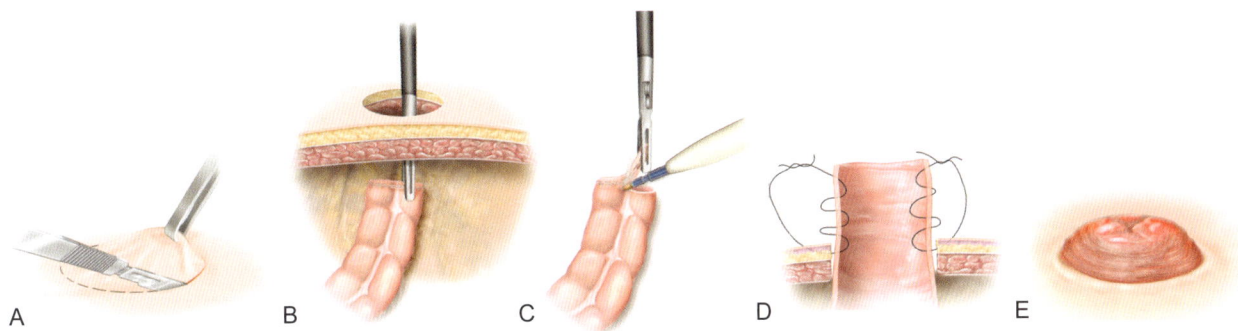

图 24-5　结肠造口术

A. 造口部位的圆形切口；B. 通过造口部位引出结肠；C. 拆除钉线；D. 经皮、结肠和结肠端间断全层缝合；E. 完成结肠造口术（引自：Dr. Devanshi D. Patel.）

经验和教训

剖腹探查术适应证	血流动力学不稳定、内脏脱出和腹膜炎是紧急手术干预的明确指征。
切口	中线切口的剖腹手术可提供最大程度的显露，并方便评估其他实质脏器和（或）合并损伤。
损害控制	根据患者血流动力学状态、体温、pH、输血需求、合并症和合并伤决定是否进行转流改道或二次剖腹探查。
复苏	术前、术中和术后持续的复苏至关重要，尤其是进行了新的吻合术时。
确定性手术	血流动力学稳定且无明显的合并症或肠漏的患者进行确定性手术。对于术前和术中有明显输血需求和（或）有明显内科合并症的患者，应重点考虑末端造口术与吻合加近端转流（环状造口术）。造口还纳应延迟至近端造口术后至少 3 个月，末端造口至少 6 个月以后还纳。

六、术后

1. 基于血流动力学、体温和 pH 分析，术后继续进行复苏直至患者稳定。留置鼻胃管至肠道功能恢复。尽早下床活动和恢复肠内营养。

2. 预后：血流动力学不稳定或有明显合并症的患者死亡率或发病率增加的风险更高。总体而言，大多数患者可以恢复到损伤前的正常功能状态，类似于常规腹部手术。

七、并发症

1. 吻合口瘘或缝合失败　创伤患者发生吻合口瘘或缝合失败的风险增加。血供不足会严重损害肠管，持续的复苏对维持吻合口起着至关重要的作用。复杂病例应仔细考虑确定性修复手术的适应证。

2. 腹腔内脓肿　多重因素都会增加创伤患者感染的风险，如损伤机制、血流动力学状态、内科合并症、年龄和性别。腹膜腔或腹膜后的污染可导致脓肿形成。应适当且及时使用抗生素及介入或手术引流进行处理。在手术干预前，已证明预防性给予单剂抗生素可减少腹内感染的发生。

3. 瘘　瘘被定义为两个上皮表面之间的异常通道，是术后处理的难题。

形成瘘的因素包括大段肠切除、大容量复苏和多次手术。治疗包括治疗脓毒症（如果存在）、最大限度地提供营养、纠正液体和电解质异常及预防进一步伤口破裂。瘘管可自行闭合，也可能需要进一步手术干预。

4. 肠坏死　不明原因、医源性结肠或直肠血液供应缺失可导致肠缺血并最终导致全层坏死。术后低血压会增加肠道损害的风险。患者可能出现感染性休克，需要再次剖腹手术，可能需要转流改道。

第25章 腹膜外直肠损伤：结肠造口术、骶前引流

Anne H. Warner and Kevin M. Bradley

一、定义

1. 腹膜外直肠损伤指从腹膜反折到肛门的直肠远端 2/3 损伤。

2. 大多数患者直肠总长度为 10 ～ 12cm，从盆底肛提肌开始肛管长度为 3 ～ 4cm。

3. 直肠近端 1/3 的损伤是腹膜内损伤，直肠前面和侧面被腹膜覆盖。

4. 近端 1/3 直肠损伤的处置与结肠损伤相同。

5. 腹膜外直肠后方与骶骨、前方与膀胱出口、女性阴道、男性尿道和前列腺密切相关。

二、鉴别诊断

1. 骨盆、臀部、下腹部有穿透伤，且伤道穿过骨盆、会阴和阴囊，或伤后出现直肠出血的患者，应高度怀疑腹膜外直肠损伤。直肠钝性损伤很少见，但可发生在复杂的移位骨盆骨折、与会阴撕裂伤相关的真骨盆开放性骨折及骑跨相关损伤。开始可能没有症状。损伤可以是部分或全层损伤。鉴于邻近结构都将在骨盆出口汇集，故应同时评估是否合并骨盆、膀胱、前列腺、阴道或骨盆血管损伤。钝性和穿透性损伤都应考虑腹膜内和腹膜后是否合并其他相关损伤。

2. 大多数腹膜外直肠损伤由穿透伤（即低速枪伤）导致。其他损伤机制包括医源性（手术、结肠镜检查、灌肠）、与复杂骨盆骨折相关的钝器损伤、骑跨伤、船螺旋桨损伤及与性交过程中放置的异物相关。根据损伤机制和相关症状，患者的症状可能会立即出现或延迟出现。血流动力学可能稳定或不稳定。在战伤情况下，高速大口径枪伤和爆炸伤可能会导致腹膜外直肠损伤。

3. 直肠损伤按 AAST 损伤严重程度标准进行分级：Ⅰ级是血肿（挫伤）或部分撕裂伤，Ⅱ级是撕裂伤小于周长的 50%，Ⅲ级是撕裂伤为周长的 50% 或以上，Ⅳ级延伸至会阴，Ⅴ级为肠管血供中断（表 25-1）。

表 25-1 AAST 直肠损伤分级

AAST 直肠损伤分级	损伤严重程度
Ⅰ	血肿（挫伤），肠管部分厚度
Ⅱ	撕裂伤＜ 50% 周长
Ⅲ	撕裂伤≥ 50% 周长
Ⅳ	延伸至会阴
Ⅴ	肠管血供断绝

（引自：Moore EE, Cogbill TH, Malangoni MA, et al. Organ injury scaling, Ⅱ: Pancreas, duodenum, small bowel, colon, and rectum. J Trauma. 1990; 30（11）: 1427–1429. Table 5）

三、病史和体格检查

1. 如果患者清醒，应采集病史，注意主诉是否有直肠出血、疼痛，以及损伤机制。

2. 院前急救人员提供的有关损伤机制和病史的额外信息有重要作用。

3. 对创伤患者的初次和再次评估过程中均应遵循 ATLS 中概述的标准，评估气道、呼吸、循环、残疾和暴露情况，然后进行从头到脚体检。

4. 完整的创伤检查应包括会阴和外生殖器检查、骨盆检查及直肠指检，评估是否有血液、可扪及的直肠壁损伤和肛门括约肌张力。

四、影像学和其他检查

1. 应对所有钝性伤和穿透伤患者进行辅助检查，如 X 线检查，尤其是骨盆 X 线检查，以及利用 FAST 进行扩展评估。

2. 如果患者血流动力学稳定，对复苏有反应，且检查时无腹膜炎，则应进行 CT 检查。

3. 对血流动力学稳定的患者进行静脉造影和直肠增强 CT，以评估损伤情况。损伤的征象包括伤道穿过直肠、相关的游离气体或直肠周围游离液体、直肠周围脂肪内的气体及直肠壁增厚（图 25-1）。CT 还能提供合并损伤的信息。如果患者需要立即手术，则可以在术后进行（图 25-2）。

4. 如果可行，使用直肠水溶性造影剂可能有助于确定直肠黏膜不规则性、损伤位置和损伤程度。应用前与患者讨论该诊疗操作，并由业务熟练的医务人员进行检查。

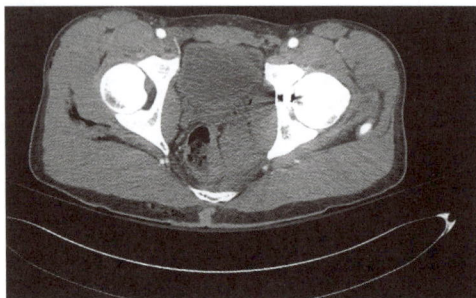

图 25-1　血流动力学稳定患者的术前 CT 图像
18 岁男性，多处枪伤，其中右侧臀部 3 处，右侧大腿 2 处，左髋臼子弹至左髋臼骨折，腹膜外直肠损伤，骶骨血肿。可见弹头及直肠左侧的血肿，右侧臀部皮下气体表明弹头入口，清晰地看到腹膜外直肠位于弹道中

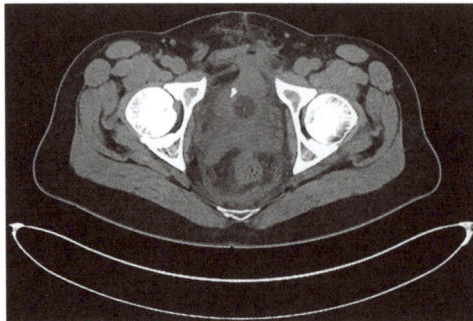

图 25-2　腹膜外直肠损伤的术后 CT 图像
35 岁男性，右直肠后外侧壁、膀胱后壁受伤，左侧输尿管口受损，因直肠损伤接受了剖腹探查术和改道结肠造口术，术后 CT 检查可见直肠前壁血肿

5. 急诊科或手术室进行硬质直肠镜（软性乙状结肠镜）检查，具体取决于患者的情况和是否有立即手术的指征。应事先完成直肠指检。在进行有光源直肠镜检查期间，用大棉签经直肠镜内腔通道清除任何可见的粪便，对黏膜进行系统评估，查找是否有损伤或出血，并应记录损伤相对于肛门边缘的大致位置和程度。

6. AAST 对 2004—2015 年的全层直肠损伤的诊断进行了一项多中心、回顾性研究。34% 的 CT 发现呈阳性，94% 的硬质直肠镜检查结果呈阳性，联合检查的敏感度为 97%。所有硬质直肠镜检查阴性的患者均有腹膜内损伤。这项研究指出进行全面检查和直肠镜检查的重要性。

五、手术治疗

以往的直肠损伤治疗是基于第二次世界大战和越南战争时的救治经验，损伤基本都是武器高速穿透伤。最初由 Levenson 和 Cohen 于 1971 年提出的治疗，包括直接修复、分流、远端直肠冲洗和骶前引流的"4Ds"组合。在现代创伤中心救治中，更常涉及低速枪击伤的处置。虽进行了多项回顾性研究和大范围讨论，目前尚无明确的循证共识，应根据患者的具体损伤部位、组织损伤程度、血流动力学状态和外科医师的经验来制订治疗方案；近来又提出了更多基于不同前提条件的治疗建议。

唯一与直肠损伤相关的随机研究发表于 1998 年，为一家 1 级创伤中心的单中心研究，将患者随机分为未进行骶前引流组 25 人和进行骶前引流组 23 人。所有患者均接受直肠镜检查和剖腹探查术，术中如发现有开放损伤则关闭伤口，同时进行袢式或端式结肠造口，用 10L 盐水冲洗腹腔，未进行直肠冲洗。不关闭皮肤切口留待二期缝合。各组间并发症发生率没有显著差异。引流组中的 2 例患者（8%）发生直肠周围和膀胱周围脓肿，接受 CT 引导引流管置入治疗，非引流组中的 1 例患者（4%）出现与弹头残留相关的直肠皮肤瘘，切除后痊愈。

AAST 当代直肠损伤研究小组还对 2004—2015 年在 22 个创伤中心治疗的 785 例患者进行了

多中心回顾性研究，发现接受结肠造口改道、骶前引流或冲洗的患者均出现更多腹部并发症，经过多变量分析后，发现远端冲洗和骶前引流均会使腹部并发症的风险增加 3 倍。东部创伤外科协会在 2016 年腹膜外直肠损伤治疗指南中有条件地建议不进行骶前引流或远端直肠冲洗的转流术。对 2013—2014 年美国国家创伤数据库中纳入的 494 例单纯腹膜外直肠损伤患者进行回顾性研究发现，63.5% 接受了修复（切除）治疗，36.5% 接受了修复（切除）且进行造口，造口患者伤死率较低（12.7% vs 30.2%，$P = 0.009$）住院时间更短（14d vs 23d；$P < 0.001$）。2003 ~ 2005 年对 14 例腹膜外直肠损伤小于 25% 周长的患者未行修复、改道或冲洗，伤后第 10 天钡剂灌肠检查结果为正常（受伤后研究范围为 5 ~ 10d，其中 1 例患者在第 5 天出现外渗，并在第 10 天缓解）。Memphis 团队讨论了外科医师应斟酌腹膜外直肠近端 2/3 损伤的修复方式（有或没有改道），以及通过改道修复远端 1/3 损伤，在无法修复时进行改道和引流。基于解剖学的治疗路径将感染并发症从路径前的 31% 减少到 13%。洛杉矶县对腹膜外枪伤的回顾性研究显示，对于输注浓缩红细胞 > 6U 或有合并症的患者进行切除和修复时，单独改道、修复加改道、改道加骶前引流的患者并发症没有差异。

由于缺乏大规模的前瞻性研究，而且患者的病情多种多样，即使经过多年研究对于患者的个性化治疗仍没有达成明确的共识。因此以下只表述可用的技术。

（一）术前规划

1. 如果患者神志清楚且血流动力学稳定，应签署知情同意书。包括可能需要进行肠造口等情况。

2. 围手术期应在术前给予抗生素以覆盖胃肠道微生物，包括革兰阴性菌和厌氧菌，通常静脉注射头孢唑林和甲硝唑。

（二）体位

1. 截石位适用于仅出现单一直肠损伤的患者。这有利于术中进行直肠指检、直肠镜检查和暴露会阴。

2. 应小心放置腿部以消除膝关节张力和避免膝部腓总神经受压，尤其是老年或肥胖患者。

3. 如果预计时间较长或需要额外手术，可将患者置于截石位或侧卧位进行直肠镜检查，然后重新取仰卧位进行腹腔镜或开腹手术。

（三）直接修复

1. 可使用侧视 Hill Ferguson 肛门镜经肛门直接修复腹膜反折下方远端可触及的腹膜外损伤，或经腹膜修复腹膜内高位直肠损伤。

2. 过度解剖来寻找和修复损伤可能是有害的，应予以避免。

3. 如果损伤无法触及且是非破坏性的，可将其保留，无须进一步解剖或修复。

4. 视野范围内的损伤应清创至健康组织边缘，并切除所有失活的组织。

5. 修复应分两层进行，内层 PDS 缝合线（3-0 或 4-0），外层 PDS 或 Vicryl 或丝线行 Lambert 垂直褥式内翻缝合。

（四）袢式结肠造口术或端式结肠造口术进行改道

1. 这是治疗腹膜外直肠损伤的主要方法，可以通过腹腔镜或开腹的方式完成。

2. 如果剖腹探查术可以评估或治疗更多其他损伤，则选择开腹的方式。

3. 乙状结肠应能够在没有张力的情况下牵到左下腹。

4. 如果肠系膜较短或有脂肪、腹壁较厚或之前手术时存在张力，则可在 Toldt 白线处松解游离结肠，直到可以在没有张力的情况下将结肠提出腹壁。如果需要，可以游离更近端的结肠。

5. 结肠应穿过腹直肌左下象限的造口三角（髂前上棘、耻骨结节和脐连线的中心）。如果此处腹壁受伤或厚度过大，或需要游离更长的近端结肠进行造口术，则可以选择在腹部的左上象限进行造口术。

6. 应在选定的造口部位锐性切除一小块椭圆形皮肤，钝性分离皮下脂肪直至前筋膜。应避免过度去除造口部位的皮下脂肪。在筋膜上用电刀十字切开筋膜，允许能通过 2～3 个手指，沿肌纤维向内侧和外侧钝性分离腹直肌，注意避开腹壁下血管。腹膜以类似的十字形切开，保护下面的腹腔不要损伤腹内结构。使用 Babcock 钳夹住结肠袋（如果选择末端结肠造口术则需要游离肠边缘）轻轻将结肠牵到造口隧道。应小心避免过度牵引造口，并确保结肠无张力，造口开口不会卡压肠管，且肠系膜不会扭曲。

7. 结肠可以通过使用桥架而形成袢式结肠造口术。如果因其他损伤而进行结肠切除术，则可以进行端式结肠造口术。如作为损害控制过程的一部分，则可以在适当的位置缝合结肠以避免腹膜外间隙的持续污染，在随后的分期手术中完成结肠造口术。

8. 如果通过腹腔镜进行，应评估腹部是否有其他损伤。用两把无损伤持物钳抓紧结肠并将其带到下腹壁。如有需要应沿 Toldt 白线进行游离，在无张力的情况下到达正确的位置后，像开放手术一样在腹壁上开口，将结肠穿过该开口，直视下观察筋膜并穿过皮肤深层真皮层，在移除 Trocar 前需直视下确保肠系膜位置正确。关闭切口后完成结肠造口。

9. 改良 Brooke 方式完成造口术。用电刀电切模式，在结肠对系膜缘沿结肠带边缘切开结肠，肠壁全层缝合 4 针牵引，间隔几厘米的浆肌层和筋膜层缝合固定后，结肠全层与皮下真皮层缝合固定。四角打结，同时助手协助将肠黏膜外翻形成玫瑰花瓣样。使用 3-0 或 4-0 Vicryl 或铬缝线缝合。肠壁和皮肤真皮层间加强缝合关闭所有间隙，避免肠道粪便可能泄漏到皮下组织周围的腔中。

（五）骶前引流

与以前相比越来越少在骶前放置引流管。

1. 患者取截石位，用 15 号手术刀在肛缘后方和尾骨前方做弧形切口。

2. 使用电凝，通过手指和牵开器辅助，引导并进入靠近骶前筋膜的肛门和直肠后空间。

3. 留置 Penrose 开放式引流管或 Blake 封闭引流或 Jackson-Pratt 引流管，并用 3-0 尼龙缝线固定在皮肤上。

4. 将引流管附近的皮肤用尼龙缝线简单、间断、松松地缝合。

5. 此手术可用于术中未留置引流管术后形成脓肿的患者，也可 CT 引导下介入置管来代替。

（六）直肠远端冲洗

直肠远端冲洗最初描述为伤后从直肠冲走粪便。不再普遍推荐。

1. 直肠内有大量粪便妨碍硬质直肠镜检查时可以考虑。

2. 清除任何可能促进感染、瘘管形成或延迟愈合的异物或大的子弹碎片。

经验和教训

1. 造口回缩。

2. 造口坏死。

3. 漏诊直肠脓肿（损伤）。

六、术后

1. 术后处理的重点是肠道功能恢复后饮食改善。

2. 改道患者通常要注意造口处肠道活力、造口器具的大小和功能等常规护理。

3. 延迟功能的造口可由经验丰富的手术团队仔细进行设计。

4. 出院前应讲解造口器具的使用方法。

5. 如果在袢式结肠造口术中保留桥固定支撑，则可在术后第 5 ～ 14 天安全地移除桥（取决于出院时间、外科医师的偏好和患者体质）。

6. 腹部伤口护理的另一个目的是监测感染迹象和筋膜裂开。

7. 监测盆腔感染体征，即持续发热、心动过速、白细胞增多和可能的肠道功能恢复延迟等特征，考虑经验性使用广谱抗生素，CT 静脉造影对比增强腹部和盆腔，评估腹内或直肠周围脓肿。

8. 出院前与患者讨论造口还纳问题。

9. 引流物非脓性，完全恢复饮食后没有全身毒性迹象的情况下移除引流管。

10. 还纳

（1）还纳的时间取决于患者是否完全康复、腹部中线伤口的愈合及足够的营养摄入和体重维持。

（2）应结合伤前是否有肛门失禁的病史对肛门失禁进行评估。

（3）应进行直肠指检以评估张力。

（4）如果有任何疑问可进行全面的肛门测压以明确是否有肛门失禁。

（5）虚弱且不能行走的患者应进行永久性造口，不适合进行还纳。

（6）选择患者进行钡剂灌肠检查以确保损伤愈合，根据患者年龄和病史考虑进行结肠镜检结肠癌筛查。

七、并发症

1. 直肠损伤的严重并发症是盆腔感染，与脓肿形成、骶骨骨髓炎、直肠到邻近器官或皮肤的瘘有关。

2. 会阴伤口大的患者初期要清除所有失活组织，反复清创直至干净，然后再采用各种方法闭合创面。

3. 任何造口术都可能出现回缩、坏死或造口旁疝形成。通过确保肠系膜方向正确、造口无张力及筋膜开口足够，结肠通过不受卡压，可最大限度地减少这些并发症的发生。

第 26 章 十二指肠损伤手术治疗

David I. Hindin and David A. Spain

一、定义

1. 十二指肠穿透伤和钝性伤都罕见。总体而言，十二指肠损伤在腹部创伤中不到 2%。在腹部创伤后接受剖腹术的患者中，十二指肠刀刺伤不到 2%，十二指肠钝性伤为 5% ～ 6%，十二指肠枪击伤为 10% ～ 11%。

2. 尽管损伤罕见，但创伤性十二指肠损伤仍备受关注。原因是相关大血管损伤的风险，以及胰十二指肠解剖结构的复杂性所带来的挑战。十二指肠损伤常使用 AAST 器官损伤量表（表 26-1）进行分级。

表 26-1 十二指肠器官损伤量表

分级[a]	损伤类型	损伤情况描述	AIS-90
I	血肿	累及十二指肠的单部位	2
	裂伤	部分厚度，无穿孔	3
II	血肿	涉及 1 个以上的部位	2
	裂伤	破裂 <周径的 50%	4
III	裂伤	D2 周长的 50% ～ 75% 破裂	4
		D1、D3、D4 周长的 50% ～ 100% 破裂	4
IV	裂伤	D2 破裂 >周径的 75%	5
		累及壶腹部或胆总管远端	5
V	血管撕裂	十二指肠胰管复合体大面积破裂	5
		十二指肠血供缺失	5

AIS. 简明损伤评分；D1. 十二指肠的第 1 段；D2. 十二指肠第 2 段；D3. 十二指肠第 3 段；D4. 十二指肠第 4 段。a. 十二指肠多处损伤可提高一级，最多 III 级（引自：Moore EE，Cogbill TH，Malangoni MA，et al. Organ injury scaling II：pancreas，duodenum，small bowel，colon，and rectum. J Trauma. 1990；30：1427-1429. Table 2.）

二、病史与体格检查

1. 与所有创伤患者一样，早期评估和处理应遵循 ATLS。应对患者的气道进行评估，必要时加以保护，确认呼吸、通气和氧合充足。应评估血流动力学状态。应注意在失血性休克的早期阶段，可能仅表现为心动过速而没有低血压的情况。

2. 收集钝性伤患者的相关信息，包括损伤机制（减速伤或殴打致伤），是否遭受"车把"损伤，以及撞击时可能的车速。车祸伤患者受伤相关细节还包括碰撞时是否系安全带，车辆安全气囊是否打开，以及事故发生后是否必须动手将患者从车辆中救出。如果患者位于驾驶位，关于方向盘状态的信息也有用。比如，方向盘是否在碰撞中损坏。

3. 对于遭受刺伤到达创伤抢救室的患者，刀的大小和长度等相关信息对医师可能有所帮助。对于枪伤的患者，关于射击方向和距离的细节都可能有助于了解潜在的子弹轨迹及其合并伤。

4. 体检过程中，外科医师应确定患者是否有明显的腹膜炎体征，是否有腹部瘀斑或擦痕（包括所谓的"安全带征"）。对于穿透伤患者，查看是否明显累及筋膜。其他还包括单独的右上腹压痛或局限于上腹部的触痛等细节。

5. 应充分认识到所有刺伤或枪伤，即使伤口不直接涉及腹部（比如背部、胸部和腿部等），均可造成腹腔内脏器损伤。在血流动力学稳定的枪击伤患者，如果伤口数量为奇数，简单可行的方法是进行床旁 X 线检查是否有弹片残留。

6. 体检期间是否将伤员直接送入手术室手术的决策很关键。血流动力学不稳定的穿透性创伤患者应直接送到手术室进行探查，腹部明显疼痛或明显筋膜破损的患者也应如此。对于血流动力学稳定的穿透伤患者，如果没有腹部压痛，且筋膜破损不明确时可先行 CT 检查，并可联合使用经口或直肠造影等方法确定有无腹腔内损伤，然后再行腹腔镜探查。

7. 在血流动力学不稳定的钝性伤患者中，床旁超声检查（FAST）有助于发现腹腔内游离液体，并确定手术探查适应证。如果超声无法明确，也可选择进行诊断性腹腔灌洗，以确定是否进行手术探查。

三、影像学和其他检查

1. 大多数十二指肠穿透伤是在剖腹手术时发现的，通常这些患者没有进行术前影像学检查。然而，在 CT 上捕捉到的十二指肠损伤的穿透伤中，有一系列的征象可提示该诊断。需要注意的是，CT 检查时应尽可能口服和静脉注射造影剂。

2. 孤立性肠壁增厚可提示十二指肠血肿。在穿孔的情况下，可观察到口服造影剂渗入腹膜后或腹膜腔间隙中。在损伤部位附近也可看到静脉造影剂外渗。由于十二指肠的大部分位于腹膜后，损伤可能表现为孤立的腹膜后积气，或表现为腹腔内的游离气体。

3. 十二指肠钝性伤的 CT 还表现为十二指肠第 2 段（D2）或第 3 段（D3）内提示壁内血肿的壁增厚或"螺旋弹簧"征。这些损伤也可能与 $L_1 \sim L_2$ 的屈曲牵张骨折（所谓的"Chance 骨折"）有关，此时影像上可见这种骨折表现。

4. 除了造影剂从十二指肠外渗外，没有其他特征性影像学表现是十二指肠损伤的典型表现。此时，应高度怀疑十二指肠损伤。

四、手术治疗

患者取仰卧位，使用广谱抗生素，全身麻醉并气管插管，留置导尿管，双臂外展，标准创伤手术体位，消毒下颌至双膝关节平面。如果合并直肠损伤，可取截石位。

1. 常规选择从剑突到耻骨的正中切口。使用 Bookwalter 或其他自动拉钩。剖腹手术中腹部的四个象限均填塞折叠的大纱布。评估腹膜后区是否有明显损伤或血肿。逐个象限移除填塞的纱布，评估出血情况。

2. 对于十二指肠损伤的患者，应显露十二指肠（结肠系膜下 I 区），通常需从右向内侧翻转内脏或采用 Cattell-Braasch 切口。沿 Toldt 白线游离结肠，接着游离肝曲。将右侧结肠和小肠向内侧翻转。最后进行 Kocher 手法操作以充分显露十二指肠（图 26-1）。

3. 此时除了评估具体的十二指肠损伤外，还应进行总体的创伤负荷和患者血流动力学状态的评估。对于血流动力学不稳定、正在输血或使用升压药物、严重碱缺乏或合并多发伤的患者，应进行损害控制并暂时性关腹，将患者转送到重症监护室进一步复苏。

4. 对于单独的十二指肠损伤患者，根据损伤程度、外科医师的偏好和患者的解剖结构，使用不同的修复技术。这些技术包括一期修补术、切除吻合术、幽门旷置术、空肠浆膜瓣和空肠 Roux 袢的使用。

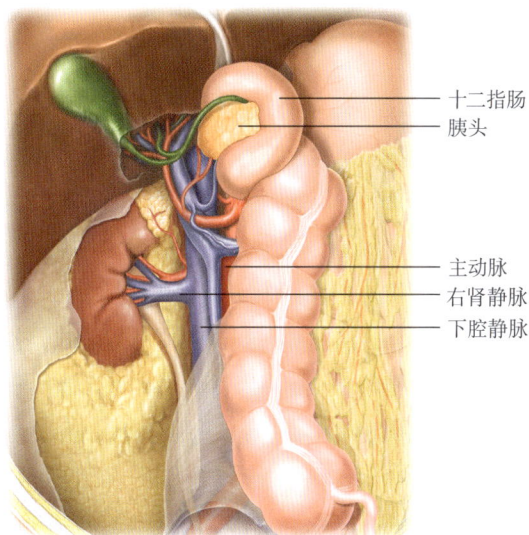

十二指肠
胰头

主动脉
右肾静脉
下腔静脉

图 26-1　右侧脏器向内侧旋转

（一）一期修补术

1. Ⅱ级损伤（裂伤＜周径的50%）和Ⅲ级损伤（D2的50%～75%周径裂伤，或D1、D3、D450%～100%周径裂伤）可进行一期修补。

2. 内层使用3-0可吸收缝线横向间断缝合修补缺损，外层使用3-0丝线间断缝合。也可使用3-0 PDS缝线一层缝合。有医师还主张使用网膜补片覆盖修补处。D2远端、D3近端的损伤，判断乳头有无损伤十分重要。在处理缺损前，应触诊乳头和检查损伤情况。难以定位时，可通过开放胆总管或胆囊管，插入小导管来协助定位乳头。

（二）切除吻合术

1. D3和D4远端的损伤如果不能修补，可考虑切除并吻合。

2. 使用直线切割缝合器GIA（两排钛钉，闭合钉大小为1.5mm）切除缺损的远近端。

3. 使用血管封闭装置处理系膜完成切除。

4. 远近端残端对系膜缘靠齐，浆肌层缝合固定。

5. 远近封闭端对系膜边角各切开一小口。

6. 再次使用直线切割缝合器GIA插入肠腔并击发，完成吻合。使用TIA切割缝合器或缝合封闭残端，完成吻合（图26-2）。

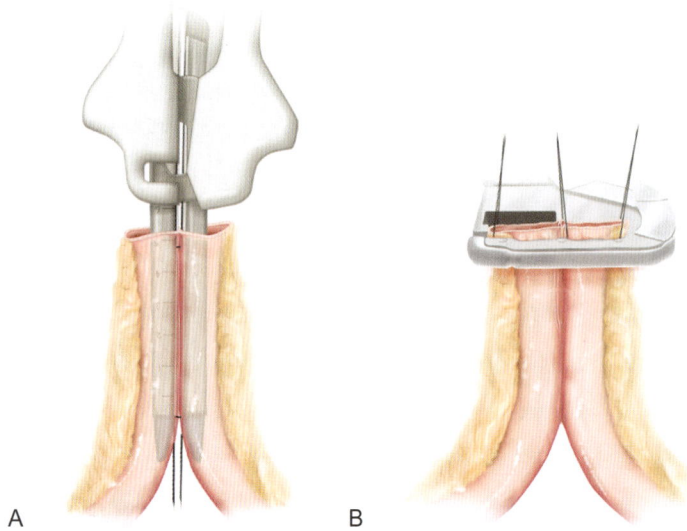

图26-2　十二指肠切除吻合术
A.插入GIA并击发，形成公共通道；B.TIA封闭残端完成吻合

（三）空肠浆膜瓣

1. 在组织损失过多但又不能切除吻合的十二指肠损伤时，空肠浆膜瓣修复是一种不错的选择。

2. 缺损处清创至健康组织。邻近空肠袢远端自结肠前放置于缺损处，间断缝合十二指肠全层和空肠浆膜来关闭缺损。

3. 在修补处附近留置引流。空肠浆膜瓣近来较少使用，这是因为空肠Roux袢修复术的应用越来越多（图26-3）。

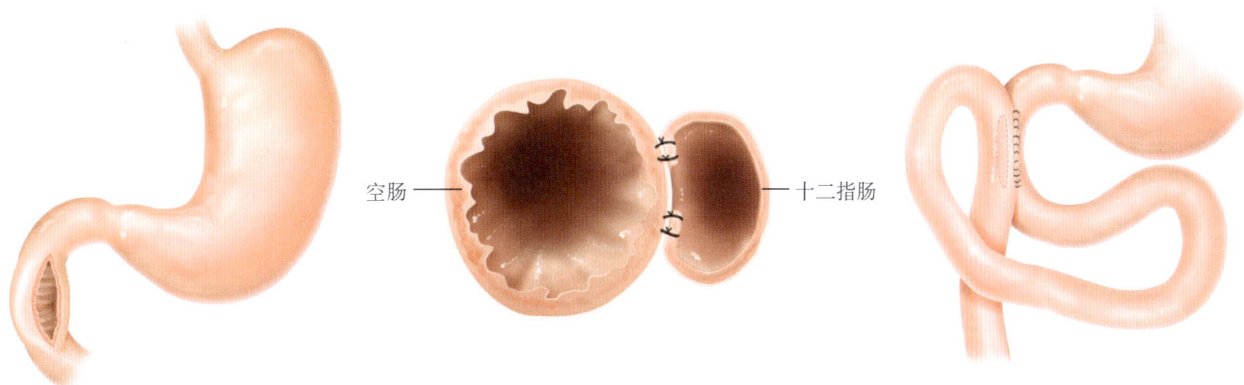

空肠 —— 十二指肠

图 26-3 空肠浆肌瓣

（四）空肠 Roux 袢修补术

1. 对于不涉及乳头但不适合一期修复的大的十二指肠缺损，用空肠 Roux 袢来处理缺损越来越受欢迎。这也被视为一种有用的辅助手段，用以解决在早期损害控制剖腹术中进行的一期修复所导致的十二指肠狭窄。

2. 将十二指肠缺损的边缘清创至健康组织。形成 40cm 的空肠 Roux 袢，并穿过横结肠系膜的裂口。此时这个 Roux 袢的头端被带到十二指肠缺损处。采取两层法（用 3-0 可吸收缝线缝合内黏膜层和 3-0 间断丝线的外层）完成空肠 - 十二指肠端侧吻合术（图 26-4）。

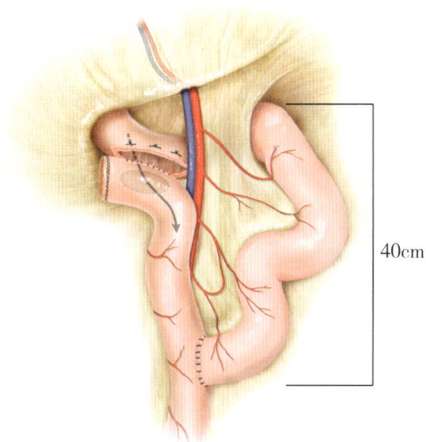

40cm

图 26-4 十二指肠空肠 Roux-en-Y 吻合术

（五）幽门旷置术

1. 十二指肠修补术有狭窄或潜在破裂的风险（十二指肠瘘）时，应考虑幽门旷置术。进行幽门成形术的同时进行转流性胃空肠吻合术。

2. 胃大弯的一部分网膜组织予以清除、结扎、分离胃短血管或胃网膜血管的分支。胃悬吊后行胃切开术，用 Babcocks 钳抓住幽门肌肉并将其拉向胃切开处。使用 1 号聚丙烯缝线连续缝合关闭幽门。在另一种方法中，可使用切割缝合器和 1 枚钉仓（通常为 TA-50）关闭幽门，然后进行胃空肠吻合术。

3. 将空肠袢置于结肠前，并将其放置在胃切开处附近。如果幽门使用切割缝合器关闭，应沿胃大弯侧进行胃切开。然后进行胃空肠吻合术，内层使用 3-0 可吸收缝线，外层使用 3-0 丝线缝合。

十二指肠修补处留置导管引流。也可选择在胃空肠吻合口附近留一个引流管（图 26-5）。第二种旷置幽门的方法是选择 TA-30 切割缝合器直接离断幽门远端。

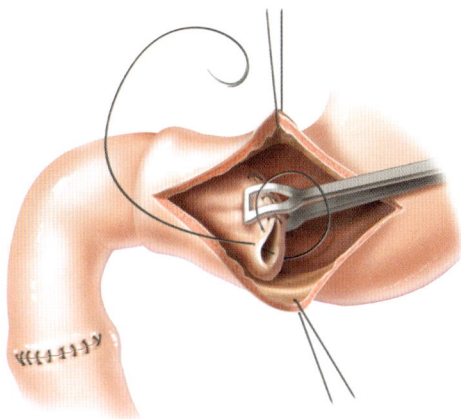

图 26-5 幽门旷置

（六）空肠肠内营养

1. 十二指肠损伤的早期手术需进行损害控制，并暂时性关闭腹腔。

2. 在确定性修复后，通常需要安置空肠营养管进行术后营养支持。

经验和教训

经验　　1. 对于大的十二指肠修复手术，必须建立肠内营养通路。可选择空肠造瘘或安置鼻胃管等。外科医师不能在确定性修复十二指肠后而没有安置肠内营养通路的情况下离开手术室。

2. 一般来说，修复越少则术后越安全。如一期修补孤立的十二指肠损伤常是最好的方法。

3. 相反，在急诊情况下不应尝试复杂的修复，如创伤性胰十二指肠切除术。

教训　　1. 在初次修复过程中不慎造成十二指肠变窄。

2. 十二指肠修补术引流不畅。

3. 在确定性修复后未确保建立肠内营养通路。

4. 对于病情不稳定的患者，重点应放在损害控制上，并及时转移到ICU进行进一步复苏。

5. 在急诊情形下复杂的消化道重建手术操作会导致并发症发生率和死亡率的增加。

五、术后

术后给予肠外营养和静脉输液，并放置鼻胃管，直到肠道功能恢复。

六、并发症

1. 漏诊肠破裂。

2. 漏诊胰腺损伤。

3. 发生十二指肠瘘的风险。

第 27 章 胰腺：引流、胰腺远端切除或合并脾切除术

Kojo Wallace、Randi N. Smith, and Christopher J. Dente

一、定义

1. 钝性和穿透性腹部创伤可累及胰腺。

2. 虽然轻微胰腺损伤的非手术治疗通常很简单，但涉及胰管的严重胰腺损伤的治疗需要更复杂的手术干预。

3. 对于胰头以外的严重胰腺损伤，简单的胰周引流和胰腺远端切除术都是外科治疗的选择。

二、适应证

1. 远端胰腺损伤的处理中有两个重要的考量因素，是否有胰管断裂和患者的血流动力学状态。对处于极端状态或有多处损伤的患者，胰周引流是所有级别损伤都适用的一种选择，尽管可能导致患者出现胰瘘。对于美国创伤外科学会（AAST）推荐的胰腺损伤分级 III 级和更高级别的损伤，胰体尾切除术通常是首选（表 27-1）。

2. 假如胰腺损伤相对孤立，且患者的血流动力学状态稳定，则可考虑保留脾脏。脾脏的保留增加了技术难度，并延长了手术时间。对于需要积极处理的多发伤患者和需要持续复苏的患者，则需要行脾切除术。在成人中，脾切除术后感染的风险非常低。

表 27-1 胰腺损伤分级和治疗推荐（AAST）

等级	表现	治疗
I	浅表裂伤或小血肿，无胰管损伤	引流
II	严重撕裂或挫伤，胰管无损伤	引流
III	远端实质损伤伴胰管损伤	胰体尾切除术
IV	累及胰管的近端实质损伤	肠系膜上静脉（SMV）左侧行胰体尾切除术 如果在 SMV 右侧，则进行闭式主动吸引引流
V	胰头广泛损伤	引流＋有或无幽门旷置；胰十二指肠切除术

（引自：Moore EE，Cogbill TH，Malangoni MA，et al. Organ injury scaling, II: Pancreas, duodenum, small bowel, colon, and rectum. J Trauma. 1990; 30(11): 1427–1429. Table 1.）

三、病史和体格检查

1. 漏诊可导致严重的并发症，诊断时要高度怀疑胰腺损伤。

2. 对于穿透性损伤，胰腺损伤通常在剖腹手术中得以诊断。术中必须打开网膜囊进行彻底探查。钝性损伤后，胰腺损伤可能在紧急手术或 CT 检查中予以诊断。胰腺位于腹膜后，直接高能量外力传递至上腹部是导致胰腺损伤的典型原因。

3. 无论是在影像学上还是在剖腹手术中一旦发现胰腺损伤，外科医师必须先确定胰管的完整性。如果胰管断裂位于肠系膜上静脉左侧，最好切除左侧的胰腺。

4. 体检结果可包括腹部瘀斑（如"安全带"征）、腹膜炎和血流动力学不稳定。

四、影像学和其他检查

1. 增强 CT 扫描通常是腹膜内或腹膜后损伤的

可靠检查方法，适用于不需要立即手术探查的稳定患者。然而这种方式可能会漏掉轻微的胰腺损伤。网膜囊内的气体和液体聚集等征象有助于诊断（图 27-1）。严重的胰腺损伤通常表现为胰腺实质撕裂，周围有游离液体。

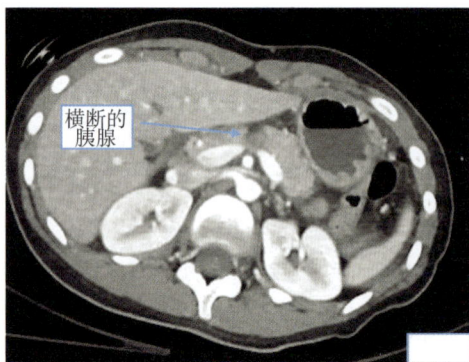

图 27-1. 胰腺横断的 CT 影像

该方法可能会遗漏轻微的胰腺损伤；网膜囊中的积气或积液等线索可能有助于诊断

2. 超声（eFAST）检查通常在创伤早期评估中进行，但胰腺位于腹膜后，对识别胰腺损伤的作用不大。

3. 术中评估导管完整性是决定治疗的关键因素之一。外科医师对胰腺损伤的检查（如实质的完全横断）可确定胰管的明显损伤。术中使用头戴式显微镜对病情稳定的患者进一步检查，可发现胰腺损伤病灶周围有透明清亮的胰液外溢。不幸的是，在创伤剖腹手术中，术中胰管造影往往不可行。对于血流动力学稳定的患者，可考虑内镜或直接经十二指肠壶腹部插管，但这些方法通常难以组织实施，且后一种方法需要行不必要的肠切开术。更简单的术中检查方法是针刺胆囊胆管造影，但通常难以显影胰管。

4. 对于怀疑胰管损伤的患者，如果有腹痛、淀粉酶升高而 CT 检查无特殊阳性征象，则适合进行术后磁共振胰胆管造影（MRCP）或内镜胰胆管造影（ERCP）检查，这有助于诊断损伤的程度，也提供了治疗持续性胰瘘的方法。

五、手术治疗

术前处理：应与手术室团队和麻醉师沟通疑似损伤、手术方式、对切割缝合器等特殊设备的需求、输血或影像学检查的潜在需求。

（一）体位

按照创伤手术标准流程进行。患者取仰卧位，双臂外展，以便进行静脉输液；从下颌到膝进行暴露和准备。

（二）步骤

1. 剖腹探查适用于怀疑胰腺损伤的患者；在急诊手术情况下，常规选择正中入路。首先选择上腹正中切口，并根据需要向尾端延长。急诊手术时，根据创伤救治流程，探查腹腔所有象限，识别和控制导致病情不稳定或腹膜炎的潜在原因，如出血或空腔脏器破裂等。

2. 胰腺位于网膜囊内，术中予以充分显露，以便对潜在损伤进行充分评估（图 27-2），可方便操作。韧带相对较薄的部分通常是安全的进入点，延长切口以充分打开网膜囊。此时可看到胰腺的前表面、体尾部及其边缘。松解胃后壁和胰腺前表面之间的粘连，使用可延展的牵开器以方便牵开胃。

3. 此时如果有需要，可在胰腺的上缘快速显露与处理脾血管。

4. 充分的 Kocher 操作可完全显示胰头和钩突，确认是否有合并的胰头损伤。某些情况下可能需要松解结肠肝曲。

5. 显露脾门和脾脏、胰尾内侧游离翻转，可显示脾脏和胰尾后方。如胰腺损伤明显，可在脏器翻转前进行胰腺横断。

6. 如进行脾切除术，需结扎分离胃脾韧带和胃短血管，以及脾结肠韧带、脾肾韧带和脾膈韧带。结扎的方法可用传统的钳夹结扎，也可使用血管凝切系统。外伤后，沿该平面的夹层血肿有利于快速钝性解剖分离；可通过沿着脾的上外侧缘"拔罐"方式轻轻向下牵拉。

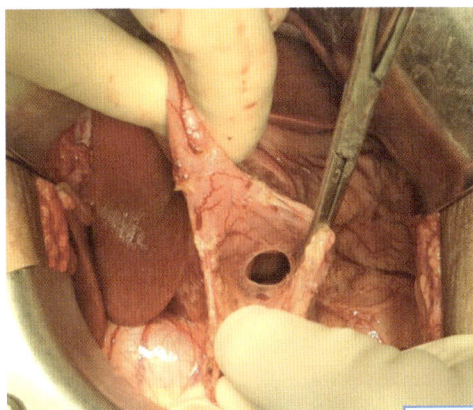

图 27-2　显露和打开网膜囊

切开胃网膜血管下方的胃结肠韧带后即可进入网膜囊。通过上提、牵拉胃和横结肠，使胃结肠韧带处于紧张状态

7. 如没有导管损伤（1 级或 2 级），治疗包括止血和闭式吸引引流（图 27-3）。

8. 肠系膜上血管位于胰腺后方，是胰头和胰体交界处的标志，因此也是近端和远端胰腺的标志（图 27-4A）。外科医师通常能够将手指滑动到胰腺后方的位置，将胰腺从主血管上抬起，并划定切除点。可沿着胰腺的无血管下缘分离以进入胰腺的后平面。

9. 当需要保留脾脏时，可使用细线和血管钳来结扎主血管的胰腺分支，并在脾门处切除胰尾。

肠系膜下静脉的解剖位置有一定变异，如邻近损伤（病变）的位置则可以结扎，否则应予以保留。

10. 可用 GIA 或 TA 切割缝合器横切胰腺，也可以简单地将其锐性切断，并缝合残端。用切割缝合器一步横切并闭合胰腺残端，可能是一种更简单的技术（图 27-4B）。锐性横切要用不可吸收缝线进行全厚 U 形缝合以闭合残端。无论使用哪种技术，都应识别胰管，并尽可能缝合结扎。不幸的是，正常胰腺的远端胰管经常不能很好地显露，两种技术的胰漏发生率相同。通常在胰腺切除前需结扎处理脾动、静脉。

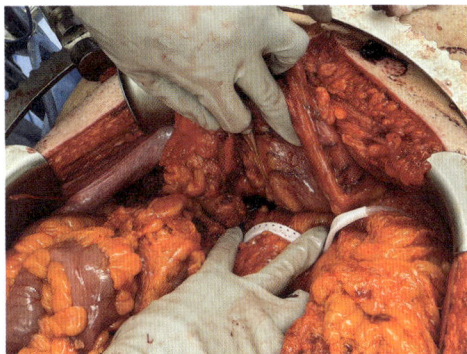

图 27-3　胰腺引流

将封闭负压引流管放置在胰腺前方的网膜囊中，以排出积聚的胰液或血液

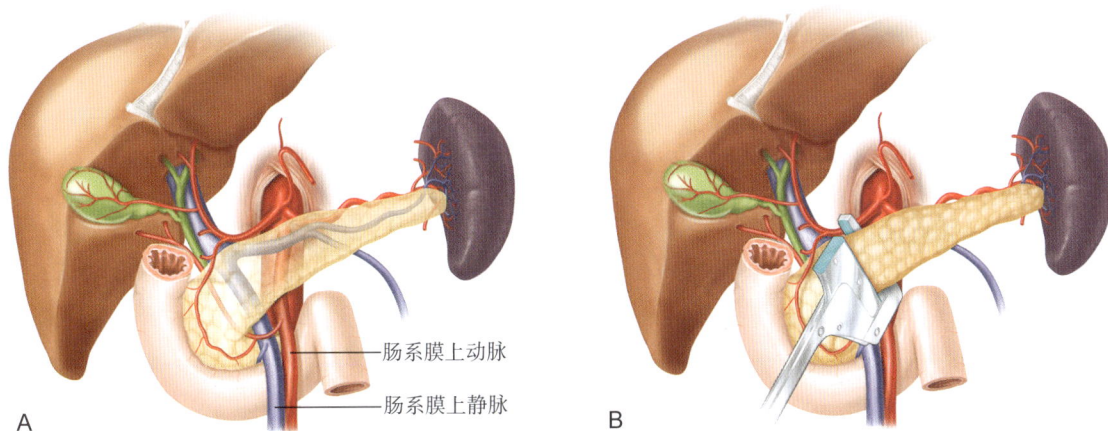

图 27-4　胰腺部位识别和横切

A. 肠系膜上血管位于胰腺后方，是胰头和胰体交界处的标志，因此也是近端和远端胰腺的标志；B. 可以使用"TA 切割缝合器"来横切胰腺。这是一种更简单的技术，因为实质被横切，远近端分离即可在一步操作中实现

11. 大网膜或外科凝胶等强化措施对渗漏没有益处，无论采用何种技术，胰漏发生率都接近 20%。因此，建议局部常规引流。切除完成后应进行止血检查。脾切除术后出血最常见于胃短血管。

经验和教训

1. 远端胰腺损伤的治疗最重要的决定因素是是否有胰管损伤和患者的血流动力学状态。
2. 当发现或强烈怀疑胰腺导管损伤时，应切除肠系膜上静脉左侧的损伤。
3. 如果可能保留脾脏是可取的，但通常进行脾切除术以加快对患者的处理。
4. 应完全显露胰腺以减少损伤漏诊。
5. 胰瘘发生率很高，闭式吸引引流在胰腺损伤的治疗中很重要。胰瘘通常有自限性。
6. 仔细检查胃短血管结扎，防止术后出血。建议使用浆肌层缝合将血管残端埋入胃壁。
7. 脾切除术后应接种疫苗，以减轻脾切除术后凶险感染发生率。

六、术后

1. 严格剖腹手术后处理，伤后早期的胃扩张可导致术后短暂胃出血，应注意避免。

2. 引流护理：引流管通常保持 7～10d，以监测胰瘘；也可保留到患者耐受饮食为止。在术后第 3 天检测引流液淀粉酶，以监测胰瘘；引流液淀粉酶大于 3 倍血清水平即可确诊。

3. 疫苗接种：脾切除术后 2 周或出院时应接种荚膜细菌疫苗。

七、并发症

1. 胰瘘是胰腺损伤最常见的并发症，研究表明其发生率为 5%～37%，并发症通常较轻且具有自限性。封闭式引流有助于诊断，也可能是唯一的治疗方法。

2. 脓肿形成有较高的发病率，在合并空腔脏器损伤的情况下更易发生。

3. 急性胰腺炎很少见，通常有自限性。

4. 继发性出血可发生在感染、脓肿或引流不畅的情况下。多数可血管介入栓塞治疗，也可能需要再次手术探查。

5. 假性囊肿形成，需要内引流或内镜胰胆管造影。

第 28 章　脾损伤：脾切除术和脾修补术

Lucy Ruangvoravat and Kimberly A. Davis

一、定义

1. 脾损伤可以是钝性或穿透性的损伤，包括脾实质或脾门血管的损伤。

2. 损伤可导致出血和血肿形成。损伤根据严重程度分级，需行脾缝合、脾切除或采用损害控制技术。

3. 根据患者的血流动力学状态，许多脾损伤可非手术治疗或联合血管栓塞治疗。有约 30% 的脾损伤患者会出现失血性休克，需要紧急行脾切除术。

二、鉴别诊断

1. 脾损伤可在躯干受钝性创伤时出现，常合并左侧肋骨骨折。

2. 脾损伤也可出现在胸腹部的穿透性损伤中。

三、病史和体格检查

1. 外伤性脾损伤可单独出现，也可合并其他实质器官损伤（如肝、肾或胰腺）。

2. 脾位于肋骨的下部，左侧下部肋骨的骨折会增加钝性或穿透性脾损伤的可能性。

3. 根据出血程度不同，患者的生命体征可有变化。如出现心动过速和低血压，常提示需要迅速评估是否存在显著的出血。

4. 腹部检查是评估脾损伤的关键步骤。左上腹压痛应引起怀疑。可因脾实质或脾门出血而出现腹膜炎，但 30% 的腹腔积血患者中没有腹膜炎表现。体格检查不能鉴别腹膜炎和内脏穿孔引起的腹腔积血。

四、影像学和其他检查

1. 超声检查是脾损伤的首选，可在床旁检查。FAST 在四个视图中评估腹膜内是否有游离液体。任何血流动力学不稳定的闭合性损伤患者，如腹腔内有游离液体，应立即进行剖腹探查，而不是进一步行影像学检查。有腹腔积血的患者如没有休克迹象，在确定是否需要剖腹探查之前进一步检查。腹腔积血可能来自多种损伤，需要进一步的检查以确定出血来源。

2. CT 检查可用于脾损伤诊断和分级（表 28-1），适用于腹部疼痛或压痛的患者、无法腹部检查的患者、FAST 检查发现游离液体的稳定患者、左侧胸腹部穿透性损伤但不需要立即剖腹探查的患者。与所有钝性损伤一样，可使用动脉造影来评估脾损伤是否有活动性出血。如果有造影剂外渗或识别出实质性假性动脉瘤（图 28-1），应考虑进行血管栓塞（表 28-2）。

3. V 级脾损伤 CT 图像

（1）血流动力学正常且没有其他需要立即剖腹手术的损伤，可使用血管造影栓塞术。

（2）血管栓塞可保留脾的免疫功能。据文献报道，非手术治疗的成功率＞92%。少部分患者 可能因非手术治疗失败需脾切除术（图28-2）。

表 28-1　AAST 脾损伤分级

AAST 分级	AIS 评分	成像标准
I	2	包膜下血肿 < 10% 表面积 实质裂伤 < 1 cm 深 包膜撕裂
II	2	包膜下血肿 10%～50% 表面积，实质内血肿 < 5cm 实质裂伤 1～3cm 深
III	3	包膜下血肿 10%～50% 表面积，实质内血肿 ≥ 5cm 实质裂伤 > 3 cm 深
IV	4	存在脾血管损伤或局限于脾包膜内的活动性出血的任何损伤 实质裂伤累及脾门或脾门血管，造成 > 25% 的脾实质缺血
V	5	存在脾血管损伤的任何损伤，且活动性出血进入腹腔 脾广泛破裂

AIS. 修正损伤评分〔引自：Kozar RA，Crandall M，Shanmuganathan K，et al. Organ injury scaling 2018 update：spleen，liver，and kidney. J Trauma Acute Care Surg. 2018；85（6）：1119-1122.〕

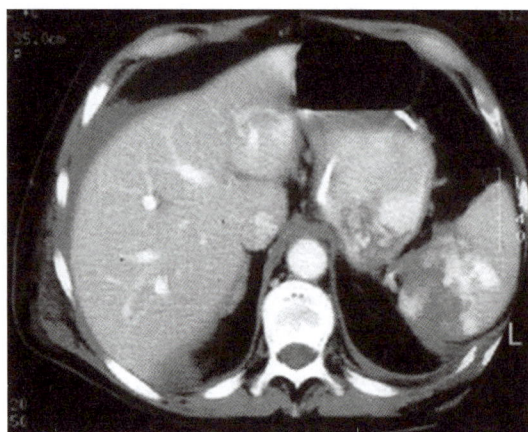

图 28-1　假性动脉瘤

表 28-2　CT 成像非手术治疗失败的预测因素

影像学发现	失败率（%）
大量腹腔积血	22.3
中度腹腔积血	19
少量腹腔积血	6
假性动脉瘤	6
动静脉瘘	40

引自：Peitzman AB，Heil B，Rivera L，et al. Blunt splenic injury in adults：multi-institutional study of the eastern association for the surgery of trauma. J Trauma. 2000；49（2）：177-189.

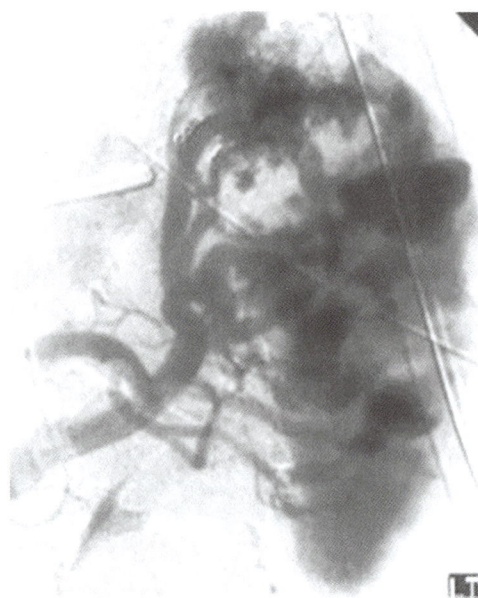

图 28-2　V 级脾损伤的 CT 造影

五、手术治疗

（一）术前规划

1. 所有患者都应进行交叉配血以便快速输血。

2. 放置鼻胃管或口胃管进行胃减压。

3. 为随时可能变得不稳定的患者做好手术准备。

4. 较高级别的脾损伤非手术治疗是可行的，但须外科团队及时支持。对于夜间或周末手术室开放受限的医院，可考虑放宽脾损伤手术指征，特别是对于较高级别的脾损伤。

（二）体位

患者应仰卧，手臂外展，便于放置自动牵开器和手术团队站位。也便于麻醉团队根据需要建立静脉或动脉通道。

（三）皮肤切口

1. 通过中线切口切开腹腔。

2. 有时通过左侧肋下切口进行择期脾切除，但该方法不足以灵活处理创伤性剖腹探查，妨碍处理其他腹腔损伤。

3. 中线切口可向上延伸至剑突以获得更好的脾脏暴露，或向下延伸以评估整个腹部和盆腔。

（四）探查

1. 系统性探查腹部，评估出血或污染的来源。清除腹腔积血以便观察。在所有四个象限填塞腹腔纱布垫，填塞于损伤处上下方起到止血作用。有效的脾填塞，纱布应牢固地置于脾脏和膈肌、腹壁之间，同时评估肠道是否受伤。

2. 如怀疑严重的脾损伤，应原位保持左上象限有效止血的纱布，移除其他象限的纱布并评估损伤。如果左上象限在完全填塞的情况下无法止血，应立即行脾切除术。

（五）脾松解

1. 脾位于腹部深处的膈膜下，靠近胃，通过无血管的脾膈和脾结肠韧带悬挂固定脾脏在其解剖位置上。脾结肠韧带连接脾和结肠脾曲并与脾膈融合，形成脾与腹壁侧面的韧带，连接脾与腹侧壁。

2. 医师站在患者的右侧，可用右手沿着左上腹壁滑动，触及脾（图 28-3），将脾朝手术区域牵引，如有需要可对韧带进行电凝。侧面韧带被松解后，应有一个无血管的平面，在脾后方和后腹膜之间用手分离，有时也涉及脾肾韧带。

3. 电凝或手指松解韧带，脾即可在腹部移动。轻轻将结肠向尾部和胃向内侧牵引有助于这些操作。

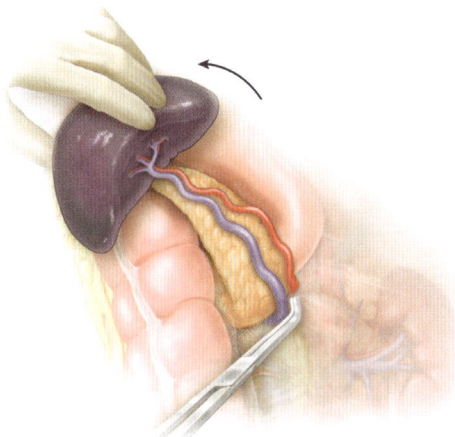

图 28-3　从左上腹向中线移动脾

（六）脾切除术

1. 移动脾并进入中线切口，可更好地进行直视评估。在出血性休克并伴有脾活动性出血时，应在脾门的内侧用手压迫止血，为脾切除前提供时间进行复苏。

2. 结扎脾动脉，注意避开胰腺的上缘。

3. 动脉结扎后，在胰腺的下缘结扎脾静脉。首选分别结扎血管以减少动静脉瘘的风险。

4. 此时脾仅剩胃结肠韧带附着。识别胃大弯沿着清晰区域并用电凝进入，分离所有可见的短胃血管，完成脾切除术。

5. 止血：可使用血管钳和结扎，但通常电刀或血管钳更有效。在进行胃周围操作时，注意避开胃壁，确保在胃更近端靠近膈的部位进行充分结扎。这里解剖空间较小，充分结扎是必要的，以防术后出血。

6. 检查脾是否止血。胃和胰腺的交界处也应重新检查是否受伤。如胰腺没有损伤，脾切除术后不留置引流管。如血管结扎靠近胰腺尾部，或有胰腺挫伤的症状，应放置引流管。检查膈肌以避免遗漏损伤（图 28-4）。

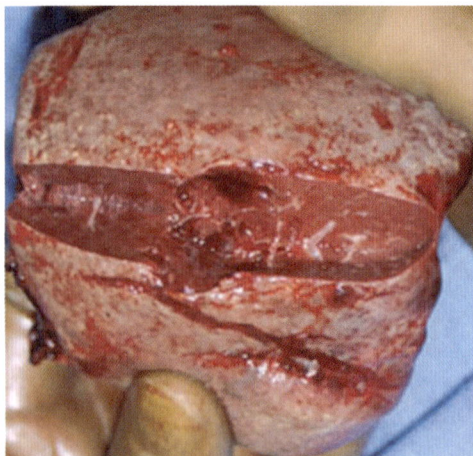

图 28-4　脾脏病理标本
创伤性撕裂

（七）脾修补术

1. 在脾钝性创伤中，可能会出现多个实质器官出血的情况。对于不是主要出血源的较轻的脾损伤，局部控制其裂伤出血有利于患者凝血功能改善。可用局部止血剂、电凝和氩气刀止血，也可通过填塞来加强，以便进行复苏并处理其他出血或污染。

2. 脾的一极损伤：可进行部分脾切除术。找到受累及的脾动脉分支并逐个结扎，电刀或切割缝合器切除。

3. 孤立的脾极损伤偶尔可进行衬垫缝合，但我们发现在创伤患者中几乎没有实用性（图 28-5）。

4. 可吸收网袋原位包裹脾修补术：将受伤的脾包裹在可吸收网袋中压迫止血，留下一个小孔供脾动脉和静脉通过（图 28-6）。这种技术耗时且烦琐，并不常用。

5. 在进行了上述操作后，脾仍然持续出血，或出现出血性休克仍未找到出血源，应进行脾切除术。

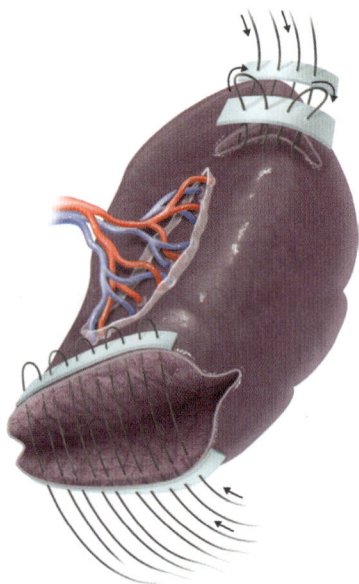

图 28-5　脾部分切除后用衬垫修补

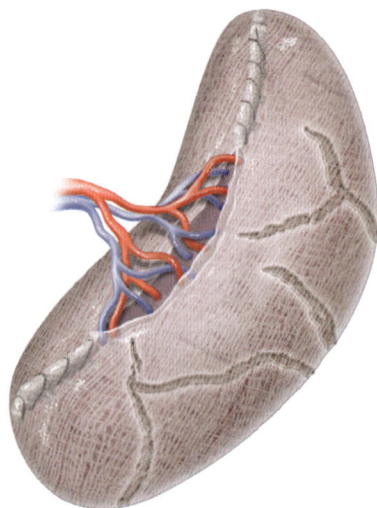

图 28-6　脾脏网袋修补

经验和教训

1. 休克患者应立即行剖腹手术。如果患者脾出血，则应毫不犹豫地进行脾切除术而非尝试脾缝合术。

2. 注意识别胰腺。如果有胰腺损伤应留置引流管。

3. 关腹前应再次检查胃短血管的止血情况，否则可能成为术后出血的来源。

六、术后

1. 监测脾损伤患者进行充分复苏。脾切除引起的血小板增多是正常的。

2. 如果其他禁忌证脾切除术后可在术后 24～48h 开始静脉血栓的药物预防。

3. 常见肠梗阻，特别是胃梗阻，应监测患者的误吸风险。

4. 鼓励患者早期活动，减少肠梗阻、血栓栓塞和肺栓塞的风险。

5. 根据美国疾病控制与预防中心（CDC）指南，脾切除术后患者应接种肺炎球菌、脑膜炎球菌和流感嗜血杆菌的疫苗。创伤情况下的常见做法是在患者出院前接种疫苗。

七、并发症

1. 在无脾患者中，创伤脾切除术后严重脓毒症发生率尽管较低，通常术后至少 2 年内不会发生，但却是非常可怕的并发症。坚持计划性疫苗接种和早期识别无脾患者上呼吸道感染，可将风险降至最低。

2. 对于病情稳定的患者，脾切除术后出血应首先进行复苏和纠正凝血功能障碍。血流动力学受损或对复苏缺乏反应的患者应返回手术室。继发于术后胃扩张的胃短血管出血通常是术后出血的主因。

3. 胰尾与脾血管密切相关，脾窝内的液体聚集都应关注胰尾损伤。可进行经皮影像引导穿刺引流。胰管支架置入术在治疗持续性或大量胰瘘中具有重要作用。

第29章 肝创伤的手术治疗

Walter L. Biffl

一、定义

肝创伤是指对肝脏的损伤，可伴有出血、胆漏，胆管损伤和组织失活。肝损伤的严重程度各不相同（表 29-1），多种技术可用于治疗这些损伤。

表 29-1 肝损伤分级

等级		损伤情况
I	血肿	包膜下，＜10% 表面积
	撕裂伤	实质深度＜1cm
II	血肿	包膜下，10%～50% 表面积；实质内，直径＜10 cm
III	撕裂伤	实质深度 1～3cm，长度＜10cm
	血肿	包膜下，＞50% 表面积或有扩张趋势；实质内，直径＞10 cm 或扩张趋势，或破裂
IV	撕裂伤	实质深度＞3cm
	撕裂伤	实质破裂涉及 25%～75% 的肝叶或单叶的 1～3 个 Couinaud 肝段
V	撕裂伤	实质破裂累及＞75% 的肝叶或单叶＞3 个 Couinaud 肝段
VI	血管	肝旁静脉损伤
	血管	肝血管撕脱

多发伤提高 I 级，最高提至 III 级［引自：Moore EE，Cogbill TH，Jurkovich GJ，et al. Organ injury scaling：spleen and liver （1994 Revision）. J Trauma. 1995；38：323-324.］

二、鉴别诊断

腹部创伤可伴有各种腹部器官的损伤。出血的主要来源包括实质脏器（如肝脏、脾脏、肾脏）和腹膜后血管（如主动脉、下腔静脉、肾血管）或肠系膜。腹膜炎可由空腔脏器（如肠、胆管树、胰腺）损伤引起，包括肝损伤引起的胆漏。

三、病史和体格检查

1. 肝损伤可发生在腹部钝性（如机动车碰撞、坠落）或穿透性（如枪击或刺伤）创伤之后。

2. 肝脏是钝性创伤后最常见的损伤器官之一，通常发生在右下胸部或腹部撞击后。任何高能量损伤后都应关注腹内损伤情况。

3. 肝脏的表面积大，在穿透性腹部或下胸部创伤中经常受到损伤。仅根据体检不能确定躯干枪伤的伤道轨迹。

4. 腹部疼痛或压痛应怀疑腹部损伤，然而在没有疼痛或压痛的情况下，患者也可能有明显的肝损伤。生命体征是评估创伤患者的关键，决定是否进行手术（非手术）治疗主要基于患者的生理状况。绝大多数肝损伤可采取非手术治疗。

四、影像学和其他检查

1. 超声：特别是 eFAST 通常用于创伤患者的初诊。钝性创伤后，在休克的情况下如发现腹部游离液体是立即进行剖腹探查术的指征。另一方面，血流动力学正常的患者中发现游离液体并不要求剖腹探查，因为许多实质器官损伤会自发止血，不需要任何干预。

2. eFAST 检查在穿透性创伤患者中用处不大。腹部枪伤患者一般应立即进行剖腹探查术。如果出现休克、内脏脱出或腹膜炎，刺伤患者应行剖腹探查术，或入院进行一系列的临床评估，以诊断出血或空腔脏器损伤。刺伤患者 FAST 发现游离液体并不要求剖腹探查。

3. 静脉注射造影剂的 CT 是目前诊断肝损伤的最佳工具（图 29-1）。CT 检查适用于严重腹部钝性创伤、腹部疼痛或压痛、eFAST 检查显示有腹腔积血但患者稳定、骨盆骨折、有腹部创伤但无法进行临床腹部检查的患者（如机动车事故有严重颅脑损伤的患者）。

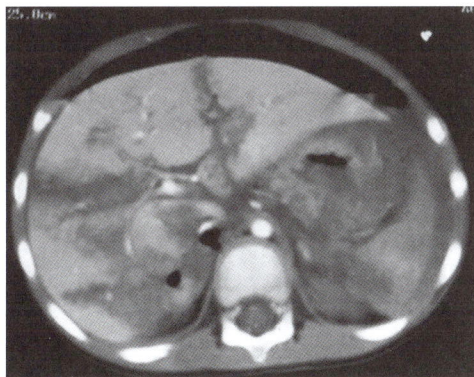

图 29-1　V 级肝损伤的 CT 扫描图像

肝脏广泛受损，但注意肝周围的血液相对较少。这是 FAST 检查的一个缺陷，因为它主要检测游离液体。这也说明了 FAST 对单个器官损伤缺乏敏感性。FAST 可以检测血液，但不能检测出血源

4. 无论生理状态如何，CT 显示造影剂外渗都需要介入治疗。

5. 动脉造影和栓塞可选择性地作为无剖腹探查术适应证的稳定患者的主要治疗方法，也可作为肝裂伤合并动脉出血手术治疗的辅助手段。

6. 胆管造影有助于确定是否有胆道损伤和胆漏，通常在损伤后期进行。胆道损伤和胆漏通常需要外科手术或内镜检查。

7. 磁共振成像在肝创伤的早期处理中作用不大。

五、手术治疗

（一）适应证

1. 严重腹痛或压痛、腹膜炎、内脏脱出或休克并疑有腹部损伤，需剖腹探查术。

2. 刺伤后休克、内脏脱出或腹膜炎的患者，明确需要进行剖腹探查术。腹部枪伤会造成明显损伤，无论最初体检结果如何，都有进行剖腹探查的指征。虽然有报道，穿透性孤立肝损伤非手术治疗的成功率比较理想，但该种情况下，没有手术探查则很难明确排除是否伴有结肠、十二指肠、胆囊或膈的损伤。

（二）术前规划

在将患者送往手术室之前，外科医师应与手术室团队就诊断和治疗计划、预期失血和输血要求、体位和切口、皮肤准备范围、成像需求及特殊设备需求进行沟通。腹部严重创伤需血管栓塞的患者，使用杂交手术室是明智的，特别是腹部创伤和失血性休克的患者，有很大可能需要肝动脉栓塞辅助治疗。

（三）体位

仰卧，双臂外展，以便麻醉师进行动静脉插管和采血。

（四）皮肤切口

创伤剖腹探查手术需要一个大的腹部中线切口。一旦发现严重肝损伤，建议将切口延伸至剑突以获得最佳显露。部分择期肝脏手术是通过右侧或双侧肋下切口进行的，该切口有时也向头部延伸至中线。如果是后期处理肝损伤并发症，如肝坏死或胆漏，可能会选择这种方式，但会限制对下腹部的探查。如果已经做了中线切口，应在必要时毫不犹豫地将切口延伸到右侧。充分的显露对于修复严重肝损伤至关重要。

手术技巧

（五）腹部探查

创伤剖腹探查术的初始目标是确定是否有大量失血及出血源。必须清除血液并确定出血源。

实质器官、腹膜后血管和肠系膜是主要的出血源。通过检查和触诊肝表面能够迅速评估是否有严重撕裂。

（六）手法压迫

肝脏出血控制的第一步是手法压迫（图 29-2），能够控制大部分肝脏出血。同时进行积极的止血复苏至关重要。恢复血容量、维持组织灌注、纠正凝血功能障碍及对患者进行积极加温，以避免可能导致早期死亡的"恶性循环"。

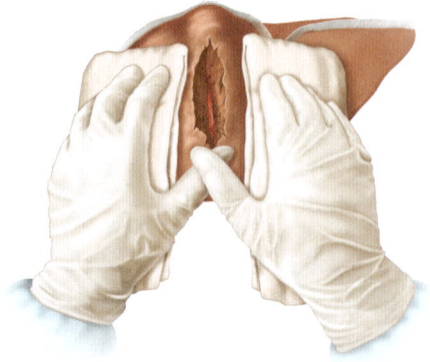

图 29-2　手法压迫止血

对肝脏进行手法压迫以恢复肝脏的正常解剖轮廓和填塞出血。这种方法可在计划填塞或确定性干预时控制出血

（七）肝周填塞

肝周填塞应保持对肝脏的止血压迫（图 29-3）。肝支持韧带可提供静脉出血的填塞，最初阶段应保持其完整。但如有星状裂伤或广泛包膜下

损伤，应毫不犹豫地松解镰状悬韧带或左、右三角韧带，以便更好地显露。应按步骤在肝脏和腹壁、横膈膜和腹膜后放置填塞物。

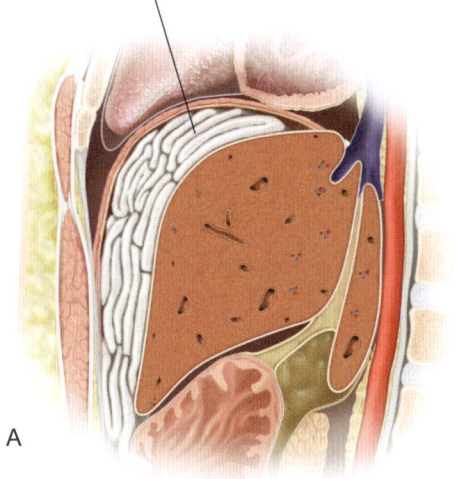

剖腹填塞纱垫

A

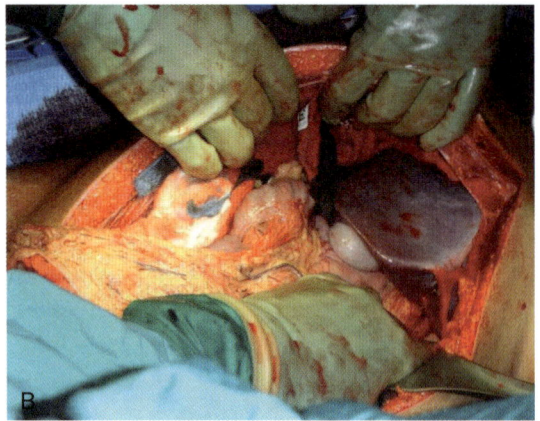

B

图 29-3　肝周填塞

肝脏填塞纱垫，对腹壁、横膈膜和腹膜后形成压迫。A. 在矢状面上，填塞在肝脏与横膈、腹壁之间；B. 术中，纱垫压迫肝右叶

（八）局部止血

Ⅰ级和Ⅱ级撕裂伤可自行止血或经短暂填塞后

止血（图 29-4）。持续出血通常可通过电灼或氩气刀凝固控制，可使用或不使用局部止血剂，如微晶

胶原、纤维蛋白胶或其他止血剂（图 29-5）。

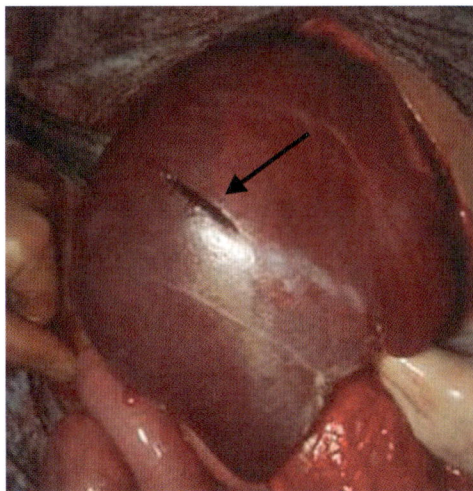

图 29-4　肝轻度裂伤
轻度撕裂伤（箭头）通常可自行止血或在短暂压迫、填塞后止血

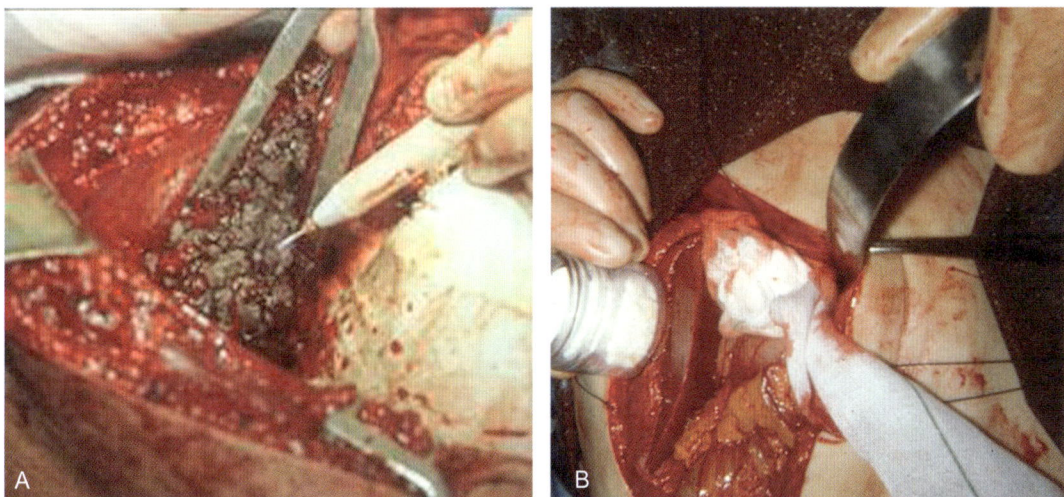

图 29-5　肝裂伤局部止血
低级别损伤伴持续出血可通过局部止血技术进行处理。A. 氩气刀射频凝固；B. 使用微晶胶原蛋白

（九）损害控制

对于全身生理功能受损的患者，必须尽早做出控制损害的决定，以增加患者的生存机会。应专注于主要出血目标迅速填塞，而不是耗时阻断较小的出血。在暂时性腹腔关闭之前应迅速完成肝脏填塞和其他损害控制操作。为了便于以后拆除填塞而不破坏凝血块，可在肝脏表面铺设一层非黏附手术薄膜，如 3M 1010 Steri-Drape，然后将填塞物放在手术薄膜上。

（十）肝实质深部出血控制

如果情况允许，应检查肝脏以确定损伤程度。Ⅱ级和Ⅲ级撕裂伤应检查确定是否需要结扎离断的血管（图 29-6）。出血通常可通过用大网膜或带止血剂的明胶海绵填塞伤口来控制（图 29-7）。选择肝缝合术须避免留下大的无效空腔，避

免使组织失活，或撕裂血管、胆管。广泛的撕裂可能需要探查以控制主要血管，可用手指夹捏找

到主要血管进行结扎（图 29-8）。切割缝合器也可用于分割肝实质以到达深部血管（图 29-9）。

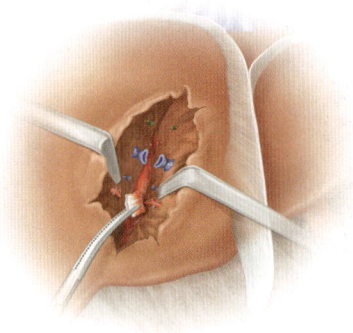

图 29-6　肝裂伤探查

应探查裂伤以识别需要结扎的离断血管

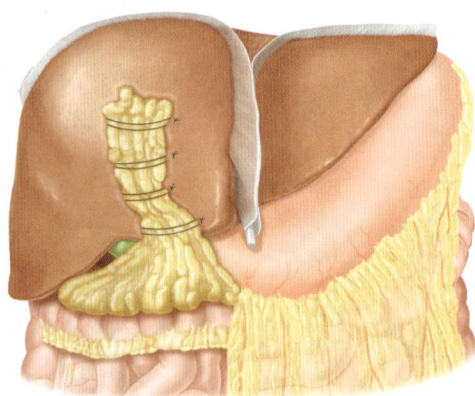

图 29-7　较深部损伤用网膜蒂填塞止血

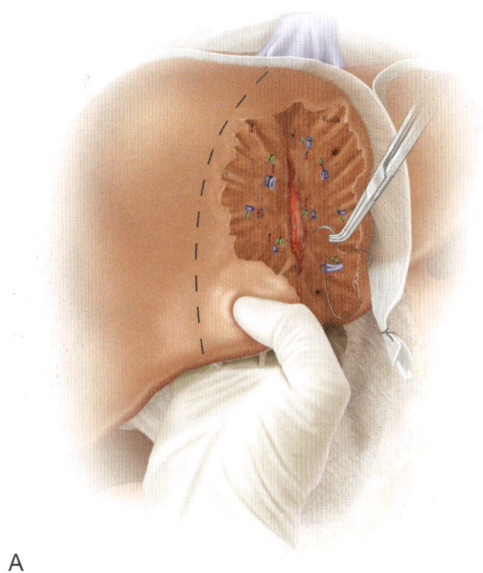

A

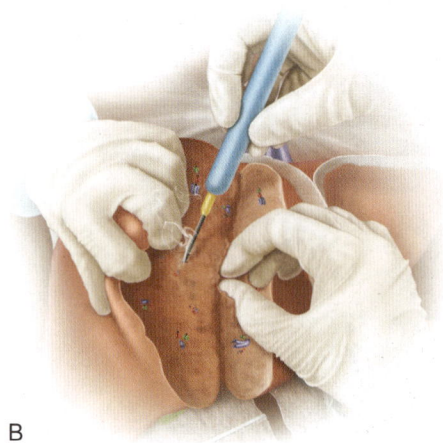

B

图 29-8　肝实质手指夹捏法

手指夹捏（A）、可为夹闭或缝合结扎撕裂血管提供显露（B）

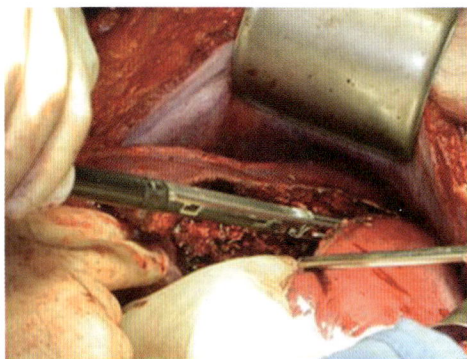

图 29-9　肝出血血管显露

可用外科切割缝合器分割肝实质显露出血血管

（十一）球囊填塞

经肝穿通伤可能会留下很长的腔内缺损，难以进行血管控制，可使用 Poggetti 等介绍的装置进行球囊填塞。将红橡胶导管插入 Penrose 橡皮引流管，两端结扎固定，Penrose 引流管与导尿管套管塞进伤口，导尿管另一端穿出腹壁引流，注入盐水使 Penrose 橡皮管膨胀成球囊（图 29-10）。

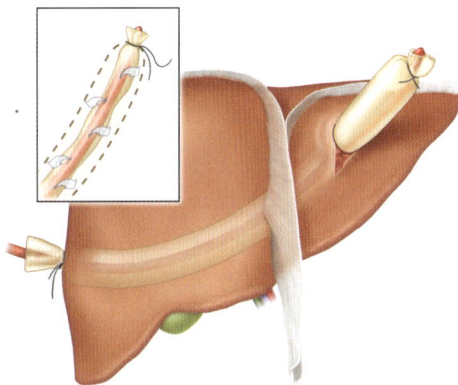

图 29-10　伤道球囊填塞
球囊填塞是控制肝脏中部穿透伤出血的有效方法

（十二）PRINGLE 法

填塞后仍持续出血可能源于动脉。应采用 Pringle 法，即用 Rumel 血管止血带或血管钳控制肝十二指肠韧带（图 29-11）。如果出血停止，则出血可能来自肝动脉分支或门静脉的主要分支。该处不能长期控制，间歇性放松通血可降低缺血 / 再灌注损伤的程度。如有可能，必须进行确定性止血，在 60min 内解除控制。结扎左或右肝动脉可控制出血，情况允许时可行介入动脉栓塞。

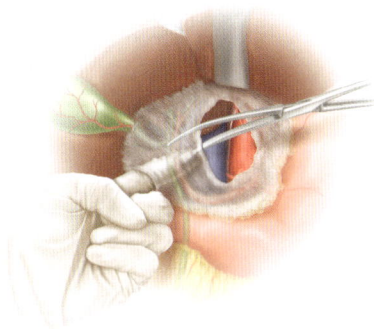

图 29-11　Pringle 法
示指引导血管钳的一半钳头穿过小网膜孔阻断肝十二指肠韧带

（十三）肝切除术

在初期手术中可能会进行失活组织的切除，但在损害控制时应留待后续剖腹探查术时切除。失活组织的范围通常很明显（图 29-12）。切除是为了控制主要血管或胆道结构。再次强调，全身生理功能严重受损的患者最好在复苏后再进行肝切除。

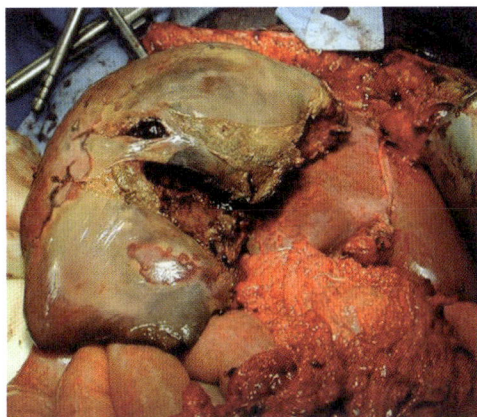

图 29-12　肝坏死
严重损伤或为控制出血而结扎血管后可能会导致肝坏死

（十四）肝血管阻断

Pringle 操作后仍持续出血可能来自肝静脉。应考虑静脉 – 静脉转流的肝血管阻断（图 29-13），控制肾上方的下腔静脉、肝上方的下腔静脉，以及 Pringle 法控制。如果静脉回流中断导致心血管循环系统衰竭，则可能需要在建立静脉转流的同时交叉阻断主动脉。可在膈肌下方放置肝上方阻断钳，但理想的是放置在心包内。这在腹腔内可操作，但若采用正中胸骨切开术则可显著改善显露（图 29-14）。

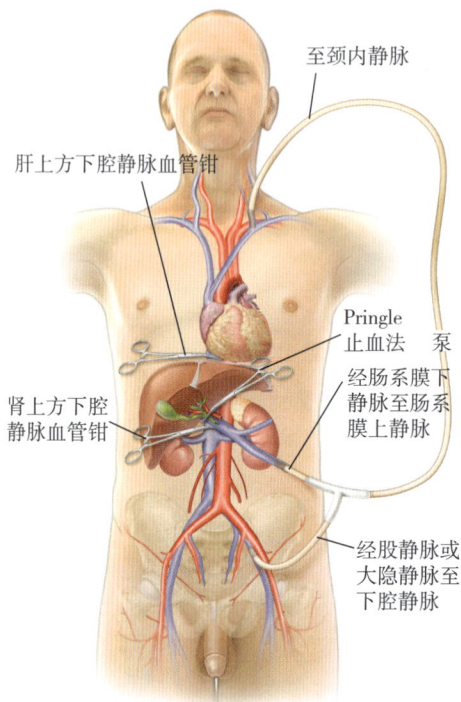

图 29-13　静脉 – 静脉转流的肝血管阻断
肝血管阻断和通过夹闭肾上方下腔静脉、肝上方下腔静脉和 Pringle 法进行静脉 – 静脉转流。静脉插管位于股静脉和肠系膜上静脉，血液分流至颈内静脉

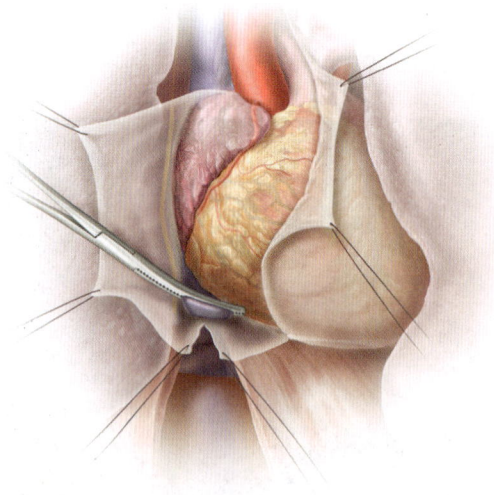

图 29-14　联合胸骨正中切开切口
联合应用胸骨正中切口与腹壁中线切口，可显露肝静脉和肝后下腔静脉，同时避免损伤膈神经。心包和膈肌可从中部朝下腔静脉方向分开

（十五）关腹

如果要保持肝脏填塞，应进行暂时性腹腔关闭。目标是快速闭合，包裹腹部内脏，防止肠道黏附到筋膜边缘，为腹部内脏肿胀提供空间，提供腹水排出途径，保持腹腔的无菌，避免损害筋膜和皮肤边缘，以及尽量减少成本。负压封闭敷料能满足所有的要求（图 29-15）。将塑料薄膜盖在肠道上并延伸到结肠旁沟，以防止肠道黏附到伤口边缘。在薄膜上切开缝隙以便排出腹水。在薄膜上放置纱布以防止负压敷料通过缝隙黏附肠道。引流管放置在纱布上方，在整个伤口上放置黏合敷料。可用连续筋膜缝合（如 2 号尼龙线）和皮肤缝合钉来闭合。

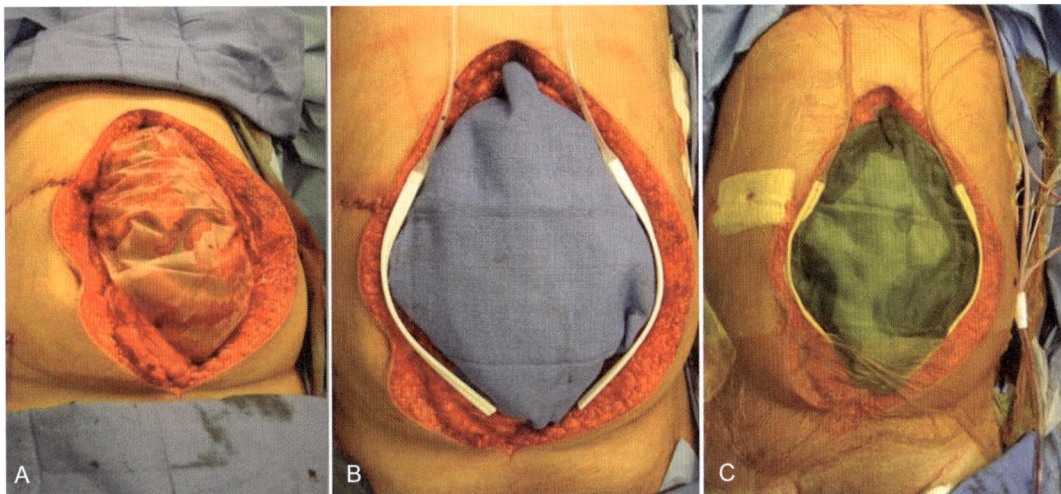

图 29-15　暂时性关闭腹部
A. 用有孔塑料薄膜覆盖肠道；B. 放置闭式引流管和蓝色的纱布；C. 使用黏合性闭合敷料

经验和教训

剖腹探查指征	病情不稳定的患者应及时送手术室。对病情不稳定的患者进行血管栓塞是不可取的，而且可能是灾难性的。
切口	中线切口是不稳定创伤患者的最佳选择。外科医师应毫不犹豫地将切口向右或向胸部延伸，以获得显露和控制。正中胸骨切开术显著改善肝后静脉的显露。
损害控制	应该很快做出填塞包裹肝脏的决定，采取损害控制策略的决定也应该如此。
复苏	在手术阶段，持续复苏是至关重要的。
确定性操作	如果患者病情需要损害控制，应避免在第一次手术时进行大的确定性手术。

六、术后

应监测创伤患者对干预措施的反应。大量输血的患者可能受益于血液黏弹性测定，如血栓弹力图或旋转血栓弹性测定法，以确定凝血缺陷并限制不必要的血液制品。复苏后，按腹部术后常规护理，提供可耐受饮食和早期下床活动。

七、预后

严重的肝损伤可能导致较高的并发症发生率和死亡率。但对于存活且没有明显并发症的患者，预计有相对正常的寿命和功能。

八、并发症

（一）出血

除损害控制操作外，术后出血并不常见。肝脏填塞后可能仍然持续出血。血栓弹力图或旋转血栓弹性测定法有助于识别凝血异常。根据患者的情况，如果出现动脉出血，进行血管栓塞是合理的控制方法。另一方面，如果患者生理状况不稳定，最好返回手术室控制外科出血并同时复苏抢救。

（二）腹腔间隙综合征

腹腔间隙综合征是指与器官功能障碍相关的腹内高压。在肝脏填塞的情况下经常与损害控制手术有关。由于腹水和腹膜后水肿，加上肠肿胀，导致腹压进行性升高。采用开放腹腔技术患者仍可能发生腹腔间室综合征，应监测腹压和器官功能。

（三）胆漏

这是肝损伤最常见的主要并发症，可能源自任何胆道修复或吻合术，也可能源自外周胆管根部。如果胆管修复发生泄漏，可通过内镜手段（如支架置入）进行处理。外周泄漏通常会自行封闭，但偶尔泄漏仍会持续，可以通过内镜支架置入来处理。胆汁积聚应该进行引流。

（四）胆道出血

腹右上象限疼痛、黄疸和血红蛋白水平下降预示着胆道出血，通常由邻近的肝动脉和胆管损伤引起。血液也可通过胆总管进入十二指肠，故临床上可能表现为上消化道出血。内镜检查看到血液从法特氏壶腹流出可做出诊断。对受累动脉进行血管栓塞是最终的治疗方法，但偶尔需要对大的血肿（胆汁腔）进行引流和（或）清创。

（五）胆血症

胆血症是由胆静脉瘘引起的，胆红素水平会急剧上升。内镜下胆道支架置入有助于解决问题，但可能需要进行肝切除。

（六）肝坏死

虽可能由原发损伤引起，但主要血管分支的结扎或栓塞也可能导致肝坏死。通常需要手术清创或切除。

第30章　肾修补术和肾切除术

Denise Torres，Claire Lauer and Christopher Thacker

一、定义

肾损伤在所有创伤患者中的发病率高达5%，且最常见的是肾钝挫伤（80%）。穿透性损伤更可能需要手术治疗。男女肾损伤发生比例为3∶1。表30-1是评估肾损伤严重程度的量表，其参考指标是肾实质损伤程度、血管破裂及CT检查、手术发现的肾包膜下或肾周出血范围。

表 30-1　肾损伤量表（美国外科学会肾脏损伤严重程度量表）

分级	类型	描述
I	挫伤	显微镜或肉眼血尿。泌尿系统检查正常
	血肿	肾被膜下，不扩张，无实质撕裂伤
II	血肿	局限于肾腹膜后的肾周围血肿
	撕裂伤	＜1.0cm肾皮质实质，无尿外渗
III	撕裂伤	＞1.0cm肾皮质实质，无集合系统破裂或尿外渗
IV	撕裂伤	实质撕裂伤延伸至肾皮质、髓质和集合系统
	血管	肾动脉或静脉损伤并持续出血
V	撕裂伤	肾脏完全破碎
	血管	肾门撕裂肾血供中断

〔引自：Heller MT，Schnor N. MDCT of renal trauma：correlation to AAST organ injury scale. Clin Imaging. 2014；38（4）：410-417. Copyright © 2014 Elsevier. With permission.〕

肾损伤可通过影像学诊断或手术所见进行识别和分级。损伤可发生在肾实质、肾门动静脉及集合系统，可能需要不同的处理方式。

尽管创伤性肾损伤常见，但随救治技术的进步手术治疗的作用却在逐渐减弱，对于血流动力学稳定的患者，非手术治疗已成为标准。此外，

当需要治疗时，介入栓塞通常是首选方法。尽管如此有时仍然需要手术，创伤外科医师必须做好必要时进行手术探查的准备。

二、鉴别诊断

有腹部创伤体征和症状的患者应怀疑肾损伤，特别是有血尿或Ⅱ区血肿的患者。此外肾损伤可伴有其他腹腔内损伤，在多器官系统损伤中导致复杂和混合的表现。

三、病史和体格检查

1. 肾损伤可发生于钝性损伤后（如跌倒、挤压伤、机动车碰撞）或穿透伤（如刺伤或枪伤）。

2. 侧腹部直接受到打击应怀疑有肾损伤。

3. 体检发现肋骨骨折、明显的体侧瘀斑、体侧腹部和下胸部的穿透伤等，提示可能是肾损伤。

4. 血尿是肾损伤最敏感的临床体征，但其程度并不能预测损伤的严重程度。血尿也可由下泌尿生殖系统损伤引起，不具有特异性。

5. 应密切监测生命体征。虽然影像学在诊断中起着最大的作用，但患者的血流动力学状态将决定治疗方法（手术与非手术治疗）。

四、影像学和其他检查

1. 应根据ATLS进行标准评估。最初的ABC评估后通常要进行FAST检查，特别是在低血

压或心动过速的情况下。FAST 阳性不是特异性的,但与肾损伤和(或)其他实质或空腔脏器损伤相关。

2. 对于血流动力学稳定的患者,CT 成像加血管造影是金标准。在肾损伤中,CT 扫描动脉和静脉期可以诊断损伤。延迟图像(排泄期)有助于评估尿外渗情况。

3. CT 扫描有助于评估损伤的程度(图 30-1)。美国创伤外科协会(AAST)创伤性器官损伤量表(OIS)最近的更新是在 2018 年。OIS 和世界急诊外科学会指南都是基于影像学表现和血流动力学稳定性,都可用于指导治疗(表 30-1)。

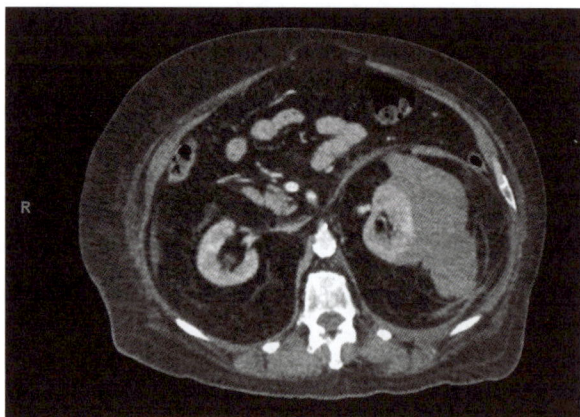

图 30-1 跌倒后出现Ⅳ级肾撕裂伤及周围血肿的 CT 图像

五、非手术治疗

1. 钝性肾损伤的治疗主要取决于血流动力学的稳定性,以及进行非手术治疗的安全性和可行性。由于 CT 扫描的应用和放射介入治疗,钝性肾创伤的手术干预明显减少。虽然穿透性腹部创伤(如枪伤或刺伤)涉及肾脏时可能需要探查,但创伤性肾切除术罕见。

2. 血流动力学稳定的患者手术治疗的概率极低。选择性血管栓塞术通常是尝试手术干预前的第一步。

3. 通常只有在血管内治疗失败后,血流动力学受损的Ⅳ级和Ⅴ级肾损伤有可能需要手术。

4. CT 扫描可用于识别非手术治疗失败较高风险的患者。包括造影剂外渗,肾周血肿> 3.5cm,内侧撕裂伴明显内侧尿外渗,输尿管不显影提示肾盂输尿管连接处完全中断。有两种或两种以上表现的中度或重度肾损伤患者,其非手术治疗的失败率很高。

5. 最新研究发现,90% 以上的肾损伤采用非手术治疗。介入治疗的作用不断扩大,即使肾损伤 OIS 分级较高,若患者对容量复苏有反应,仍经常使用血管栓塞术。尽管非手术和微创治疗方法有了进步,但手术治疗仍然是治疗复杂的腹部和肾创伤导致血流动力学不稳定的方法。

6. 在穿透性创伤中,所有血流动力学不稳定、有腹膜炎、内脏脱出、呕血、直肠或鼻胃管大量出血的患者都应手术探查。

7. 病情稳定的患者应通过局部(刺伤)伤口探查、超声、CT 或诊断性腹腔镜检查来评估腹腔受累情况。

8. 腹部刺伤病情稳定、没有立即探查指征或影像学上发现需要探查的患者(如空腔脏器损伤和活动性出血),可采取密切观察和非手术治疗。

六、手术治疗

(一)术前规划

1. 腹部穿透性损伤、血流动力学不稳定、FAST 检查或其他影像学检查显示有游离液体的患者需要手术治疗。

2. 如果需要,可同时进行血管内介入治疗。手术室团队应了解可能需要用到的治疗措施、输血需求和其他特殊要求。

(二)体位

患者仰卧,双臂外展。做好准备和铺巾,充分显露胸部和腹部,以便切口可以通过腹部延伸到胸部进行进一步显露。应考虑显露双侧腹股沟以提供血管内介入治疗通路。

（三）切口

1. 从剑突到耻骨做腹部中线切口。

（四）腹部探查

1. 最初的目标是阻止所有持续的出血。如有大出血，应填充所有的 4 个象限。应有步骤地逐渐去除填塞物。

2. 直视观察所有腹膜后区域，以确定出血部位。

3. Ⅰ区是腹膜后的中央区域。由主动脉、下腔静脉、胰腺、小网膜囊和腹膜后十二指肠组成。Ⅰ区血肿区分为结肠上和结肠下。

4. Ⅱ区位于Ⅰ区侧面，由肾脏、肾门结构、输尿管和腰肌组成。Ⅱ区通过内侧移动结肠显露。

5. Ⅲ区占据骨盆，由髂血管和盆腔器官组成。

6. 肾探查的绝对指征包括血流动力学不稳定、扩张或搏动性血肿，以及肾盂或输尿管损伤。穿透性肾损伤导致 Gerota 筋膜破裂和腹腔内出血，伤道涉及集合系统导致无法控制的出血，可能需要探查。

7. 钝性伤Ⅱ区腹膜后血肿稳定不扩张，可进行观察。探查增加了肾切除术的可能性。一旦打开 Gerota 筋膜，其填塞作用就会消失而需手术修复。

8. 对于穿透性创伤，大多数Ⅱ区血肿应进行探查，除非血肿位于外侧且肾血管和输尿管、所有内侧结构的损伤风险较低时。如未探查血肿，术后应进行 CT 评估以确定损伤程度。

9. 肾脏探查

（1）在探查肾脏之前，最好的做法是确认对侧肾脏的存在。如果术前没有进行影像学检查，理想情况下应在进入腹膜后方探查Ⅱ区血肿之前进行确认。金标准是一次性静脉注射肾盂造影术。即注射 1 ～ 2ml/kg 的碘化造影剂，获得 10min 延迟的腹部 X 线片来观察分泌期。另一种选择是触诊对侧肾脏以确认其存在。

（2）结肠通过沿 Toldt 线切开腹膜牵向内侧。在右侧腹部，十二指肠也需要牵开（Cattel-Braasch 手法）。左侧腹部通过 Mattox 手法移动降结肠、

2. 放置一个较大的牵开器帮助显露。观察腹膜，以评估可能存在的损伤。

脾脏和胰腺尾部。

（3）通过 Gerota 筋膜前垂直切口进行探查。

（4）在打开 Gerota 筋膜之前进行初步血管控制存在争议。在之前的大型回顾性系列研究中，McAninch 报道如能进行初步血管控制，肾切除率降低（56% ∶ 18%）。

（5）打开位于肠系膜下静脉内侧主动脉上的后腹膜来进行初步血管控制（图 30-2）。解剖肾血管，用血管结扎带牵开（图 30-3）。

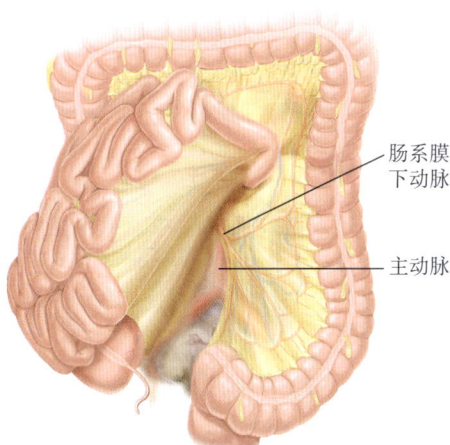

图 30-2　肾血管和肾脏的手术入路

在肠系膜下静脉内侧主动脉上方做腹膜后切口〔引自：McAninch JW. Surgery for renal trauma. In：Novick AC，Steem SB，Pontes JE（eds.），Stewarts's Operative Urology. Williams ＆Wilkins；1989：234-239〕

肠系膜下动脉

主动脉

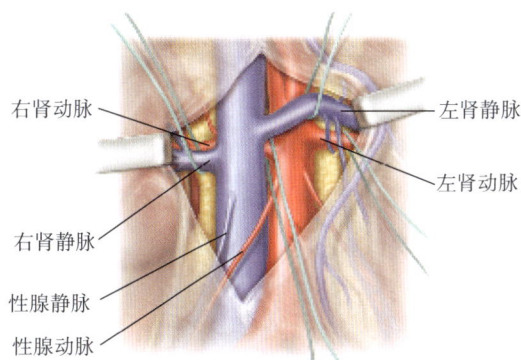

右肾动脉

右肾静脉

性腺静脉

性腺动脉

左肾静脉

左肾动脉

图 30-3　肾血管解剖学关系

〔引自：McAninch JW. Surgery for renal trauma. In：Novick AC，Steem SB，Pontes JE（eds.），Stewarts's Operative Urology. Williams ＆Wilkins；1989：234-239〕

（6）据报道，初步血管控制可延长手术 10～15min。

（7）肾门初步血管控制的另一种方法是分离左结肠并牵向内侧（图 30-4）。如果有明显出血，可用无创血管钳夹住肾门。

（8）探查整个肾脏进行完整的检查，这需要将肾脏从 Gerota 筋膜移出。

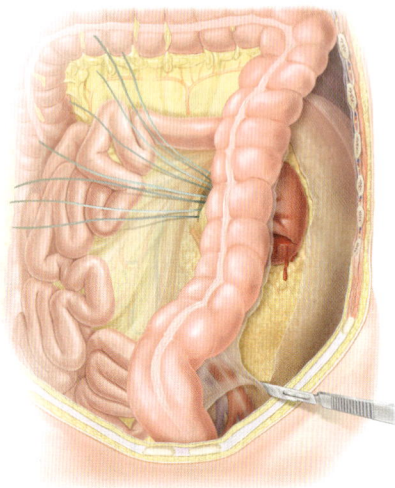

图 30-4 腹膜后结肠外侧显露肾脏

［引自：McAninch JW. Surgery for renal trauma. In：Novick AC，Steem SB，Pontes JE（eds.），Stewarts's Operative Urology. Williams &Wilkins；1989：234-239］

10. 止血剂和电凝

（1）先指压或加压控制实质出血。

（2）所有的小血管都可用 3-0 或 4-0 可吸收缝线结扎。

（3）如果缝扎和指压不够，仍有浅表实质或小撕裂伤持续出血，则使用电凝和止血剂有助于止血。鉴于严重创伤活动性出血时往往出现凝血障碍，单纯电凝止血可能是不够的。

（4）烧灼的最新进展包括氩气刀（氩等离子凝固术）和双极射频止血系统。这两种装置都能产生更大的能量，因此当电凝止血效果不佳时可选择使用。

（5）机械止血剂可使血小板和纤维蛋白聚集形成血栓样结构。

11. 肾缝合术

（1）理想情况下，如果损伤和情况允许，首

选保肾手术。决定是否保肾应基于以下几点：血流动力学状态，肾实质、血管结构和集合系统损伤程度，以及重建肾脏的能力。

（2）如果决定进行肾缝合术，首先清除血肿。

（3）肾重建后，应保留肾包膜以备闭合。

（4）撕裂的、失血的肾实质应锐性清创。

（5）肾内小的血管用可吸收 3-0 或 4-0 缝线来控制。

（6）开放性集合系统缺损用可吸收缝合线闭合。可吸收缝合线用于肾内缝合，不可吸收缝线如果与集合系统有接触，可能是肾结石形成的病灶源。

（7）可在肾实质缺损处局部放置药物止血。

（8）然后用 0 号缝线加强修复肾包膜。可用明胶海绵作为垫片加强缝合以防止进一步撕裂，并有助于止血（图 30-5）。

（9）在修复处放置肾周围引流管，引流量减少后移除。

（10）如果担心术后尿漏，可检测引流液肌酐浓度，尿漏时将高于血清肌酐水平。

12. 创伤性肾切除术

（1）对于无法控制的出血或肾无法重建的患者，肾切除术是最好的选择。

（2）理想情况下，肾动脉和静脉应单独结扎，以避免动静脉瘘形成。

（3）缝扎、结扎、缝合钉缝合血管。

（4）保护血管，抬起肾以便更好地显露结扎输尿管。

（5）右肾静脉通常接收肾分支回流，左肾静脉接收来自左性腺静脉、膈下静脉和左肾上腺静脉的分支。如有可能应努力挽救这些分支血管。

（6）应靠近肾结扎输尿管和血管及血管分支（图 30-6）。

13. 血管损伤

（1）肾损伤可合并肾门水平的血管损伤，血管内干预可能是有益的。

（2）在主动脉 Ⅱ 区肾血管水平临时放置 REBOA（主动脉复苏球囊闭塞）装置，可作为控制出血的辅助手段直至控制血管。

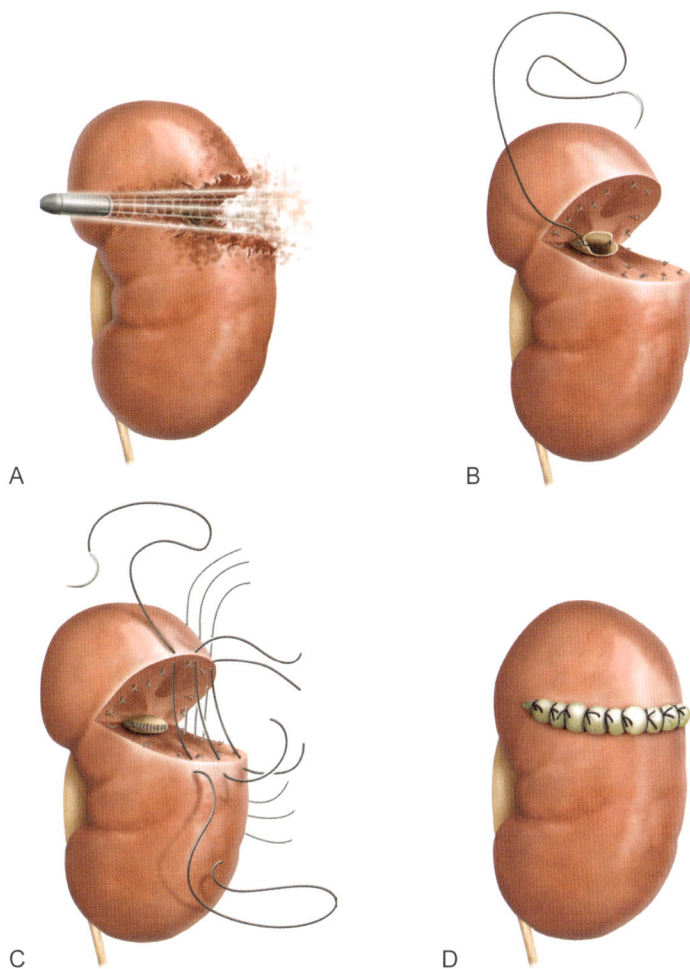

图 30-5　肾缝合技术

A. 深的肾中部撕裂伤进入肾盂；B. 闭合肾盂结扎血管；C. 闭合缺损；D. 可吸收明胶海绵（凝胶）垫片

〔引自：McAninch JW. Surgery for renal trauma. In：Novick AC，Steem SB，Pontes JE（eds.），Stewarts's Operative Urology. Williams & Wilkins；1989：234-239〕

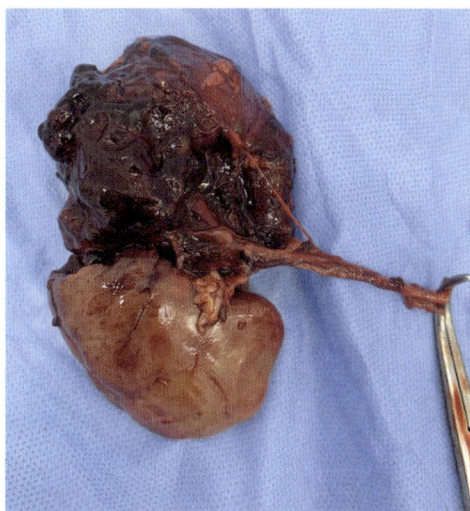

图 30-6　高速机动车事故后的肾切除术

肾上极血供断流

经验和教训

病史和发现	1. 血流动力学不稳定和腹部创伤的患者需要进行探查。
	2. 血流动力学稳定的患者，如果没有明确的手术指征，可以密切观察。
术中经验	1. 所有腹膜后进行性增大的血肿都需要进行探查。
	2. 术中应探查穿透性创伤引起的中央Ⅱ区血肿。
体位和准备	和其他创伤一样进行广泛准备：下颌至膝部。
切口	较大的切口更利于显露和分离。
技术	1. 单独结扎肾动脉和静脉，以防止术后动静脉瘘。
	2. 左肾静脉有其他非肾属支，应尽量保留。
时间和复苏	在手术室，在止血后注意统筹安排麻醉时间。

七、术后

1. 术后应继续进行复苏，纠正可能的凝血功能障碍。

2. 腹部手术后常规护理：禁食、早期下床活动和局部伤口护理。

3. 监控引流量：如果担心尿液泄漏，可检测引流液血清肌酐水平。尿漏时引流液肌酐水平明显高于血清肌酐水平。需要更多的检测来确定泄漏源。

八、并发症

（一）急性肾损伤

1. 一般手术治疗发生显著急性肾损伤的风险比非手术治疗更大。

2. 应密切观察肾功能。

（二）尿性囊肿

1. 创伤后尿性囊肿通常采用非手术治疗。

2. 脓毒症是尿性囊肿的治疗指征，建议通过介入方式进行引流。

3. 单独引流不够充分，可考虑放置肾造瘘管或置入输尿管支架。

（三）Page 肾

1. 极少数情况下，血肿或液体积聚对肾脏的压迫可导致 Page 肾。

2. Page 肾的病理生理学机制是由于肾素 – 血管紧张素 – 醛固酮系统的激活，导致明显的继发性高血压，也可导致急性肾损伤。

3. 随技术进步 Page 肾的治疗也在发展，现在很少需要根治性肾切除术。应尝试内镜或腹腔镜治疗，通过引流降低集合区压力或清除血肿。

（四）动静脉瘘和假性动脉瘤

1. 罕见，动静脉瘘和假性动脉瘤在高级别肾损伤后偶发。

2. 对人体有极大的危害，建议结扎或行血管腔内隔绝术。

John Donkersloot and Pauline K. Park

一、定义

腹腔内或腹膜外膀胱的损伤程度可根据类型、位置和大小分级（表 31-1）。膀胱壁全厚破裂导致尿外渗进入腹腔或腹膜外间隙。及时诊断和导管引流和（或）手术修复，取决于位置、损伤程度和合并的损伤。

表 31-1　膀胱损伤的 AAST 分级

等级	损伤类型	损伤的描述
I	血肿	挫伤、壁内血肿
	撕裂伤	局部膀胱壁增厚
II	撕裂伤	腹膜外膀胱壁撕裂伤＜ 2cm
III	撕裂伤	腹膜外（≥ 2cm）或腹腔内（＜ 2 cm）膀胱壁撕裂伤
IV	撕裂伤	腹腔内膀胱壁撕裂伤≥ 2cm
V	撕裂伤	腹腔内或腹膜外膀胱壁撕裂伤延伸至膀胱颈或输尿管口（三角区）

注：将多发性损伤提高 1 级，最高可达Ⅲ级［引自：Moore EE, Cogbill TH, Jurkovich GJ, et al. Organ injury scaling. III: Chest wall, abdominal vascular, ureter, bladder, and urethra. J Trauma. 1992; 33（3）: 337-339.］

二、鉴别诊断

泌尿生殖系统损伤的标志是血尿。鉴别诊断包括肾、输尿管、膀胱和尿道损伤。发现肉眼血尿和腹部、耻骨上或盆腔疼痛应怀疑下尿路损伤。穿透性损伤伤道通过骨盆，除内脏和血管损伤外也应怀疑膀胱损伤。

三、病史和体格检查

1. 泌尿生殖系统损伤在所有创伤患者中不到 1%，但必须仔细评估防止膀胱损伤漏诊。膀胱损伤最常见于钝性伤而不是穿透性创伤（65% : 35%）。

2. 膀胱在解剖上大部分由骨盆保护。虽然绝大多数的骨盆骨折不伴膀胱损伤，但膀胱损伤却常与骨盆环骨折相关。

3. 当肉眼血尿伴骨盆骨折时，膀胱损伤的发生率为 29%。骨盆环骨折时 90% 以上的膀胱破裂表现为肉眼血尿，少数表现为镜下血尿（5% ～ 6%）。

4. 无骨盆骨折的膀胱损伤与膀胱在扩张状态下遭受突然、明显的暴力相关，如减速损伤。

5. 体检包括耻骨上疼痛或压痛、腹胀和腹膜炎，但这些结果既不敏感也无特异性，不足以明确膀胱损伤的诊断。

6. 膀胱损伤的其他表现包括排尿困难、尿量减少、阴囊肿胀、不明原因的休克和横断面成像上低密度游离液体（尿源性腹水）。

7. 如果尿道处有血液，不建议盲法放置 Foley 导尿管，在进一步操作前应进行逆行尿道造影以排除尿道损伤。

四、影像学和其他检查

1. 血流动力学不稳定的患者在手术探查时应对膀胱损伤进行评估。

2. 影像学检查只适用于血流动力学稳定的患者。

（1）肉眼血尿的存在，特别是合并骨盆骨折时应通过逆行尿路造影进行评估。

（2）盆腔骨折镜下血尿不要求逆行膀胱造影，但已证明某些骨折类型（耻骨联合分离和闭孔环骨折＞ 1cm）与膀胱损伤相关，应进行膀胱造影术。

（3）仅有镜下血尿不是逆行造影的指征。

（4）在评估会阴、臀部或骨盆穿透性损伤时，任何程度的血尿都应及时考虑逆行膀胱造影。

3. X线片和CT逆行膀胱造影对膀胱损伤具有良好的敏感性和特异性，可在其他3D成像检查时同时进行。在CT扫描中，仅使用静脉造影剂而不逆行滴注造影剂，不足以显示膀胱。

（1）技术：通过Foley导尿管注入300～350ml水溶性造影剂，夹住导管。

（2）X线片膀胱造影，获取膀胱充盈造影剂的前后位和斜位片，排空后再获取第二组X线片。CT逆行造影获取膀胱充盈状态时的图像（图31-1～图31-3）。

4. 除了镜下血尿，实验室检查在诊断急性膀胱损伤中的应用有限。可能会因检测到腹膜腔内尿液吸收导致的血清尿素氮（肌酐）和电解质异常升高，而在晚期发现漏诊的膀胱损伤。

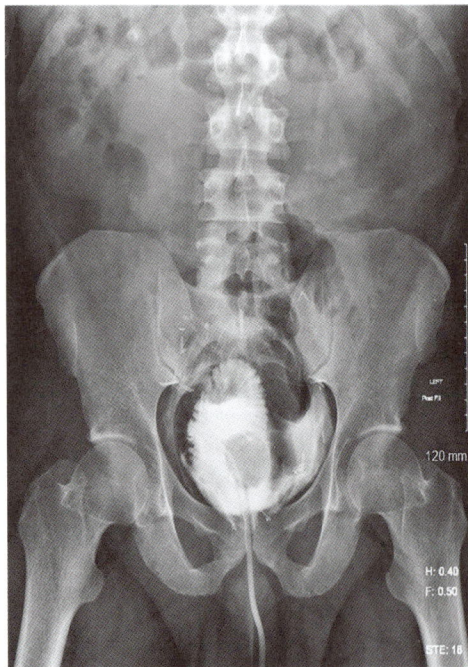

图31-1　逆行膀胱造影
图中提示腹腔内穿孔，造影剂外溢显示肠环轮廓

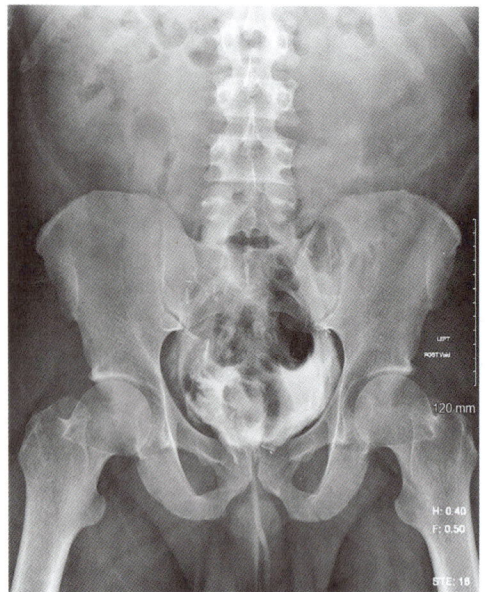

图31-2　膀胱引流后造影剂外渗

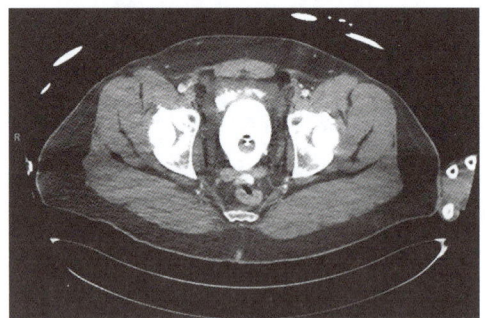

图31-3　CT逆行膀胱造影
CT显示腹腔内穿孔伴造影剂外渗

五、手术治疗

（一）术前规划

1. 膀胱损伤诊断后，手术决策取决于损伤的位置和性质。约60%的膀胱损伤为腹膜外损伤，30%为腹膜内损伤，10%为混合损伤。

2. 解剖特点

（1）女性的膀胱位于耻骨联合后、子宫前。子宫颈、阴道和腹膜外膀胱位于腹膜反折的下方（图31-4）。

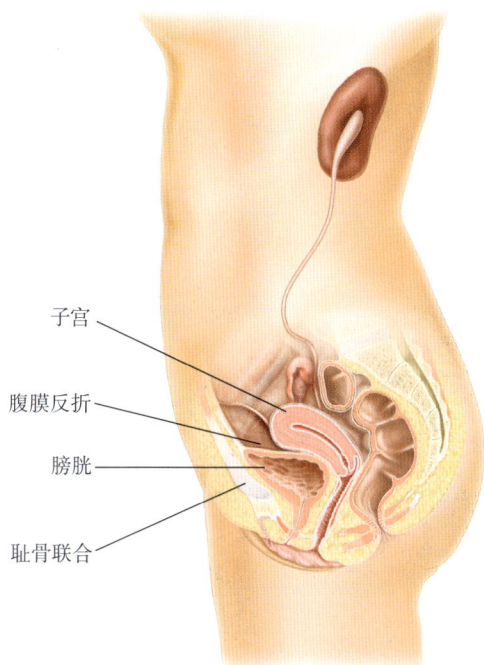

图 31-4　女性膀胱解剖

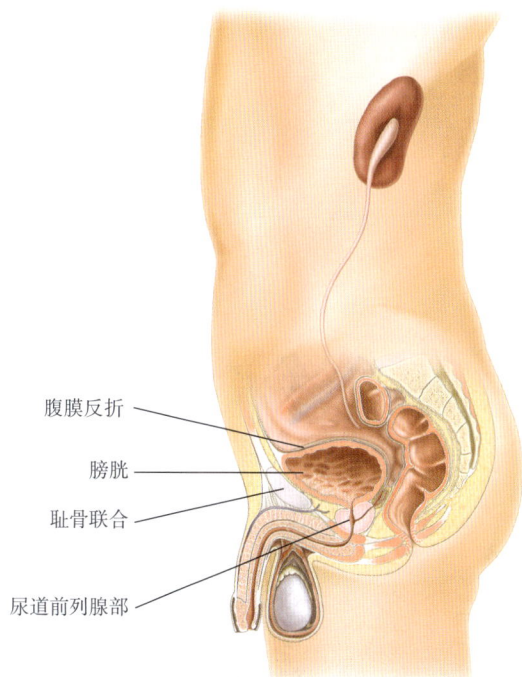

图 31-5　男性膀胱解剖

（2）男性膀胱位于耻骨联合后、直肠的正前方。前列腺、尿道前列腺部和腹膜外膀胱位于腹膜反折下方（图 31-5）。

（3）男性膀胱冠状面显示内部解剖结构。三角区、输尿管口位于腹膜后（图 31-6）。

3. 腹腔内膀胱损伤需要手术修复。

4. 腹膜外膀胱损伤

（1）无并发症的腹膜外膀胱损伤可采用 Foley 导尿管引流 7 ～ 14d。大多数患者无须手术也会痊愈。

（2）复杂的腹膜外膀胱损伤需要手术修复，包括并发阴道或直肠撕裂伤、膀胱颈损伤、骨盆骨折碎片穿透膀胱，以及合并的骨盆前环骨折需要切开复位内固定而担心内植物感染时。因腹膜外膀胱损伤会影响手术计划，必须与创伤骨科密切沟通。

（3）复杂的腹膜外膀胱损伤累及膀胱颈，可能涉及三角区和需要复杂的重建手术，应请泌尿外科会诊。

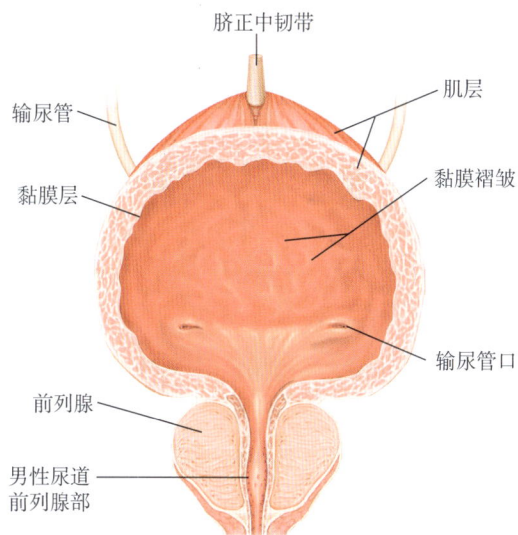

图 31-6　男性膀胱内部解剖结构

（4）如果有其他剖腹指征且有腹膜外膀胱损伤时，可考虑修复膀胱，但并不是强制性的。

（二）体位

常规采取标准的创伤剖腹手术仰卧位，手臂外展。

（三）切口和显露

1. 修复膀胱损伤最常见的是中线剖腹手术，有足够的脐下长度显露膀胱。

2. 腹部探查是为了确定和优先处理其他损伤。通过头低足高的特伦德伦堡（Trendelenburg）位，将腹部内容物用可透过 X 线纱布垫挤向头部，以便显露修复膀胱。放置牵引器确保盆腔和膀胱充分显露。评估和检查损伤的大小，探查以明确是否涉及膀胱三角区（图 31-7，图 31-8）。

3. 骨盆骨折内固定时，可能会使用中线剖腹切口或腹膜外 Pfannenstiel 入路。

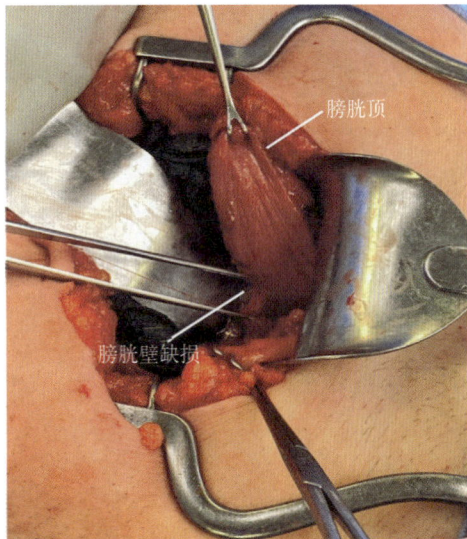

图 31-7 抬高膀胱顶显露损伤部位

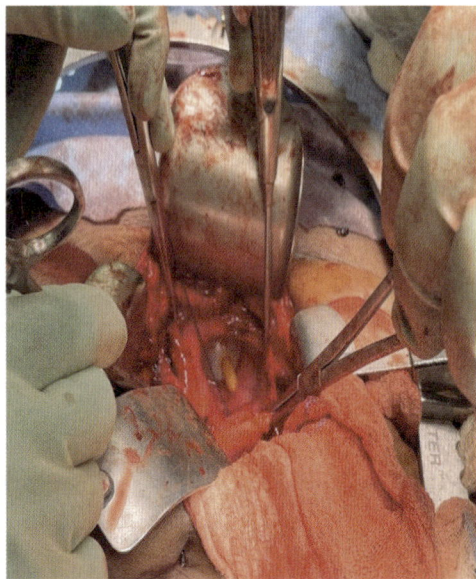

图 31-8 膀胱内显露

骨盆内暴露膀胱并切开，可见膀胱腔内的 Foley 导管球囊，以及放置在左侧输尿管口内的导丝。注意黏膜和逼尿肌层

（四）腹腔内膀胱损伤的修复

1. 膀胱清创至健康组织。在关闭膀胱切口前，应检查尿液从输尿管口排出情况，并检查膀胱内表面。在膀胱切口的两端放置缝线以对齐组织，分两层缝合修复（图 31-9）。

2. 修复内层后，用可吸收缝合线，将包括外肌肉层和腹膜在内的第二层连续缝合（图 31-10）。

3. 修复后，通过 Foley 导尿管注入 300 ～ 400ml 生理盐水，进行渗漏测试评估修复的完整性。Foley 导尿管应留置在原位。

4. 关闭两层后，修复工作完成（图 31-11）。

5. 在膀胱后方损伤合并直肠损伤的情况下，可在两者间放置大网膜蒂皮瓣，以减少发生瘘的可能性。

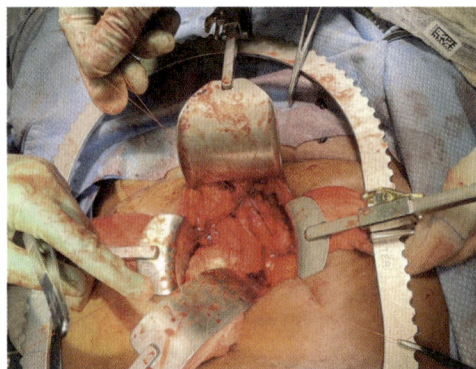

图 31-9 膀胱切口处预置牵引缝线

缺损的两端放置牵拉缝线以便对齐闭合。可吸收缝线连续或锁边缝合关闭黏膜层和逼尿肌层

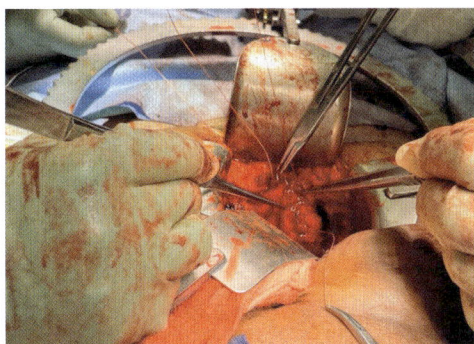

图 31-10　可吸收缝线连续或锁边缝合关闭膀胱内层上的肌肉

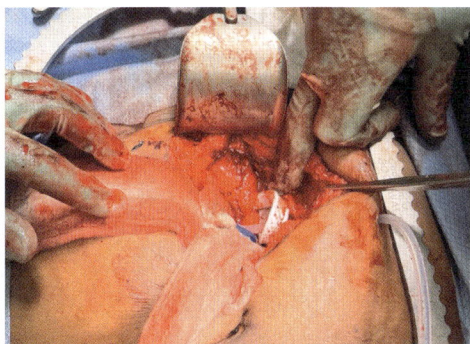

图 31-11　修复处附近放置封闭引流管

（五）复杂腹膜外膀胱损伤的修复

1. 通过腹膜外途径进行修复。进入耻骨联合后方 Retzius 间隙，移动膀胱显露腹膜前间隙和腹膜外膀胱前壁。

2. 前部损伤可在直视下进行缝合，采用与腹膜内修复类似的两层缝合方式。

3. 腹膜外后部损伤可从膀胱内部进行处理。切开膀胱前壁，切口尾端超过耻骨联合以暴露和检查损伤的膀胱内面。在膀胱内放置牵开器以改善暴露。确定输尿管口，如显示较困难则可静脉注射靛蓝或荧光素。从膀胱内部初步修复，使用可吸收缝合线闭合外部肌层，用 3-0 可吸收缝合线缝合内部浆肌层。线结应留在外侧以免形成结石。

4. 如果损伤累及三角区或输尿管口，应考虑在术中咨询泌尿外科专家以协助重建。

5. 术后应保留 Foley 导尿管。在修复处附近留置闭式引流管，监测尿液渗漏情况。

经验和教训

病史和检查发现	1. 延迟诊断伴不可控尿外渗的膀胱损伤，是导致严重发病率和死亡率的重要原因。 2. 如出现肉眼血尿，应立即逆行膀胱造影评估膀胱损伤。
外科处理	1. 腹腔内膀胱损伤需要手术修复。关闭后应进行水密性确认。 2. 大多数腹膜外膀胱损伤可通过尿管引流来处理。 3. 复杂的腹膜外膀胱损伤应进行手术修复。如需输尿管重建，术中应请泌尿外科会诊。
导管管理	很少需要耻骨上膀胱造口术；仅 Foley 导尿管引流就已足够。

六、术后

1. 围手术期应常规使用抗生素。

2. 在拔除引流前，可以检查肌酐水平评估是否有尿漏。

3. Foley 导尿管引流

（1）对于腹腔内膀胱损伤，修复后导尿管应保留 7～14d。简单的修复在拔管前不需要重复成像检查,但通常会检查确认是否有尿外渗。对于复杂的修复术,应在拔除导尿管前进行逆行膀胱造影术。

(2)对于非手术和手术治疗的腹膜外膀胱损伤,导尿管应保留 7 ～ 14d。在拔除导尿管前进行逆行膀胱造影以确认腹膜外膀胱无渗漏。

4.如果术后膀胱造影有持续尿外渗,则继续导尿管引流,在移除导尿管前重复成像以确认无渗漏。

七、并发症

1.未识别的尿渗漏　延迟识别膀胱损伤,可能导致脓毒性并发症、腹膜尿吸收引起的电解质异常、骨盆骨髓炎和住院时间延长。

2.瘘　同时伴有直肠和膀胱损伤的患者有缝合破裂和瘘的风险,修复时在两者间放置大网膜瓣可减少瘘的风险。

3.术后尿性囊肿或脓肿　腹腔内膀胱修复后尿漏是罕见的,通常可以通过 Foley 导尿管引流和经皮引流来处理。

4.持续性尿漏　修复后的持续性尿漏并不常见(＜ 3%),并可能随着较长时间的导管引流而解决。很少需要延期手术干预。

Irma J. Lengu、Esther S. Tseng, and John J. Como

一、定义

输尿管损伤是指因外伤（钝性或穿透性）或更常见的医源性原因导致输尿管的部分或完全损伤。本章将重点介绍钝性和穿透性外伤导致的输尿管损伤的诊断、治疗和后遗症。

输尿管损伤的治疗取决于损伤分级和位置，以及患者的血流动力学状态（表32-1）。

表 32-1　输尿管损伤分级

损伤等级	类型	描述
I	血肿	挫伤或血肿，无血供阻断
II	撕裂伤	横断 < 50%
III	撕裂伤	横断 ≥ 50%
IV	撕裂伤	完全横断 < 2 cm，血供阻断
V	撕裂伤	撕脱 > 2 cm，血供阻断

［引自：Moore EE，Cogbill TH，Jurkovich GJ，et al. Organ injury scaling. III: Chest wall，abdominal vascular，ureter，bladder，and urethra. J Trauma. 1992；33（3）：337-339.］

输尿管损伤罕见，其中绝大多数（约95%）是穿透性创伤。输尿管损伤的致伤因素常直接导致患者死亡，故输尿管损伤与较高的死亡率相关。延误诊断或治疗可导致严重的并发症，包括脓肿形成、尿液囊肿、狭窄、瘘，甚至同侧肾丢失，故识别并及时治疗输尿管损伤非常重要。

输尿管损伤通常在血流动力学不稳定或腹膜炎的创伤患者剖腹手术中发现。在钝性创伤的情况下，输尿管损伤往往发生于高能量的冲击后。超过90%的输尿管损伤合并腹部或腹膜后损伤。

二、病史和体格检查

根据 ATLS 进行评估。腹部损伤腹膜炎或血流动力学不稳定的患者需要紧急手术探查。子弹伤道和损伤器官邻近输尿管时，应怀疑输尿管损伤而需要细致探查输尿管。

三、影像学和其他检查

病情稳定的钝性创伤患者，应获得腹部和骨盆的 CT 静脉造影延迟相影像。输尿管损伤的阳性表现包括尿排泄延迟、尿液囊肿、肾积水或静脉造影剂外渗。对于血流动力学不稳定的患者，可能需要紧急剖腹手术而不能进行 CT 检查。在剖腹手术中，直接探查后仍担心输尿管损伤，静脉注射亚甲蓝有助于排除输尿管损伤。

四、手术治疗

伴腹膜炎或血流动力学不稳定的腹部穿透性损伤需要腹部探查。不稳定的钝性创伤合并腹腔积血也应行剖腹手术。作为全腹部探查的一部分，通过直接检查来排除输尿管损伤。

（一）体位

创伤患者通常取仰卧位，手臂外展以利于建立血管通路和显露腹部。放置导尿管。如果在探查前已知或高度怀疑膀胱或输尿管损伤，应考虑将外生殖器消毒并纳入术野。留置导尿管引流出血尿提示泌尿生殖道创伤。常规尿检不能排除输尿管损伤。

（二）腹部探查

与其他创伤剖腹术相同，通过一个较长的腹部中线切口探查。首先控制出血，然后控制和修复空腔脏器损伤。显露直视输尿管。

值得注意的是，观察部分输尿管的蠕动和盲触诊并不能可靠地排除输尿管损伤，仔细探查不太可能漏诊输尿管损伤。Kunkle 等指出，在 429 例输尿管损伤患者中，初次剖腹手术漏诊率为 11%。

（三）输尿管损伤的治疗

输尿管损伤的治疗取决于损伤的范围和部位，以及修复时患者的血流动力学状态。本章介绍基于损伤部位的治疗方案（图 32-1）。外伤性输尿管损伤的部位大致均匀分布在输尿管的上、中、下 1/3 处。

治疗原则　无论在哪个部位，处理原则都是一样的。

（1）无张力吻合术：小心分离输尿管、尽量保留外膜、维持血供可降低尿液渗漏和输尿管狭窄的风险。注意确保吻合口无张力以减少尿液渗漏或最终狭窄的可能性。

（2）输尿管铲状成形：铲状成形在修复部位增大了直径，降低了该部位输尿管最终狭窄的风险。

（3）输尿管支架：放置输尿管支架既降低了肾盂的压力，也降低了尿液囊肿的发病率。

（4）水密性吻合：一般采用 5-0 可吸收缝线进行水密性吻合。

（5）放置外部封闭吸引：引流可防止尿液囊肿的发展，并能快速诊断尿漏。

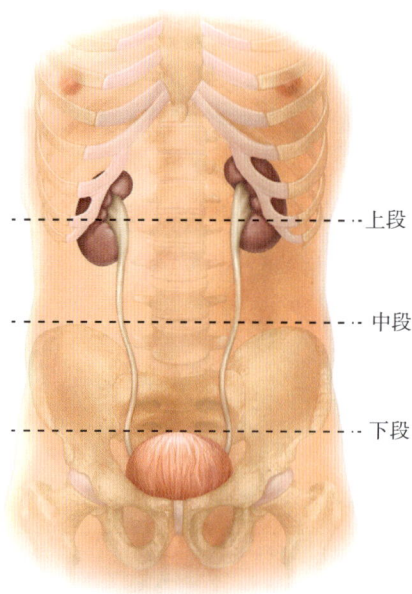

图 32-1　输尿管解剖学分为上、中、下 1/3

（引自：Pereira BMT，Ogilvie MP，Gomez-Rodriguez JC，et al. A review of ureteral injuries after external trauma. Scand J Trauma Resusc Emerg Med. 2010；18：6.）

（四）输尿管近端 1/3 损伤修复

1. 肾盂输尿管交界处损伤

（1）肾盂输尿管交界处损伤发生于高速钝性减速损伤和穿透性损伤。通常通过离断性肾盂成形术来处理，将损伤输尿管再置入肾盂，需游离、清创输尿管，外侧切开铲状成形。

（2）吻合术采用 5-0 PDS 连续缝合，注意不要缩小管腔。在吻合口后半部分吻合后置入支架，然后用同样的方式缝合前半部分（图 32-2）。

2. 输尿管肾盏吻合术

（1）严重肾盂损伤：可能没有足够的肾盂来完成吻合术。如患者病情稳定，可进行输尿管肾盏吻合术。

（2）通过切除肾下极来暴露肾下盏。第一根缝线置于铲状输尿管的顶端和肾盏的外侧部分，其余部分按照相同的原则，使用支架、无张力、水密性和铲状成形进行吻合（图 32-3）。

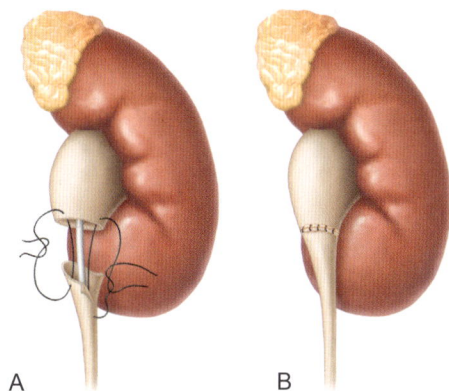

图 32-2 肾盂成形术

损伤输尿管清创和铲状成形。A. 用可吸收缝线跨越支架吻合输尿管与肾盂；B. 用可吸收单线连续、全层、水密性缝合输尿管（引自：Partin AW，Dmochowski RR，Kavoussi LR，Peters CA. Management of upper urinary tract obstruction. In：Campbell-Walsh-Wein Urology. 12th ed. Elsevier；2021：1953.）

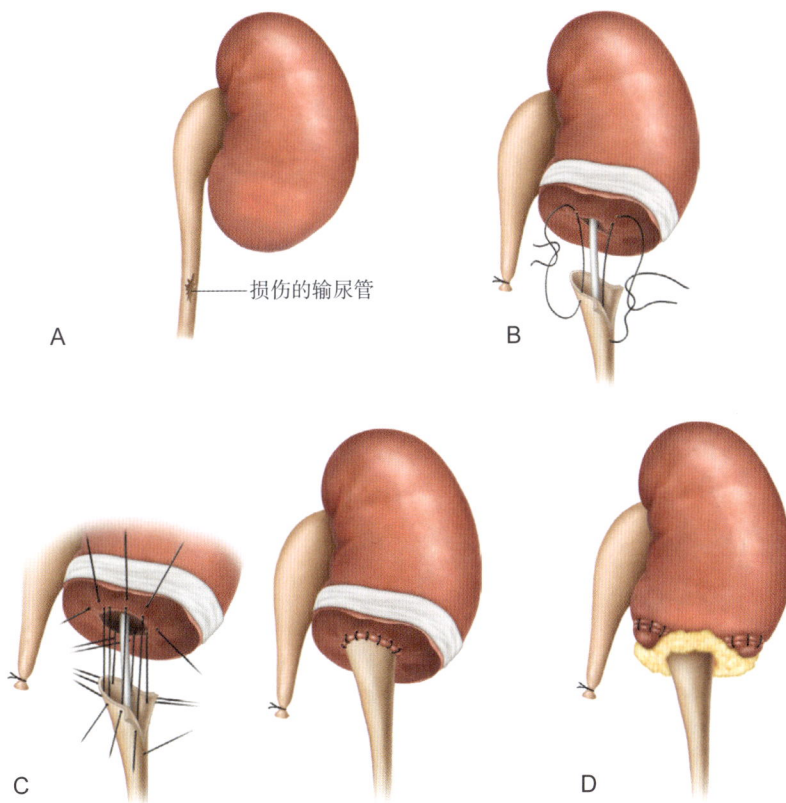

损伤的输尿管

图 32-3 输尿管肾盏吻合术

A. 损伤输尿管清创近端结扎；B. 远端输尿管铲状成形，切除肾下极显示肾下盏。顶端置缝合线跨越支架；C. 可吸收缝合线缝合全层、水密性方式间断缝合输尿管和肾下盏；D. 吻合口上覆盖肾周脂肪（引自：Partin AW，Dmochowski RR，Kavoussi LR，Peters CA. Management of upper urinary tract obstruction. In：Campbell-Walsh-Wein Urology. 12th ed. Elsevier；2021：1962.）

（五）输尿管中 1/3 损伤修复

1. 输尿管 – 输尿管吻合术（输尿管端端吻合术）

（1）输尿管 – 输尿管吻合术最适于输尿管上或中部的短缺损。枪伤造成的穿透性创伤应清除失活组织和邻近看似正常的输尿管段，以减少迟发性缺血性损伤或输尿管狭窄的风险。

（2）小心分离输尿管两端，保留外膜。每一端均以 180° 铲状成形，在支架上用 5-0 PDS 间断吻合。可用网膜或腹膜后脂肪包裹输尿管吻合处（图 32-4）。

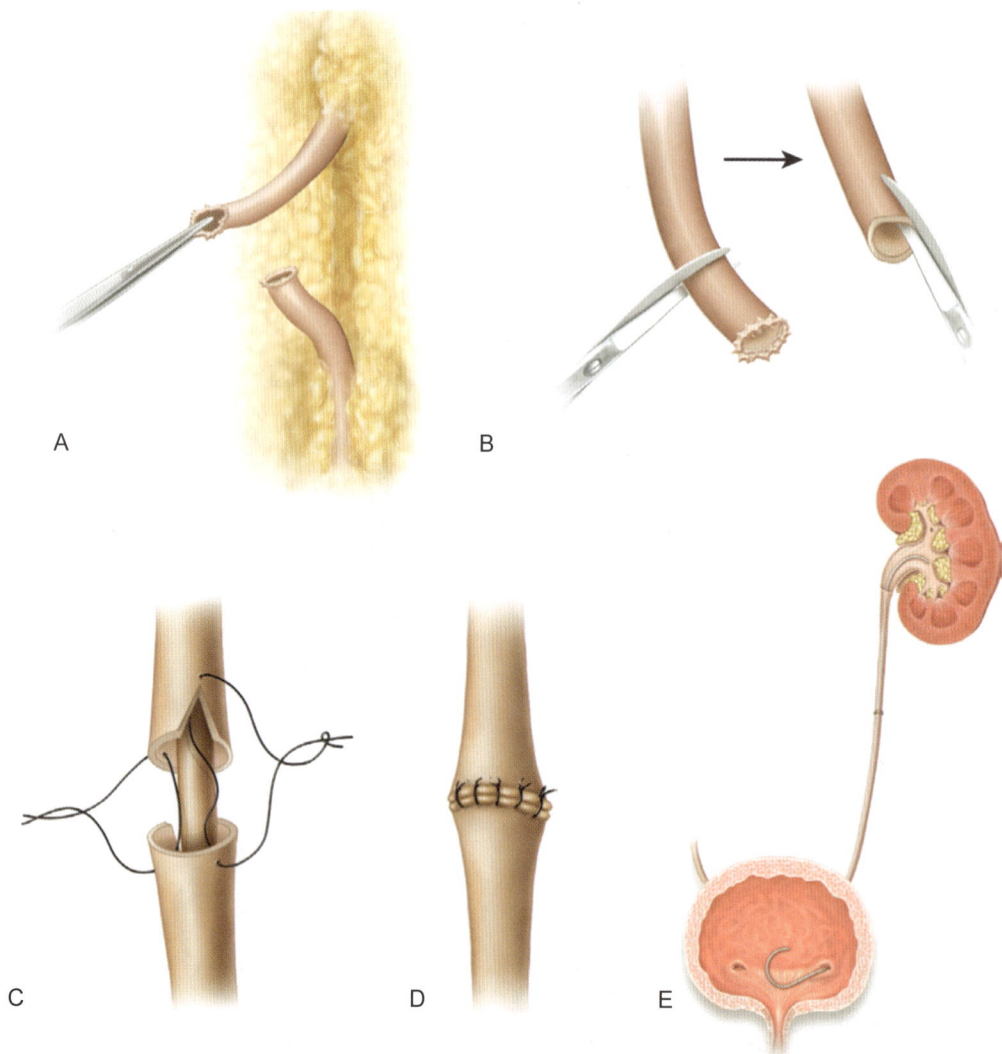

图 32-4　输尿管 - 输尿管吻合术

A. 将受伤的输尿管清创至边缘出血；B. 每端都在相反的方向做铲状成形；C. 在每个铲状端放置缝合线；D. 可吸收缝线以水密性方式全层吻合；E. 使用支架（引自：Partin AW，Dmochowski RR，Kavoussi LR，Peters CA. Upper ureteral trauma. In：Campbell-Walsh-Wein Urology. 12th ed. Elsevier；2021：1996.）

2. 转位输尿管 - 吻合术（输尿管端侧吻合术）

（1）由于组织丢失而在技术上无法进行端端吻合时，应考虑转位输尿管 - 输尿管吻合术。唯一的绝对禁忌证是长度不足以到达对侧输尿管，相对禁忌证包括肾结石、尿路上皮癌和慢性肾盂肾炎病史。应该认识到，这种修复可能会危及未受伤的肾单位。手术中游离伤侧输尿管，末端吻合口彻底清创。如果看到伤侧远端输尿管可以结扎，看不到则可以不结扎，因为反流的发生率低。

（2）移动对侧结肠，识别受体输尿管，最低限度游离以保留血液供应的完整性。一般来说受体输尿管显露到受损输尿管末端的近侧约5cm处。受损输尿管通过肠系膜下动脉肠近端的系膜下隧道，防止输尿管被血管束缚。

（3）受损输尿管铲状成形，在受体输尿管的前内侧进行输尿管切开，5-0 可吸收缝合线间断缝合完成端侧吻合。在完成吻合术之前，在伤侧插入支架（图 32-5）。

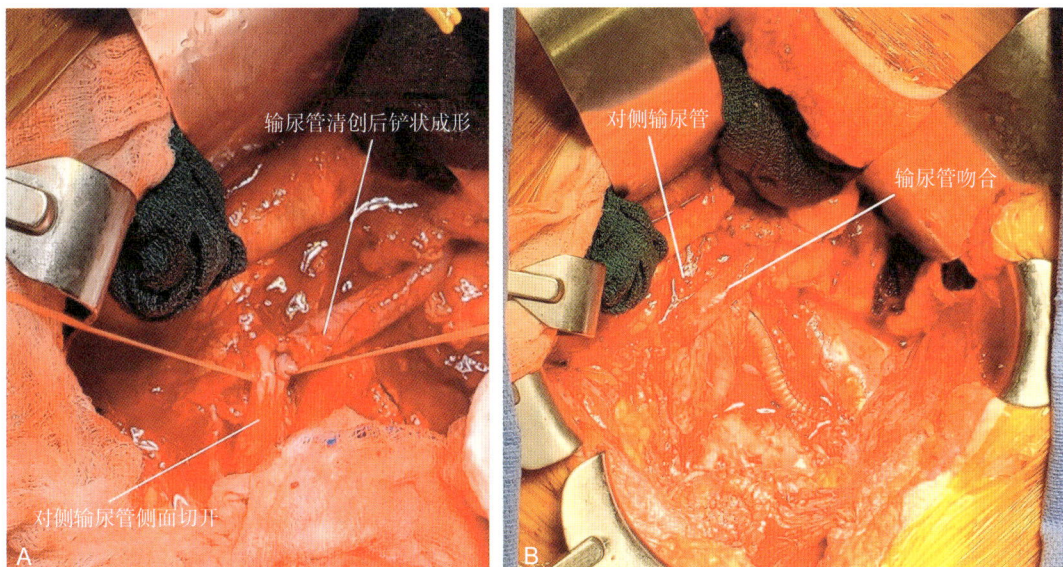

图 32-5　转位输尿管 – 输尿管吻合术

A.确定对侧输尿管,并行输尿管切开术,伤侧输尿管清创至边缘出血并铲状成形;B.可吸收缝合线跨支架全层水密性吻合

3.肠间置(肠代输尿管)术　肠间置术常用于选择性或慢性情况下,很少用于急性创伤性输尿管损伤。但也有创伤后应用回肠和阑尾间置的病例报道。

(六)输尿管远1/3损伤修复

1. 输尿管膀胱吻合术

(1)输尿管膀胱吻合术是将输尿管再植入膀胱,对输尿管远端 4cm 的损伤效果最好。输尿管在跨过髂血管时最容易被识别。

(2)分离输尿管并清创。如能完成无张力吻合,则行膀胱切开术,输尿管铲状成形,5-0 PDS缝合线将输尿管与膀胱切口吻合。采用非隧道经膀胱外的吻合术式(图 32-6)。

(3)如技术不可行,则需更复杂的重建式式,如腰大肌悬吊术或膀胱瓣成形术的。这些手术是修复输尿管远端损伤的极好选择,但比较复杂应请泌尿外科会诊。

2. 腰大肌悬吊术

(1)腰大肌悬吊术最早由 Zimmerman 等提出。当输尿管远1/3损伤不能直接进行输尿管 – 膀胱无张力吻合时,腰大肌悬吊术可用来辅助修复,可增加多达 5cm 的长度来进行吻合。

(2)充分游离输尿管和膀胱,在膀胱再植部位后方做一小的切口。输尿管铲状成形后置缝合线,牵引输尿管进入膀胱腔。5-0 PDS 缝合线将输尿管与膀胱切口无张力间断吻合(图 32-7)。在吻合完成前放置支架。

(3)用 2-0 PDS 缝合线将膀胱穹顶悬吊到腰小肌腱或腰大肌上。注意不要损伤腰肌表面的生殖股神经或更深的股神经。用可吸收缝合线分两层缝合膀胱。

3. 膀胱瓣成形术

(1)如果腰大肌悬吊术不能提供足够长度来进行无张力输尿管 – 膀胱再植,可考虑膀胱瓣成形术帮助修复。膀胱瓣成形术用于治疗输尿管远端大于 5cm 的缺陷,通常用于 10 ～ 15cm 的大间隙。Boari 在 1894 年在犬模型中应用了这种技术,1947 年 Ockerblad 首次用于患者,此后常有应用报道。

(2)手术中,游离膀胱在顶部斜行切开形成梯形,随后将皮瓣围绕支架卷成管状,与输尿管重新吻合(图 32-8,图 32-9)。

(3)皮瓣基底部宽度不少于 4cm,顶宽度约为 3cm。皮瓣长度应至少超过输尿管缺损的长度。

（4）皮瓣形成和膀胱切开后，将皮瓣顶端与腰大肌缝合进行膀胱固定，如腰大肌悬吊术。在皮瓣后部做一小开口，输尿管铲状成形后与皮瓣开口吻合，手术方式同腰大肌悬吊术中输尿管膀胱吻合术。放置支架缝合膀胱。

（5）输尿管的清创范围，既要确保边缘出血，又要尽量保持长度。

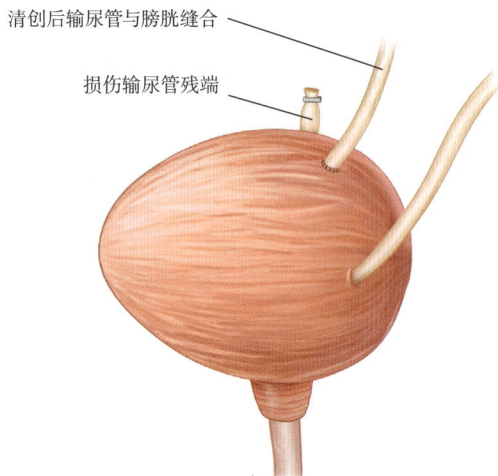

图 32-6　输尿管膀胱吻合术

损伤的输尿管清创至边缘出血和铲状成形。见到输尿管残端后结扎。行膀胱切开并放置固定缝合线，将输尿管缝合固定在膀胱上。置入支架后用可吸收缝线以连续或间断的方式完成水密性吻合（引自：Partin AW，Dmochowski RR，Kavoussi LR，Peters CA. Bladder surgery for benign disease. In：Campbell-Walsh-Wein Urology. 12th ed. Elsevier；2021：3023.）

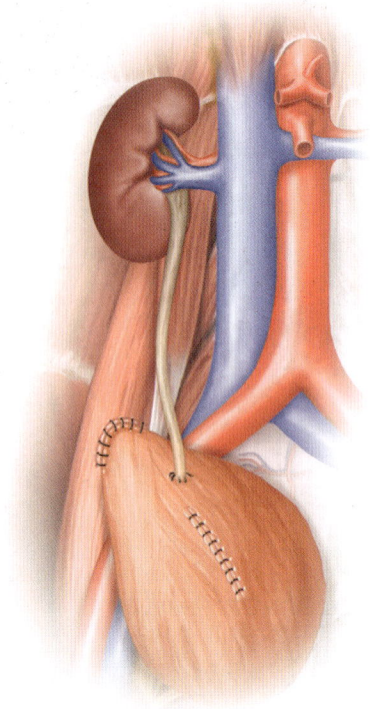

图 32-7　腰大肌悬吊术

输尿管清创至边缘出血和铲状成形。分离膀胱，如果需要，结扎切断对侧膀胱上动脉和输精管（或女性子宫圆韧带）。在前方行大的膀胱切口，再做第二个较小切口，将铲形输尿管牵入膀胱。放置支架，可吸收缝合线间断吻合。膀胱顶缝合到同侧腰大肌。用可吸收缝合线分两层缝合切开的膀胱（引自：Pereira BMT，Ogilvie MP，Gomez-Rodriguez JC，et al. A review of ureteral injuries after external trauma. Scand J Trauma Resusc Emerg Med. 2010；18：6.）

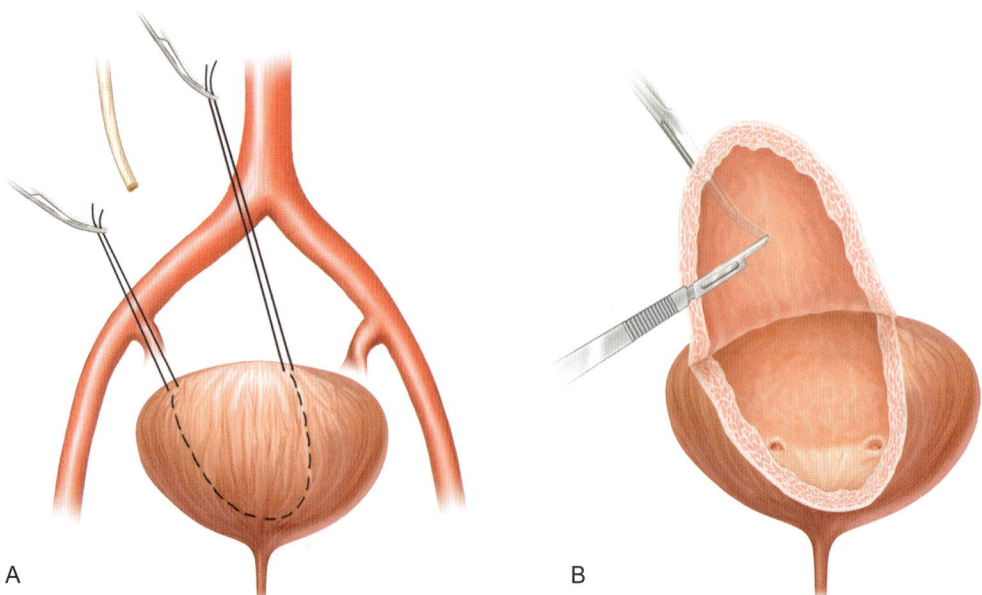

A

B

图 32-8　膀胱瓣成形术

A. 标记膀胱瓣并留置缝合线；B. 切开并在皮瓣上做膀胱小的切口，准备重新置入输尿管［引自：Smith JA，Howards SS，Preminger GM. Bladder Flap Repair（Boari）. In：Hinman's Atlas of Urologic Surgery. 3rd ed. Elsevier Saunders；2012；733-734.］

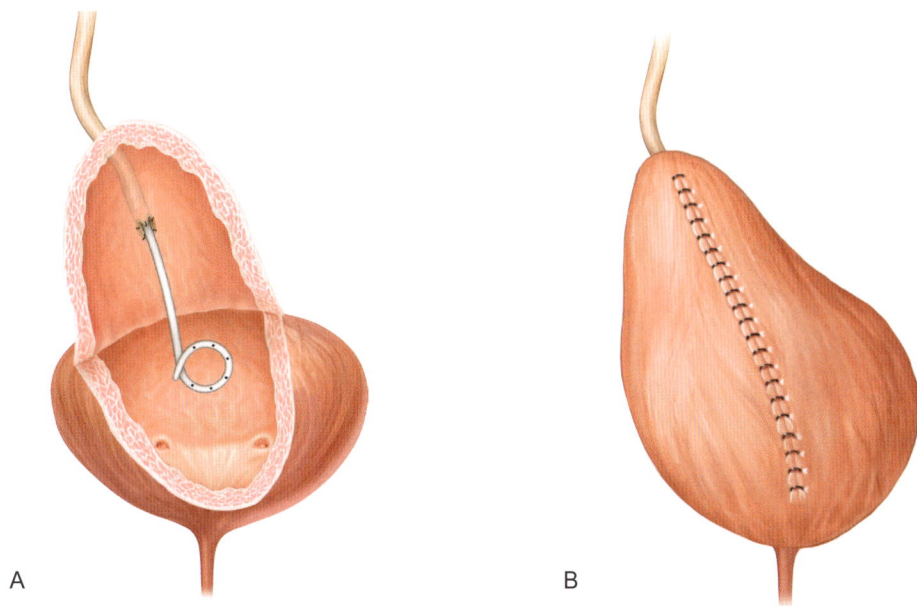

图 32-9　膀胱瓣成形术

A. 输尿管清创和铲状成形，置入支架，用可吸收缝合线吻合输尿管与皮瓣切口；B. 皮瓣呈管状缝合切开的膀胱［引自：Smith JA，Howards SS，Preminger GM. Bladder Flap Repair（Boari）. In：Hinman's Atlas of Urologic Surgery. 3rd ed. Elsevier Saunders；2012：733-734.］

经验和教训

治疗	1. 输尿管损伤的治疗取决于损伤的范围和位置，以及修复时患者的血流动力学状态。 2. 修复原则：①无张力吻合；②输尿管铲状成形；③使用输尿管支架；④ 5-0 可吸收缝合线水密性吻合；⑤放置外部封闭引流管。
输尿管血供	输尿管血供脆弱容易中断。保留输尿管外膜对于降低尿渗漏或输尿管狭窄的风险至关重要。
技术	1. 如通过游离输尿管仍无法实现无张力吻合，则应游离膀胱和（或）肾。如果还不够，则要考虑更复杂的手术，如腰大肌悬吊术或膀胱瓣成形术。 2. 输尿管断端始终做铲状成形以降低狭窄的风险。
病情不稳定 　患者	对于病情不稳定的患者，可结扎输尿管并放置肾造口管以保留肾，直到最终修复。
会诊	如果有可能，应考虑泌尿外科会诊，特别是在治疗输尿管损伤的经验有限时。

五、术后

1. 如果没有发现尿漏，术后 24～48h 拔除引流管。膀胱切开术，导尿管维持膀胱引流 2 周，并在拔除前行膀胱造影。术后 4～6 周在门诊拔除输尿管支架。

2. 输尿管近端修复的情况下，如果持续尿漏，放置导尿管直至症状消除。绝大多数的尿漏在没有干预的情况下会消失，但如果尿漏持续存在，除了输尿管支架置入术和导尿管引流外，还可考虑肾造瘘管引流。如有尿性囊肿，可经皮引流。

3. 在拔除所有支架或肾造口管后 4～6 周后

进行 CT 尿路造影以评估尿路。

4. 损害控制：为控制创伤后大量失血的剖腹手术，可能因血流动力学不稳定无法确定性修复输尿管损伤。要优先控制出血和污染，可在输尿管近端放置引流管经皮引出，不要尝试进行输尿管重建，也不要识别输尿管远断端。另一种方案，用不可吸收缝合线结扎近端以便识别，如果患者足够稳定并可承受介入手术，在 24～48h，通过放射介入方式放置肾造瘘管。腹部填塞后转重症监护病房进行复苏。

5. 酸中毒、凝血功能障碍和低体温在重症监护病房得到纠正，可在 24～48h 后返回手术室，进行确定性的输尿管修复。根据输尿管损伤的程度和位置及患者的血流动力学状态采取最合适的治疗。

六、并发症

输尿管损伤漏诊。

1. 初期漏诊的输尿管损伤，以及输尿管吻合口断裂引起的短期和长期的并发症包括尿液囊肿、肾积水、输尿管狭窄、脓毒症、肾衰竭，甚至肾功能完全丧失。常表现为发热、腹膜炎或肌酐升高。CT 尿路造影是评估肾脏和输尿管的首选影像学检查。

2. 发现输尿管损伤应立即进行引流。如有可能，进行逆行肾盂造影和尝试置入支架建立输尿管连续性。支架通常维持 6 周，直到确定性修复。如不能放置支架，则应放置肾造瘘管进行引流直到最后重建。对于尿液囊肿的患者，采用 CT 引导引流术治疗。

第33章　腹膜外骨盆填塞

Kaitlin A. Ritter and Clay Cothren Burlew

一、定义

腹膜外骨盆填塞是在盆腔内通过腹膜前、膀胱旁平面显露双侧腹膜后间隙填塞和压迫出血的外科手术。用于控制创伤性血管和骨损伤所致的骨盆内致命性出血。

20世纪90年代早期首次在欧洲使用该技术，随后改良技术采用了不同的前方耻骨上入路，并增加使用骨盆外固定。迄今为止的报道表明，在骨盆骨折致命性出血患者中，该技术所需时间较短，死亡率较低。

二、鉴别诊断

1. 多发伤患者通常涉及多个部位，至关重要的是进行全面评估以确定其他导致休克的出血来源。应评估常见的骨盆外大量出血部位，包括胸部、腹部、四肢。因撕裂伤出血造成的现场失血也应进行评估。

2. 在评估非失血性休克时应考虑损伤机制和损伤模式，如钝性心脏损伤所致的心肌梗死和循环灌注减少，或继发于脊髓损伤和瘫痪的神经源性休克。

3. 当骨盆出血不是休克的主要原因，或仅是患者血流动力学不稳定的部分原因时，患者仍可受益于骨盆填塞。

三、病史和体格检查

1. 严重骨盆骨折和出血需要腹膜外骨盆填塞的患者通常是高能量（高速）损伤的结果。受伤时如果有车速快、严重车辆破坏、人员抛出、高处坠落或骨盆挤压，应高度怀疑骨盆骨折出血的可能。

2. 年老体弱的患者通常为低能量损伤，如平地跌倒也可导致骨盆出血。这些患者如曾使用维生素K拮抗剂、新型口服抗凝血剂（抗血小板）药物，以及动脉粥样硬化性疾病损害了血管收缩能力，可能增加出血的概率。

3. 其他病史，如患者受伤时的运动状态、骨盆或下背部疼痛、排尿困难、麻木和下肢无力，提示骨盆骨折。应注意血尿、直肠或阴道出血和大小便失禁，这些症状可表明伴有骨盆内损伤。

4. 其他潜在损伤的识别也是所有多发伤患者评估的关键。收集与损伤机制相关的病史、症状和体征，有助于制订临床计划、检查和救治方案。

5. 不是所有的骨盆骨折和出血患者都需要腹膜外骨盆填塞；有进行性失血性休克时才考虑进行填塞。血流动力学不稳定、需要持续输血或终末器官灌注不足的患者，应评估是否需要外科干预。

6. 输注2U的红细胞后，仍出现持续性低血压，为难治性休克，已在多个中心用作腹膜外骨盆填塞的触发指标，而以前常被作为决定是否在腹膜外骨盆填塞之前进行血管栓塞的指征。

7. 所有创伤患者均应进行骨盆物理检查，包括骨性标志的触诊、耻骨联合与骨盆环的稳定性评估。在怀疑骨盆骨折时，必须注意过度的前后和侧向挤压可能导致不稳定性骨折进一步移位，从而导致进一步的损伤和出血。应避免摇摆骨盆，仅行双侧髂嵴的向后压迫足以发现骨盆环是否稳定。

8. 检查包括皮肤、软组织、直肠和泌尿生殖系统评估，发现出血、黏膜裂伤表明骨折是开放性的。

9. 有尿道口出血、血尿、高位前列腺或会阴血肿时，应关注和评估泌尿生殖系统的损伤。伴发泌尿生殖系统损伤的发生率为 4.6%，男性骨盆骨折的风险最高。重要的是，应尽早确定直肠或泌尿生殖系统的损伤，因为这些损伤的修复可能需要与腹膜外骨盆填塞同时进行。

10. 有骨盆固定带的伤员到达医院时，应移除骨盆固定带，以便对骨盆骨性结构及皮肤、软组织和泌尿生殖器进行全面评估。如患者血流动力学不稳定，检查完成后可重新应用固定带。

11. 骨盆固定带应放置在股骨大转子水平以缩小骨盆容积。放置过高或过低会扩大骨盆容积导致出血、恶化。

12. 同样重要的是要确保骨盆固定带具有适当的张力。过度收紧可导致骨盆断端重叠或前部骨折闭合而后部分离，增加静脉止血的难度。

13. 骨盆固定带不是确定性的治疗方法，应快速评估和确定损伤，采取必要的治疗措施后去除固定带。应尽一切努力在临床可行的情况下尽快移除骨盆固定带，最好在使用后 1 ～ 2h 移除，长时间使用会增加皮肤、软组织、肌肉和神经损伤的风险。

14. 根据 ATLS 方案对患者进行全面体检。识别可能需要治疗的其他非骨盆损伤，特别注意其他潜在的出血区域。

四、影像学和其他检查

1. 应进行标准的实验室检查，包括全套血液检查、基础代谢检查、静脉或动脉血气和乳酸检查，部分凝血活酶时间、国际标准化比率，以及血栓弹力图的凝血检查。碱剩余和乳酸提供休克严重程度的指标，血栓弹力图有助于指导创伤性凝血病高危患者和需要大量输血患者的血液成分复苏。

2. 胸部 X 线应在创伤抢救室进行，以便快速评估是否有血胸和气胸，还可对同时进行剖腹探查的膈肌破裂患者进行评估。

3. FAST 也应在抢救室进行，以评估腹腔内是否有明显的血液。因血流动力学不稳定而延迟 CT 检查的患者，FAST 可确定是否需要在腹膜外骨盆填塞的同时进行腹腔探查。

4. 在抢救室行骨盆前后位 X 线是计划腹膜外骨盆填塞的必要步骤。骨盆骨折可发生在各种损伤中，出血风险与特定骨折类型相关，但在前后挤压型和开放性骨盆骨折中的风险最高。骨盆损伤的放射学检查有利于评估和制订重建骨盆稳定性的手术计划，这是腹膜外骨盆填塞成功的关键。

5. CT 检查在腹膜外骨盆填塞的标准救治程序中没有明显价值。在有明显盆腔出血的病例中，手术治疗不应因 CT 检查而延迟。

五、手术治疗

（一）术前规划

1. 对于需要行腹膜外骨盆填塞的复杂骨盆骨折患者，评估医院资源和支持能力很关键。虽然腹膜外骨盆填塞不需要专门的设备，但在手术干预之前，应考虑专科医师（如骨科和泌尿科）在位情况、重症监护室能力和手术室支持人员。

2. 早期介入和在填塞前使用外固定器是腹膜外骨盆填塞成功的关键。外固定器为稳定骨盆提供了容积固定的骨性框架，填塞物在稳定框架内压紧起到填塞作用。在紧急情况下，可使用跨大转子的骨盆固定带代替外固定器，但是出血控制的成功率降低。

3. 氨甲环酸在一些机构中被用作骨盆出血复苏程序的常规用药，但并不是腹膜外骨盆填塞标准程序的常规。骨盆出血是由于机械结构破坏而不是凝血功能紊乱造成的，及时治疗和重建骨盆稳定性比使用氨甲环酸的效果更大。

4. 评估过程中和前往手术室的途中，继续根据 ATLS 原则进行复苏。建立两条大口径静脉通道进行容量复苏。因为有伴随血管损伤的风险，且股动脉插管可能导致血液制品直接输入骨盆血肿中，故静脉通道应选择高于骨盆水平的血管。

5. 将复苏患者移交手术室（麻醉团队）时，应明确交代患者的血流动力学、休克的临床参数、复苏方案和手术计划。麻醉团队应接管复苏工作，让手术团队将注意力集中在手术计划上。

6. 严重创伤患者应在手术前制订明确的手术计划。患者可能需要同时进行多种手术，包括开胸手术、开颅手术、矫形（血管修复）手术或剖腹探查术。有明确的计划并与多科医师协调，有助于多学科救治。

（二）体位

1. 患者应仰卧在手术台上，双臂外展 90°，从颈到膝部做好准备，以便行腹膜外骨盆填塞和其他可能的必要操作。手术台应允许骨科手术团队使用 C 形臂。

2. 讨论外固定器的放置位置，以避免与计划的手术切口部位重叠。如果预期除腹膜外骨盆填塞外还包括剖腹探查术，理想情况下应将外固定器横杆放置在骨盆下方。如果仅行腹膜外骨盆填塞，应将横杆放置在高于腹膜外骨盆填塞切口的脐部水平位置。

（三）初次填塞

1. 完成外固定后，从耻骨联合向头侧做一 6～8cm 的中线切口后行填塞手术。电切分离皮下组织直至中线筋膜水平（图 33-1）。

2. 电刀切开中线筋膜，注意保持腹膜完整。此时，盆腔血肿通常会从膀胱旁和腹膜后间隙涌出。

3. 钝性分离进入腹膜前平面，显露围绕膀胱从中线向后延伸至腰大肌的 U 形空间。通常情况下，这个空间已经被形成的血肿分离，可能需进一步的简单钝性分离，填塞的同时清除血肿（图33-2）。

4. 在真骨盆的两侧分别使用 3 个标准外科剖腹手术纱布垫腹膜前填塞。用卵圆钳将第一块纱布垫向深部和后部放置在骶骨前方，第二块纱布垫放在第一块的前面和膀胱侧面，第三块放在耻骨联合的后面。膀胱不需要完全显露，当纱布垫放置后膀胱可被压向对侧。在另一侧重复相同的过程（图 33-3）。

5. 在极少数情况下，骨盆可能需要填塞第七块纱布垫。骨盆过度填塞可导致主要静脉结构受压应谨慎处理。如果放置 6 块纱布垫后仍有明显空间，应对外固定器进行检查，以确保骨盆骨折已闭合。

6. 儿童患者需要填塞的纱布垫较少，具体数量取决于儿童的年龄和体型。

7. 泌尿科的介入应在关闭筋膜之前。即使没有膀胱或尿道损伤，膀胱也必须引流（导尿）。可使用简单的 Foley 导尿管，对于更复杂的损伤可

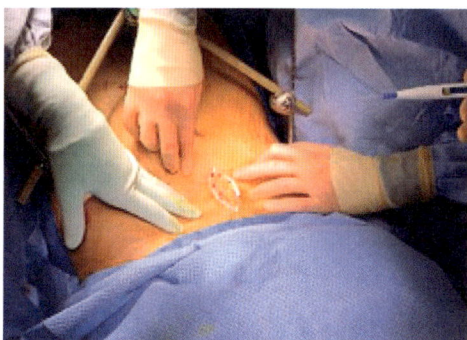
图 33-1　中线切口
低位中线切口始于耻骨联合上方 6～8 cm 处。在行外固定器固定时，横杆放置在计划手术的区域之外

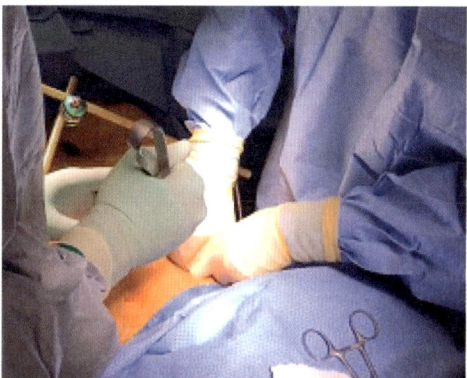
图 33-2　显露腹膜外间隙
通过手指钝性分离和向侧方牵拉皮肤、皮下组织和肌肉显露膀胱旁和腹膜前间隙

能需要放置耻骨上造瘘管，造瘘管应通过另外的切口放置（图33-4）。

8. 然后用0-PDS缝合线连续缝合中线筋膜，用缝合钉关闭皮肤切口（图33-5）。

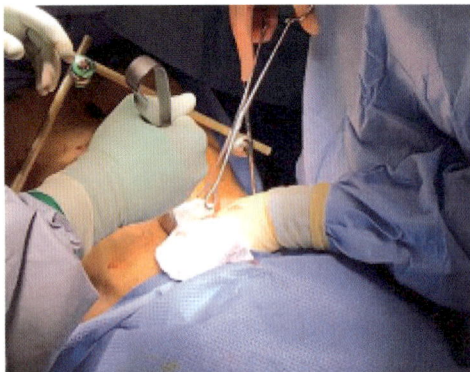

图33-3　骨盆两侧填塞方法

使用卵圆钳放置标准外科剖腹手术纱布垫向后至骶前，注意不要撕裂或损伤腹膜

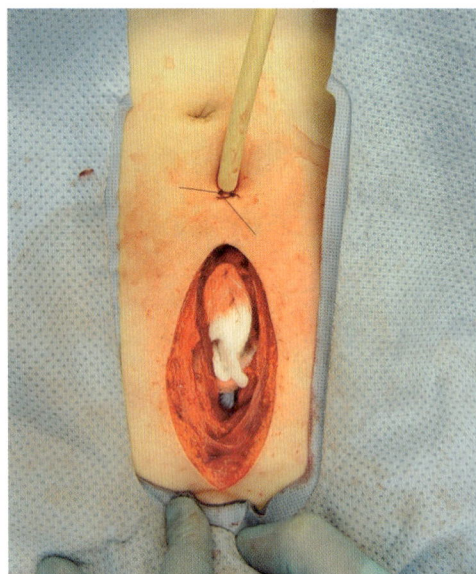

图33-4　耻骨上引流

在单独的穿刺切口放置耻骨上引流管，利于引流管的稳定性和长期使用

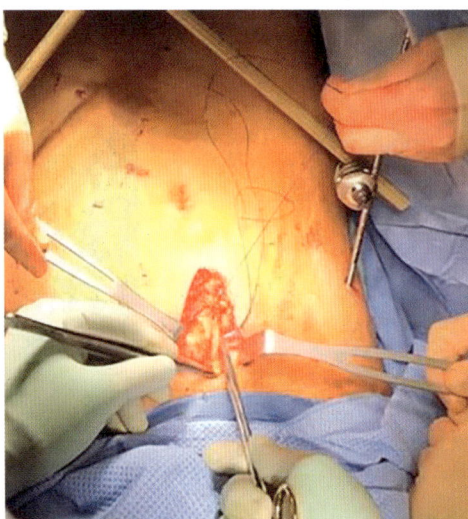

图33-5　切口关闭

填塞后用0-PDS缝合线连续缝合中线筋膜，并用缝合钉关闭皮肤切口

（四）去除填塞物

1. 24～48h后，当患者的血流动力学稳定、凝血障碍得到纠正、盆腔没有进一步持续出血时，应返回手术室取出填塞物。

2. 移除、切断皮肤皮下组织的缝合钉、缝合线，重新打开中线筋膜。

3. 从盆腔中取出剖腹手术纱布垫时，用冲洗球将其打湿，以防止形成的血凝块撕裂或移位（图33-6）。

4. 轻轻吸引腹膜前间隙，检查是否有持续出血（图33-7）。可用薇乔缝线和手术钳控制小血管出血，局部止血剂可用于轻微的创面出血（图33-8）。

手术技巧

开放性骨盆骨折和合并泌尿生殖系损伤患者的盆腔感染风险也有所增加。不必常规经验性使用抗生素。

6. 若止血满意，再次用 0-PDS 缝合线连续缝合中线筋膜，最后用缝合钉缝合皮肤。

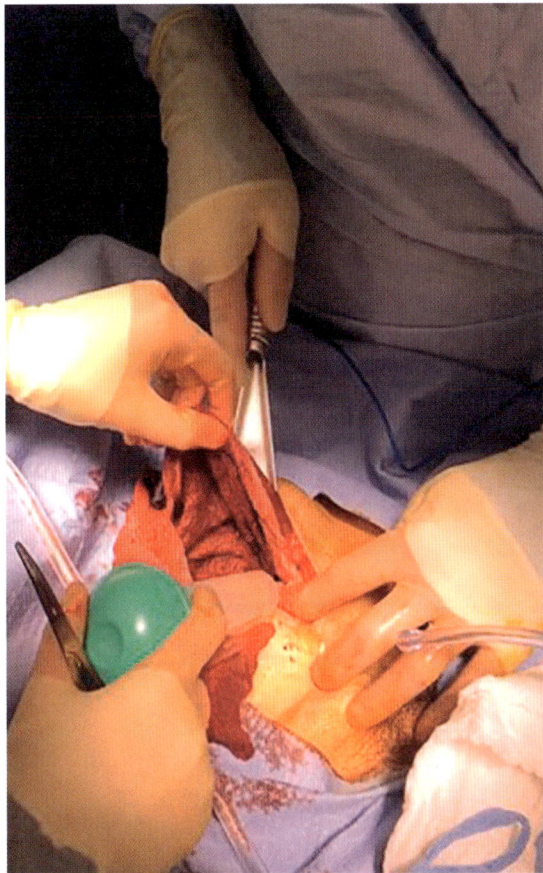
图 33-6 润湿并轻轻取出填塞的纱布垫

5. 为了控制感染和并发症，应避免重新填塞骨盆腔。在一项研究中，骨盆重新填塞的患者感染率为 47%，而单次填塞的患者感染率为 6%。

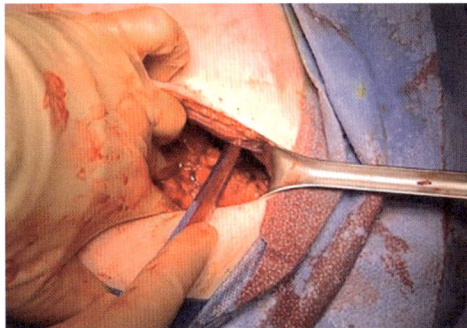
图 33-7 检查其他部位出血及吸引、清除剩余血肿

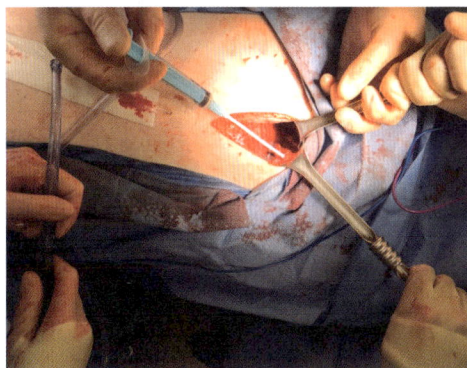
图 33-8 局部止血剂控制轻微出血创面

经验和教训

腹膜损伤	保持腹膜完整对骨盆填塞的成功非常重要。腹膜的作用是将血肿控制在真骨盆内，并形成填塞效应。如果腹膜严重破坏，出血可能会进入腹腔，从而降低骨盆填塞的效果。
膀胱引流	离开手术室前要进行膀胱引流，插入 Foley 导尿管或耻骨上造瘘管。膀胱减压后可容易地进入骨盆，减少膀胱因扩张（手术操作）引起的出血，在未确定膀胱或尿道损伤的情况下有利于保护腹膜前间隙免受污染。
持续的休克	1. 腹膜外骨盆填塞后，绝大多数患者可在手术室内达到一定程度的血流动力学稳定。持续性低血压可能是复苏不充分的结果，此时应对容量状态进行评估。如已进行了适当的复苏，但患者仍有低血压，应寻找其他出血源。

2. 急诊未发现的腹腔或胸腔出血，在手术室重复进行胸部 X 线或 FAST 评估时诊断并不困难。大量出血和随后的复苏可导致明显的第三间隙渗出，有腹腔间室综合征的风险。评估尿量和气道峰压有助于决策是否行减压性剖腹术。

3. 虽然大多数盆腔出血是源于静脉，但约 15% 的患者有需要行血管栓塞的动脉损伤。

剖腹手术 如果需要剖腹处理腹内损伤应注意保持两个切口分开，最好是脐上剖腹（图 33-9）。如剖腹探查术延伸至脐部以下并进入盆腔血肿，可缝合这段筋膜重新隔开两个间隙以便填塞。

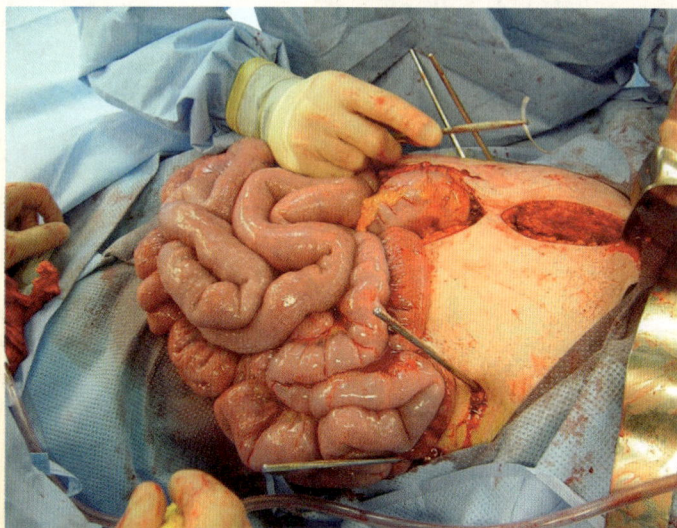

图 33-9 剖腹手术和盆腔填塞切口
腹腔探查和盆腔填塞应分别采用单独的切口，以保持腹膜前间隙的完整性和控制出血

六、术后

1. 完成腹膜外骨盆填塞（及其他手术）后，根据填塞后的血流动力学状态、是否需要进一步的介入手术或 CT 检查来确定进一步治疗。在骨盆填塞后大多数患者达到一定程度的血流动力学稳定，可将患者转移到 CT 室进行检查。

2. 如患者有持续休克的临床征象，应直接将患者转到重症监护病房进行持续复苏，并在 1～2h 使休克好转，以便移动患者进行 CT 检查。标准做法是所有腹膜外骨盆填塞患者在术后 24～48h 到重症监护病房进行密切监测。如果医院资源有限，应安排患者转院到更高级别医院进行救治。

3. 在重症监护病房中，除了对其他相关损伤进行评估和处理外，还应继续复苏并密切关注顽固性骨盆出血的体征。

4. 尽管腹膜外填塞有效，但仍有 12%～ 15% 的患者会出现持续性动脉出血，最好采取血管栓塞介入治疗。盆腔出血血管造影检查的指征是凝血状态正常，12h 内治疗骨盆源性出血需要输注超过 4U 的浓缩红细胞。

5. 患者应在初次填塞后 24～48h 计划重返手术室，确切时间将通过患者血流动力学的稳定、凝血情况的正常化及没有持续盆腔出血的证据来确定。如果有顾虑，应考虑血管栓塞。

七、并发症

1. 深静脉血栓是腹膜外骨盆填塞的并发症，据报道其发生率高达23%，肺栓塞的发生率为8%。如果伤情允许，建议早期开始深静脉血栓预防。

2. 所有骨盆填塞的患者在计划返回手术室前，都应接受深静脉血栓超声筛查，如显示深静脉血栓，应在再次手术前置入下腔静脉滤器以减少取出填塞物时血凝块移位的不利影响。

第34章　腹部 I 区血管损伤

Caroline Park and Joseph P. Minei

一、定义

1. I 区损伤的大出血死亡率高达 60%。

2. 腹部和骨盆的损伤按区分类，包括 I 区、II 区和 III 区（图 34-1）。I 区损伤为腹膜后下腔静脉或腹主动脉的损伤。上界包括横膈、下界至髂血管分叉，侧界包括近端肾血管。II 区损伤包括肾、脾、肾上腺，还可包括升结肠或降结肠。III 区损伤包括出入骨盆区的血管，即髂总动静脉及髂内外动静脉。

3. I 区损伤可进一步分为结肠上和结肠下损伤，其边界由横结肠的肠系膜界定。该划分方法具有重要意义，可能会影响医师的手术入路。

二、鉴别诊断

严重钝性创伤的患者可出现合并损伤，包括实质脏器（肝脏、脾脏、肾脏）和空腔脏器损伤。穿透性创伤患者也可能出现与投射物或其他物体损伤路径相关的实质器官和空腔脏器损伤，包括十二指肠、食管、胃、胰腺和结肠（图 34-2）。

在考虑其他类型的休克（包括脊髓源性、神经源性或心源性休克）前，必须首先排除出血性休克。

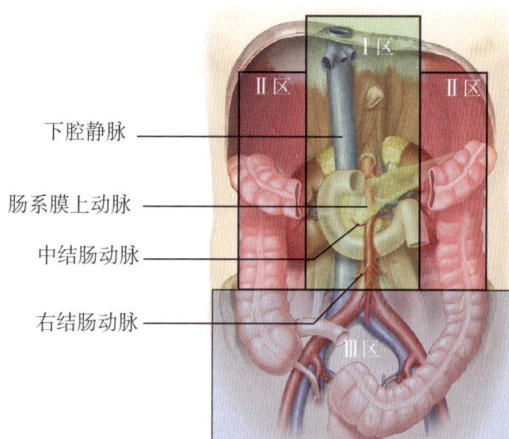

图 34-1　I、II 和 III 区损伤

（引自：Fischer J. Fischer's Mastery of Surgery. 7th ed. Wolters Kluwer；2019. Figure 231.1.）

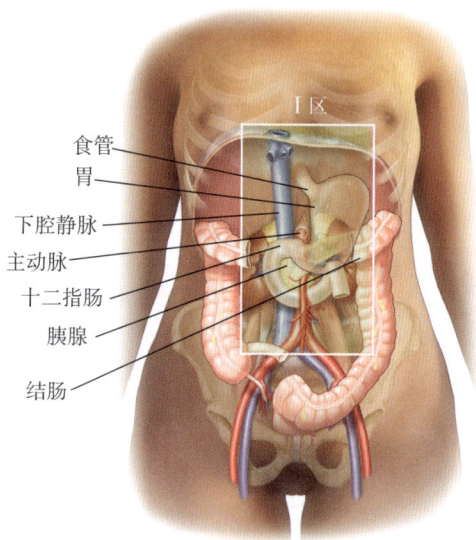

图 34-2　I 区及其与腹部器官和骨盆的关系
注意与胃小弯和胰腺的关系

三、病史和体格检查

1. 初步检查包括评估气道、呼吸和循环。失

血性休克患者意识模糊可出现窒息，需要确定性的气道管理。但如果患者能够通过面罩球囊呼吸装置获得满意的氧合，则应首先建立大口径静脉通道，并在插管前输血。

2. 强调插管前对患者进行复苏，以避免诱发心血管衰竭。如怀疑腹腔或盆腔出血，应在心脏上方（锁骨下、颈内或上肢）建立通道。

3. 下腔静脉和主动脉的损伤通常表现为出血性休克的典型体征，包括心动过速、低血压和脉压减小。休克的其他体征或症状包括脉搏减弱、皮肤湿冷、意识模糊。后腹膜出血患者可有腰部瘀斑，即"Grey-Turner"征，但该征象更常见于慢性病急性发作，在急性出血性休克患者中并不是一个可靠的体征。

四、影像学和其他检查

1. 腹膜后的损伤在初次和二次检查 X 线（包括胸部 X 线、腹部 X 线或骨盆 X 线）上很难诊断。对于钝性躯干创伤，应使用 X 线片进行胸腹腔检诊，以排除血胸、气胸或骨盆骨折。创伤检查中的 FAST 评估有助于对腹腔内液体分类，但对检测腹膜后损伤不敏感。

2. CT 适用于病情稳定的患者，应进行动脉期和延迟期造影显像，以评估是否有活动性出血。

五、手术治疗

（一）术前规划

1. 需要手术治疗的 I 区损伤患者通常会出现血流动力学不稳定，并可能对输血产生短暂反应。建立双侧手臂两个大口径静脉通道以快速输入血液和药物。如需要多通道或经皮穿刺置管，应考虑锁骨下或颈内静脉，股静脉置管可能会直接进入下腔静脉损伤处。这些损伤常在手术中才发现，此时应中断股静脉管道改为心脏上方的静脉通道。

2. 主动脉血管内球囊闭塞术是一种微创技术，根据使用区域（图 34-3）阻断血液流入胸部、腹部和骨盆。在创伤性心搏骤停情况下，血管内阻断技术与传统的复苏开胸手术相比，在出血区域阻断和将血液转流到心脏、大脑方面的效果有争议。

（1）微创技术比开胸手术切口的疼痛和并发症发病率要少，而开胸手术有手术风险。导管可通过股总动脉中的 7Fr 鞘管输送，球囊充气后可部分阻塞或完全阻塞以减少失血（参考）。腹腔内出血，导管应在 I 区充气。

（2）导管置入也有风险，包括通道问题（夹层、血栓形成）、髂动脉、主动脉或股总动脉破裂，不建议用于怀疑有胸主动脉或心脏损伤的患者，可能会加重损伤。

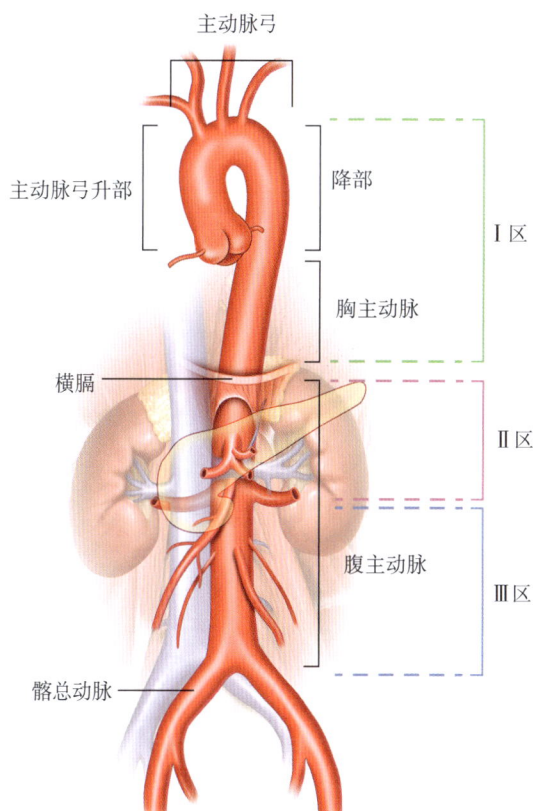

图 34-3 主动脉、胸部和腹部分区

I 区：锁骨下动脉远端至腹腔干；II 区：腹腔干至肾动脉；III 区：肾动脉下方至髂总动脉分叉处（引自：Kawamura D, Nolan T. Abdomen and Superficial Structures. 4th ed. Wolters Kluwer；2018. Figure 4.1.）

（二）手术入路

体位：应从下颌到膝进行广泛的皮肤准备，最大限度地暴露手术区域，让患者仰卧，双臂外展，便于麻醉、操作和用药。紧急情况下，可在患者清醒时就进行准备，并继续输血。在插管准备过程中与麻醉团队进行良好、及时的沟通至关重要，进入腹腔和解除腹膜后血肿填塞效应都可能导致创伤性停搏。

（三）探查

从剑突到耻骨做一个长的中线剖腹手术切口，清除血肿，所有的4个象限都以棉垫填塞。快速检查、触诊脾脏和肝脏以排除需要压迫及填塞的损伤。所有肠道损伤应使用缝线或 Babcock 钳快速控制。接下来，应探查腹部的各个区域。

（四）I 区腹主动脉和腹腔内控制

1. 腹主动脉损伤可按区域分为膈下、肾上和肾下3个区域的损伤。

2. I 区损伤最容易通过以下方法识别：移动左肝韧带，牵开胃体，进入小弯内侧的松弛部，并检查食管和主动脉穿出胸腔的裂孔（图34-4）。

3. 打开松弛部就可识别左、右膈角，并将它们从主动脉上移开（图34-5）。

胸部进行粗略评估，中结肠静脉和动脉通过横结肠系膜向下行，并与肠系膜上动脉和静脉相连。I 区的大面积损伤可导致大的血肿转移到 II 区，在失血性休克的情况下进行探查是非常必要的。

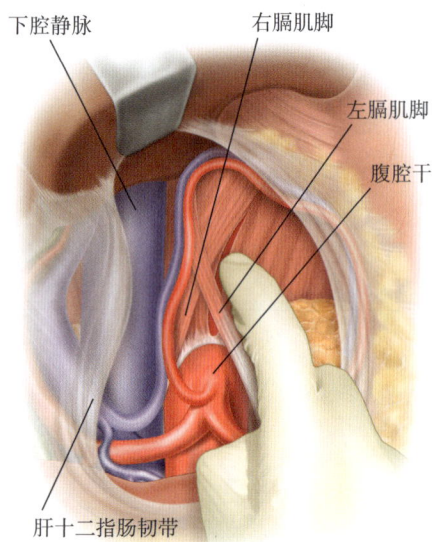

图 34-5　在腹腔干上方识别膈肌的左右脚
（引自：Britt LD，Peitzman AB，Barie PS，et al. Acute Care Surgery. 2nd ed. Wolters Kluwer；2019. Figure 11.12B.）

5. 可能仍要控制近端主动脉，以减少持续出血，并探查明确是静脉还是动脉，或者动、静脉均受到损伤。

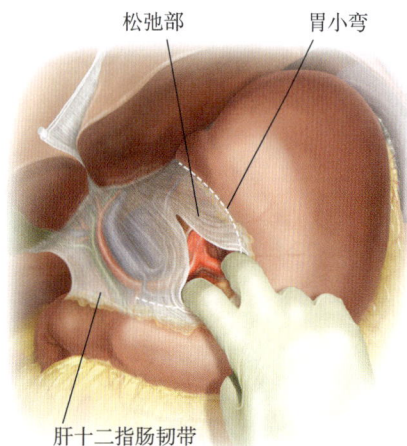

图 34-4　沿胃小弯解剖胃松弛部
（引自：Britt LD，Peitzman AB，Barie PS，et al. Acute Care Surgery. 2nd ed. Wolters Kluwer；2019. Figure 11.12A.）

4. I 区损伤也可通过将横结肠从腹部提起到

（五）手动压迫和阻断

1. 在等待主动脉夹的同时，也可在该区域放置棉垫并向脊柱按压，以立即获得近端控制。也可在这个空间内暴露腹腔干（图34-6，图34-7）。

2.腹腔干下方主动脉出血，用棉垫或主动脉夹控制，并记录缺血时间。注意将血管夹向头侧放置，最大限度地留出腹部探查的空间。通常情况下，患者在濒死和失血性休克或心脏停搏时可能脉搏微弱，难以触及，在这种情况下，区分食管和主动脉可能具有挑战性。应放置胃管以触诊食管，用彭罗斯（Penrose）引流管环绕食管，并将其拉向一边，准确识别和夹闭主动脉（图34-8）。

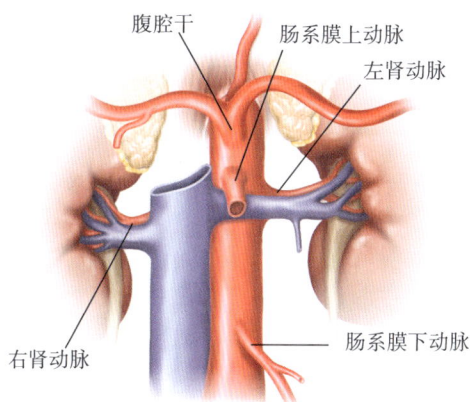

图 34-7　腹腔干与膈肌、肠系膜上动脉、左右肾动脉的关系

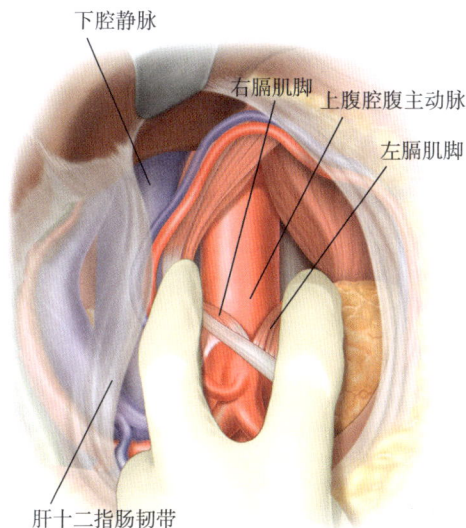

图 34-6　显露腹主动脉

移开膈角，远离腹主动脉，为钳夹或压迫腾出空间（引自：Britt LD，Peitzman AB，Barie PS，et al. Acute Care Surgery. 2nd ed. Wolters Kluwer；2019. Figure 11.12C.）

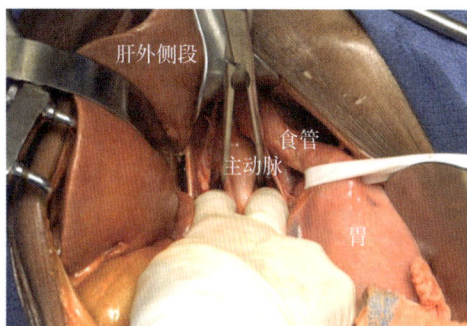

图 34-8　显露腹腔干下方腹主动脉

将膈角从腹主动脉处移开，放置主动脉夹阻断主动脉。引流管环绕远端食管（胃食管）交界处牵向外侧（引自：Cambridge University Press，from Teixeira P，Magee G，Rowe V. Abdominal aorta and splachnic vessels. In：Demetriades D，Inaba K，Velmahos G，eds. Atlas of Surgical Techniques in Trauma. Cambridge University Press；2020：268–285.）

（六）近端腹主动脉损伤

左胸入路。

1.如果腹主动脉损伤位于腹腔干或腹腔干以上，则应进行左前外侧开胸以显露胸主动脉。左下肺韧带将左下叶系于膈肌上，将其切断。将下叶向头侧牵开，显露后纵隔。在膈肌上方切开主动脉上方的胸膜，注意避开左下肺静脉。

2.食管内的胃管可帮助辨别食管和主动脉之间的平面。夹闭胸主动脉应尽可能低，以避免损伤肺门结构。

（七）Ⅰ区腹内主动脉损伤和显露

1.腹主动脉最好的显露方法是左内侧内脏旋转或Mattox手法，尽管腹膜后入路也能提供良好的腹主动脉视野（图34-9）。

2.在创伤剖腹手术中，考虑到腹膜内伴随损伤的风险，左内侧内脏旋转是最实用和有效的方法。

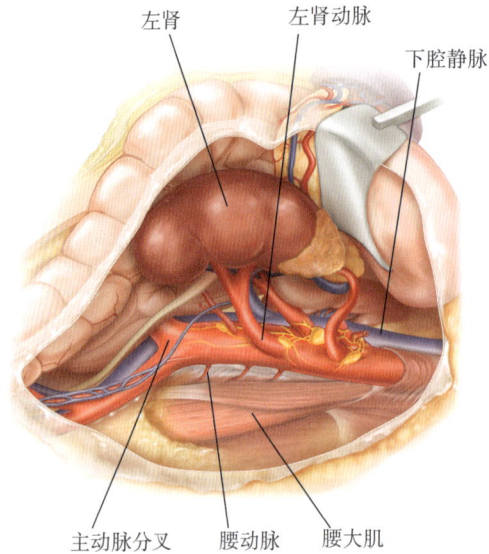

图 34-9　通过腹膜后入路显露腹主动脉
值得注意的是，将脾脏、胰腺和左肾都向内侧移动，显露腹主动脉和腰肌

（八）左内侧内脏旋转

1. 在左内侧内脏旋转手术中，通过腹膜反折处切开降结肠，切开脾曲时注意避免损伤到脾脏，脾脏及其所有附件均被切开，包括胃脾韧带、脾结肠韧带、膈结肠韧带和脾肾韧带。在完整的左内侧内脏旋转中，左肾（包括肾门和输尿管）从腹膜上分离并向内侧旋转。

2. 左内侧内脏旋转可显露腹主动脉和髂总动脉分叉。也可显露左髂总动脉和左髂总静脉（图 34-10）。

3. 在改良的 Mattox 手法中，左肾保留在腹膜后，Gerota 筋膜保持完整。在移动内脏时应注意避免牵拉损伤，以免撕脱左肾静脉（图 34-11）。

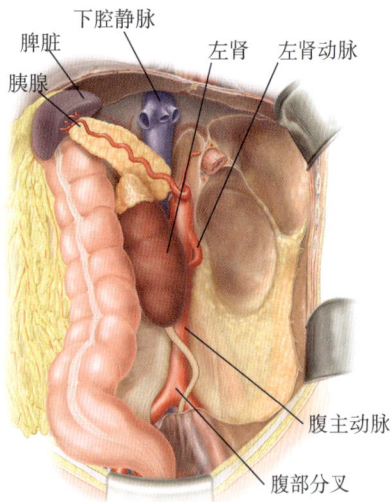

图 34-10　左内侧内脏旋转
脾脏、胰腺、左肾和结肠的完全旋转（引自：Fischer J. Fischer's Mastery of Surgery. 6th ed. Wolters Kluwer；2012. Figure 254.2.）

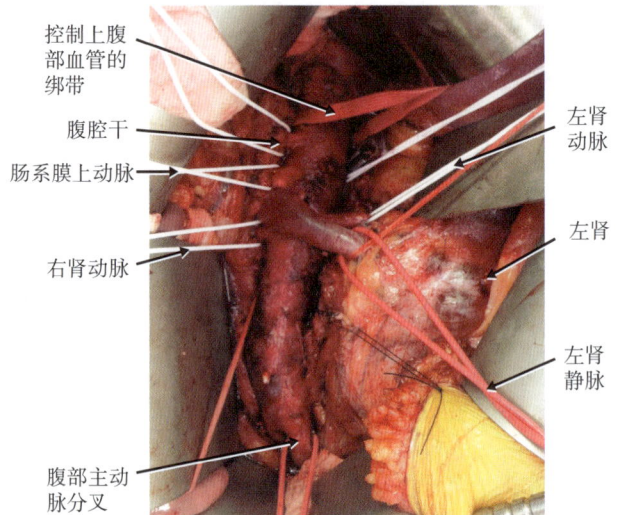

图 34-11　改良 Mattox 手法显露左肾和肾静脉 / 动脉
显露腹主动脉，从腹腔上方进入分叉处。注意左肾静脉穿过主动脉的长度及其与肾动脉的关系（引自：Techniques in Vascular Surgery. Wolters Kluwer；2016. Figure 22.10.）

（九）I 区孤立性腹主动脉损伤

1. 通过向内侧移动十二指肠的第四部分并切开主动脉和下腔静脉上方的腹膜，可更好地显露肾下主动脉的损伤。这种显露可保持左肾 Gerota 筋膜的完整性，检查左肾静脉、肠系膜下动脉、主动脉和部分下腔静脉。当遇到和控制主动脉十二指肠瘘时，这种方法可能是有帮助的（图 34-12）。

2. 肾下主动脉的穿透性损伤在几个方面比静脉损伤更容易处理，因为该位置可通过搏动性出血来确定位置，并且可用手指进行控制。如果患者的情况允许，应在近端和远端钳夹控制之前进行全身肝素化，再用血管结扎带、Rummel 止血带或血管钳控制（图 34-13）。

3. 处理肾下主动脉损伤最快捷的方法是左内侧内脏旋转和夹闭损伤近端和远端。在穿透性损伤中，关键是评估主动脉后壁是否有损伤。在图 34-13 中，肾下腹主动脉由血管钳控制。对于小

损伤可用心包补片修补。在最终修复之前，必须确保血流的畅通。

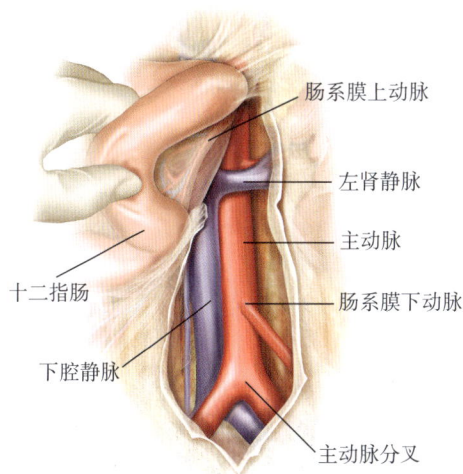

图 34-12　肾下主动脉损伤的替代方法
（引自：Upchurch，GR Jr. Clinical Scenarios in Vascular Surgery. 2nd ed. Wolters Kluwer；2016. Figure 36.3.）

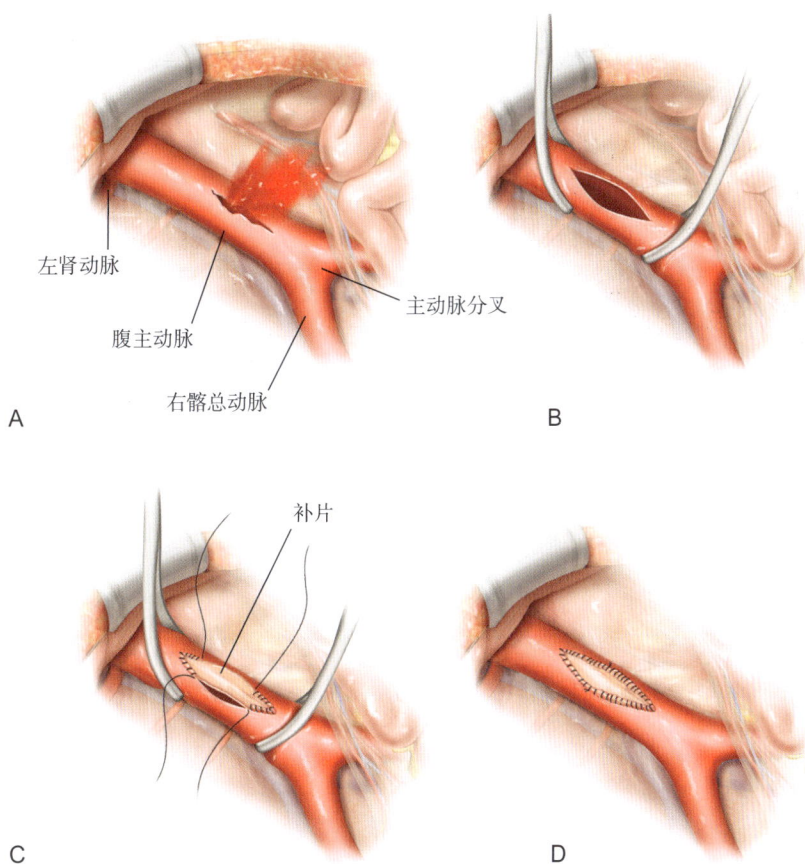

图 34-13　主动脉瘤破裂后血管钳控制主动脉近端和远端及补片修复
A～D. 使用血管钳获得肾下主动脉损伤的近端和远端控制，放置补片

（十）Ⅰ区腹内主动脉和交界区损伤

1. 涉及髂动脉和静脉的交界性损伤可通过左内侧内脏旋转来处理。值得注意的是，右髂总动脉与左髂总静脉交叉。当处理包绕的髂总动脉时，需要小心分离，以避免损伤髂静脉导致大出血。输尿管在髂外动脉和髂内动脉分叉前跨过髂总动脉。如要识别和结扎髂内动脉以防止盆腔大出血，这是一个可靠的标志（图 34-14）。

2. 使用合成移植物或自体血管进行修复，后者适用于腹腔污染病例（图 34-15，图 34-16）。

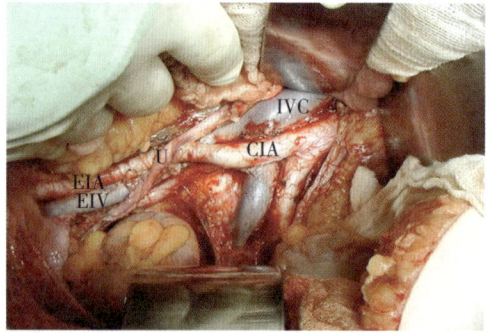

图 34-14　下腔静脉和主动脉分叉及与输尿管的关系
CIA. 髂总动脉；EIA. 髂外动脉；EIV. 髂外静脉；IVC. 下腔静脉；U. 输尿管（引自：Dimick JB, Upchurch, GR Jr, Sonnenday CJ, Kao LS. Clinical Scenarios in Surgery. 2nd ed. Wolters Kluwer；2019. Figure 21.3. ）

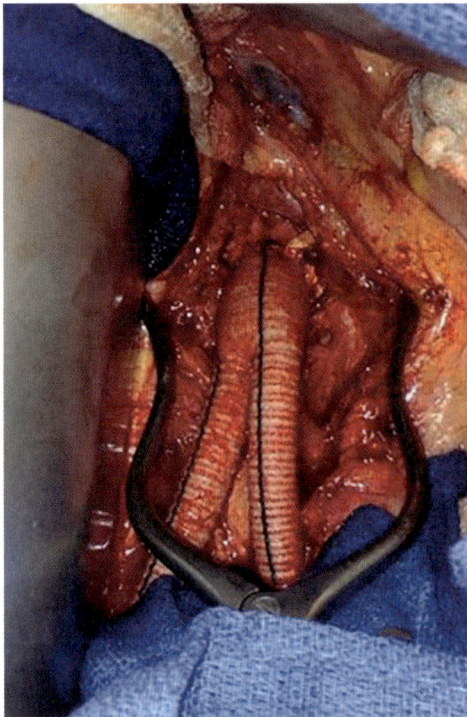

图 34-15　肾下主动脉合成移植物假体
（引自：Michael Siah, MD, University of Texas Southwestern Medical Center, Division of Vascular Surgery. ）

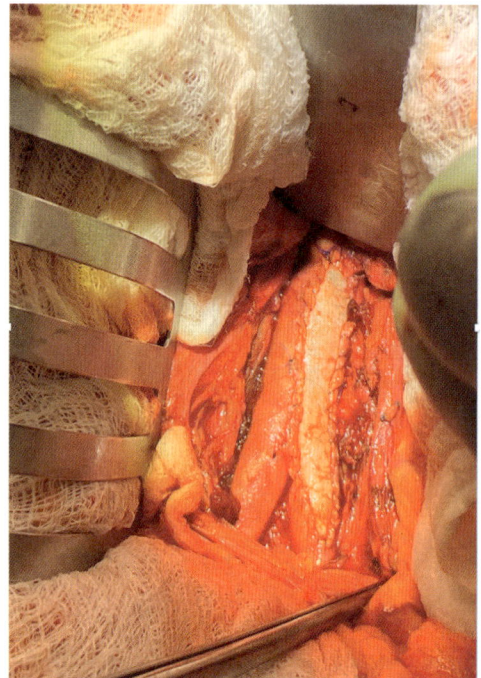

图 34-16　牛心包补片修补主动脉
（引自：Michael Siah, MD, University of Texas Southwestern Medical Center, Division of Vascular Surgery. ）

（十一）Ⅰ区下腔静脉和初期出血控制

1. 下腔静脉汇集髂总静脉、腰椎静脉、肾静脉、肾上腺静脉、肝静脉和膈静脉，流至肝上下腔静脉和右心房（图 34-17）。肝后腔静脉位于肝脏后方，距离很短，一旦受伤，它是最难触及的部分（图 34-18）。

2. 严重的下腔静脉损伤常表现为扩大的Ⅰ区血肿，在穿透性损伤中，如果腹膜后的填塞作用失效，则可能是致命的。确保建立静脉通道，特别是心脏上方的通道（颈内静脉、锁骨下静脉），对于救治腹腔内的持续失血至关重要。

3. 通过前面概述的步骤阻断主动脉或通过主动脉血管内球囊闭塞术导管阻断。注意在已有主动脉损伤的情况下放置导管的固有风险。

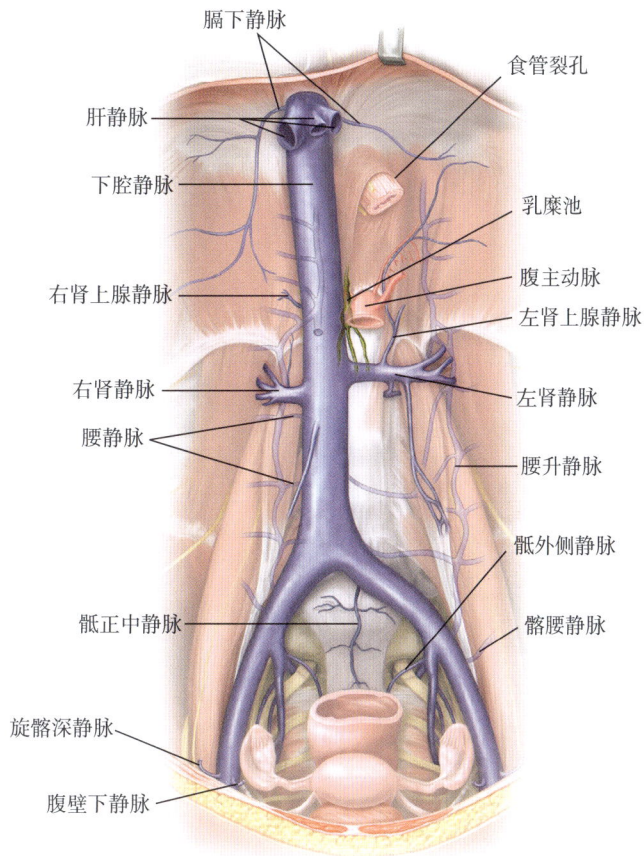

图 34-17　下腔静脉及其分支

膈下静脉

肝静脉

下腔静脉

右肾上腺静脉

右肾静脉

腰静脉

骶正中静脉

旋髂深静脉

腹壁下静脉

食管裂孔

乳糜池

腹主动脉

左肾上腺静脉

左肾静脉

腰升静脉

骶外侧静脉

髂腰静脉

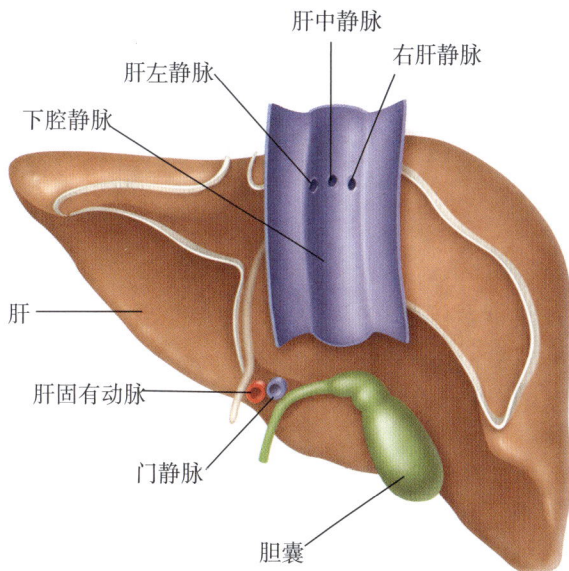

肝中静脉

肝左静脉

右肝静脉

下腔静脉

肝

肝固有动脉

门静脉

胆囊

图 34-18　肝后下腔静脉及其与肝静脉的关系（后面）
（引自：Olinger AB. Human Gross Anatomy. Wolters Kluwer, 2016. Figure 2.86c.）

4. 下腔静脉损伤：显露。

（1）右内侧内脏旋转

1）完整的右内侧内脏旋转是处理肝下下腔静脉损伤的最佳途径。沿腹膜反折（包括肝曲）游离升结肠。切开延长小肠系膜和后腹膜之间的无血管平面。通过 Kocher 手法将十二指肠包括胰头翻向内侧。这一完整的操作允许将小肠脱出到患者的胸侧（图34-19）。注意操作中可能会撕脱肠系膜下静脉。

2）一旦完成，即可显露肝下下腔静脉和肝

十二指肠韧带。

3）前方可见右肾静脉，左肾静脉通常注入下腔静脉稍上方，也应显露（图34-20）。这对于判断下腔静脉损伤程度及是否需要结扎很重要。

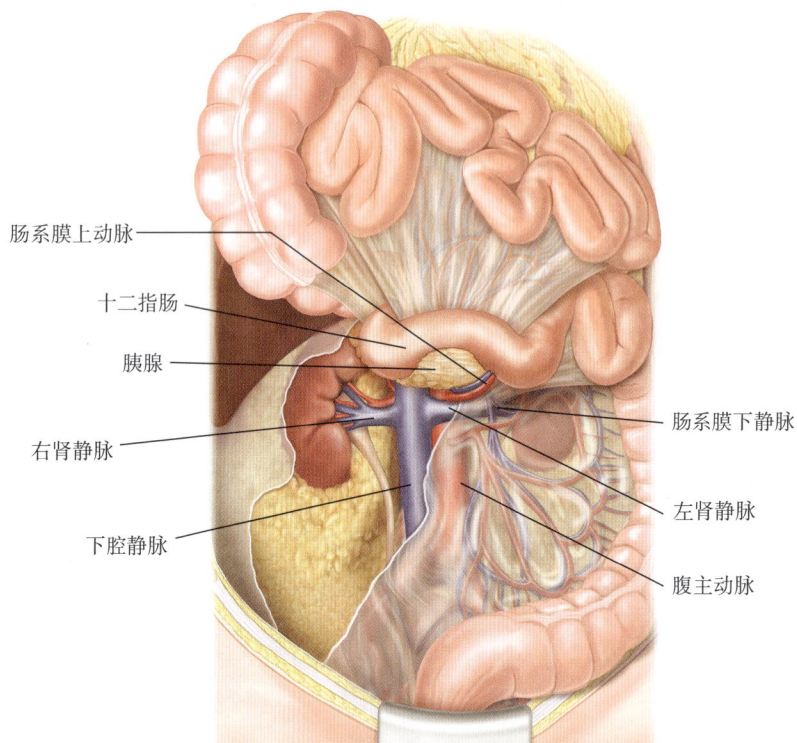

图 34-19 右内侧内脏旋转或 Cattellbraasch 手法显露下腔静脉

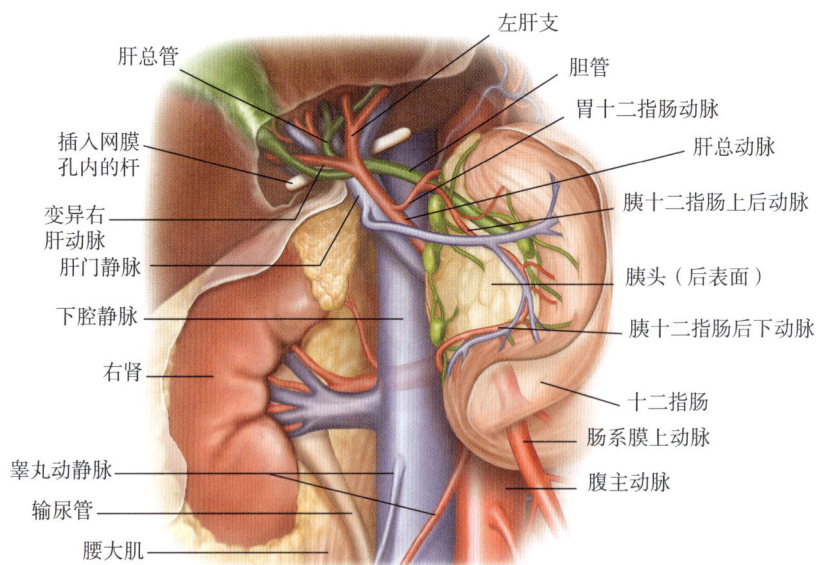

图 34-20 右内侧脏器旋转显露肝下下腔静脉
注意肝十二指肠韧带及其与胰头和下腔静脉的关系

（2）控制出血

1）静脉系血容量大但压力低，损伤后很难控制。通常有明显的出血，但解剖显露效果却不佳。棉垫、海绵棒等压迫止血材料应随时可用，并在受伤部位的上方和下方直接压迫止血。也可使用血管夹止血（图 34-21）。

2）扩张性的 I 区损伤需要探查。应探查下腔静脉后壁和前壁。

（3）前部、后部损伤：在使用 Prolene 缝线修复前壁之前，应首先修复下腔静脉的后壁或后部（图 34-21）。警惕下腔静脉严重狭窄或变窄（如果下腔静脉因"瘦腰"而明显变窄＞40%，可预见术后患者深静脉血栓形成的发生率比血管结扎更高。结扎术与修复术之间的肺栓塞风险尚不清楚）。

（4）完全撕裂：如果下腔静脉完全破裂，不太可能在没有明显张力的情况下吻合。组织通常较脆弱，无法进行一期修复。在无严重污染的稳定患者中，可使用合成移植物作为导管（图 34-22）。如果患者处于失血性休克且无法尝试修复，可结扎肾下下腔静脉。这些患者发生下肢大面积肿胀和骨-筋膜室综合征的风险很高。预防性的双侧四个筋膜室切开术是必要的，可减少缺血的风险。

5. 肾上和肝后下腔静脉损伤入路　肾上下腔静脉损伤仍可以通过右内侧内脏旋转进入。这一区域的损伤，有肾门、肾上腺、主动脉、十二指肠、胰腺和门静脉三联体损伤的风险。应注意前方的肾静脉和左肾静脉跨越主动脉的长度（图 34-23，图 34-24）。

6. 肝后下腔静脉损伤入路

（1）因为难以显露和伴有较高的死亡率，肝后腔静脉损伤可能是最可怕的血管损伤。经典的做法是"填塞止血而不探查"。游离韧带，包括右三角韧带，可释放填塞效应而引发大量出血。

（2）排除其他类型出血，包括肝静脉和肝动脉，应通过肝上下的填塞和压迫来排除，并使用 Rummel 止血带环绕扎紧肝十二指肠韧带止血。

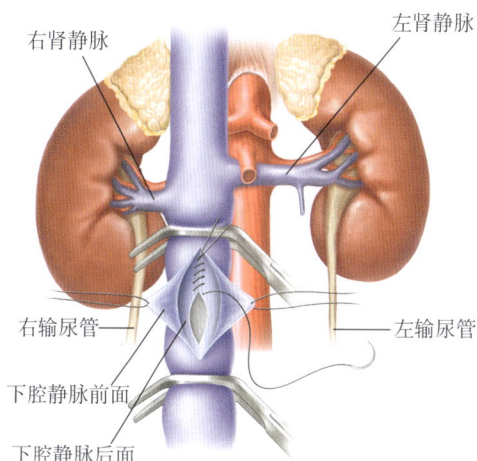

图 34-21　肝下下腔静脉夹闭和下腔静脉后方损伤缝合修复

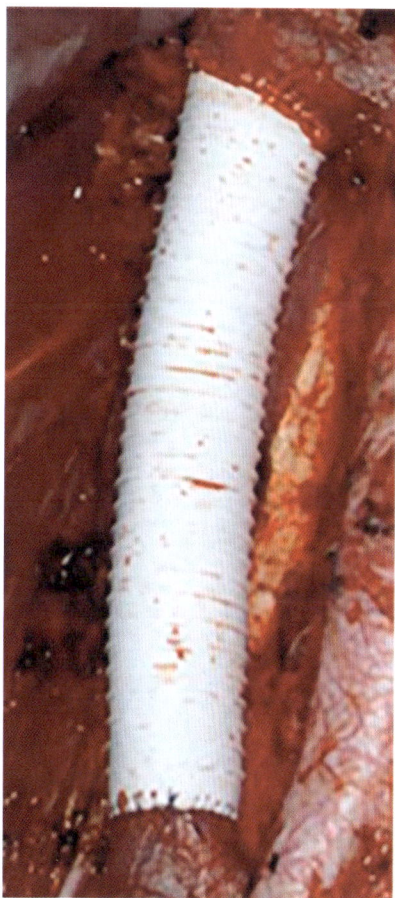

图 34-22　使用人造移植物修复重建下腔静脉

（引自：Michael Siah，MD，University of Texas Southwestern Medical Center，Division of Vascular Surgery.）

（3）完全肝血管断流术是房腔分流术的备选方案，需阻断肝上下的下腔静脉，并进行环绕扎紧。

（4）如果这些措施已经用尽，肝上血管损伤最后要考虑的是准备移动肝和进行房腔分流。

（5）在移动肝之前，与麻醉师就预期失血量进行沟通，并在对肝后下腔静脉进行分流之前准备好以下设备：

1）胸骨锯或 Lebsche 刀。

2）28Fr 胸腔引流管，带侧孔。

3）Rummel 止血带或脐胶带。

4）Kelly 钳。

7. 控制近端：切除右三角韧带，将右肝向内侧移动。进入下腔静脉的多条短静脉应被结扎并分开（图 34-25）。压迫敷料应直接放置在伤口的上方和下方，以暂时控制大出血。

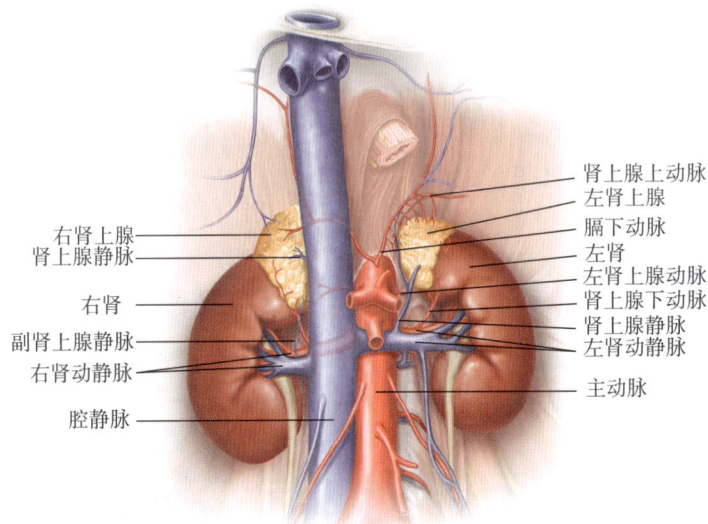

图 34-23   下腔静脉及其与肾门、主动脉和肾上腺的关系

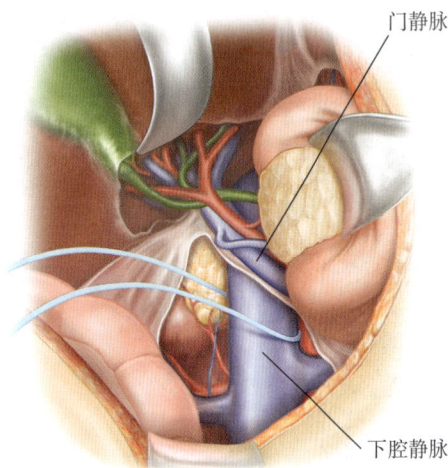

图 34-24   肾上腺下腔静脉及其与肾静脉和门静脉的关系
（引自 Fischer J. Fischer's Mastery of Surgery. 7th ed. Wolters Kluwer；2019. Figure 130.7.）

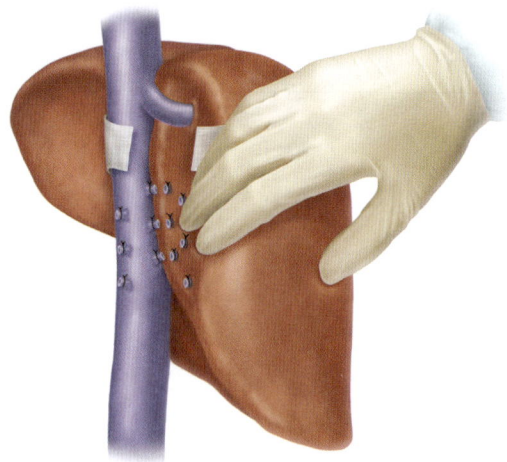

图 34-25   将肝右叶移到中部以显示并结扎肝后腔静脉的短静脉
（引自：Dimick JB. Mulholland & Greenfield's Surgery. 7th ed. Wolters Kluwer；2022. Figure 37.9.）

8. 控制远端

（1）心包内的下腔静脉可在肝脏上方通过膈肌、右胸或正中胸骨切开术进入。

（2）将中央肌腱分开，以进入心包内的下腔静脉，注意避免损伤任何一方。

（3）心包内下腔静脉也可通过右前外侧开胸进入。然而，进入心包内下腔静脉最有效的方法是通过胸骨切开术，打开心包并在下腔静脉入右心房之前夹住。夹闭下腔静脉可导致心血管衰竭，备好相应的设备至关重要。

（4）胸腔引流管应提前准备好，制作可引流至右心房的单独侧孔，并切割成一定长度。使用 Allis 钳和放置 Prolene 荷包缝线抬高右心耳。心耳开口应易于打开和快速扎紧，避免持续失血。

（5）这种罕见的手术需要至少两名外科医师协调进行，将胸腔引流管跨过下腔静脉的伤口放入，另一名医师在其通过右心耳开口穿出部位做好准备。一旦胸腔引流管支架打开右心房和下腔静脉，应在右心耳周围系上荷包缝线，并在损伤水平以下和心耳水平系上 Rummel 止血带。胸腔引流管将作为支架将大部分血液从腹部转流到心脏，以便进行下一步（图 34-26）。

9. 肠系膜上动静脉、肝动脉及门静脉损伤入路

（1）肠系膜血管的损伤，特别是肠系膜上静脉、动脉和门静脉的损伤，通常与小肠、大肠和胰腺的损伤有关。

（2）松解肝曲，使十二指肠居中。Pringle 手法和用 Rummel 止血带可以延缓肝损伤引起的出血。

（3）根据损伤的位置（左侧还是右侧），内侧内脏旋转可改善肠系膜上动脉和静脉视野。任何一种血管损伤都可导致严重的小肠缺血，使总体并发症和死亡率增加。应尝试通过一期修复、补片血管成形术或置入移植物来恢复血流。

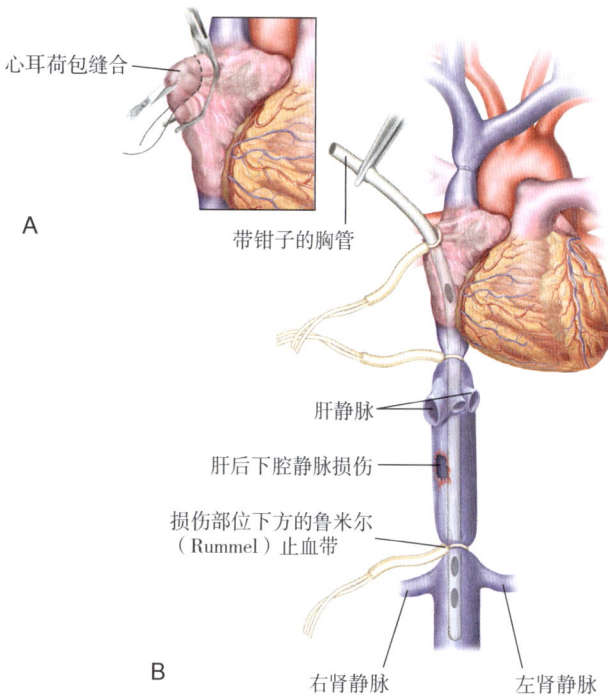

图 34-26　肝后下腔静脉损伤的房腔分流

经验和教训

I 区腹部	1. 用钳夹或血管内途径阻断主动脉。注意缺血时间，特别是在肠系膜或肾血管上方。 2. 在损害控制情况下，考虑使用分流管（大 Argyle 管或胸腔引流管）。 3. 由于移植物感染和假性动脉瘤的风险，避免在腹腔严重污染的病例中使用合成移植物。 4. 用利福平浸泡移植物，彻底冲洗后利福平浸泡移植物并用腹膜覆盖。
I 区下腔静脉和初期出血控制	1. 有严重污染且损伤血管无法行无张力缝合，不鼓励使用合成移植物。可使用自体移植物（颈内静脉、隐静脉）和心包补片。 2. 肾下腔静脉损伤：肾下腔静脉结扎可引起肢体肿胀，应行双侧下肢预防性筋膜切开术。为减少静脉血栓栓塞的风险，应避免将下腔静脉缩窄＞40%。 3. 肾上下腔静脉损伤：在损害控制的情况下，用大分流管（胸腔引流管），并使用合成移植物进行确定性修复。

手术技巧

六、术后

（一）Ⅰ区腹部

1. 主动脉修复术后的患者应进行一系列腹部、神经血管检查及实验室检查，如全血细胞计数、生化和乳酸。缺血时间延长、大量输血和低血压的患者有发生肠系膜缺血和肾衰竭的风险。

2. 考虑到直径大和高压状态，通常不需要全身肝素化。

3. 对于需要大量输血并伴有酸中毒、低体温和凝血功能障碍的失血性休克患者，应考虑损害控制手术和复苏。需要在 24h 内进行二次检查，以评估肠缺血。

（二）Ⅰ区下腔静脉和初期出血控制

1. 所有患者均有静脉血栓栓塞的风险，应进行药物预防。修复后血管狭窄的患者也有发生肺栓塞的风险。应包裹并抬高双下肢，以减轻肿胀。

2. 由于钳夹断血时间延长、低血压和可能的静脉淤血，患者有肠系膜缺血的风险，应进行系列检查、全血检查（包括白细胞）和乳酸检查。

七、并发症

（一）Ⅰ区腹部

1. **移植物感染**　伴有肠损伤和血管损伤需要搭桥的患者有发生移植物感染的风险。与自体组织相比，合成移植物通常具有更高的感染风险。任何感染迹象、腰部疼痛、神经血管状态变化或血红蛋白变化都应立即进行 CTA，以评估移植物感染。

2. **血栓形成**　动脉移植物血栓形成罕见，但可能与扭结、压迫、夹层、感染或血液病有关。应进行 CTA 检查以评估这些并发症，并在计划下一步翻修、血管内血栓切除术时开始全身抗凝。

3. **肠系膜缺血**　患者可能在分水岭区域发生缺血，发生下消化道出血或因缺血引起的疼痛。早期内镜检查是诊断和治疗的关键。

4. **假性动脉瘤**　在背部疼痛、出血或血管检查和 CTA 图像改变的情况下，应怀疑假性动脉瘤。可能需要支架和弹簧圈栓塞的血管内治疗。

（二）Ⅰ区下腔静脉和初期出血控制

1. 下腔静脉损伤的并发症与静脉系统的回流有关，包括血栓栓塞和骨 - 筋膜室综合征。

2. 在出现不成比例的疼痛和肿胀时，可以放宽筋膜切开术的适应证。脉搏消失和神经功能变化是缺血的晚期症状。

3. 肾上性下腔静脉损伤的患者，存在因低血压和可能的血流阻断，导致血栓性急性肾损伤和肾衰竭的风险，因此，监测尿量和肌酐非常重要。

第 **35** 章　腹部 Ⅱ 区血管损伤

Melike N. Harfouche and David T. Efron

一、定义

腹部血管损伤定义为位于腹膜后间隙的腹部血管结构的损伤。传统上，常被分为 Ⅰ、Ⅱ 和 Ⅲ 三个区。Ⅰ 区指的是腹膜后中线的血管 – 主动脉和下腔静脉（IVC）。Ⅱ 区是指腹膜后外上部的血管，即肾门血管，Ⅲ 区是指盆腔血管——髂动脉和髂静脉及其分支。

二、鉴别诊断

腹部血管损伤的患者可有多种合并伤，取决于损伤机制。钝性损伤导致的腹部血管损伤罕见，如果血管损伤局限于内膜或包含在周围结构中，则更具隐匿性。合并的肝脏、脾脏和（或）肾脏等实质脏器损伤可能导致严重出血，这是手术治疗的主要指征。穿透性创伤常导致腹部血管损伤，急性出血患者会出现失血性休克。在这些病例中，相关的空腔脏器损伤常见，但手术的主要目的是控制出血。

三、病史和体格检查

1. 腹部血管损伤的患者通常表现为低血压和心动过速，但如果损伤不完全，破口被血凝块或周围组织填塞，则可能不会出现低血压和心动过速；生命体征无异常不能排除腹部血管损伤。

2. 腹部膨隆也可提示腹膜后血管损伤，但在穿透性腹部创伤中需要与多种症状鉴别诊断。

3. 肾门结构的损伤通常涉及集合部和（或）肾实质，Foley 导尿可有血尿。

四、影像学和其他检查

1. 应在创伤复苏单元检查穿透性损伤患者排除异物存留。便携式 X 线检查通常从胸部向下延伸到骨盆，包括皮肤和软组织边缘，以确保识别所有弹片。在初期创伤评估中确定穿透伤的轨迹是识别潜在损伤的关键。

2. 应对所有钝挫伤、血流动力学不稳定患者进行 FAST 检查；穿透性创伤、生命体征正常的患者可选择性地行 FAST 检查。

3. 在孤立的 Ⅱ 区损伤中，通常 FAST 无阳性发现，但如果腹膜内出血或腹膜后血肿不局限在腹膜后，则 FAST 会有阳性发现。

4. 患者生命体征稳定，无其他剖腹手术指征（腹膜炎、脏器摘除、腹内伤道明确），应进行腹部和盆腔 CT，并静脉注射造影剂。可进行直肠造影以增加腹膜后结肠损伤的检测能力。检查范围应包括动脉期和静脉期，以识别静脉损伤，并区分假性动脉瘤和活动性动脉出血造影剂外渗。还可获取 5min 的延迟期影像，以识别集合管和输尿管损伤。

五、手术治疗

（一）手术原则

1. 一般来说，所有穿透性 Ⅱ 区腹部血管损伤的患者都应手术探查。生命体征稳定的患者，CT 扫描显示 Ⅰ~Ⅳ 级肾实质损伤，根据临床医师的判断进行选择性非手术治疗（SNOM）。

2. 血流动力学稳定，CT 扫描确定的钝性 Ⅱ 区腹部血管损伤患者可动态观察。在剖腹手术时发现 Ⅱ 区损伤，在血流动力学不稳定和（或）肾周血肿扩大的情况下，要对腹膜后进行手术探查。

3. 血流动力学稳定的肾损伤患者在接受 SNOM 时，如有活动性出血，应进行血管造影栓塞治疗，后期并发尿液囊肿和（或）尿漏可经皮引流和（或）输尿管支架置入术治疗。

（二）术前规划

1. 必须与手术室就手术计划进行沟通以确保所有必要的设备可用。

2. 出现休克迹象的患者应启动大量输血方案，确保手术室内血液制品的供应。在预计有大量失血的情况下，应使用血液回收机。

（三）体位

患者仰卧，双臂 90° 外展，便于在必要时可进入胸腔。

从下颌至膝部行皮肤准备，向下到手术台侧方。确保必要时可在无菌情况下扩大切口。

所有急诊创伤剖腹手术的皮肤切口应足够大，从剑突延伸至耻骨。

（四）Ⅱ区显露

1. 探查Ⅱ区腹部血管损伤的第一步将结肠移向内侧。

2. 在右侧，先辨认盲肠系于后腹膜的无血管平面（称为 Toldt 白线）（图 35-1），进入这个平面沿着右侧腹膜后向结肠肝曲方向头侧延伸。在分离过程中，保持靠近结肠，以防止损伤输尿管（图 35-2）。当向肝曲延伸时，十二指肠的腹膜后部分与升结肠非常接近，外科医师应确保手指紧贴结肠边界的后方分离（图 35-3）。

3. 下腔静脉的肝下部分位于十二指肠的正后方，右肾静脉的头侧（图 35-4）。肾脏位于肾周 Gerota 筋膜内，由于其位于肝后，因此很难完全显露（图 35-5）。

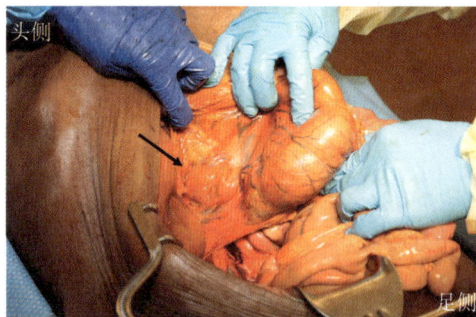

图 35-3　保护十二指肠
十二指肠（黑色箭头）的腹膜后部分，邻近结肠的后缘，应加以保护

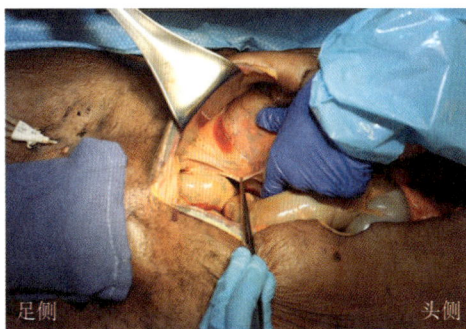

图 35-1　自 Toldt 线移动结肠显露腹膜后肾脏

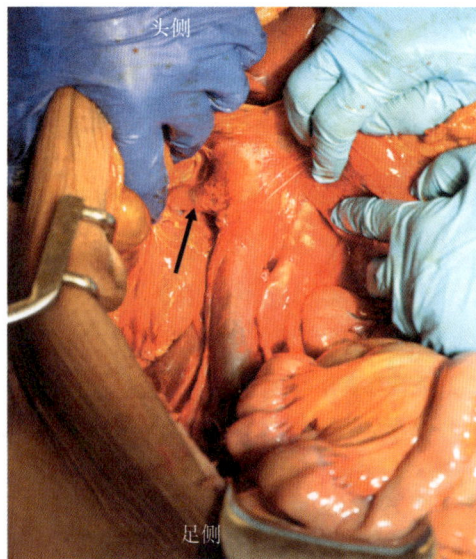

图 35-4　显露下腔静脉肝下部分
沿下腔静脉进一步向头侧分离可显露右肾静脉（黑色箭头），肾脏被肝右叶遮蔽

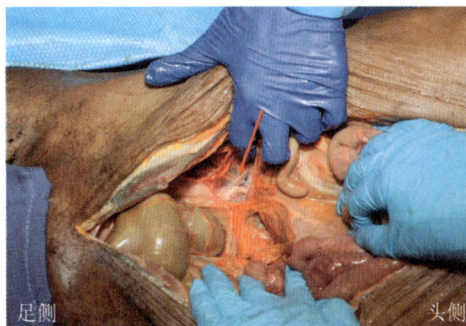

图 35-2　显露输尿管
向上牵开盲肠，可在腹膜后识别跨过髂血管的输尿管（红色箭头）

4. 左侧结肠的内侧移位始于左侧结肠旁沟，在无血管平面沿 Toldt 线并向头侧延伸，注意保护输尿管。左肾位置明显低于右肾，易于显露（图 35-6）。

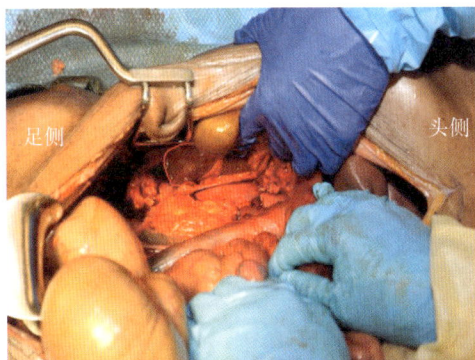

图 35-5 右肾显露

Gerota 筋膜内可见右肾位于肝右叶下方（红色轮廓线）

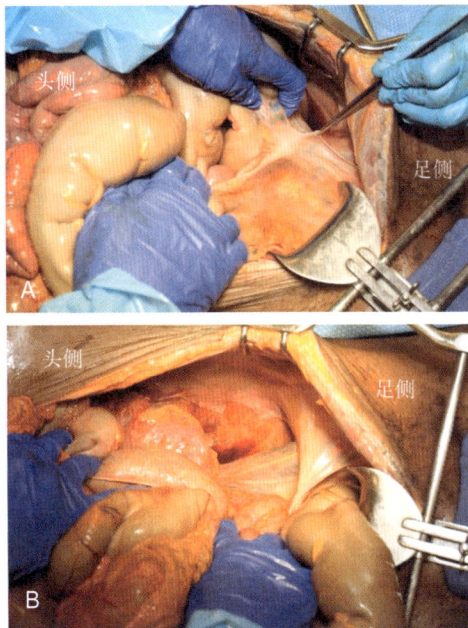

图 35-6 左肾显露

沿左结肠旁沟 Toldt 线（A）显示左肾（B），其位置明显低于右肾

（五）肾门损伤

1. Ⅱ 区损伤的探查通常会进行肾切除术，最方便的方法是将肾脏向中线移动，然后处理肾门。有经验的医师可能更倾向于在移动肾脏之前首先显露和处理肾门，但这可能会延长手术时间。

2. 抬高肾脏并移到中线，可识别并单独结扎肾动脉和肾静脉。在损害控制的情况下，可一起结扎动静脉，后期发生动静脉瘘的风险较低。如图 35-7 所示，肾门脉管系统的几种变异可以与双静脉和（或）双动脉一起存在。输尿管可以追踪到骨盆边缘并结扎，以减少发生尿路上皮癌的可能性，但这不是必需的。

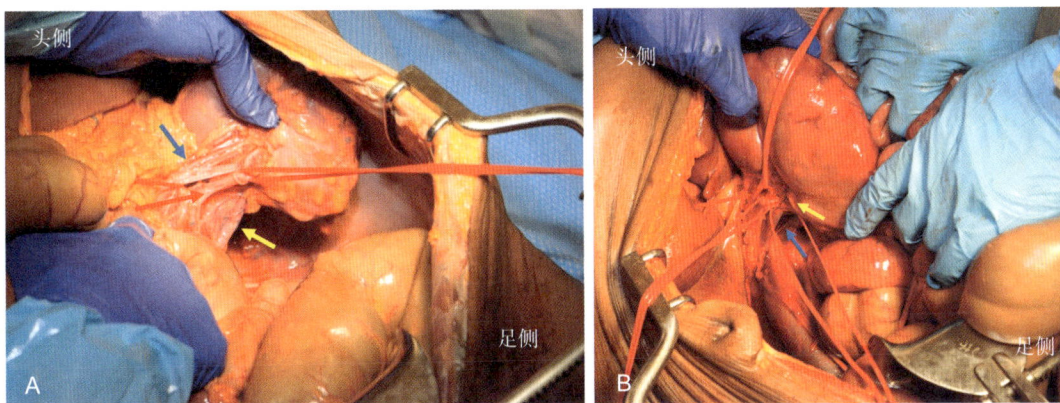

图 35-7 肾门解剖

左肾前面观（A）和右肾后面观（B）肾门控制肾血管。红色箭头指向肾动脉，蓝色箭头指向肾静脉，黄色箭头指向输尿管

经验和教训

肾部分切除术	肾部分切除术仅适用于血流动力学稳定的孤立肾上极或肾下极损伤的患者，大多数Ⅱ区损伤行肾切除术。
单侧肾切除	在进行肾切除术之前，触诊对侧肾，以确定是否应该尝试保肾。在损害控制手术的情况下，需要挽救生命时即使对侧肾缺失仍可行肾切除术。
血管内途径	血流动力学稳定的钝性肾损伤患者，血管内介入可用于修复肾动脉内膜损伤，以防止发生肾缺血和梗死。

六、术后

1. 密切监测是否有持续出血或遗漏损伤的迹象，右肾门损伤与胰腺和十二指肠损伤有关。损伤的漏诊通常发生在最初的24h内，并伴有恶化加重的低血压、发热和腹膜炎体征。

2. 如果患者有大量失血，有凝血障碍（INR＞2）、酸中毒（pH＜7.2）或低体温（体温＜34℃）的症状，可进行损害控制手术，旨在控制出血和空腔脏器污染，然后暂时关闭腹腔，并计划在48～72h后行二次手术。

七、并发症

1. 经皮穿刺置管导尿可有效处理尿漏（尿潴留）。

2. 血管内弹簧圈栓塞或覆膜支架用于治疗肾动脉和肾静脉间的动静脉瘘。

3. 随着空腔脏器或胰腺损伤的出现，迟发性出血和（或）脓肿形成的风险增加。损伤胰腺应充分引流，肠吻合口应与肾门血管隔离。

第 36 章　腹部Ⅲ区血管损伤

Elizabeth Dauer and Abhijit S. Pathak

一、定义

1. 腹膜后Ⅲ区从主动脉分叉处和下腔静脉汇合处延伸至腹股沟韧带和盆底水平。

2. Ⅲ区的血管结构（图 36-1）：

（1）髂总动静脉。

（2）髂外动静脉。

（3）髂内动、静脉及其分支。

（4）骶静脉丛。

（5）性腺血管的远端部分。

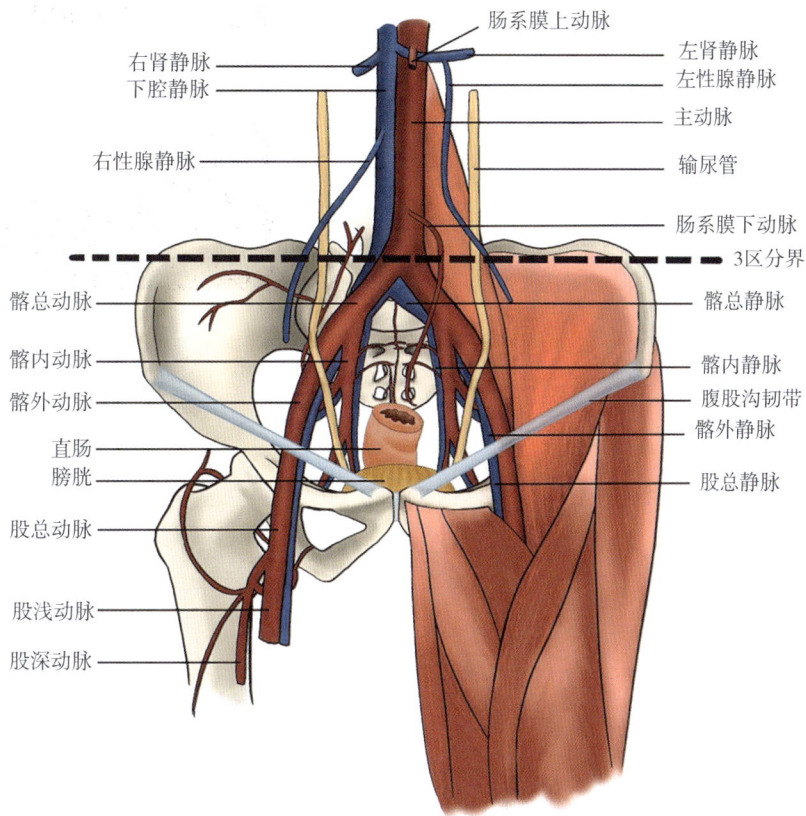

图 36-1　Ⅲ区的血管结构

（引自：Valeda Yong，MD.）

二、鉴别诊断

需要手术的Ⅲ区血管损伤通常与穿透性损伤有关，其中投射物损伤是最常见的，病例数量超过刺伤。骨盆的钝器损伤和挤压伤是较少见的损伤机制，所导致的血管伤通常是在腹部探查时发现的，表现为Ⅲ区的腹膜后血肿，它们通常合并其他内脏损伤，包括输尿管、膀胱直肠、小肠和结肠。根据对患者状态和损伤机制的评估，术前要保持对Ⅲ区血管是否损伤的怀疑。例如，腹部及骨盆部枪伤经临床检查和 X 线片发现有经骨盆的伤道伴低血压时可能表示有髂血管损伤。

三、病史和体格检查

根据损伤的严重程度、机制和其他相关损伤，详细的病史和体检可能会受到限制。病史应侧重于损伤机制、可能因该机制而施加的暴力、疼痛区域。高能量钝性损伤、骨盆骨折等要考虑Ⅲ区出血的可能，包括高处坠落、高速机动车碰撞和骨盆区域的严重挤压伤。在穿透性创伤中，当伤道穿过下腹部和骨盆区域时，要考虑Ⅲ区血管损伤。体检内容如下：

1. 失血性休克的证据：心动过速、低血压、远端灌注不良、脉压变窄、精神状态改变。

2. 股动脉触诊的脉搏差异。

3. 足背或胫后动脉搏动或多普勒信号消失。

4. 腹部检查有腹部压痛或腹膜刺激征象。

5. 关注穿透性损伤伤道。

6. 穿透性伤口大量出血。

7. 骨盆不稳或骨盆骨折的影像学表现。

8. 阴囊（会阴）血肿。

四、影像学和其他检查

1.FAST 检查可确诊Ⅲ区血管损伤腹腔或盆腔出血。Ⅲ区血管损伤患者在骨盆、右上象限或左上象限的 FAST 可能为阳性；然而，FAST 阴性并不能排除损伤。Quinn 等对 1965—2009 年的随机对照试验进行了系统回顾，发现 FAST 检查在确定穿透性躯干创伤后腹腔内出血方面具有高特异度（94%～100%）和低敏感度（28%～100%）。FAST 阳性应行剖腹探查术，阴性则需进一步检查。

2. 骨盆 X 线片上有骨盆骨折提示Ⅲ区出血，特别是存在开书样骨盆骨折。骨盆 X 线片可了解穿透性创伤中的弹道轨迹。骨盆的侧位和前后位 X 线片，结合伤口位置和是否有体内异物，可明确盆腔是否受累。

3. 血流动力学稳定的患者，CT 可用于评估Ⅲ区损伤。有助于血管损伤、活动性出血区域、穿透伤轨迹和合并损伤的诊断。CT 扫描中造影剂外渗是动脉出血的最可靠指标，可为介入放射科医师后续治疗提供参考，以更准确、更迅速地定位出血部位。

4. 血管造影术可用作诊断和治疗，评估动脉出血、假性动脉瘤形成或血管断裂等。血管造影栓塞安全有效，可用于手术困难区域（如骨盆深部）的止血（图 36-2～图 36-4）。

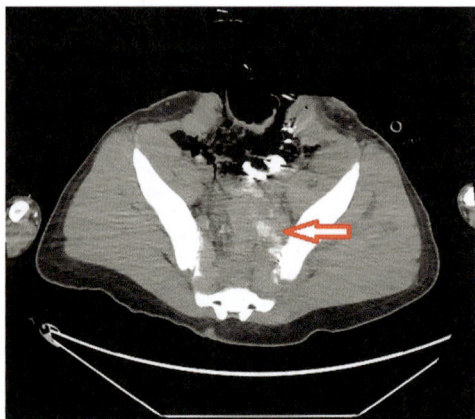

图 36-2 CT 血管造影
术后 CT 血管造影显示左髂内动脉远端造影剂外渗（箭头）

五、手术治疗

在钝性创伤和潜在的盆腔出血患者中，手术指征并不总是明确的。在初步创伤评估后决定如何处理时，必须考虑患者的血流动力学和其他合并损伤。此外，为了稳定全身情况，可能需要同时处理合并损伤，如骨盆骨折。

在复杂的骨盆环损伤伴有耻骨联合增宽的情况下，用骨盆带减少骨盆容积有助于骨盆填塞控制出血。床单或骨盆带都可用，放置于股骨大转子的水平，以允许耻骨联合靠拢。骨盆带的绑绕必须位置正确，接近耻骨联合，不能导致骨盆后部变宽。在钝性创伤中，骨盆大血管（包括髂总动脉和髂外动脉）的损伤罕见，但并发症发生率和死亡率较高。

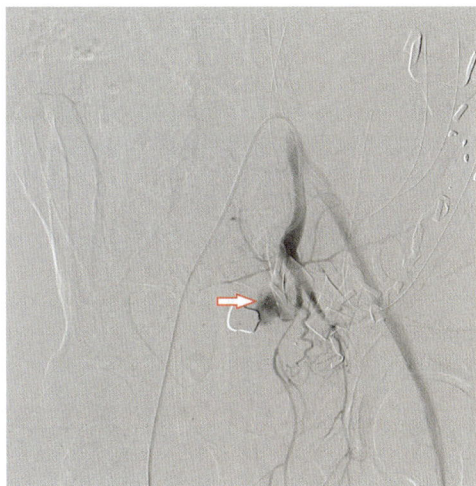

图 36-3　血管造影

血管造影显示左髂内动脉远端分支损伤晕状显影（假性动脉瘤，箭头）

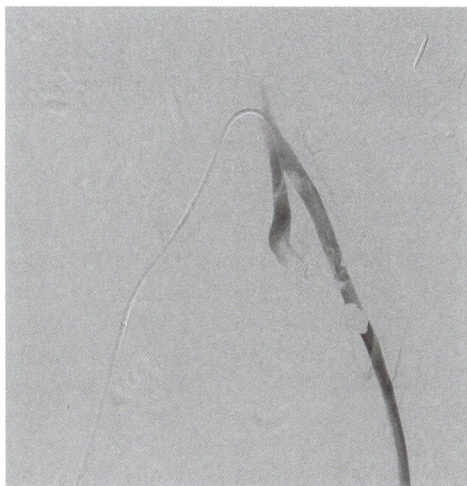

图 36-4　明胶海绵栓塞

左髂内动脉远端分支明胶海绵栓塞

1. 在钝性创伤中，包括髂总动脉和髂外动脉在内的骨盆大血管损伤是罕见的，其范围从小的内膜不规则撕裂到完全横断。合并有严重的骨盆骨折、低血压、泌尿生殖系损伤和肠道损伤时，总体发病率和死亡率较高。

2. 手术时，患者取仰卧位，以便在控制股血管、取大隐静脉桥接血管时，直接在腹部和大腿部位操作。

3. 采用大的中线剖腹手术切口，向下至耻骨联合水平，尽可能广泛地显露骨盆结构。盆腔填塞止血，放置牵开器用于显露术野，在打开可能导致大出血的腹膜后血肿之前，保持一定填塞压力止血，请麻醉师对患者进行适当复苏。

4. 在穿透性创伤中，凡是伤道进入下腹部和骨盆的患者都要鉴别 Ⅲ 区血管的损伤。穿透性损伤造成的 Ⅲ 区血肿都必须探查出血源，而在钝性创伤中，Ⅲ 区血肿不强制探查出血来源，高达 85% 的盆腔出血是静脉性出血。在钝性创伤中探查 Ⅲ 区血肿可能会导致填塞压力释放和盆腔静脉丛出血。没有明显的持续大动脉损伤出血，最好采用腹膜外填塞、血管造影栓塞和骨盆稳定相结合的方法。当怀疑主要血管损伤时，应遵循血管外科的基本原则，即先近端和远端止血，再进行适当的显露。

5. 根据 Ⅲ 区血肿位置和伤道轨迹，估计损伤位置，有助于外科医师确定在何处处理血管损伤。如果出血严重且无法识别，可使用放置在近端和远端的棉垫或直接手动压迫止血并提高可见度，以对血管近端和远端进行处理。

6. 处理血管近端，显露主动脉分叉水平的主动脉和下腔静脉，将内脏向右内侧旋转（图 36-5），可确保在近心端显露动脉和静脉。如果有明显的持续出血，可压迫主动脉或在该水平应用血管钳，减少出血。右内侧旋转内脏为右侧髂血管提供最佳显露，左侧髂血管的最近端部分可以以这种方式显露，但左髂总血管的分叉被乙状结肠和降结肠系膜覆盖，将左侧结肠和乙状结肠从其腹壁的侧方附着处松解，并向内侧翻转以显露左侧髂血管直至腹股沟韧带水平。根据预估的血管损伤水平，环绕动脉和静脉放置血管结扎带，或在损伤侧用血管夹。处理髂总静脉具有很大挑战性，其在右侧位于髂总动脉的后方，在左侧位于髂总动脉的后方和内侧。为了进入右髂总静脉损伤区域，要横断髂总动脉，此项操作需要重建或放置临时血管分流器以确保远端血流。此外，要控制髂内动脉和髂内静脉。髂内动脉和髂内静脉通常在第 4 腰椎水平发出，向后内侧和下方走行，供应骨盆内结构。如果损伤跨越髂总动脉的分叉和髂内外静脉的汇合处，可结扎髂内动脉和静脉止血，方便髂总或髂外血管的修复，需监测患侧

手术技巧

臀肌骨－筋膜室综合征的发展情况。结扎双侧髂 内血管，可能导致骨盆内脏器的缺血或坏死。

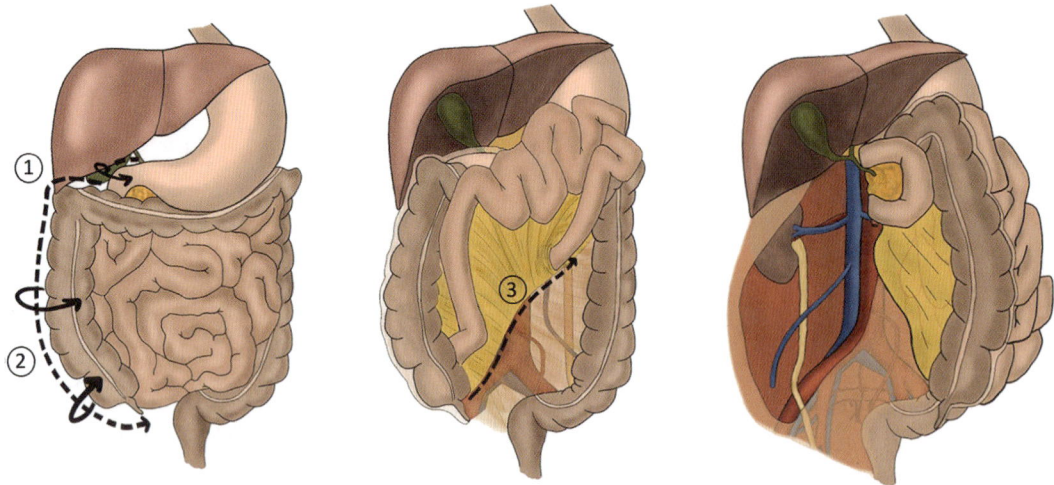

图 36-5　右侧脏器内侧旋转（Cattell–Braasch–Kocher 手法）
沿小肠系膜和后腹膜之间的无血管平面，移动包括肝曲在内的右结肠和小肠。显露肝下下腔静脉和主动脉，显露整个右侧髂血管和左侧髂血管近端（引自：Valeda Yong，MD.）

7. 处理血管远端，在可疑损伤平面以下控制髂外动脉和静脉。在腹股沟韧带水平或之上的损伤，在腹股沟做一个反向切口来游离股总动脉和静脉，以获得远端控制。可切开腹股沟韧带暴露该水平的损伤。髂外动脉和静脉的最远端及股总动脉和静脉的最近端形成的交通血管分支可能需要结扎，以限制出血回流到手术区域。

8. 一旦控制血管血流就完全暴露损伤。对血管四周进行检查，以确保识别所有损伤及损伤程度，爆炸伤可能导致比最初评估时更大面积的损伤（图 36-6）。

9. 髂总动脉和髂外动脉的处理是根据损伤的程度、可用的血管和患者全身情况来确定的。没有内膜损伤或爆震伤的症状，＜ 50% 血管周径的损伤可进行一期修复。伤口边缘进行清创和横向闭合，以避免管腔变窄阻碍远端血流。较大的损伤通过切除边缘将血管清创至健康组织；缺损长度较短（通常＜ 1cm）或张力较低，主要以端对端的方式修复。有明显的节段性缺损，用移植物来跨越血管缺损。自体静脉间置移植物最理想，如没有合适的自体静脉，可用聚四氟乙烯假体血管。如有可能，应关闭移植物前方的腹膜后腔隙，与腹腔内容物隔离。因移植物有感染的风险，在

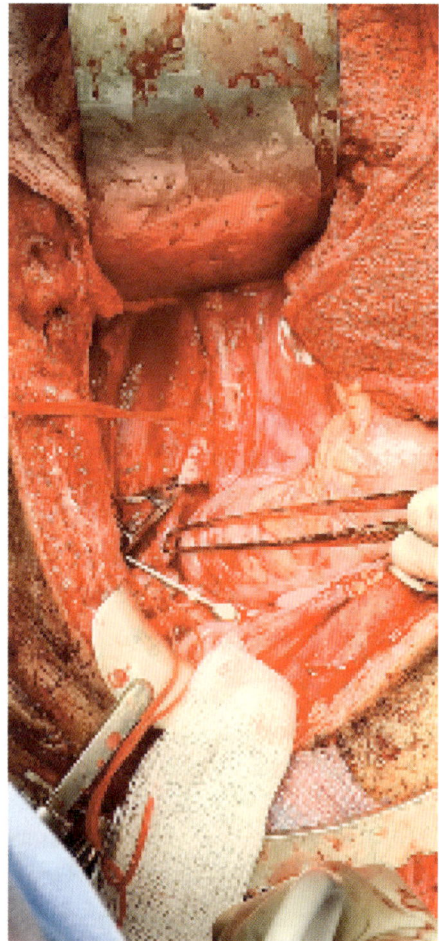

图 36-6　右髂外动脉损伤
控制右髂总动脉近端，控制右髂外动脉远端，紧邻损伤近端和远端使用血管环和血管夹

肠内容物溢出的严重感染区域进行自体和人工移植物移植仍然是一个严重的问题。移植物感染可导致吻合口假性动脉瘤形成、复发性菌血症和脓毒症，移植物破裂导致危及生命的出血。由于这些潜在的并发症，有学者主张在极端情况下结扎髂动脉，并使用解剖外旁路重建恢复下肢血流，但这尚未得到广泛认可。

10. 在损害控制时，行临时血管内分流术（TIVs）恢复血流并缩短手术时间，以便在重症监护室中进行复苏和复温。有大量市售的血管分流产品，其尺寸应与血管相匹配，充分固定防止移位。与非损害控制相比，在损害控制情况下使用 TIVs 与分流相关并发症的增加无关，没有因分流手术导致死亡率增加。

11. 全身抗凝治疗仍然有争议。Maher 等对 323 例患者的多中心回顾性研究中发现，全身抗凝治疗与动脉通畅性改善相关，而且并未增加出血并发症。外科医师必须权衡动脉血栓形成和持续出血的风险，以确定是否采用全身抗凝治疗。

12. 髂血管的静脉损伤可结扎或修复。在比较单一髂静脉损伤患者的结扎与修复时，Magee 等发现接受结扎的患者死亡率增加，而静脉血栓、筋膜切开术、截肢和急性肾损伤的发生率相似。静脉修复是损伤较小或容易暴露时的选择，在毁损性静脉损伤或患者处于危急状态需迅速处理损伤的情况下可能不可行。外科医师必须有相应的

经验和外科专业知识，以便采用不同的修复策略，包括简单的侧方静脉缝合术、静脉补片和间置移植物。静脉修复早期通畅率为 60% ～ 70%，肢体水肿较少，各种修复方法后期预后相似。因此，应避免复杂的静脉修复或重建。

13. 出血一旦得到控制，血管损伤通过确定性修复或损害控制技术得到处理，彻底检查腹部是否有其他合并损伤。应注意识别穿透性损伤的轨迹，以便对路径内的组织仔细评估。当输尿管在髂血管分叉水平以下穿过髂外血管时，应特别注意对输尿管的评估。

14. 在腹内损伤和其他主要合并伤得到处理后，应确定是否需要辅助手术。髂血管损伤后有下肢缺血和再灌注的风险，特别是在血流动力学不稳定和大量液体复苏的情况下，是非常需要关注的。考虑进行小腿四间室预防性筋膜切开术，需要根据损伤情况、患者的临床表现、术中骨 - 筋膜室综合征及术后有效监测骨 - 筋膜室综合征发展做出决策。很少进行预防性大腿筋膜切开术，应根据具体情况考虑。早期筋膜切开术、慎用晶体复苏与下肢血管损伤后截肢率的降低相关。

15. 结扎髂内血管尤其是双侧结扎的患者，随着时间的推移，可能会发展为臀肌骨 - 筋膜室综合征。常规的预防性臀肌筋膜切开术是不必要的，应进行一系列的臀肌间室检查，以评估是否需要进行间室减压。

经验和教训

患者情况	腹部和骨盆区域的穿透性损伤并伴有腹部压痛和低血压的患者应转送手术室。诊断性影像学检查仅在血流动力学稳定、体腔损伤不需要考虑手术的患者中进行。
术前计划	从下颌到双膝到躯干两侧做好准备，以便处理胸部、腹部和双侧近端肢体。在不稳定创伤患者中最通用的是从剑突延伸到耻骨的中线切口，可进入腹膜腔和腹膜后的所有区域。不适当的切口将导致伤口显露困难，延长止血时间。

手术经验	进入腹膜腔后清除血块和游离血液，填塞腹部。检查所有腹膜后区。确认腹膜后是否有血肿及血肿的位置将决定接下来的探查步骤。探查穿透性损伤引起的Ⅲ区血肿。通过右内侧脏器旋转控制髂血管的近端。乙状结肠和左结肠向内侧移动以暴露左髂血管。如有必要，可做腹股沟切口或劈开腹股沟韧带控制远端。使用棉垫或手动压力控制出血，直到近端和远端血管得到控制。
血流动力学稳定性	在最初的手术干预时，损伤情况和血流动力学稳定性决定治疗策略。在损害控制的情况下，髂总或髂外动脉的损伤通过临时血管内分流进行修复或处理。结扎这些血管可导致远端缺血而需要膝上截肢或髋关节离断。在损害控制的情况下，可结扎髂静脉损伤缩短手术时间。避免在这些情况下进行复杂的静脉修复，考虑下肢筋膜切开术，尤其是同时有动脉和静脉损伤的患者。

六、术后

一般术后处理与其他因外伤接受剖腹探查术或损害控制剖腹术的患者类似。监测是否有出血，随时检查下肢血管功能。如患者已接受损害控制剖腹术且置入了临时血管分流器，监测下肢是否有血栓形成。监测臀部、大腿和小腿骨－筋膜室综合征的发展情况。一旦代谢衰竭得到纠正，患者应返回手术室进行填塞取出和最终的损伤修复，包括关闭腹部切口。

七、并发症

1.术后出血，可能受伤的不仅是主要髂血管，还包括骨盆内其他较小的分支及骶前静脉丛。在最终控制大血管后仍有出血，可能必须填塞和临时关腹止血。加压填塞后仍继续出血，尤其是在代谢衰竭的情况下，应积极予以纠正，同时，这些患者仍需要返回手术室进行止血。当伴有肠损伤修复时，肠漏可导致严重盆腔感染，进一步可致血管修复（移植物）失败伴假性动脉瘤形成或移植物爆裂，出现延迟性大量出血。出血的第一个指征常是先兆出血，即在腹腔放置的引流管中出现新鲜血液，或血红蛋白、血细胞比容不明原因下降。根据手术间隔、后续腹部处理措施、骨盆内结构的不利影响，采用血管内修复技术或与解剖外旁路修复相结合的方法进行个性化处理（图

36-7～图 36-9）。

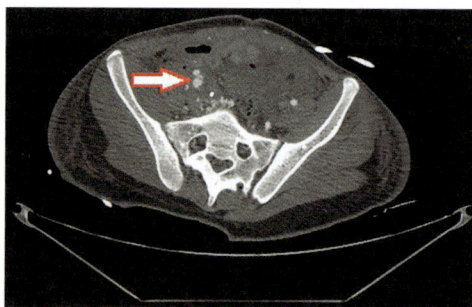

图 36-7　术后 CTA
显示右侧髂股旁路移植物近端的假性动脉瘤（箭头）

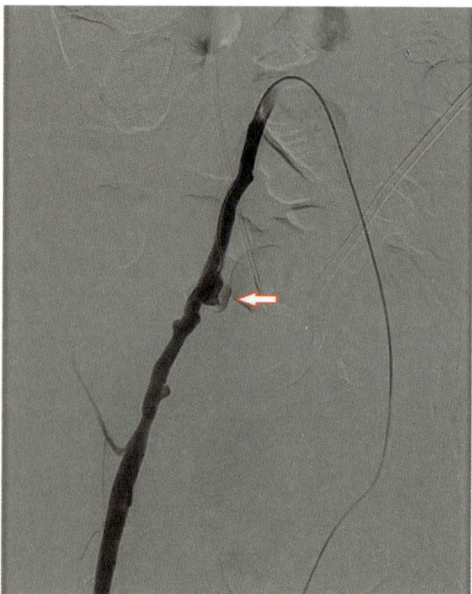

图 36-8　术后血管造影
显示右侧髂股旁路移植物近端的假性动脉瘤（箭头）

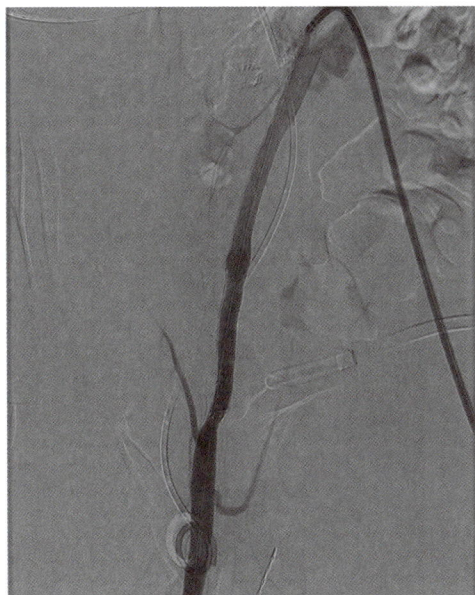

图 36-9　血管内支架放置后造影
从右髂总动脉至右股总动脉放置血管内覆膜支架，解决假性动脉瘤

2. 臀部、大腿或小腿筋膜间室综合征与受累

肢体的缺血再灌注损伤有关，具体取决于血管损伤的程度。如果没有进行预防性筋膜切开术，应密切监测，根据需要进行早期筋膜切开术。

3. 腹腔间室综合征与损害控制手术有关，尤其是在腹腔内填塞的情况下。可能出现腹水、腹膜后水肿和（或）积血和肠水肿，导致腹压增加。即使开放腹腔也应监测患者是否有腹内高压和腹腔间室综合征的发生。

4. 在修复或分流后，对下肢进行系列血管检查以排除血栓。如有怀疑应及时再次探查可能获得保肢机会。迟发性血栓形成通常与盆腔脓毒症有关，主要由肠损伤吻合口漏所致。根据手术间隔、后续腹部处理措施、骨盆内结构的不利影响，采用血管内修复技术或与解剖外旁路修复相结合的方法进行个性化处理。

第37章 下肢血管损伤：股部、腘窝部血管损伤及筋膜切开术

Kelly M. Sutter and Christine T. Trankiem

一、定义

下肢创伤是指腹股沟韧带以下的损伤，其中血管损伤包括髂股交界处远端股总动脉、股浅动脉、股静脉、大隐静脉和胫动脉的损伤。

二、鉴别诊断

1.当患者出现下肢出血或使用止血带时，有命名的血管常不一定是出血的主要原因。

2.静脉出血可因放置止血带和由此引起的静脉淤血而加重。

3.肌肉出血，特别是肌肉损伤引起的血肿，也可能是严重血管损伤导致的。

4.运动障碍和感觉改变是急性肢体缺血或骨-筋膜室综合征的先兆，也可由神经的直接损伤引起。

5.血管痉挛可出现类似动脉损伤的表现，尤其在影像学上。

三、病史和体格检查

（一）临床表现

下肢血管损伤可由钝性创伤和穿透性创伤引起。

1.由于穿透伤有明显伤口，血管的穿透性创伤比钝性创伤更容易识别。然而，考虑到弹道或穿刺轨迹不可预测，对患者进行全面检查很重要。

2.穿透性下肢创伤在战时常见。大多数近端的下肢血管损伤为穿透伤，而远端血管伤中穿透伤或钝性伤发生概率相似。

3.钝性血管损伤更难诊断，因为患者可能在多个解剖区域出现一系列损伤。

4.膝关节后脱位的肌肉骨骼损伤常被忽视。常见于以下患者：机动车碰撞过程中，膝盖撞击仪表板，或者坠落时膝部着地；膝关节后脱位通常存在腘动脉损伤。

5.与下肢血管损伤相关的其他骨损伤有胫骨平台骨折（腘动脉损伤）和股骨干骨折（股浅动脉损伤）。

（二）检查结果

1.血管损伤根据硬征象和软征象进行评估。穿透性创伤的硬征象需要紧急干预，而软征象常有进一步诊断的时间。

（1）硬征象：搏动性出血，血肿扩大，损伤部位震颤，肢体远端血管无搏动。

进展期急性肢体缺血或骨-筋膜室综合征中出现"6P"征，即疼痛、苍白、感觉异常、瘫痪、无脉和变凉，也属于硬征象。

（2）软征象：转运中出血、不明原因的低血压、大血管附近损伤、非扩张性血肿或非搏动性出血。

2.休克患者无论血管损伤的硬征象或软征象如何，均应送往手术室探查。

四、影像学和其他检查

在任何下肢创伤患者中，无论是穿透性还是钝性伤（脱位、骨折或挫伤），对患肢进行全面的神经血管检查是非常重要的。检查中能触及脉搏时可排除血管损伤而不必做进一步检查，但也会产生误导，尤其是在健康、血流动力学正常的患者中。

在血管损伤中，需要决策是直接手术还是先做影像学检查。影像学检查可能导致治疗延迟，肢体缺血可导致组织损失、骨 - 筋膜室综合征，甚至肢体缺失。建议根据下列情况来进行选择。

（一）踝臂指数

踝臂指数（ABI）用于确定隐匿性血管损伤是否有必要行血管造影，即用于没有硬征象的血管损伤。

1. 目前的指南建议，如果 ABI ＜ 0.9，应进行 CTA。ABI ＜ 0.9 临床上诊断血管损伤具有 95% 的敏感度和 97% 的特异度。越来越多的文献支持降低 ABI 阈值，以避免钝性和穿透性创伤中不必要的放射线暴露。

2. 单侧肢体创伤使用踝 - 踝指数（也称为损伤肢体指数），将正常肢体的收缩压与患肢的收缩压进行比较。踝 - 踝指数＜ 0.9，应进行 CTA。

（二）CTA

1. AAST 在 2020 年下肢创伤评估指南中建议，与传统血管造影相比，CTA 是评估下肢血管损伤的首选。

2. CT 扫描在大多数大型中心都很方便，而且比传统血管造影的侵入性更小。CTA 可用于评价动脉和静脉损伤，根据活动性造影剂外渗、动脉血流中断、内膜剥离和撕裂后向管腔内侧移位的内膜片识别活动性动脉出血，根据大静脉破裂、血肿或其他不活跃的出血源来识别静脉损伤。

3. 当患者因疼痛或肢体损伤而无法接受 ABI 检查或多处血管损伤时，建议放弃 ABI 检查，直接行 CTA。

4. CT 还可以帮助指导合并伤的处理。

（三）毁损伤肢体损伤严重度评分

1990 年，Johansen 等介绍了毁损伤肢体损伤严重度评分系统（MESS），以帮助决策严重下肢损伤是否需要截肢。根据定义，毁损伤肢体是指同时有骨骼、软组织、神经或血管损伤的肢体。

高能量创伤、休克、年龄和肢体缺血与较高的截肢率相关（表 37- 1）。鉴于 1990 年以来血管和整形科及影像学的进步，有新的文献支持谨慎使用 MESS 评分。Loja 等对美国创伤协会登记数据的研究表明，MESS 评分 8 分的患者仅 43.2% 需要截肢，而 Johansen 1990 年的研究，MESS 评分 7 分的患者 100% 截肢。

在大规模伤亡或资源有限的情况下，可考虑使用 MESS 作为分类工具。然而，在高级创伤中心进行截肢之前，需要根据创伤、血管、整形和矫形外科团队的意见，同时考虑功能、生活质量来进行治疗选择，而不是单纯根据 MESS 评分来判断是否截肢。

表 37-1　MESS 评分系统

项目	内容	分值
骨骼 / 软组织损伤	极高能量（高能量 + 污染）	4
	高能（军用枪伤 / 近距离枪伤）	3
	中等能量（开放性骨折）	2
	低能量（刺伤，简单 FX，民用枪伤）	1
肢体缺血*	冰冷，麻痹，麻木，感觉消失	3
	无脉，感觉异常，毛细血管充盈缓慢	2
	脉搏减弱，灌注正常	1
休克	持续性低血压	3
	一过性低血压	2
	收缩压＞ 90mmHg	1
年龄（岁）	＞ 50	3
	30 ～ 50	2
	＜ 30	1

* 如果缺血时间＞ 6h，则分值加倍

五、手术治疗

患者入院前和手术前的处置是决定手术是否成功的重要因素。

在大多数大型创伤中心、院前（图 37-1）、创伤复苏单元和手术中（图 37-2），提倡广泛使用止血带。从历史上看，止血带的使用可能会加重肢体缺血并导致神经损伤。然而，近年来，止血带的使用变得更加普遍。研究表明，在下肢创伤中使用止血带既能降低死亡率，又能减少院内休克发生率和血液制品的使用。美国外科医师学会创伤委员会（American College of Surgeons Committee on Trauma）通过"止血计划"推动了院前出血控制这一挽救生命的基本原则。该计划鼓励临床医师和非卫生保健工作者接受止血（Stop The Bleed®）培训，以便在社区就能阻止可预防的出血死亡。

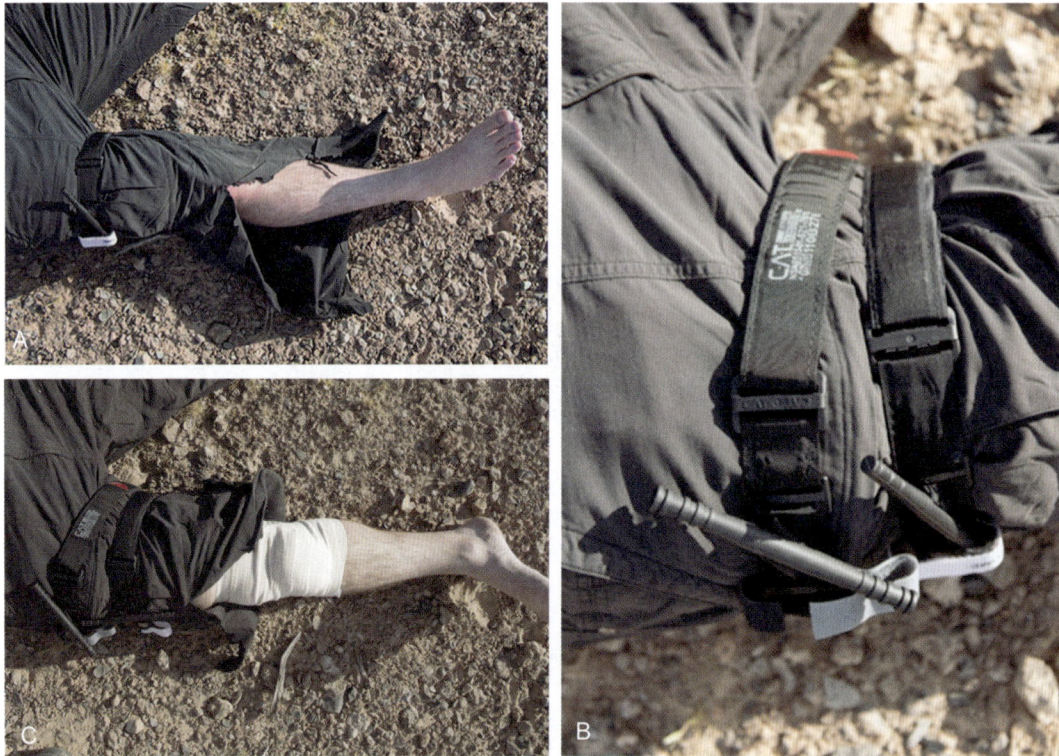

图 37-1　止血带转换
A. 将第一条止血带放置在受伤部位近端；B. 在第一条止血带的基础上放置第二条止血带，但不要收紧，用于出血无法控制，并且第一条止血带在重新紧固时断裂的情况；C. 缓慢放松止血带，同时评估伤口出血情况，如有必要尝试直接加压或敷料包扎进行控制。出血得到控制后将止血带留在原位，以防再次发生严重出血。如果出血没有得到控制，收紧止血带并再次进行评估（由 Matthew Horbal 提供，引自：Hawkins SC. Wilderness EMS. Wolters Kluwer；2018. Figure 21.1C.）

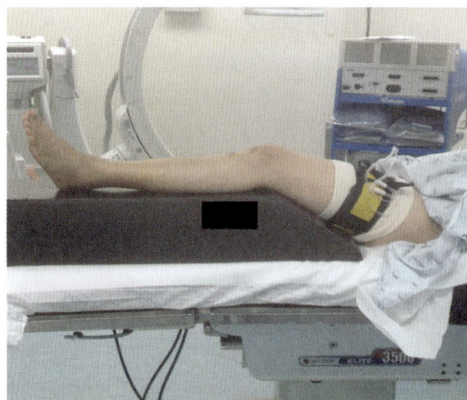

图 37-2　踝关节受伤时的仰卧位
使用大腿止血带，置垫子以向内旋转腿部，使髌骨朝向前方和垫高踝关节，不移动踝关节进行侧位透视成像（引自：Wiesel SW，Albert T. Operative Techniques in Orthopaedic Surgery. 3rd ed. Wolters Kluwer；2022. Part 2 Figure 24.4.）

除出血控制外，缺血时间是影响下肢创伤预后的重要因素。几十年来，6h 一直被用作下肢血管创伤中不可逆性缺血的阈值。Alarhayem 等对 2012—2015 年 4406 例下肢创伤的患者进行了回顾性研究。截肢率总体为 11.3%，但在伤后 1h 内进

行血运重建截肢率降至 6%。截肢风险增加与钝性创伤、神经损伤、下肢骨折、腘窝损伤、年龄和损伤严重程度评分有关。因此，如有可能需尽快进行血运重建。

手术技巧

（一）股总动脉（股浅动脉）

1. 准备和铺巾　与所有下肢创伤一样，建议至少从下颌到膝（包括腹股沟和生殖器）对患者进行消毒准备和铺巾，并放置 Foley 导尿管。大隐

静脉移植时，对侧腹股沟和肢体消毒准备非常重要（图 37-3）。优选对侧静脉以使伤肢静脉回流不受影响，特别是在未确诊是否有深静脉损伤的情况下。

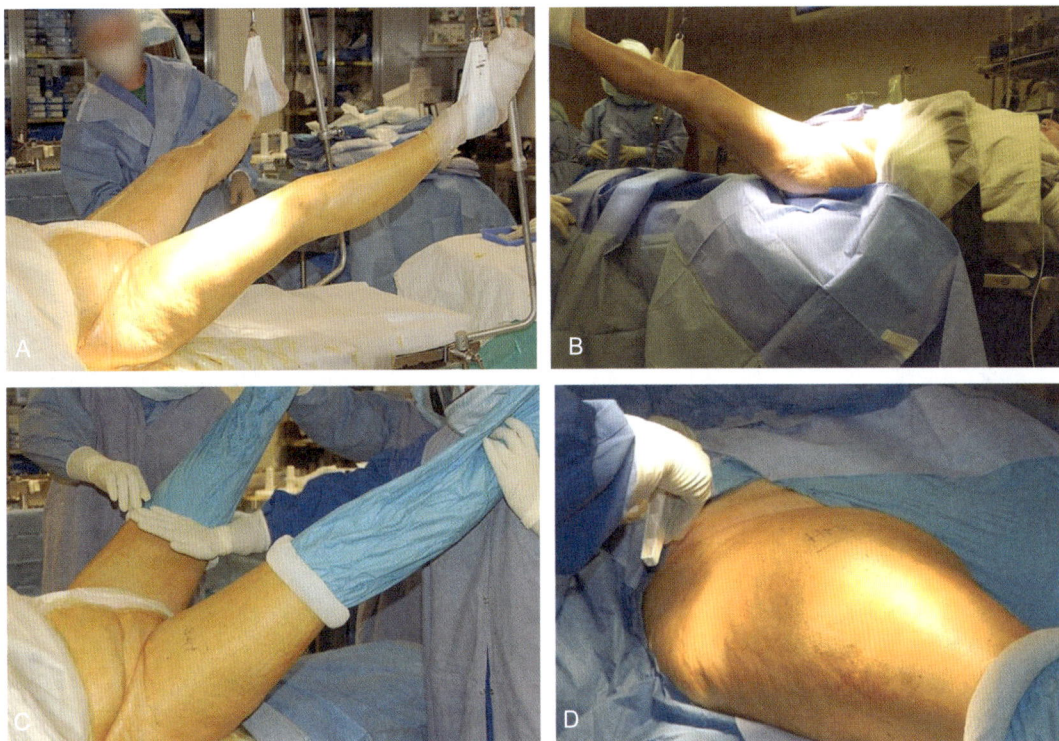

图 37-3　消毒准备和铺巾
A. 两条腿都准备好；B. 第一层无菌 U 形铺巾；C. 双侧无菌袜套；D. 隔开手术侧（引自：Wiesel SW, Albert T. Operative Techniques in Orthopaedic Surgery. 3rd ed. Wolters Kluwer；2022. Part 3 Tech Figure 18.1.）

2. 切口 – 近端和远端出血控制

（1）血管损伤救治的主要原则之一是控制损伤近端和远端的出血。术前和术中探查相关血管时，使用止血带有助于控制近端血管。涉及髂股交界处的创伤控制近端出血比较困难。

1）股总动脉区域使用止血带或直接压迫止血是不可能的，及时处理是关键。

2）对于特定患者，可考虑使用复苏主动脉血

管内球囊闭塞进行近端控制。

（2）首先从髂嵴经腹股沟管弧向远端（直到血管损伤处）做一个切口。如有可能在腹股沟韧带下方控制近端，用动脉夹控制动脉。如控制腹股沟韧带近端，可继续在腹部正中行低位中线切口，通过经腹膜或腹膜后入路分离髂外血管（图 37-4）。

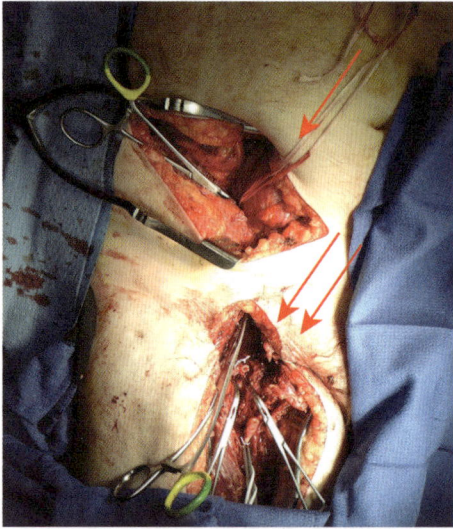

图 37-4　双切口近端和远端控制出血

腹膜后暴露控制近端（箭头）。股部显露控制远端（双箭头）（引自：Upchurch GR，Henke PK. Clinical Scenarios in Vascular Surgery. 2nd ed. Wolters Kluwer；2016. Figure 124.1.）

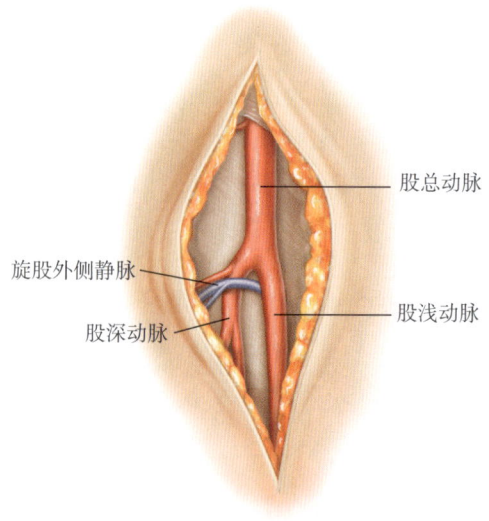

图 37-5　股深、股浅动脉解剖关系

股深动脉起源于股总动脉干外侧，距腹股沟韧带约 3.5cm。其起点与旋股外侧静脉交叉（引自：Wind GG，Valentine RJ. Anatomic Exposures in Vascular Surgery. 3rd ed. Wolters Kluwer；2014. Figure 15.21.）

　　建议采用最安全、最快速的控制方法，通常通过剖腹手术来实现。为了充分显露，可能需要切断腹股沟韧带。建议在面临危及生命或肢体的出血时，要毫不犹豫地切断腹股沟韧带。

　　（3）在伤情不允许显露损伤动脉近端时，插入 Fogarty 球囊并使球囊膨胀来控制出血。远端控制用血管钳夹住股浅动脉（图 37-5）。快速控制出血可在远离受伤的部位（健康区域）做辅助切口。

　　3. 分流　在肢体创伤中，控制出血与缺血时间的平衡尤为重要。出血控制始终是首要任务，出血控制后，下一步重点是恢复远端灌注。在多发伤的情况下，如骨科创伤或严重失血性休克，在损伤区域放置分流管作为损害控制措施。

　　分流管暂时恢复血流，患者可获得进一步复苏或其他优先处置的救治时机，如骨折复位或外固定。在非战时情况下可使用商用分流管；在资源有限的情况下，14 号胸腔引流管也可用作分流管。在图 37-6 中，分流管用于腘动脉损伤的患者。

　　4. 初期修复　一旦患者身体状态允许，必须开始修复血管的确定性治疗。部分损伤的股动脉（直径＜ 50%）清创缝合或使用补片修复。除了

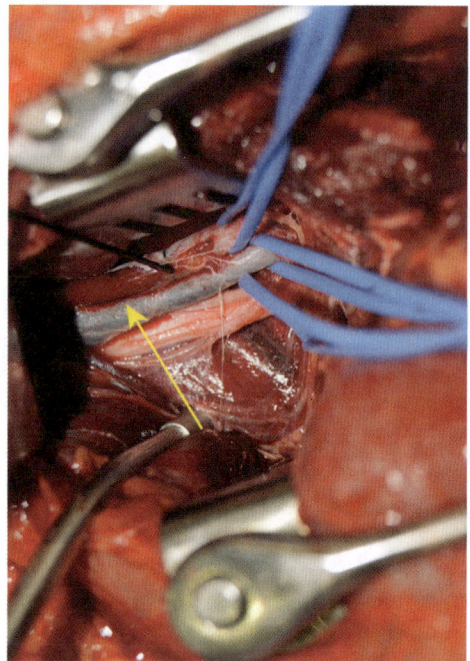

图 37-6　腘动脉损伤以分流管暂时恢复血流

膝下腘窝间隙结构，行血管分流术的腘动脉、腘静脉和胫神经。本例腘静脉未受损伤，并已从动脉的内侧分离，用蓝色血管结扎带牵引，远离动脉（黄色箭头指向丝线固定的腘动脉分流管）（引自：Upchurch GR，Henke PK. Clinical Scenarios in Vascular Surgery. 2nd ed. Wolters Kluwer；2016. Figure 122.4.）

点状的损伤，使用补片可避免血管狭窄。补片材料可用静脉、生物或合成材料，较小的血管不适

合补片修复。

股总动脉或股浅动脉横断的患者，血管清创后有足够的长度，选择端端吻合。通常 2cm 的缺损可在充分游离后进行无张力吻合。初期吻合术需要同时游离动脉的远、近端。

须优先考虑无张力修复。交通静脉需要结扎，但如果可能，应注意避免结扎命名的静脉。

5. 血管移植　当无法直接吻合时，选择合适的移植血管（图 37-7）。目前很少有文献报道非战时下肢近端使用合成移植物与自体静脉移植物的比较结果。在战时使用合成移植物感染率高，所以如果管径长度合适，强烈建议使用静脉移植。Feliciano 等发现，在非污染伤口中，合成移植物的感染率和通畅性与静脉移植物相当，特别是当管径＞ 6mm（通常是下肢近端动脉的管径）时。

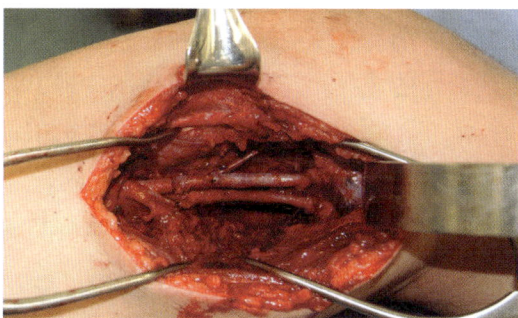

图 37-7　静脉移植修复左侧腘动脉和静脉

大隐静脉移植物取自右侧（对侧）大腿，并在移除临时血管分流后进行移植术（引自：Dimick JB. Mulholland & Greenfield's Surgery. 7th ed. Wolters Kluwer；2022. Figure 27.7. ）

在非战时环境中，环状聚四氟乙烯人工血管易于获得，与取隐静脉相比可以节省手术时间，这对需要同时进行多种手术的多发伤患者尤为重要。

6. 解剖外旁路手术　旁路手术，特别是大腿旁路手术，在创伤中较少使用。必须行旁路手术的指征不是血管缺损大小尺寸。在大多数情况下，旁路移植的主要原因是血管缺损区域的软组织缺损、坏死或感染。如果没有邻近的肌肉或软组织覆盖血管，应考虑旁路移植以减轻修复血管的感

染风险。

7. 血管吻合技术　从技术角度来看，完成血管暴露后，血管吻合遵循下列步骤。

（1）使用血管结扎带或血管钳（狗头夹）控制损伤血管近端和远端。

（2）动脉断端清创以暴露健康内膜。因血管伤后易发生痉挛，应将末端修平整，以便扩张。

（3）Fogarty 导管至少向远端和近端通过两次，确保损伤血管无血凝块或闭塞。

（4）可给予全身肝素化或局部使用肝素盐水。由于出血风险高，在创伤中局部使用肝素更常见。

（5）使用 5-0 或 6-0 双针不可吸收单丝缝合线，在动脉上从内到外进行缝合以便固定内膜。在 3 点或 9 点位置缝合断端后面，再缝合断端前面。建议从后面开始，因为在技术上这一侧更难缝合。

（6）在确认缝合结束之前，用肝素盐水冲洗血管，松开血管夹短暂放血，以确保通畅并清除碎屑。

（7）重新用血管钳和结扎带夹闭近端，打开远端血管夹，若发现血液回流，则标志着血管远端通畅。血管缝合后应能看到远端搏动。术中血管造影是确认远端通畅的最佳方法。

（8）肌瓣覆盖可保护血管免受污染（图 37-8）。

（9）评估是否需要筋膜切开术。

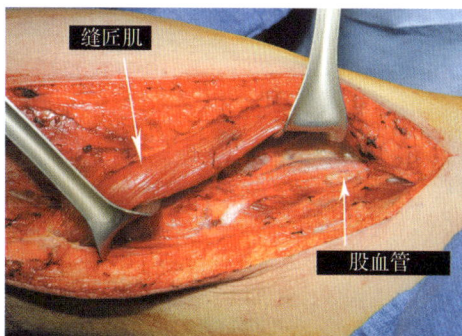

图 37-8　可用缝匠肌瓣覆盖保护血管

在大腿近端，向前和向外牵开缝匠肌可显露股血管，必要时可显露腹股沟韧带（引自：Wiesel SW, Albert T. Operative Techniques in Orthopaedic Surgery. 3rd ed. Wolters Kluwer；2022. Tech Figure 25.1E. ）

（二）腘动脉

1. **准备和铺巾**　腘动脉位于膝关节后部，这使得损伤的处理更困难。手术准备同股总动脉，以"蛙腿"姿势行髋关节外展和外旋。

在大腿下使用垫子来改善显露。如已使用止血带，则该区域也应进行准备，手术过程中可作为控制近端血管的一种方法。

2. **切口 – 近端和远端出血控制**　采用内侧入路（图 37-9）。切口位于股骨远端后方，跨过膝关节向下至胫骨。股动脉远端和腘动脉近端位于大收肌内的 Hunter 管内。为了更好地显露腘血管，通常需要分离缝匠肌、半膜肌和半腱肌。分离肌肉时使用电刀更高效。良好的肌肉分离（在时间允许的情况下）将有助良好的血管重建，良好的血管重建将在肢体的恢复和功能中发挥作用。

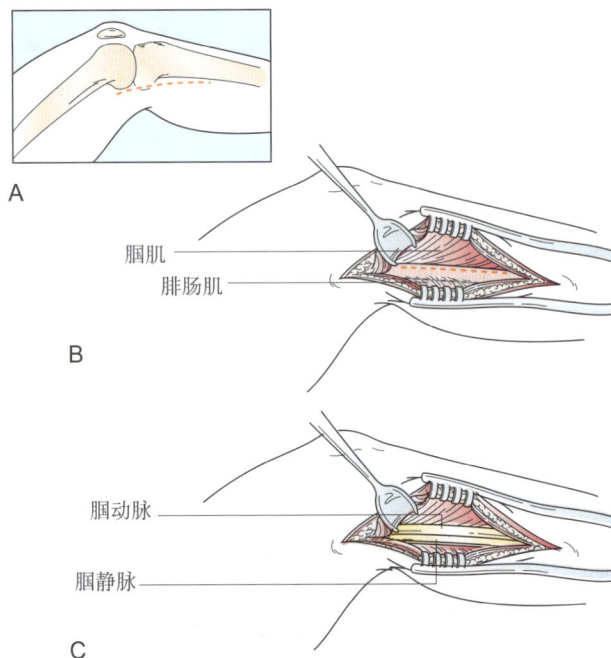

图 37-9　膝下显露腘动脉
A. 沿大隐静脉走行方向做内侧切口；B. 向后牵开腓肠肌；C. 显露腘窝中的腘血管（引自：Dimick JB. Mulholland & Greenfield's Surgery. 7th ed. Wolters Kluwer；2022. Figure 91.8. ）

（1）注意避免损伤位于缝匠肌下方的大隐静脉。根据损伤的程度，腓肠肌的两个头可能需要连同比目鱼肌一起被剥离，以显露控制远端血管。

（2）胫神经是腘窝内最浅表的结构。注意识别并小心地牵出视野，可用血管结扎带。腘静脉位于动脉的浅面和稍外侧。为了更好地显露动脉，应对近端和远端的血管进行游离和控制，可放松止血带以确定损伤区域，根据需要重新充气。使用血管结扎带控制血管近端和远端。

（3）除非膝周血管有出血，否则不应结扎。这些侧支循环血管在小腿灌注中非常重要，尤其是在腘动脉损伤的情况下。

3. **初期修复**　修复方式取决于损伤的性质。腘动脉损伤多继发于钝性多发伤，容易漏诊，截肢率高于股动脉损伤。

对于小于 30% 血管周径的损伤，可直接修补缝合，但因为血管的口径小于股血管，易失败。为了降低狭窄的风险一般多修整断端后进行端端吻合或进行补片修复。

4. **血管移植**　缺损超过 2cm 以上将难以完成无张力端对端吻合术。因此，血管移植（旁路）通常是最好的选择。与所有血管手术一样，移植物和技术方法的选择是决定修复通畅性的关键。推荐在腘动脉损伤中使用血管移植。

自体静脉移植是膝部或膝下的首选移植物。从历史上看，由于聚四氟乙烯人工血管在腘动脉损伤的预后较差，且通畅性不如自体静脉，因此总体上避免使用人工血管。然而，对于无法获得合适静脉（静脉口径过小、有病变或有损伤）的患者，就需要使用人工血管。事实上，也有新文献支持使用聚四氟乙烯人工血管，认为其在截肢率、伤口感染或移植物感染方面与自体静脉没有差异。

只要尺寸差异不破坏修复的完整性，建议使用最大口径的环形聚四氟乙烯人工血管。恢复血流后血管口径会变粗。

5. **替代血运重建方法**

（1）与股动脉损伤一样，如果患者的自体动脉部分破坏或有严重污染的风险（如严重的软组织或骨科损伤导致术后无法用活组织覆盖血管），行旁路血管分流手术。

（2）腘动脉小损伤或假性动脉瘤，建议将血管内支架置入术作为最终治疗，尤其是在有明显软组织和骨创伤的患者中。总体而言，对于损伤严重度评分较高和钝性多发损伤的血管损伤患者，血管内治疗是开放修复的安全替代方案。

（三）静脉损伤

肢体静脉创伤一般倾向于结扎静脉。在孤立性静脉损伤的情况下，结扎可能比修复更有益。但如果合并动脉损伤或软组织损伤，则需要考虑静脉回流的重要性。战伤相关文献表明，与结扎相比，修复损伤的静脉截肢率较低。因此，对多支血管损伤或严重软组织损伤的患者，如果临床状态允许，进行静脉修复是有价值的。

静脉结扎时，虽然可以通过侧支循环代偿，但在术后即刻就可能导致 DVT 和（或）严重水肿。因此，紧急情况下结扎命名静脉后最好同时进行筋膜切开术。此外，自踝至大腿稍加压包扎并抬高下肢高于心脏水平，以利静脉引流。

（四）膝下筋膜切开术

在创伤情况下进行筋膜切开术的适应证要稍宽，尤其是当骨 - 筋膜室综合征的风险较高时，如肢体损伤、静脉损伤、挤压伤、再灌注损伤等。

1. 准备和铺巾　标准的四间室筋膜切开术，即在小腿内侧和外侧做两个纵向切口。患者下肢应从膝上至足部进行消毒准备和铺巾。

2. 切开（图 37-10）

（1）内侧切口用于减压后浅间室和后深间室。在可触及胫骨后方 1 指宽处做切口，沿腓肠肌行至内踝上方 2 指宽或 3cm 处。

1）切开皮肤时注意避开大隐静脉。皮瓣可向前后各分离数厘米，显露筋膜。沿腓肠肌全长在筋膜上做切口，打开内侧浅间室。

2）为确保进入含有腘血管和神经的后室，将比目鱼肌从胫骨附着处剥离，观察神经血管束。

（2）外侧切口用于减压前间室和侧室。切口近端从腓骨头下 2 指宽处开始，远端至外踝上 2 指宽大概 3cm 处。切开皮肤时注意避开腓浅神经。

皮瓣可向前后各抬高数厘米，显露筋膜。

1）为了消除遗漏间隔的风险，应在筋膜上做一个横向切口，从前到后可见前室、分隔前室和侧室的筋膜间隔、侧室、分隔侧室和浅室的筋膜间隔及浅后室。

2）在筋膜中做两个全长切口，一个减压前室，另一个减压侧室。

3）外侧筋膜切口有切断浅表血管和腓浅神经的风险，因此必须在切开前仔细评估解剖结构（图 37-11）。

（3）筋膜切开术完成后，伤口可用盐水纱布（图 37-12A）或干纱布敷料加凡士林敷料覆盖，并每天评估 1 ～ 2 次。待水肿消退后计划关闭切口。用"鞋带"牵拉技术（图 37-12C）、负压伤口治疗技术（图 37-12B）或两者组合（图 37-12D）进行分期闭合。在切口张力过大的情况下，考虑植皮。如仅能将一个切口在最小或无张力的情况下闭合，出于美观的原因，建议优先进行外侧切口闭合。

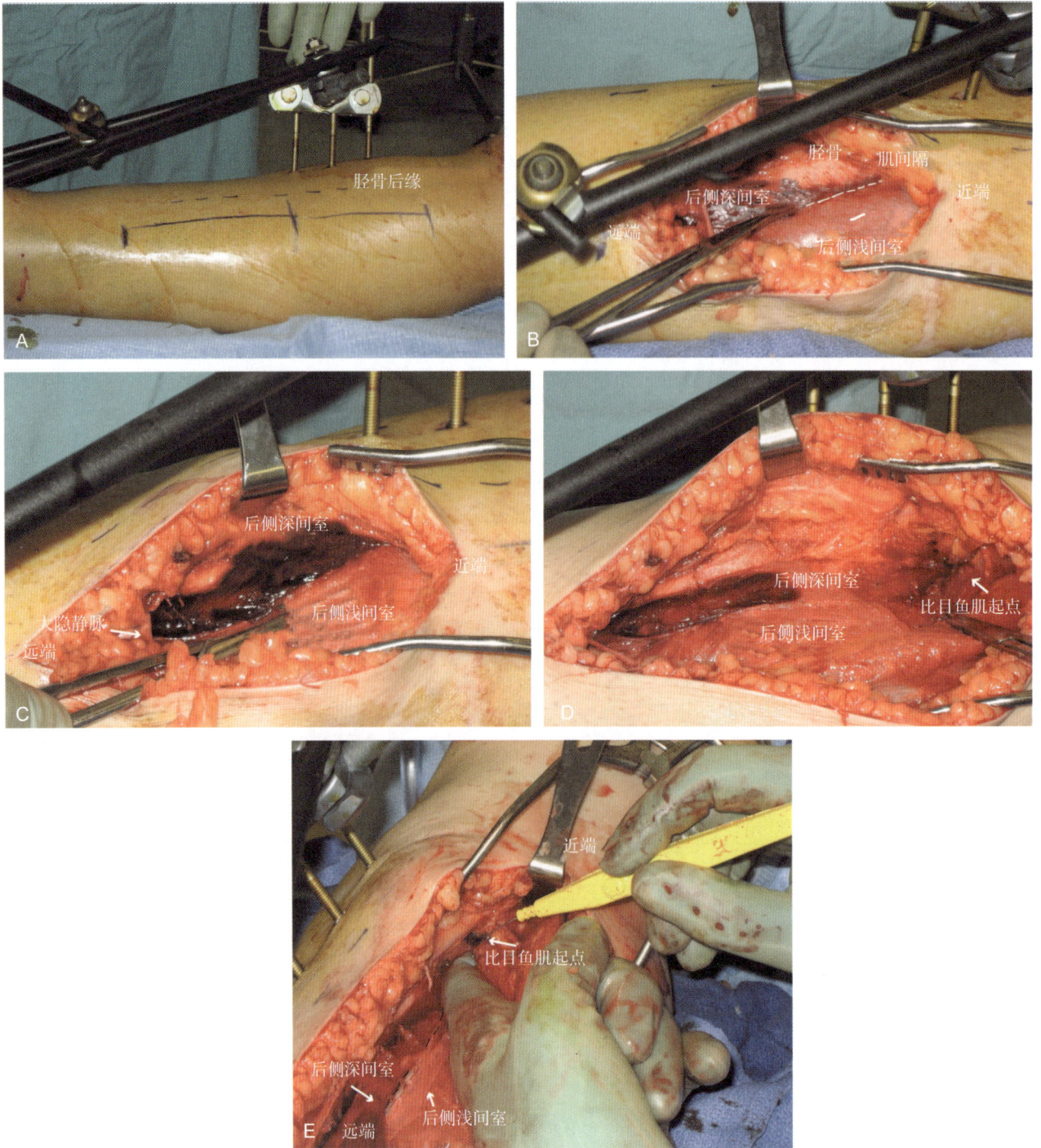

图 37-10 双切口技术的内侧切口

A. 内侧切口位于胫骨后缘后方约 2cm 处；B. 注意避免损伤大隐静脉，图中显示了胫骨后缘及深、浅后侧间室，解剖剪尖端位于后侧深间室上；C. 做一小的横向切口，以识别后侧深间室和后侧浅间室之间的肌间隔，用解剖剪向近端和远端打开后侧深间室上的筋膜，在比目鱼肌桥起点下方打开筋膜，剪刀指向后侧浅间室的筋膜下；D. 打开后深、浅后室，后侧浅间室看起来健康，而后侧深间室则暗沉。钳子尖端位于比目鱼肌起点肌束的下方，比目鱼肌也需要从胫骨上的起点分离。E. 使用电凝松解比目鱼肌，注意保护深部结构（引自：Wiesel SW, Albert T. Operative Techniques in Orthopaedic Surgery. 3rd ed. Wolters Kluwer；2022. Part 2 Tech Figure 22.2. ）

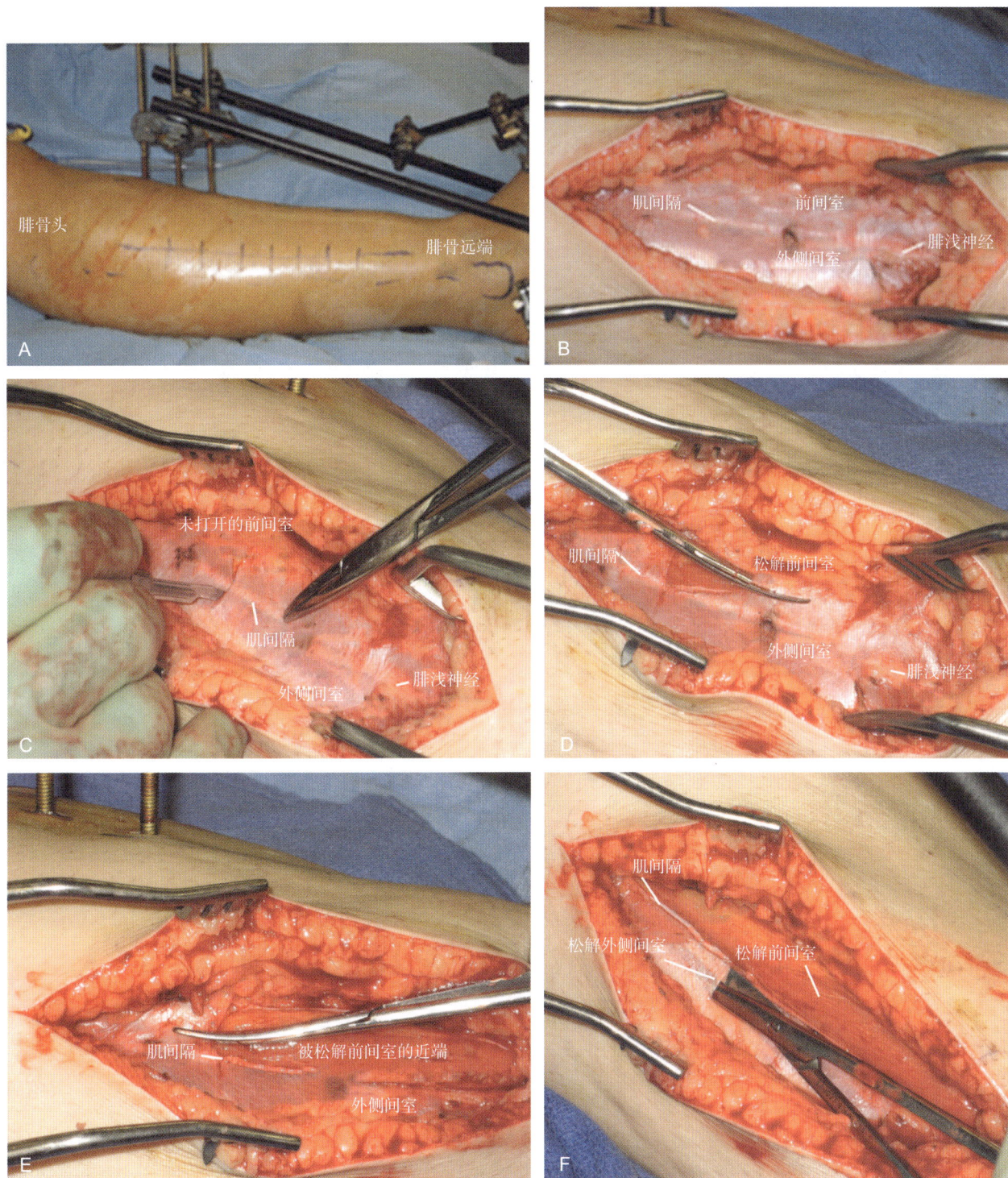

图 37-11　双切口技术的外侧切口

A. 前外侧切口位于腓骨和胫骨嵴之间，沿着分隔前间室和外侧间室的肌间隔走行；B. 切开皮肤后的筋膜切开部位，显示外侧间室和前间室之间的肌间隔及腓浅神经的走行；C. 用刀在肌间隔上做一个小的横向切口，注意避免损伤腓浅神经；D. 将剪刀尖插入筋膜小切口，保持剪刀的尖端向上并远离腓浅神经，向远端切开前间室的筋膜；E. 剪刀倒转方向向近端切开前间室筋膜；F. 将剪刀的尖端插入侧间室筋膜的切口缝中，保持剪刀的尖端向上并远离腓浅神经，向近端和远端打开外侧间室上的筋膜（引自：Wiesel SW，Albert T. Operative Techniques in Orthopaedic Surgery. 3rd ed. Wolters Kluwer；2022. Part 2 Tech Figure 22.1.）

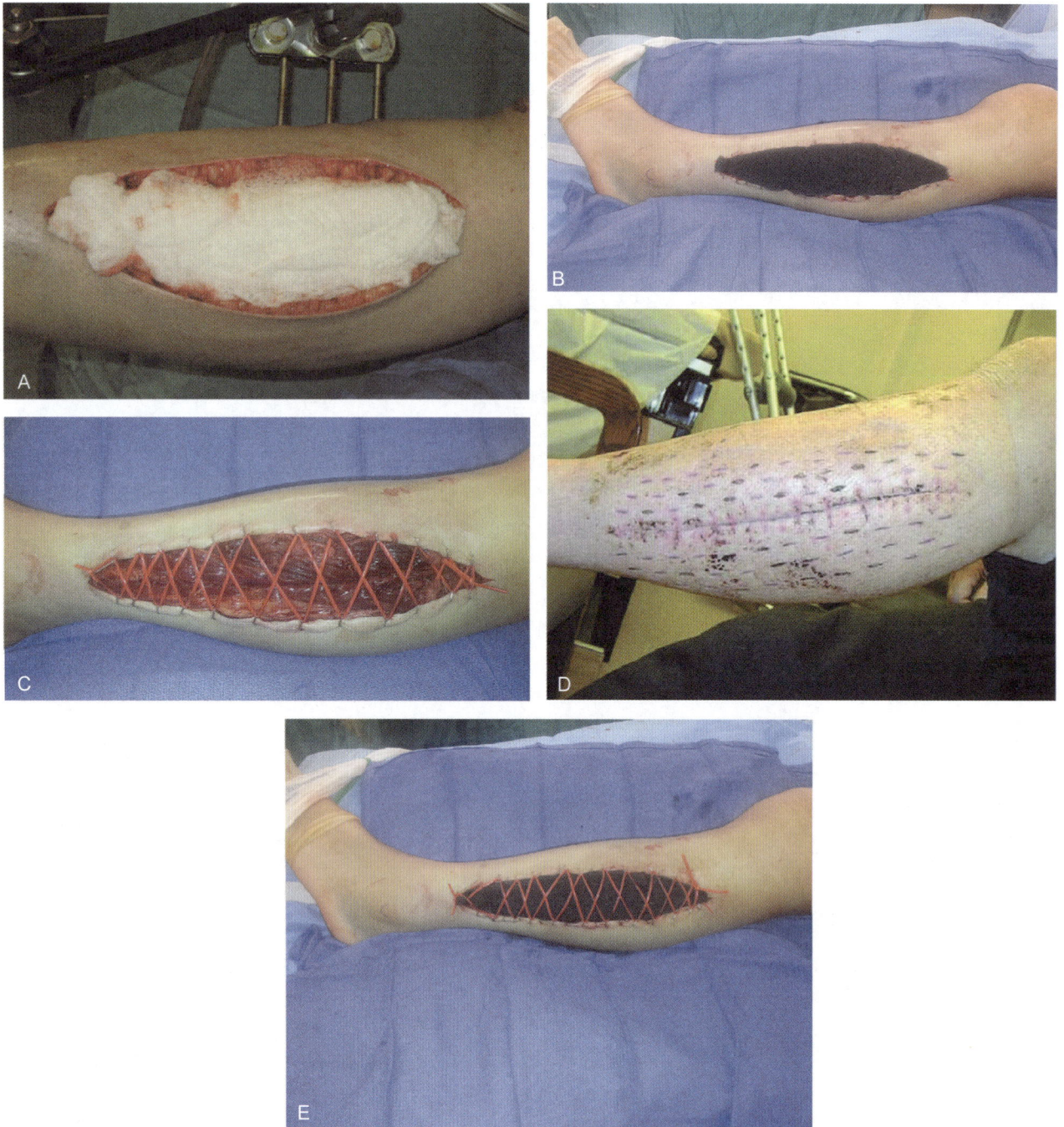

图 37-12　筋膜切开术闭合切口

A. 湿润敷料覆盖筋膜切开伤口；B. 负压封闭材料应用于筋膜切开部位；C. 用于逐渐拉拢筋膜切开伤口边缘的鞋带技术；D. 在筋膜切开部位周围做小的减张切口，以使闭合更容易；E. 鞋带技术与负压封闭技术相结合（引自：Wiesel SW，Albert T. Operative Techniques in Orthopaedic Surgery. 3rd ed. Wolters Kluwer；2022. Part 2 Tech Figure 22.4.）

经验和教训

准备和铺巾	为静脉移植准备对侧腹股沟和下肢。
小腿筋膜切开术	确保从胫骨上剥离比目鱼肌束并观察神经血管束，以确保进入深间室并减压。
及时诊断	对所有的四肢创伤患者均应高度怀疑是否有血管损伤，臂踝指数 ABIs 仍然有用。
躯干四肢交界处血管损伤的暴露	为控制近端血管或进行剖腹手术而切开腹股沟韧带时，不宜犹豫。
术后血管观察	确保在血运重建后立即观察血管（指标检查）。向救治团队清楚地传达这一点。如果有变化，行影像学检查或再次手术。

六、术后

1. 血管手术后，要频繁（每小时）地进行神经血管检查。

2. 创伤血管手术后不需要进行抗凝或抗血小板治疗，在多发伤和失血性休克时抗凝治疗是禁忌。

（1）多数情况下损伤血管不会有基础疾病，不需要额外的治疗措施。与动脉粥样硬化患者不同，动脉粥样硬化病理源于斑块形成和栓塞性疾病。

（2）AAST 的数据库注册研究 PROOVIT 最新证据表明，接受抗凝治疗的患者与未抗凝的患者在创伤血管手术后的结果没有差异；抗凝患者需要更多的血液制品。

七、并发症

创伤血管手术的以下并发症最具破坏性。

1. 骨 – 筋膜室综合征　下肢骨 – 筋膜室综合征可因缺血后的再灌注、单纯损伤引起的肿胀或继发于静脉损伤的水肿而发生。血管损伤的患者如怀疑骨 – 筋膜室综合征应及时行预防性筋膜切开术。

2. 血管移植失败　在术后即血管移植失败是技术原因。可放置分流管以减少缺血时间。必要时可考虑术中请血管外科会诊。最新文献表明，创伤外科医师和血管外科医师进行肢体血管修复的成功率相当。

Brian K. Yorkgitis、Jeanette Zhang, and Matthew P. Kochuba

一、定义

创伤性血管损伤的治疗包括恢复远端循环，并根据患者遭受的其他损伤进行优先处理。

1. 上肢创伤性血管损伤占所有创伤性血管损伤的近 30%，其中大多数为穿透伤。骨折和（或）脱位可通过直接撕裂或牵拉而损伤邻近血管。

2. 血管损伤可分为 5 种类型。

（1）内膜损伤。

（2）血管壁缺损伴出血、血肿或假性动脉瘤。

（3）横断伴出血和（或）闭塞。

（4）动静脉瘘。

（5）痉挛。

3. 伴随动脉走行的神经损伤比较常见。

二、鉴别诊断

1. 骨 - 筋膜室综合征。

2. 静脉损伤。

3. 骨折。

4. 其他疾病或损伤引起的血栓形成（栓塞）。

5. 其他类型动脉损伤。

三、病史和体格检查

1. 肢体损伤的评估应在整体高级创伤生命支持复苏的背景下进行。应考虑损伤的机制，钝性、穿透性、过伸性、挤压性或撕脱性损伤，可有不同性质的损伤病理变化。

2. 上肢血管损伤出血可影响循环，要在初步评估的"C"（循环）部分中加以关注。按优先顺序，出血控制的策略包括直接压迫、止血带，或直接

钳夹可见血管。盲目钳夹不但难以控制出血且容易造成更多损伤。

3. 在没有持续出血的情况下，二次评估时对肢端进行评估。应完成全面的血管、感觉和运动检查。具体来说，应触诊或超声多普勒检查脉搏，观察毛细血管充盈时间、皮肤颜色和肢体温度，并与对侧未受伤肢体进行比较。

4. 如果有明显的骨折或脱位，应在复位或固定前后都进行检查。关于动脉损伤的体征，传统上分为损伤的硬征象或软征象。硬征象包括活动性出血、迅速扩大的或搏动性血肿、与动脉闭塞相关的"6P"征（无脉、苍白、感觉异常、不成比例的疼痛、肌肉瘫痪和温度下降），以及可触及震颤或可听到血管杂音。出现这些症状要立即进行手术治疗。软征象包括现场或转运中的动脉出血史、动脉附近的穿通伤或钝性伤、动脉周围小的非搏动性血肿及动脉附近神经的功能缺损。可能需要对这些患者进行进一步的检查，以评估血管损伤。

5. 最近的文献对损伤的硬征象和软征象提出了质疑，认为硬征象在确诊损伤时效果有限。认为将体征分为出血性或缺血性可能更具临床相关性。如出现出血性体征的患者可能是动脉横断，而出现缺血性体征的患者可能是闭塞性损伤。随着血管内手术或联合治疗方法的不断进步，诊断模式和治疗方式也会产生不断变化。

6. 骨 - 筋膜室综合征可导致肢体无脉搏及缺血性损伤。前臂由 4 个筋膜间室组成：掌侧浅和掌侧深，背侧和前臂外侧肌间室。尺桡骨的骨间膜将背侧和掌侧分隔开来。骨 - 筋膜室综合征很大程度上是一种临床诊断。前臂骨 - 筋膜室综合

征的病因包括骨折（18%）、无骨折的软组织损伤（23%），以及血管损伤、缺血再灌注损伤、横纹肌溶解、烧伤（电击伤）、出血（血肿）、静脉输液外渗、昆虫叮咬、绷带（夹板）过紧和感染。需要及时诊断和治疗以避免后遗症。

7. 骨折和脱位可能与血管损伤有关。肩关节脱位腋动脉损伤的发生率接近 1%，肘关节脱位肱动脉损伤的发生率接近 0.5%。

四、影像学和其他检查

1. 在影像学检查时，坚持高级创伤生命支持原则，避免漏诊危及生命的损伤。胸部 X 线片有助于鉴别气胸、血胸或大血管损伤征象。

2. 受伤肢体的 X 线片可识别骨折和（或）脱位，这可能是血管损伤并发症的病因。在关节复位处理后都应复查 X 线。

3. 出现血管损伤软征象的患者可进行踝或肱动脉指数（ABI 或 BBI= 损伤区域远端肢体的收缩压 / 未受伤上肢肱动脉的血压）或动脉压指数（API= 损伤远端的多普勒动脉压 / 未受伤上肢的多普勒动脉压）。数值≤ 0.9 或四肢之间的差异＞ 0.1 视为异常，可诊断或怀疑动脉损伤，需要进一步评估。由于锁骨下或腋窝处动脉侧支丰富，血管损伤后 ABI 可能正常。

4. 血流动力学稳定患者的 CTA 有助于诊断血管损伤及各种合并损伤。在上肢和下肢血管损伤中，CTA 的敏感度和特异度分别为 95% ～ 100% 和 87%。一项单机构的前瞻性研究发现，CTA 在检测临床相关血管损伤方面具有 100% 的敏感度和特异度，与传统血管造影术相比成本更低。其局限性包括附近金属异物伪影及 CTA 难以区分痉挛和闭塞。

5. 如果 CTA 无法确诊（如被金属伪影干扰），特定情况下可进行紧急诊断性血管造影，也可在手术室用于无法接受 CTA 的患者的损伤定位。

6. 超声可用于识别动脉损伤。主要的限制是需要有经验的工作人员来获取和解释结果。据报道，超声检查特异度高达 95%，敏感度为

50% ～ 100%。

五、手术治疗

（一）术前规划

1. 确保足够的容量复苏对患者至关重要，需要与麻醉团队和血库进行良好的沟通。

2. 术前不要遗漏任何可能危及生命的损伤。四肢出血常可用多种常规方法控制。没有手术治疗，躯干出血很难控制，应尽快处理。伴有疑似或确诊的脊髓损伤应尽可能维持脊柱稳定，与神经外科讨论所需的神经监测也是至关重要的。

3. 围手术期应给予抗生素治疗。开放性骨折的抗生素选择和持续时间应以 Gustilo-Anderson 分型为指导。

4. 动脉损伤的外科处理取决于患者的需求、损伤机制和合并伤。尽早与骨科医师讨论上肢骨折固定方案。动脉血流的恢复应优先于骨骼固定，最大限度地减少缺血时间。部分不稳定的骨折或脱位不容易复位固定可对损伤动脉做临时分流，当骨折固定后应立即对动脉损伤进行确定性修复。血管 - 骨骼联合损伤应早期行筋膜切开术。在骨折固定结束时再次评估血管修复的效果。

5. 腋动脉损伤的显露方法取决于动脉损伤的区域。近端动脉通过锁骨下横切口显露。通过胸三角肌切口显露腋动脉第二部分，通过腋窝切口显露腋动脉第三部分。创伤性腋动脉损伤需要显露整个动脉以探查和控制近端和远端。

6. 肱动脉在肘前窝处相对较浅，易受到损伤。大多数肱动脉损伤是由穿透性创伤引起的。肘关节后脱位和肱骨髁上骨折可造成肱动脉内膜断裂或血栓形成。

7. 腕部的尺动脉是大多数患者的优势动脉。处理桡动脉和（或）尺动脉损伤，以维持腕部足够的动脉血流量为目标。评估上肢血运重建应确认腕部桡动脉和尺动脉的状态，Allen 试验结合掌弓超声多普勒检查评估手部血流。

8. 在创伤血管修复期间，如果存在创伤导致的凝血障碍，怀疑或确认有其他出血源（包括

躯干或中枢神经系统），全身术中抗凝应谨慎。关于抗凝效果的文献各不相同。在最近的一项关于枪伤的文献中，全身术中抗凝的使用确保了更好的动脉通畅性，且没有增加其他出血并发症。在另一项研究中，全身术中抗凝与否对血栓形成或截肢的发生率没有影响，但增加了血液制品的使用和住院时间。全身术中抗凝的决定应由手术团队根据风险 – 效益分析综合决定。血管修复手术中常使用肝素局部冲洗（50U/ml），并将 20～25ml 注入冲洗损伤动脉的近端和远端。

9.血管分流术依据损害控制策略临时建立动脉血流。市售的塑料管腔内分流管有多种尺寸型号。临时分流的适应证包括血流动力学不稳定、凝血病、酸中毒、体温过低、骨折不稳定、严重伤口污染（感染）、软组织缺损阻碍伤口覆盖、需要处理其他危及生命的损伤，以及资源有限的严峻环境。

（二）手术室设置

1.创伤患者可能有多处损伤，手术室应满足损伤处理的需求。理想情况下，杂交手术室或手术室必须配备可透过射线的手术台、手臂（手）延伸台和术中透视设备，最好具有数字减影血管造影和图像保存功能。

2.在创伤患者中，通常首选全身麻醉，区域阻滞麻醉妨碍上肢的神经检查。

3.对于大多数上肢血管手术，患肢通常外展 90°。应注意避免肢体过度外展和伸展牵拉臂丛神经。消毒术野应考虑到患者躯干可能遭受的其他损伤。在单纯上肢损伤中，术野应包括同侧腋窝、胸部和颈部。如果没有怀疑脊柱损伤，应将头部转向对侧。可垫高同侧肩部以伸展颈部和肩部（图38-1）。为进入腋动脉的胸三角区手臂可外旋并外展 30°。

4.需要静脉移植时下肢消毒铺巾以便获取静脉供体。应选取对下肢影响最小的静脉。

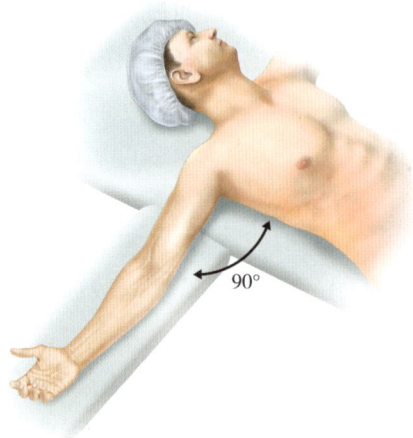

图 38-1　患者体位及肢体摆放位置
患者仰卧，患肢旋前并相对于胸部外展 90°。头转向对侧，显露同侧颈部

（三）腋动脉近端

1.第一步

（1）腋动脉近端（第一部分）的入路可通过锁骨下切口在锁骨中 1/3 以下 1 横指宽处进行，必要时可延伸到胸三角肌间沟（图 38-2A）。切口长度参考受伤区域所在位置。

（2）胸肌筋膜纵行切开。劈开肌肉分开胸大肌，或将肌肉从其肱骨附着约 2cm 处切开，以便在有明显血肿或出血时更好地显露血管。切开胸锁筋膜，显露近端腋动脉鞘。在喙突附着点附近，向外侧牵拉或切开胸肌，以助显露。

（3）手臂可能要重新调整位置，以适应解剖变化。

2.第二步　仔细分离暴露并控制胸锁筋膜深部的腋动脉。分离和牵拉时必须小心，减少对动脉周围臂丛神经的损伤。识别胸外侧神经和近端头静脉，以避免在分离或牵拉过程中受到损伤（图 38-2B）。

3.第三步　腋静脉位于动脉的前内侧，部分与动脉重叠。向尾侧牵开静脉显露动脉，结扎静脉属支和胸肩峰动静脉。注意避免胸外侧神经的损伤。

4.第四步　解剖区域周围充分显露后，用血管结扎带控制腋动脉损伤段的近端和远端。如使用血管钳，确保血管钳没有夹住神经。对损伤的动脉进行检查，以确定损伤的范围。如患者不稳定或需要处理其他损伤，可考虑临时放置血管分流管。

5. 第五步

（1）损伤较小，没有明显的血管破坏，可用不可吸收单丝缝合线，如聚丙烯缝合线进行简单修补或清创至健康内膜进行端端吻合。

（2）枪伤通常需要更广泛的清创和干预。进行血管移植时要切除受损动脉。检查近端和远端动脉是否有创伤、夹层或血栓形成。按照血管外科基本原则修复血管，最小限度地清创直到健康的血管内膜。可用肝素生理盐水冲洗血管。

（3）如果需要旁路分流，首选自体静脉，从损伤最小的肢体采集，通常是用大隐静脉。可能需要假体材料。使用有弹性的聚四氟乙烯人工血管可以防止手臂运动时对吻合口的过度牵拉（图38-2C）。确认移植物的适当长度，以防手臂运动时发生扭结。

（4）根据远、近端直径，以端端或侧端的方式进行吻合。

（5）如有血栓，根据需要进行漂浮导管血栓切除术。可用血管造影来辅助治疗。

（6）术后血管造影评估移植物及其血流。

（7）如果操作快速可行，应尝试修复损伤的静脉。否则，结扎会导致有限的长期并发症。

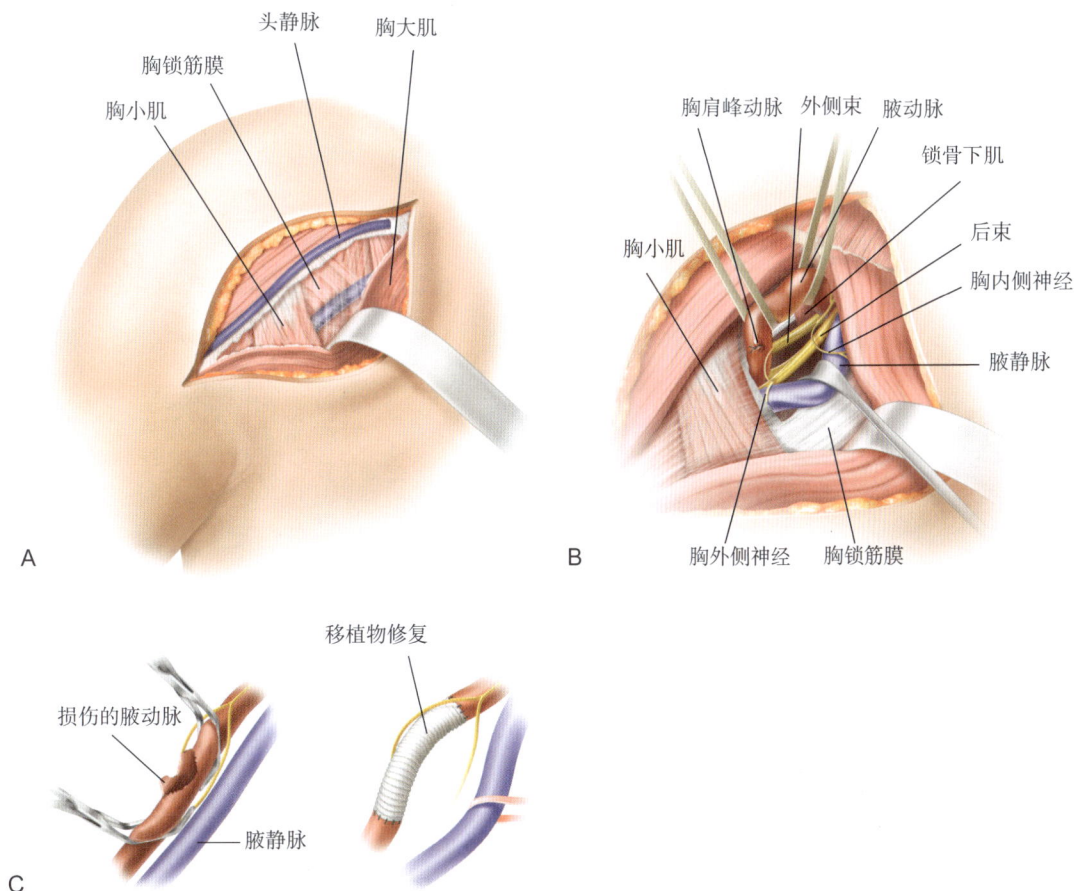

图 38-2　腋动脉近端显露及修复
A. 锁骨下显露腋动脉近端；B. 锁骨下腋鞘的组成部分；C. 创伤性腋动脉近端部分横断的血管移植修复

手术技巧

（四）腋动脉中远端

1. 第一步

（1）腋动脉中远段的显露通过腋窝入路或胸三角肌入路进行。通过胸大肌后外侧边界的切口向内侧牵拉肌肉显露动脉（图 38-3A）。

（2）在胸三角肌入路显露中，沿着三角肌的前缘进行分离，穿过胸三角肌间沟中的皮下组织。胸大肌向内侧牵开，显露胸锁筋膜，其下即为神经血管束。

2. 第二步

（1）在腋鞘内，动脉位于正中神经下方（图 38-3B）。臂丛内侧束和外侧束在胸大肌边缘外侧形成正中神经。尺神经位于腋动脉的下后方。识别

这些周围组织非常重要，可将损伤风险降至最低。

（2）血管结扎带控制损伤动脉的近端和远端。如使用血管夹，确保没有钳夹神经结构。可将血管结扎带向尾部牵引，以增加显露并降低损伤邻近神经的风险（图 38-3C）。

3. 第三步

（1）当需要进一步显露时，可小心分离胸小肌，防止损伤胸外侧神经。

（2）腋动脉的第二部分除前表面外，四周均被臂丛神经包绕。为保证其周围的显露，可在起点结扎并切断胸肩峰动脉（图 38-3D）。

4. 第四步　仔细检查，按照前述步骤重建受伤的动脉。

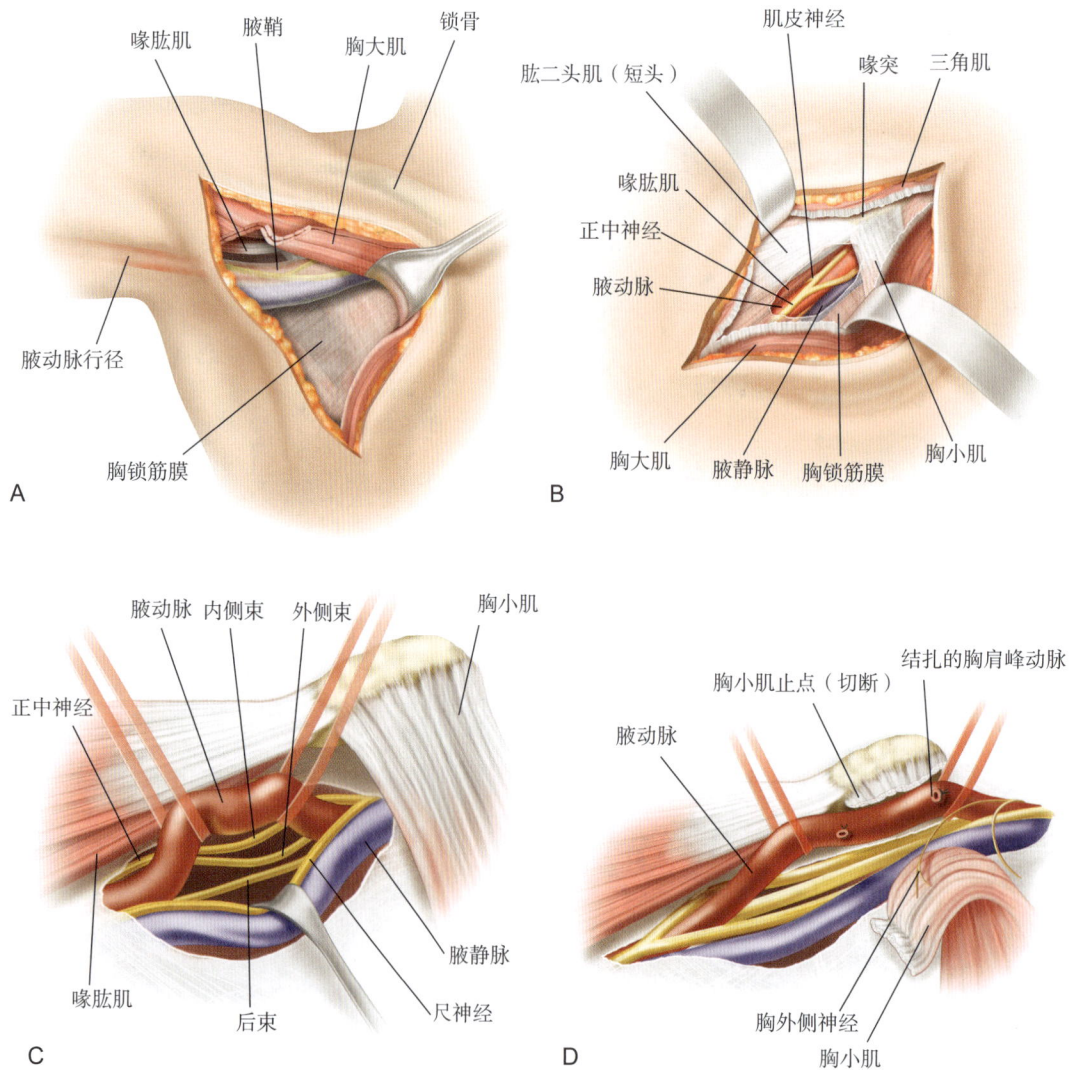

图 38-3　腋动脉中远段显露

A. 腋动脉中远段的腋窝部显露；B. 大段腋动脉的胸三角肌间沟显露；C. 显露腋动脉远端和相关的腋鞘结构；D. 切开胸小肌显露腋动脉中段

（五）肱动脉

1. 第一步

（1）在肱二头肌和肱三头肌之间的肱二头肌沟做一纵向切口，可更好地显露肱动脉（图 38-4A）。

（2）解剖通过皮下组织时应注意观察、牵开贵要静脉。为了显露动脉或因创伤而受损时，贵要静脉分支可结扎或切断。如果贵要静脉严重受损，可结扎和切除。

2. 第二步

（1）在肱二头肌内侧缘切开深筋膜即可见神经血管束。正中神经是在神经血管鞘中遇到的第一个结构。广泛松解、轻柔牵拉神经以显露动脉（图 38-4B）。

（2）显露时控制肱动脉的分支。肱深动脉起自肱动脉的后内侧面，大圆肌外侧缘的远端。尺侧上、下副动脉位于上臂远端，起自肱动脉。

（3）分开二头肌以显露上臂远端的动脉。在肘窝水平，切口形成侧向 S 形弯曲，以便进入血管分叉处并防止关节挛缩（图 38-5A）。正中神经位于肱动脉后内侧，应注意避免损伤（图 38-5B）。

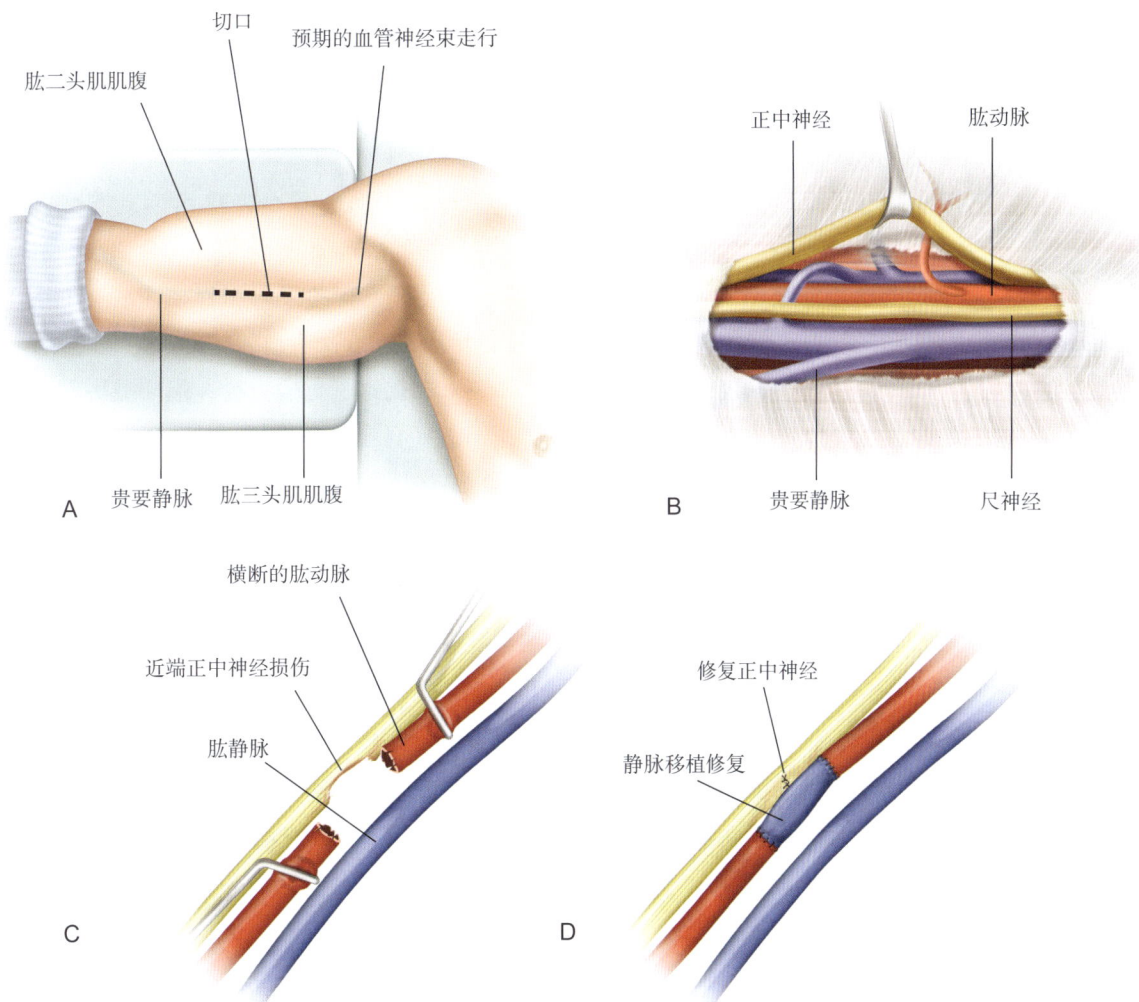

图 38-4　上臂肱动脉的显露及修复

A. 显露上臂近端肱动脉的入路；B. 上臂肱动脉与正中神经和尺神经相邻；C. 外伤性肱动脉断裂伴有内膜损伤，同时伴有正中神经的部分损伤；D. 静脉移植修复肱动脉，同时进行正中神经修复术

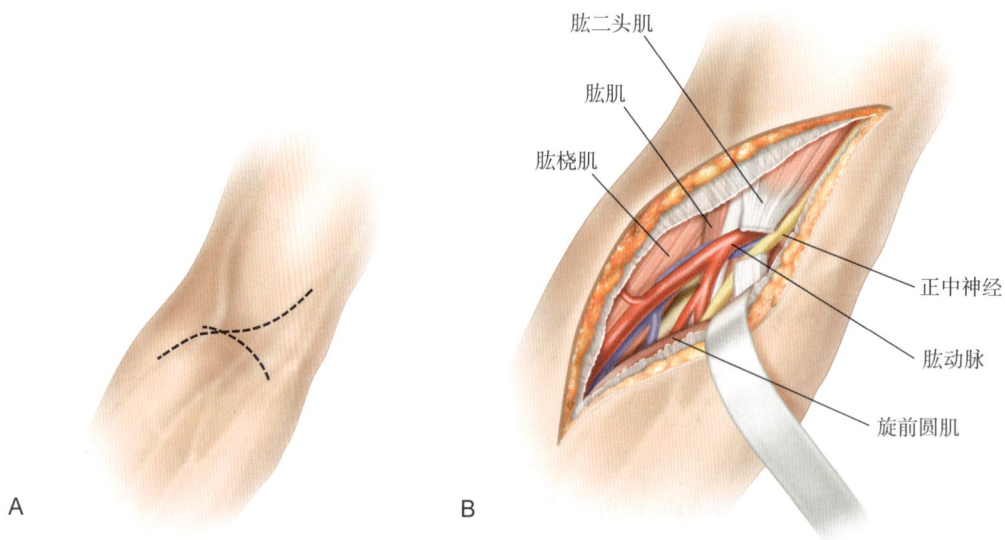

图 38-5 肘部肱动脉的显露

A.肘前窝显露肱动脉远端和桡动脉、尺动脉近端的典型切口；B.肱动脉、桡动脉和尺动脉与邻近正中神经的解剖关系

3. 第三步

（1）必须使用血管结扎带或血管钳进行近端和远端控制。检查损伤血管以确定损伤程度（图 38-4C）。

（2）创伤性动脉损伤的修复应遵循血管修复的基本原则，从最小限度清创开始，修整到健康的内膜。小的动脉伤口可直接缝合，也可清创后端端吻合。较大的血管损伤和部分横断可能需用补片。对于枪伤中常见的毁损性伤口，建议进行血管移植。自体静脉取自损伤最轻的肢体，通常首选大隐静脉（图 38-4D）。如果患者病情不稳定或需要处理合并损伤，可考虑放置临时血管分流管。

（3）确保吻合或血管移植后动脉的长度适当，使肘关节活动时不会牵引吻合口。重建该部位其他受损组织有助于限制移植血管在肘关节屈曲时的异常移动，减少血管扭曲。

（4）根据远、近段直径，端端或侧端吻合。

（5）如有血栓，根据需要进行导管取栓。在血管近端做切口以避免栓子脱落进入系统循环。

（6）最后行血管造影评估移植物及其血流情况。

（六）桡动脉

1. 第一步

（1）桡动脉的直接显露可沿着前臂的长轴进行。需要充分显露，以达到对损伤近端和远端的控制。

（2）肱动脉在桡骨粗隆水平分叉为桡动脉和尺动脉（图 38-5B）。部分患者可能分叉较高，桡动脉起源于肘前窝近端。

（3）桡动脉近端通过肘横纹远端约两指宽度处的纵向切显露。如需显露肱动脉远端或穿过肘前窝，通过 Lazy-S 切口从肱二头肌肌腱的内侧开始，过肘前窝的中点向前臂掌侧延伸。

（4）沿血管纵向切开，显露桡动脉中段和远端。桡动脉从肱桡肌出来后在肱桡肌和桡侧腕屈肌之间走行。远端位于拇长屈肌和桡骨外侧缘之间，直至从屈肌支持带后面进入手部。

2. 第二步

（1）桡动脉被前臂筋膜覆盖，必须沿切口方向切开。向外侧牵开肱桡肌，显露桡动脉（图 38-6）。

（2）桡静脉与桡动脉在前臂伴行。桡神经的浅支可在靠近桡动脉中、远端的侧方找到，注意不要损伤。

3. 第三步

（1）在尺动脉血流完整和掌弓完整的情况下，桡动脉的孤立损伤不太可能导致前臂或手的缺血。修复不是必需的，结扎也是一种合理的方法。

（2）血管断裂的修复应遵循血管修复的基本原则，从最小限度的清创开始，直到健康的内膜。刺伤的周围损伤较小，爆炸伤的弹道伤可导致更广泛的组织损失。根据组织损失的程度，可端端吻合或血管移植。

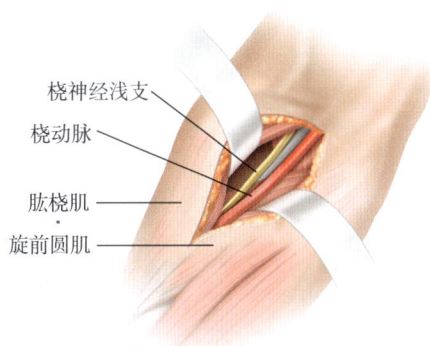

图 38-6　前臂近端桡动脉的显露

（七）尺动脉

1. 第一步

（1）与桡动脉相似，尺动脉也可通过肘前窝 S 形切口或沿前臂纵行切口显露。

（2）尺动脉近端在肱肌远端沿指深屈肌走行。在旋前圆肌、桡侧腕屈肌和指浅屈肌深面。尺动脉远端在指浅屈肌和尺侧腕屈肌之间走行。

（3）尺神经位于动脉远端内侧，应注意不要损伤（图 38-7）。

2. 第二步

（1）与桡动脉损伤一样，孤立的尺动脉损伤不太可能导致远端缺血。尺动脉常是手的优势动脉，因此在两个前臂血管都损伤的情况下，优选

修复尺动脉。

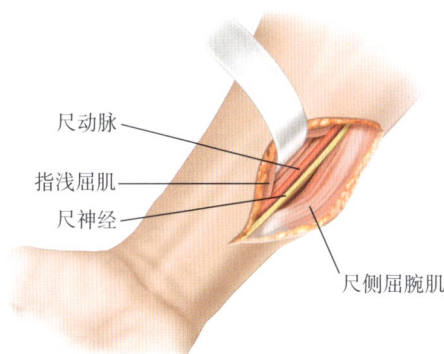

图 38-7　前臂显露尺动脉近中段

（2）损伤的修复开始于清创直到看到健康内膜，然后端端吻合或血管移植。

（八）暂时性血管分流

1. 第一步　显露受伤动脉的近端部分。然后寻找损伤动脉的远端。使用血管结扎带环绕两圈控制血管断端，并夹上止血夹，收紧闭合断端。也可使用 Rummel 止血带。

2. 第二步　检查损伤血管的末端并确定管腔。严重损伤的血管通过清创显露管腔。

3. 第三步　选择适当大小的腔内分流管，其直径与损伤血管接近（图 38-8A）。用肝素生理盐水冲洗分流管。

4. 第四步　将分流管置于损伤血管近端、远端的管腔内。插入分流管时避免对动脉腔造成进一步的损伤。确保损伤血管的每一端内有几厘米长的分流管，以防止移位。丝线在分流管外的血管上打结固定分流管（图 38-8B）。在分流管中部丝线绑在一起以防移位（图 38-8C）。

5. 第五步　超声多普勒评估分流情况。通过触诊远端动脉搏动或超声多普勒检测远端信号，确保分流通畅。如未检测到血流，用球囊导管对受损血管和（或）分流管进行导管内取栓。如无禁忌证，可给予全身肝素以利于分流。定期通过触诊或超声多普勒确保血流量。如果在灌注恢复后需要稳定骨折，则在稳定操作之前、期间和之后监测血流量和分流管位置（如果可以）。

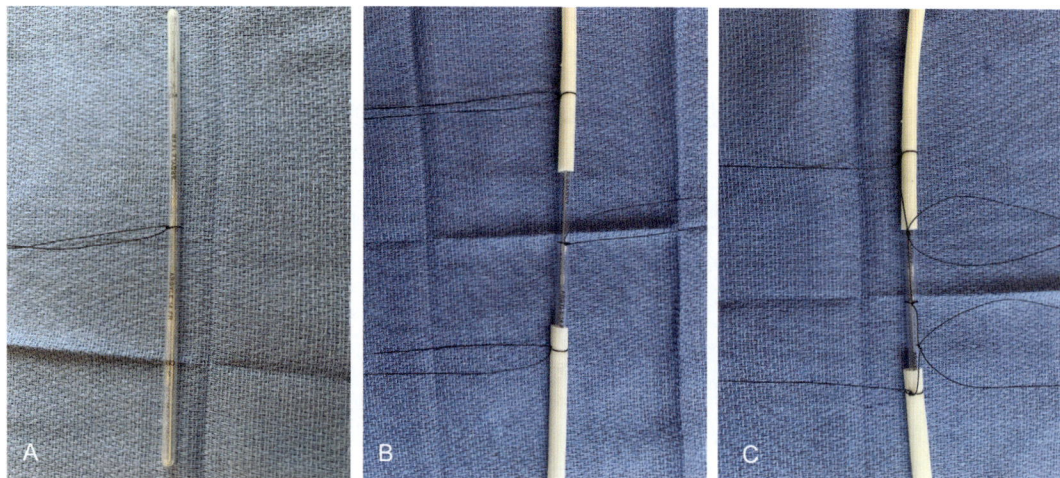

图 38-8　用腔内分流管暂时性血管分流
A.腔内分流管商品；B.近段和远段动脉分流；C.用缝线固定分流管和动脉

（九）前臂筋膜切开术

1. 第一步

（1）首先处理掌侧间室，因筋膜边界限制了肿胀肌腹的进一步扩张，最易受到缺血性和压迫性损伤。切口位于前臂掌侧近端，肘前窝内侧，远端弧形止于腕尺侧（图 38-9A）。也可用其他切口，包括锯齿形切口、向近端和远端延伸的尺或桡侧单一切口，或单独的桡和尺侧切口（图 38-9B）。无论选择何种切口，均应避免经过肘横纹和腕横纹的垂直切口。用皮瓣良好覆盖正中神经和桡侧神经血管。如果需要，可以延长切口进行腕管松解。

（2）在规划的路径上进行皮肤切开。先做一个小的筋膜切口，在下方进行钝性分离。保护筋膜下结构，将筋膜向远端打开至腕部，向近端打开至覆盖尺侧腕屈肌的纤维组织。

2. 第二步

（1）浅部减压后，应评估掌深间室压力，如果需要则将掌深间室的筋膜打开。将尺侧腕屈肌和指浅屈肌向内侧牵开进入深部，小心切开整个深筋膜，以免损伤下面的组织。筋膜切开术后如肌肉苍白和紧张，则进行个别肌腹的肌外膜切开术。旋前方肌减压需要特别注意，因关于它是否有独立的隔室仍有争议。

（2）如果需要，可通过掌侧入路将远端切口延伸到腕横韧带以松解腕管和尺管。仔细设计切口，使其在径向上不超过环指的中轴线或掌长肌的尺侧，避免损伤正中神经的运动返支和掌浅支。

（3）充分减压所有掌侧间室后，检查是否有坏死肌肉并进行清创。检查神经、血管和肌肉骨骼，以确定是否有损伤。

3. 第三步　对背侧间室进行评估。掌侧间室的减压可使背侧间室获得充分减压。如需进行背侧筋膜切开术，则通过单个中线切口完成（图 38-9C）。

4. 第四步

（1）在外上髁远端几厘米处规划切口，延伸到手腕中线近端几厘米处。

（2）在规划的路径上切开皮肤，做一个小的筋膜切口。如可能，在筋膜下进行钝性分离保护筋膜下结构。切开背侧筋膜。背侧肌肉通常包含在单独的筋膜间隔中，需要单独减压。

（3）充分减压背侧隔室后，检查是否有坏死肌肉，如果有则进行清创。检查以确定是否有其他损伤。

5. 第五步

（1）在充分减压后，检查所有解剖结构并对伤口内的坏死组织进行清创。

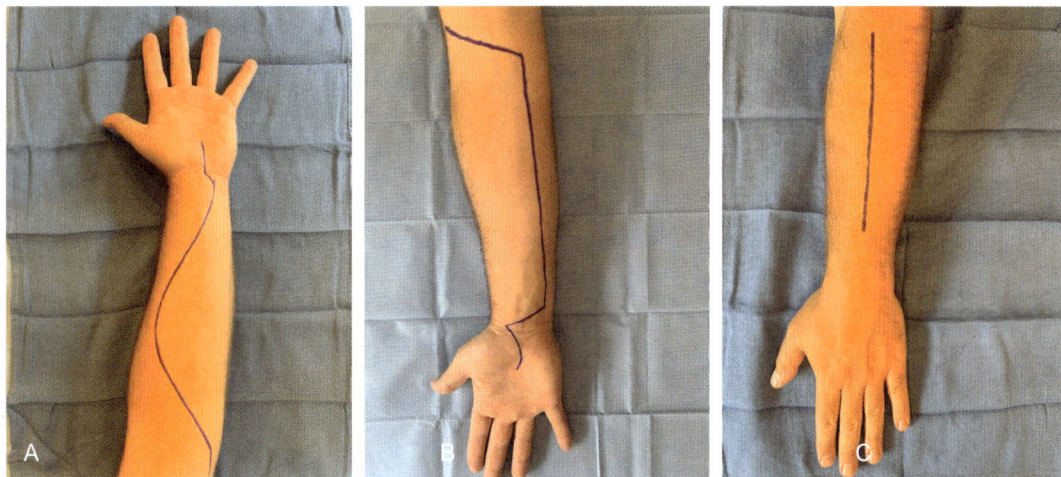

图 38-9　前臂筋膜切开术切口

A. 前臂掌侧弧形筋膜切口；B. 前臂掌尺侧筋膜切开术；C. 前臂背侧筋膜切口

（2）敞开伤口。有学者提倡保留缝线以助后期缝合。伤口用无菌干湿敷料或负压伤口封闭法进行包扎。最初的 24 ～ 48h 肢体会进一步肿胀，敷料不要包扎过紧。

6. 第六步　定期检查手臂，评估肿胀和神经血管。通常每 48 ～ 72 小时返回手术室检查伤口并进一步清除坏死组织。肿胀消退后闭合伤口。负压伤口封闭引流法可减少水肿和促进伤口闭合。如伤口不能闭合，可植皮。

经验和教训

伤情评估	按 ATLS 原则对创伤患者进行标准评估有助于识别损伤，不应只关注上肢损伤。
上肢神经损伤	上肢动脉损伤常伴有神经损伤。神经损伤的早期识别和诊断对后期的功能结果非常重要。在确定或怀疑神经损伤时，咨询相关专家是必要的。
显露腋动脉引起的医源性神经损伤	1. 只要有可能，腋动脉近端的显露应尽可能靠近端，以减少神经损伤的风险，因为臂丛神经束从锁骨向外侧走行时与腋动脉的关系更加密切。腋动脉的远、近端吻合要尽量避免牵拉手臂减少动脉移位。 2. 显露腋动脉的首选部位是腋动脉第二部分的近端或远端，除非修复时需要通过胸三角肌间沟显露。
节段性切除术后的动脉修复	在尝试重建之前，应检查动脉损伤的程度。如果不能确定损伤的程度，将会导致修复手术并发症的发生。
近端血流入评估	在完成动脉修复之前，医师必须确保近端有足够的血流。可术前行 CTA 检查，或术中行血管造影。
流出量评估	充足的血流量对于维持近端修复的通畅性以减少潜在的肢体缺血症状至关重要。在血运重建后远端血管检查异常的情况下，应术中进行流出道评估。

骨－筋膜室综合征	手臂损伤会导致组织水肿、出血和缺血。可导致骨－筋膜室综合征,尤其是在缺血时间长(>4~6h)的情况下。有必要尽早考虑肢体筋膜切开术。如果怀疑或确认正中神经功能障碍,可能需要松解腕管。如果考虑手部减压,可能需要咨询熟悉手部骨－筋膜室综合征的专家。
痉挛	血管痉挛常发生在受伤后。恢复正常的血流动力学,纠正低体温,局部加温伤肢可逆转痉挛。危及肢体的动脉痉挛,动脉内注射罂粟碱。如患者病情稳定可耐受,可给予其他血管扩张剂以减轻痉挛。

六、术后

1. 术后应立即进行运动、感觉和脉搏状态评估(包括多普勒和脉搏),以确定后续系列检查的基线标准,并记录循环改善情况。

2. 应观察出血、血肿或神经血管状态的相关变化,观察骨－筋膜室综合征的发展。

3. 对于动脉修复或重建,应考虑使用抗血栓药物。在一项分析中,血管损伤后使用抗凝治疗降低了截肢和再次手术的风险。如没有其他出血风险,为改善远端血流,建议血运重建后每天口服阿司匹林 81mg 或 162mg〔译者注:美国药品剂量采用英国旧制式格令(grain),而不是公制 mg,81mg 即 1 片阿司匹林,根据我国实际,可根据患者体重等基础情况及医院药品规格给予 75mg 或 100mg 或 150mg〕。

4. 血管损伤合并肌肉骨骼损伤、神经损伤或软组织缺损严重的患者要对进一步的重建手术及是否截肢进行多学科讨论。

七、并发症

1. 术中动脉血管痉挛或闭塞。

2. 漏诊伴随静脉或神经损伤。

3. 术中电灼、牵引或意外切断导致的医源性臂丛、正中神经或尺神经损伤。

4. 动脉修复或旁路移植术后狭窄或血栓形成。

5. 出血。

6. 伤口或移植部位感染。

7. 骨－筋膜室综合征。

第 39 章　创伤性剖宫产术

Tracey A. Dechert，Tejal Sudhirkumar Brahmbhatt, and Aaron Powel Richman

一、定义

1. 围死亡期剖宫产也称为复苏性子宫切开术，是在孕妇心搏骤停期间或之后迅速将胎儿从孕妇体内分娩出来的过程。它的主要目标是增加成功复苏母体的机会，并可能改善胎儿的存活率。

2. 如果在心脏停搏开始后 4min 内未能通过标准救治措施恢复自主循环，且母体心脏停搏时子宫底位于脐或脐以上，建议行围死亡期剖宫产术。

二、鉴别诊断

妊娠期间的心搏骤停是由肺/羊水栓塞、出血、败血症、心肌病、脑卒中、子痫前期和子痫所致。非妊娠的原因包括已有的疾病、麻醉和创伤并发症。

三、病史和体格检查

1. 持续的高质量胸外心肺复苏，并遵循美国心脏协会心肺复苏和 ECC 指南。

2. 对心搏骤停的可逆原因进行评估，并积极解决。

3. 体格检查子宫底部位于脐或脐以上，表明妊娠期约为 20 周。

4. 即使将子宫向左推移，心肺损害仍在继续；妊娠子宫压迫下腔静脉和限制胸腔顺应性，会阻碍有效的复苏。

5. 患者在开始复苏后的 4min 内没有恢复自主循环的迹象。

四、影像学和其他检查

1. 没有推荐的影像学或诊断检测手段来启动围死亡期剖宫产。

2. 即时超声心动图和胸（肺）超声评估心搏骤停的潜在原因是快速和可靠的方法。超声检查显示腹膜腔内有游离液体，可为诊断心搏骤停提供部分依据。

五、手术治疗

（一）术前规划

1. 与复苏性开胸术一样，复苏性子宫切开术应符合手术指征后立即进行。如果子宫底在脐或脐以上的患者，在心搏骤停后 4min 内未能通过标准复苏恢复自主性循环，建议行围死亡期剖宫产术。

2. 不建议将患者转移到手术室或产房而延误最终的治疗。

3. 外科医师应与团队讨论救治计划，并确保在手术时有适当的资源继续复苏。包括儿科或新生儿重症监护小组能在分娩后照顾胎儿。

（二）体位

1. 患者仰卧，尽可能伸展双臂。手臂伸展利于建立静脉和动脉通道。

2. 留置导尿管有助于观察肾功能和保护膀胱。

（三）腹部切口

纵向、低位中线剖腹切口可快速进入腹部，且切口失血量最小。在创伤性循环停止的情况下，中线切口也可很容易延伸进入腹部的其余部分。

切开皮肤，从脐一直延伸到耻骨联合。切口应有足够的长度（12～14cm），以使视野开阔和方便胎儿分娩。从剑突到耻骨联合的完全剖腹手术切口，可在胎儿分娩后进行全腹探查。自皮下组织钝性和锐性结合分离直至腹横筋膜。

在中线抬高并切开筋膜，手指进入腹膜进行分离。然后用剪刀向头侧和尾侧延伸筋膜切口。牵开并在耻骨联合下方保护膀胱，显露子宫（图39-1）。

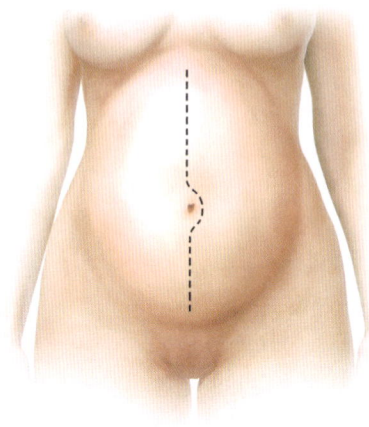

图 39-1　腹部切口

从剑突到耻骨联合的标准中线剖腹切口，可完全进入和直视腹膜腔

（四）剖宫产术

纵向切口或经典切口比低横切口具有更大的灵活性。如有必要，该切口很容易扩大，而不会意外延伸到横向走行的子宫动脉。子宫上段锐性切开子宫肌层约6cm。用手术刀或电刀加深切口。

用手指直接剥开子宫壁的最后一层进入子宫腔，以保护下面的胎儿免受损伤。

如胎盘前置，将其分开以便快速进入（图39-2）。

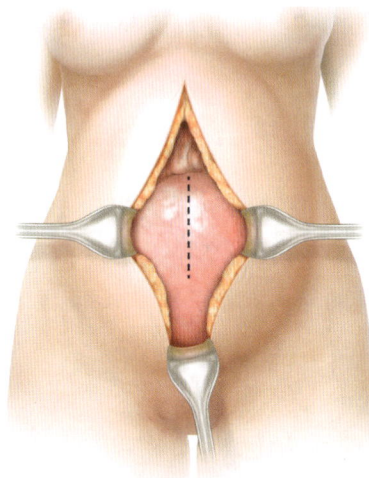

图 39-2　子宫切开

纵向、中线或经典子宫切口避免损伤子宫外侧血管，减少出血

（五）胎儿和胎盘分娩

在大多数情况下，胎儿会旋转，头部在妊娠晚期进入骨盆。为了方便分娩，术者手向下朝向骨盆滑入切开的子宫，手掌和手指围绕胎儿头部弯曲，抬高胎儿头部，与骨盆脱离，然后向前移出子宫。按压子宫底有助于胎儿身体的娩出。

对于横位或臀位，分娩的顺序通常是相反的。术者须在子宫内找到胎儿的足，轻柔地牵引，通过子宫切口将身体及头部娩出。断脐后对婴儿进行评估和复苏。

牵引脐带相连的胎盘。检查子宫腔及胎盘是否完整，确保子宫腔内无残留（图39-3）。

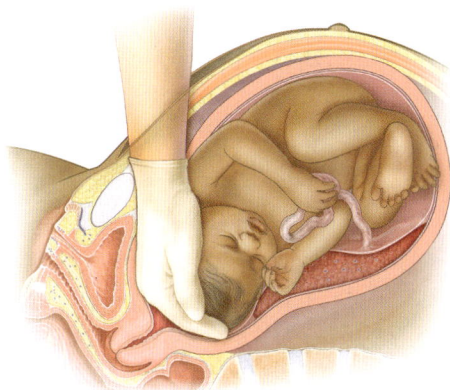

图 39-3　胎儿分娩
手伸入骨盆，将头部抱出骨盆，然后向前以便分娩

（六）关闭

关闭切口取决于患者的情况。根据母体的原发病理改变继续进行复苏。腹部创伤根据需要进行探查和填塞。如自主循环恢复，子宫可用可吸收缝线连续全层迅速缝合。锁边缝合技术可用于辅助止血。可采用典型的损害控制方法，临时负压封闭伤口，以方便处理患者的原发损伤。一旦病情稳定，即可完成确定性的筋膜闭合。

在产妇死亡的情况下，对皮肤切口进行简单闭合。

经验和教训

止血剂	已证明氨甲环酸（10mg/kg 静脉注射）作为抗纤溶和止血剂，可改善选择性剖宫产期间产妇失血量，应在复苏剖宫产术中考虑使用。
胎盘位置	1. 了解胎盘的位置和胎儿的表现有助于手术决策。前置胎盘在子宫切开术中撕裂导致胎儿出血，应注意尽量避免。 2. 了解胎儿在子宫中的位置也有利于分娩。不幸的是，急救状态下这些细节往往难以获得。
子宫收缩剂	子宫收缩剂有助于分娩后子宫收缩和减少子宫出血。缩宫素静脉滴注是最常见的一线用药。

六、术后

分娩后，术后救治应侧重逆转母体心搏骤停。对于创伤性骤停，应完成对腹部的全面探查，评估出血来源。复苏应遵循高级心脏生命支持和产科高级生命支持指南。

七、并发症

1. 由于创伤性剖宫产术或复苏子宫切开术是最后救治手段，其结果通常很差。据报道，孕产妇存活率为 34% ～ 54%。胎儿存活率为 61% ～ 80%。挽救胎儿取决于胎龄和不得已而进行的分娩。新生儿有产后心肺衰竭和缺氧神经损害的风险。妥善处理这些问题需要一支熟练的新生儿救治团队。

2. 与其他急诊手术一样，复苏性子宫切开术增加伤口并发症的风险，如感染、筋膜裂开和疝，

膀胱、输尿管和肠道等内脏损伤也更为常见。静脉血栓发生率在妊娠患者中较高，在急诊剖宫产术中更明显。

3. 远期风险在后续妊娠中子宫破裂或胎盘异常的发生率较高。

第40章 环甲膜切开术

Bennett J. Berning and Marc Anthony de Moya

一、定义

环甲膜切开术是在患者不能行经口气管插管或多次尝试插管失败时建立紧急气道通路的急救操作。尽管不是气道建立的首选，但是要求所有急救人员在需要时可熟练进行该操作。传统使用开放式入路进行环甲膜切开，近期，经皮入路也成为另一种选择。本章将讨论开放入路和经皮入路两种方式。

二、适应证

由于紧急气道管理有较高风险，进行环甲膜切开术的决策通常比手术本身更困难。当通气和氧合难以维持且经口气管插管失败后，应进行紧急环甲膜切开术。严重的面部创伤、上气道阻塞和患者内在因素，如身体姿势或面部解剖结构异常，都会阻碍有效的气道建立。尽早识别困难气道，随后由经验丰富者按照困难气道处理原则进行操作。尝试的次数取决于具体情况，但应逐步递进使用不同的技术或获得更有经验人员的协助。

理论上应避免在严重低氧血症期间进行环甲膜切开术，避免导致心动过缓甚至心脏停搏（但实际情况并非如此）。一些基本的气道开放技术，如托举下颌、面罩通气、口咽（鼻咽）和喉罩气道的使用，有助于进行环甲膜切开术的准备。

与经皮入路相比，支持开放入路的数据有限。选择何种方式进行环甲膜切开术很大程度上取决于可用的资源和操作者的经验。

三、病史和体格检查

1. 头颈部创伤后，由于气道暴露不佳而面临开放气道困难的特殊挑战。维持颈部中立位稳定性或面部损伤伴鼻窦出血等因素导致喉镜检查变得困难。

2. 如果预计存在困难气道，应积极做好环甲膜切开术的相关准备。

3. 由于手术的紧迫性，详细病史和体格检查常受限。快速重点的体格检查应包括对患者神志、面部和气道解剖结构的评估。进行格拉斯哥昏迷评分，并识别伴随的局部神经功能缺损，以发现潜在的头部或脊柱损伤，这些损伤可能会影响气道通畅。

4. 快速评估面部和颈部解剖结构。预测气道阻塞的因素，包括短颈、病态肥胖、颈部不能伸展或气管偏移。3-3-2法则（上、下切牙之间的3指间距，舌骨和下颌间的3指间距，甲状软骨到口腔底部的2指间距）是有效方法。

5. 头颈部创伤给气道带来了潜在危害。钝性和穿透性创伤均可导致严重出血和解剖畸形。及时进行气道评估对气道安全至关重要，建立确定性气道时，如果插管不成功，应做好紧急环甲膜切开术的准备。

6. 适当的个人防护装备和采用特殊的气道管理方案都很重要。对于已知传染病患者，由高度专业化的团队操作可最大限度地减少人员暴露。

四、影像学和其他检查

由于手术的紧迫性，在进行环甲膜切开术之前不需要进行影像学或其他诊断性检查。在最初的创伤复苏过程中，胸部X线片可了解气道状态，包括气管偏移、皮下气肿，气胸或血胸。

五、手术治疗

（一）术前规划

1.环甲膜切开术最常见的场所是急诊科，其次是重症监护室和手术室。也可能在院内任何地方实施，因此急救车中应常备所需器材。

2.组建专门的气道手术团队以便于时刻准备行环甲膜切开术，特别是在急诊室和手术室以外，团队通常由创伤或外科重症监护室组成。

3.在第一次尝试直接喉镜检查失败后，应做好颈部准备。如有明显的血氧饱和度下降，应加快紧急环甲膜切开术的准备。

4.直接喉镜检查可在环甲膜切开术开始后继续进行，但不应影响和延误手术。

5.应对解剖结构进行触诊和了解（图40-1）。

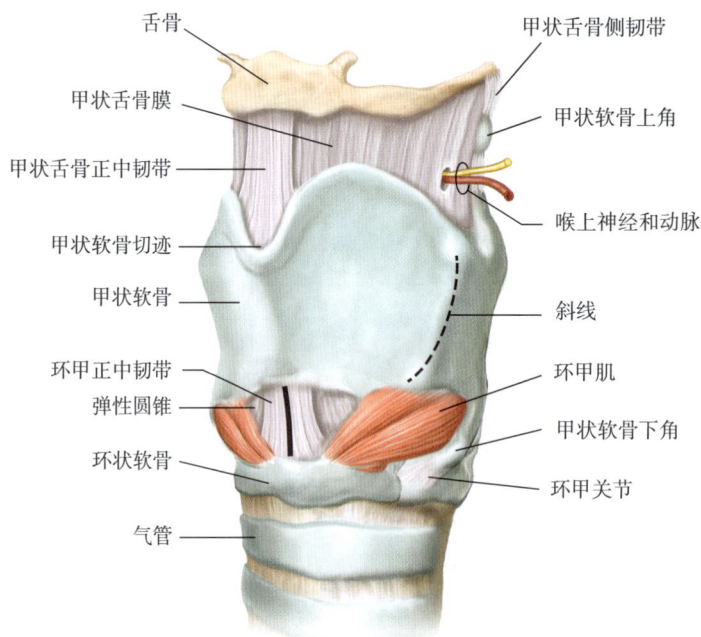

图 40-1　喉部解剖

（二）体位

1.患者取仰卧位,颈部轻微过伸,肩部垫高(图40-2)。

2.如有颈椎损伤，必须保持颈部处于中立位。助手可在床头限制颈椎活动。

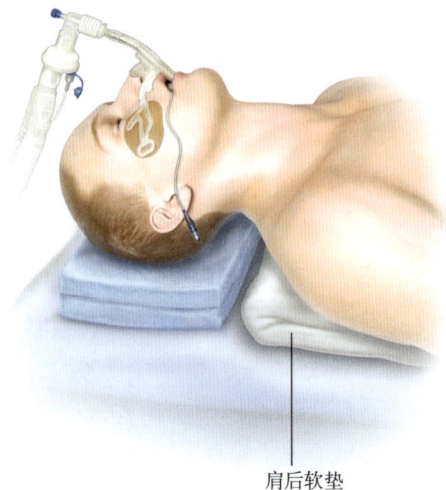

图 40-2　颈部过伸体位

（三）开放性环甲膜切开术

1. 穿戴防护装备。在不知道是否感染传染病的情况下，考虑受气溶胶的影响，建议使用 N95 口罩。

2. 用氯己定或碘伏颈部消毒，进行手术准备。患者意识清醒，采取局部麻醉。

3. 触诊甲状软骨、环状软骨和胸骨切迹。用非优势手固定甲状软骨，并保持稳定直到气管插管。

4. 在环甲膜上做 4～5cm 的垂直皮肤切口（图 40-3）。也有使用横向切口，但中线切口出血较少，必要时向头侧或尾侧延长切口。

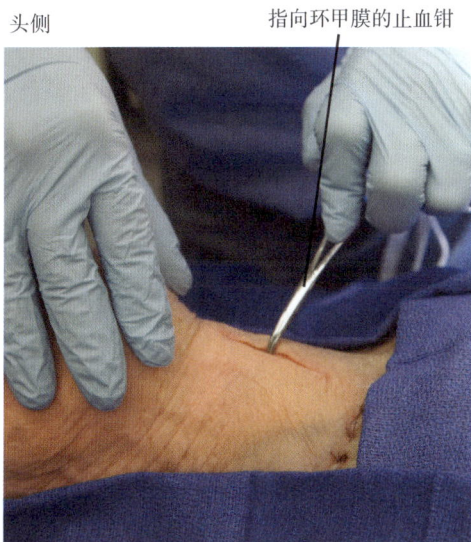

图 40-3　中线垂直切口

5. 如患者的颈部较肥胖，无法轻易触诊到甲状软骨、环状软骨和胸骨切迹等标志。做中线切口，切开颈前皮下脂肪，再次触诊，将容易识别解剖标志。

6. 再次确认解剖标志，横切环甲膜。注意，一旦进入气道会有气泡从伤口溢出。

7. 插入止血钳、手指或气管扩张器扩张开口。有些术者更喜欢用示指，示指通常比气管导管稍粗。

8. 通过环甲膜切口插入适当尺寸的带气囊气管内导管或气管造口导管（尺寸为 5～6mm），使导管朝向远端插入气管。从环甲膜到气管隆嵴的距离有 8～10cm，注意不要插入右主支气管，将气囊导管插进气管内，不要插得太深。

9. 给气囊充气并通气。观察肺部充气情况，听诊双肺以确认双侧呼吸音。确认有呼气末 CO_2。

10. 固定气管内导管或气管造口导管防止脱出（图 40-4）。如使用气管内导管，则将患者送至手术室，更换为 6.5mm 以下的气管造口导管。

11. 进行胸部 X 线检查，确认导管的位置，排除气胸，评估支气管阻塞情况。

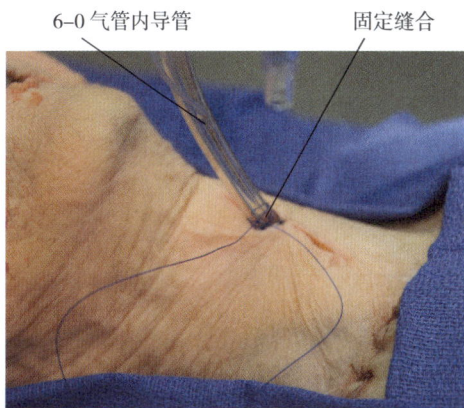

图 40-4　固定气道

（四）经皮环甲膜切开术

1. 有多种经皮环甲膜切开术手术包。要熟悉本单位的手术包。一般来说，无论使用哪种手术包，经皮环甲膜切开术的步骤都是相似的。

2. 穿戴防护装备，戴 N95 口罩。

3. 用氯己定或碘伏消毒颈部，进行手术准备。

如患者意识清醒，局部麻醉。

4. 触诊甲状软骨、环状软骨和胸骨切迹。用非优势手固定甲状软骨，并保持稳定直到气管插管。

5. 在环甲膜上方做 2～3cm 的中线垂直皮肤切口，并再次确认解剖标志。同样，如果脂肪较厚，用手术刀切开皮下脂肪，直接用手指来确定准确的解剖位置。

6. 装有生理盐水注射器的导针，以45°角插入环甲膜，保持负压进针。

7. 当导针穿透环甲膜时，空气会进入注射器并产生气泡。注意在进入气管后不要再进一步进针。

8. 将套管推进气道中并取出针头。将导丝穿过针或套管进入气管。然后移除针头或套管，将导丝留在气道内。

9. 使用 Seldinger 技术，将钝性扩张器和气管造口导管作为一个整体在导丝上推进。如有阻力，要轻柔平稳地用力。气管造口导管应完全插入，导管凸缘应与皮肤平齐。

10. 取出扩张器和导丝，保持气管造口导管在原位。

11. 给气囊充气，连接呼吸机或气囊通气，观察双肺充气情况，听诊双肺确认双侧呼吸音。确认有呼气末 CO_2。

12. 固定气管造口导管以防移位。

13. 进行胸部 X 线检查，以确认导管的位置，排除气胸，评估支气管阻塞情况。

经验和教训

开放和经皮技术	开放和经皮技术，垂直切口更可取，可避免损伤颈前静脉导致大量出血和阻碍视野。
开放性环甲膜切开术	在进行开放式环甲膜切开术时，如使用手术刀柄来扩张开口时，须小心不要被刀片划伤，特别是当刀柄较短的时候。出于这一考虑，不建议使用刀柄扩张，最好使用手指扩张。
手术要点	1. 注意不要切到环状软骨和（或）甲状软骨，横向切口有助于避免这种损伤。 2. 将导丝插入气管帮助放置导管。虽然不一定必须使用导丝，但导丝保持对气道的控制，便于气管插管。在接近隆突时，推进导丝不要超过10cm。 3. 如果使用气管插管，看不到气囊不再推进，以免气管插管进入右主支气管，导致单肺通气。

六、术后

如果在环甲膜切开术中未放置气管造口导管，之后常需要转换为气管造口导管（带法兰接头的硬塑料管）。

以前认为在环甲膜切开术后48h内转换为气管造口术，可降低气管狭窄的远期并发症。但最近的证据并不支持。长期使用环甲膜切开术导管的相关风险，特别是气道狭窄的风险，可能要低得多。只有在预计患者长期机械通气（＞7d）的情况下，才需要切换为气管造口。如果患者的气道损害是快速可逆的（如血管性水肿），可以等待水肿消退后进行拔管。

七、并发症

1. 短期　环甲膜切开术操作不当、软骨损伤、未能获得安全气道、出血、气胸、皮下及纵隔气肿、气管导管移位和压力性溃疡。

2. 长期　气管隐匿性瘘、气管食管瘘、气管皮肤瘘、声门下狭窄及气管狭窄、吞咽困难、发音困难、切口感染和气管软化。

第41章 开放和经皮气管切开术

Bennett J. Berning and Marc Anthony de Moya

一、定义

气管切开术是在颈前部气管建立通道的外科手术。作为需要长期通气支持治疗的危重患者的确定性气道。

二、鉴别诊断

1. 如果需要长时间机械通气或经证实难以脱离呼吸机支持，应考虑行气管切开术。此外，对于肿瘤、感染或声带麻痹引起的上呼吸道阻塞，以及遭受严重创伤性脑损伤或高位颈髓损伤导致瘫痪的患者，应考虑气管切开术。

2. 长时间经口气管插管会增加声门下气管狭窄的风险，高容量、低压力带套囊气管插管可使这种风险有所降低。

3. 有文献对危重患者早期行气管切开术的益处进行了评估。在机械通气的成年患者中，早期气管切开术对30d或2年死亡率没有益处，重症监护室住院时间没有差异。对于头部损伤患者早期气管切开术（＜7d）可减少机械通气总天数和重症监护室住院时间。早期气管切开术也可以减少无头部损伤患者的机械通气总天数和重症监护室住院时间。早期气管切开术可降低创伤患者肺炎的发生率，尽管支持这一观点的证据有限。建议所有预计需要机械通气7d的创伤患者都应考虑早期气管切开术。

4. 气管切开术无绝对禁忌证。相对禁忌证包括困难气道或解剖结构异常（颈部不能过伸、病态肥胖、甲状腺病变、异型血管）、颈椎损伤不稳定、未控制的凝血功能异常、严重的气体交换问题（呼气末正压 PEEP ＞ 10cmH$_2$O 或 FiO$_2$ ＞ 60%）、不能耐受暂时性低氧血症或高碳酸血症、颅内压增高及颈部插管部位软组织感染。

5. 既往气管切开术史或其他颈部手术都不是气管切开术的禁忌证。事实上，经皮气管切开术可能是局部解剖变异患者的首选方法。

6. 如果没有明显的禁忌证，经皮气管切开术为首选。有证据表明，在重症监护室中进行经皮气管切开术可减少伤口感染、有利于减小瘢痕、降低成本并减少手术时间。在因置管错位假道形成、出血、声门下狭窄和死亡率方面，开放入路和经皮入路之间没有差异。经皮气管切开术导致非计划性拔管和气道阻塞的发生率要高一些。

三、病史和体格检查

1. 由于很少是在紧急的情况下行气管切开术，因此有机会进行全面的病史采集和体格检查。

2. 创伤的病史采集应包括损伤机制和所有可能出现的损伤。如面部创伤预计需要手术，则可能会更早行气管切开术。早期气管切开术适用于严重创伤性脑损伤患者，因为这类患者可能需要长期的呼吸机辅助呼吸支持。颈椎损伤的患者要在整个手术过程中严格固定脊柱。

3. 了解慢性疾病史非常重要。如强直性脊柱炎可能由于不能平躺或伸展颈部而导致摆放体位困难。

4. 应了解插管是否有困难、是否拔管失败及失败原因、是否进行过颈部手术（如甲状腺切除术）、既往气道手术情况及是否做过头部或颈部放射性治疗。

5. 体格检查应重点关注患者的体型、颈部伸展能力、是否使用颈围、伤口（瘢痕）及甲状腺肿大（肿块）。应在胸骨切迹附近触诊颈部，以识别是否有高位无名动脉的搏动。

6. 当传染病流行时，要特别考虑确定性手术气道的益处和人员暴露的风险。目前最重要的是要重视适当的个人防护装备和使用特殊的气道管理方案。当打开气道时使用神经肌肉阻滞来防止咳嗽反射和呼吸暂停，可能有助于防止气道分泌物形成气溶胶。对于已知的感染患者，由高度专业化的团队操作可最大限度地减少暴露人员的数量。

四、影像学和其他检查

1. 横断面影像（不是必需的）有助于识别解剖变异，特别是气管偏移、甲状腺低位或肿大、甲状腺肿或高位无名动脉等。

2. 术前应做实验室检查，注意凝血功能。如果有凝血功能紊乱，应进行进一步的检查和治疗。

五、手术治疗

（一）术前规划

1. 开放性气管切开术

（1）气管切开术一般不是紧急手术，有充足的准备时间。

（2）重要的是要考虑患者当前的呼吸支持条件。如患者需要较高的呼吸机支持参数（PEEP 或 FiO_2），应推迟实施气管切开术，直到仅需要较低的呼吸支持条件。

（3）如患者正在进行抗凝治疗，在行气管切开术前应间隔足够时间。不应使用预防剂量的抗凝血药物（皮下肝素或依诺肝素）。在气管切开术完成后，可安全地重新开始抗凝治疗。

（4）围手术期应使用抗生素。

（5）为了安全有效地进行手术，团队成员必须做好准备并理解关键步骤。手术团队和麻醉团队之间强有力的沟通是必要的。

（6）根据具体情况，使用不同类型和尺寸的气管导管。习惯上最初使用 8 号带套囊的气管导管，当患者病情好转时，将尺寸缩小到 6 号。初始放置 6 号带套囊的气管导管可改善患者的舒适度，但也存在缺点，特别在当患者需要使用支气管镜来处理气道分泌物时不利于经导管插入纤维支气管镜吸痰。此外，根据适用情况还可以选择近端和远端加长的气管导管。

2. 经皮气管切开术

（1）安全进行经皮气管切开术，术前准备和正确的操作步骤很重要。

（2）经皮气管切开术可在床旁进行。如果在重症监护室进行，建议有两名医师在场（一人手术，另一人麻醉）。另外还需要一名医师进行支气管镜检查。术前计划和手术过程中都应获得呼吸科医师和重症护士的协助。

（3）强烈推荐进行支气管镜引导下气管切开术。

（4）手术药物包括镇静药、镇痛药和神经肌肉阻滞剂。

（5）当需要重新插管或建立紧急气道时，床旁应放置托盘并配有插管或气道相关器材。

（二）体位

1. 开放性气管切开术

（1）患者仰卧位，颈部轻微过伸，肩尽可能后展。手臂放在体侧，以确保医师能从两侧接触到颈部。如可获得合适的体位和充分的显露，则在床旁进行手术。

（2）如果确诊颈椎损伤，必须保持颈部处于中立位。

（3）反特伦德伦堡 Trendelenburg（头高足低）卧位。

2. 经皮气管切开术

（1）患者取仰卧位，床头略抬高 30°。如果可能的话，肩外展颈部稍过伸。反特伦德伦堡（Trendelenburg）位可降低颈部中心静脉压，减少可能发生的出血。

（2）手臂应放在体侧，便于从两侧接触患者颈部。如可获得合适的体位和充分的显露，在床旁进行手术。清空床头物件以便在需要时进行经喉气管插管。

（3）如确诊颈椎损伤，必须保持颈部处于中立位。

（4）对于右利手的外科医师，支气管镜检查车通常放置在患者的左侧，进行气管切开的术者位于患者的右侧。呼吸治疗师应位于床头便于靠近患者处理气道。第二名工作人员在床头进行支气管镜检查。护士能够方便地建立静脉通道以便及时给药，所有人都应该很容易看到监护仪，了解患者的生命体征，如脉搏及血氧饱和度。

（5）图 41-1 展示经皮切开所需的器具。

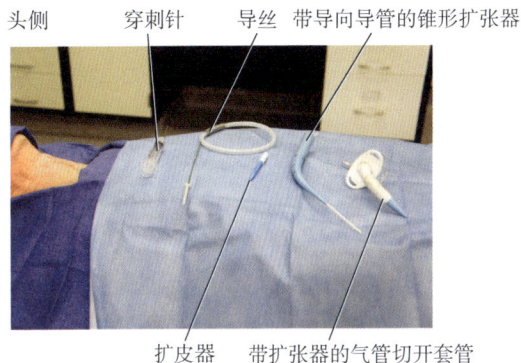

图 41-1　经皮气管切开术的器具

手术技巧

（三）开放性气管切开术

1. 穿戴防护装备。执行标准无菌手术操作。

2. 用氯己定消毒颈部、上胸部手术区域皮肤和铺单。为麻醉师提供方便的位置以便在气管切开术后进行简单的气道切换操作。

3. 触诊颈部确定相关的解剖结构，包括甲状软骨、环状软骨、气管和胸骨切迹。如扪及甲状腺应考虑是否有甲状腺肿大或甲状腺肿。

4. 使用 15 号刀片，在环状软骨下 1cm 处做一3 ～ 5cm 的水平切口，或沿气管做一 3 ～ 4cm 的垂直中线切口。由于出血较少，作者更喜欢做垂直切口（图 41-2），但任何一种切口都是可以的。

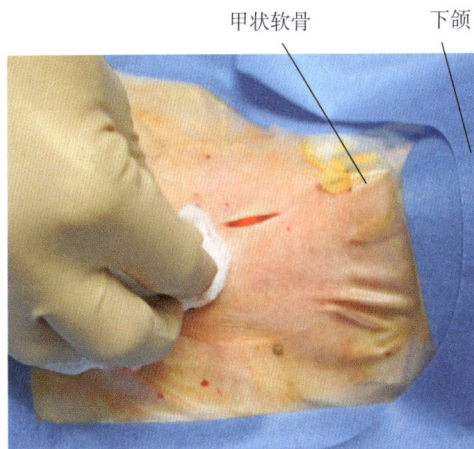

图 41-2　垂直中线切口

5. 在颈阔肌和带状肌群之间用电刀分离。小心地从头至尾打开带状肌群间隙，向外侧牵开显露甲状腺峡部和气管。如果使用水平切口，可能会遇到颈前静脉，可以牵向外侧，也可结扎切断不会造成任何后果。

6. 此时应能看到甲状腺峡部。使用电灼或缝合结扎来分离甲状腺峡部是相对安全的，有助于充分显露气管（图 41-3）。有时也可简单地将甲状腺牵拉向头部显露气管。

7. 用电灼或钝性分离气管前和两侧，仔细止血。接近气管后不应使用电灼，因为术中所用高FiO_2 会增加手术起火的风险。

8. 气管充分显露后，将带有小圆针（RB-1）的 2-0 Prolene 缝合线留置在第三个气管环周围两侧。缝每一侧时，气管内套囊应短暂放气以免被缝住。

9. 气管套囊放气后，使用 11 号或 15 号刀片在第三个气管环上做切口，在气管中形成侧向的 H 形开口。插入凯氏（Kelly）钳或气管扩张器，扩张开口。仔细观察确保仅切开气管的前面。如手术刀不能切开第三环，可用弯形梅奥（Mayo）剪刀。

10. 缓慢拔出气管插管，直到尖端刚好接近气管切开部位。将气管造口导管与气管成 90°，直视下插入气管，确保避免插入气管前方。

11. 取出管芯，将内套管放入气管切开导管并连接到呼吸机。对套囊进行充气，通过呼气末 CO_2 确认导管位置。

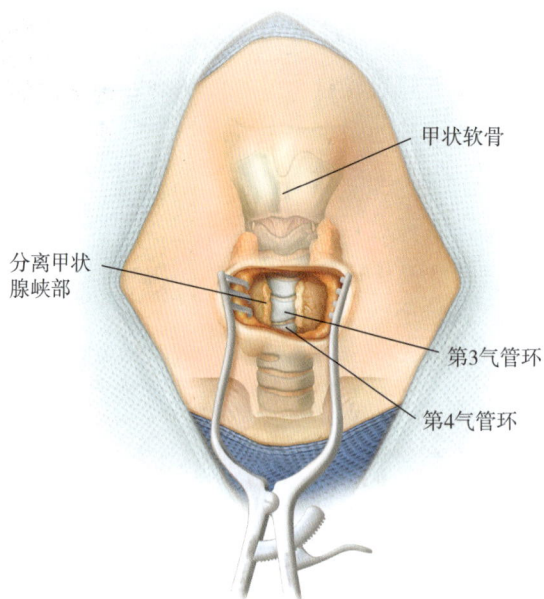

图 41-3　分离甲状腺峡部

12. 导管用气管系带或套环固定。如留置牵拉线则应两端打结，在两侧各形成一个缝合环，防止意外将缝线拔出，用敷料贴固定在皮肤上。

13. 避免将法兰盘缝合到皮肤上以免形成溃疡。气管系带或套环足够固定导管，确保适当的

松紧度，当颈部弯曲时，气管系带下以可容纳 2 横指为宜。

14. 术后进行胸部 X 线检查，评估气管造口管尖端到隆突的距离。虽然气胸罕见，但仍必须确保在手术过程中没有发生。

（四）经皮气管切开术

1. 呼吸机设置适当频率和通气量，使用 100% FiO_2 增加氧储备。监护仪设置为可听到脉搏血氧。通过心电图和动脉脉搏或频繁的血压监测动态监测血流动力学。

2. 镇静镇痛药物起效后，使用肌松药。

3. 触诊颈部以确定相关解剖结构。气管切开术的理想位置是在第 2 和第 3 气管环之间。

4. 穿戴防护装备，采用标准无菌手术技术。

5. 氯己定消毒颈部、上胸部皮肤和铺单。需要考虑麻醉师的位置以便在放置气管造口导管后进行气道切换操作。

6. 含肾上腺素的利多卡因麻醉皮肤和皮下组织。

7. 用 15 号手术刀，在胸骨切迹上约 40mm（1～2 横指宽）到环状软骨下缘做一长 2～3cm 的垂直中线切口。切口中遇到颈前静脉（即

使没有损伤）可就近结扎，这在置管之前比较容易。

8. 用止血钳沿切口全长钝性分离中线皮下组织和肌肉直至气管前，以便更好地触诊气管确定切开处。分离程度与颈部的厚度相关，颈部越厚分离就越多，以确保气管导管易于通过。

9. 支气管镜就位后，推入气道检查气管和支气管树并清除所有分泌物。

10. 两种常用的技术

（1）作者更倾向于以下方法：外科医师触摸环状软骨，并确保能触摸到环状软骨下约 1 横指宽的气管。引导针将放置在环状软骨下 2～3 个环处。自切口移开手指，将针垂直于气管放入切口。然后用优势手执针，再次确保针位于中线上环状软骨下方一横指宽处。要求麻醉师给套囊放气。注射器中加入少量生理盐水，带负压进针，直到进入气管并确认注射器中有气泡冒出（图

41-4）。

1）将导丝穿入针内（图 41-5），并通过支气管镜确认导丝进入气管，通常导丝沿右主支气管向下（图 41-6）。

2）移除导引针，将导丝留在原位。

3）通过导丝引入小的蓝色扩张器进行初始扩张（图 41-7）。

4）扩张器就位，将支气管镜放置在气管插管的末端，以便观察气管腔和导管的末端。缓慢往外拔气管插管，直到蓝色扩张器的插入点出现在视野中为止。阻止气管插管继续外拔，以防脱出，确保患者气道安全。

5）移除蓝色扩张器。

（2）另一种方法：支气管镜保持在气管插管末端，将气管插管和支气管镜同时拔出，直到可见声门下结构，并且可看到气管前壁。操作过程中，支气管镜应始终保持在气管插管内，以保持对气道的控制，并确保支气管镜不受损坏。

1）导引针斜面朝下在第 2 和第 3 气管环之间刺入气管（环状软骨下方约 1 横指宽处）。将导丝引入气管。注意内镜直视下导丝沿隆突方向进入，稍微通过隆突进入右侧或左侧主支气管。

2）沿导丝置入小的蓝色扩张器。

11. 用 Seldinger 法，在支气管镜观察下，用较大的锥形扩张器沿着气管内导丝扩张气管（图

41-8）。其扩张部分需要水（液体）润滑以利于穿刺，手柄不应被水沾湿而打滑。侧面的标记可指示插入的深度（图 41-9）。所有导管（气管预扩张器、锥形扩张器和引导导管）应垂直于气管进入，以防止气管前剥离或形成假道。

12. 从引导导管和导丝上取出锥形扩张器，将引导导管和导丝留在原位。如果在气管表面和皮肤表面之间距离较长，用手指来扩张气管，有助于在下一步放置气管导管。

13. 将适当尺寸（通常为 8mm）且涂抹润滑剂的气管导管和导入器引入引导导管，并引导气管导管插入气管（图 41-10）。移除导丝、引导导管和导入器，将气管导管保持在原位。

14. 给气管导管套囊充气，插入内套管，并将气管导管连接到呼吸机。通气恢复后，呼气末 CO_2 可证实导管在气道中的位置（图 41-11）。

15. 通过新放置的气管切开导管进行支气管镜检查，以确认在气管内的正确位置。只有在放置气管切开导管后才能取出气管插管。

16. 气管导管用套环或系带固定防止意外脱出，并为形成造瘘通道提供时间。避免缝合皮肤以防止溃烂。

17. 进行胸部 X 线检查，确认气管导管的位置适当，排除气胸，并评估有无支气管阻塞。

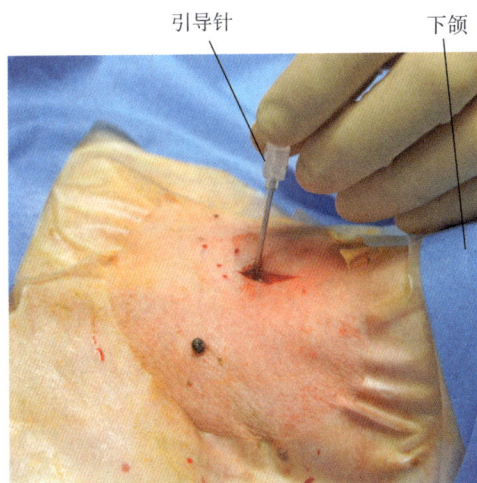

图 41-4　穿刺引导针从中线进入气管

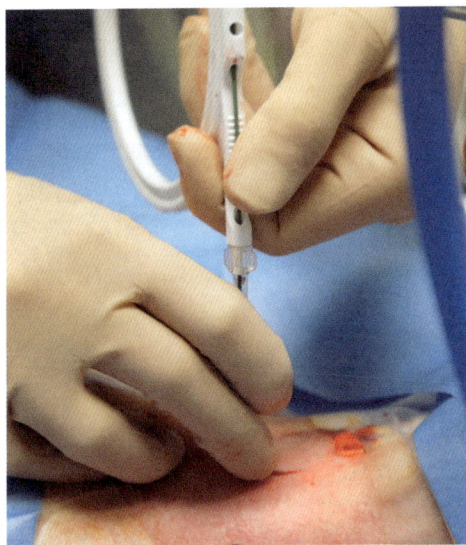

图 41-5　通过引导针置入导丝

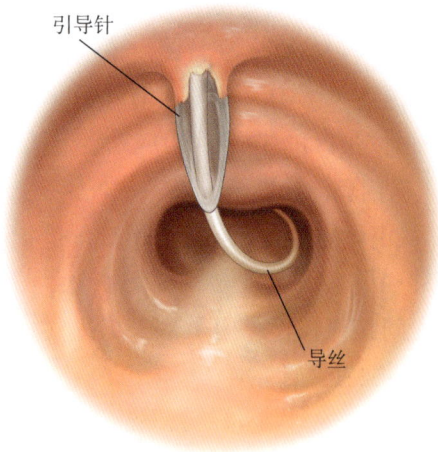

图 41-6　可见导丝沿右主支气管向下

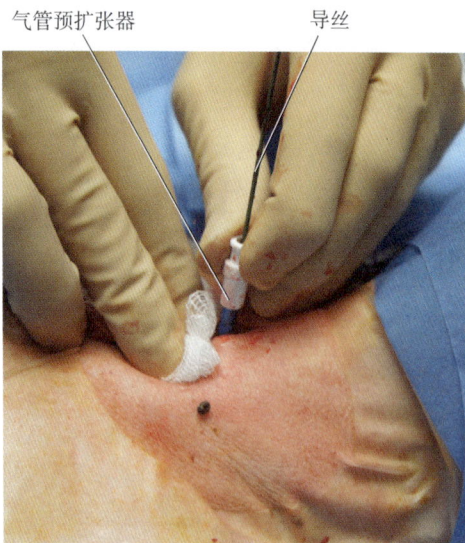

图 41-7　通过导丝插入小扩张器

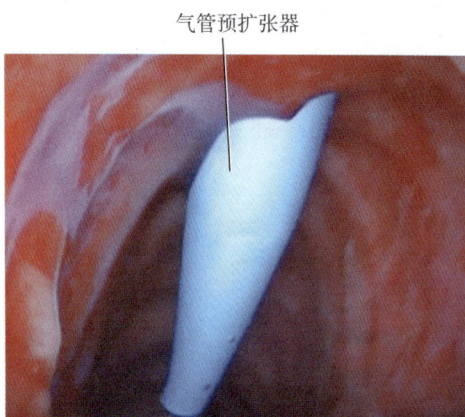

图 41-8　内镜可见插入的锥形扩张器

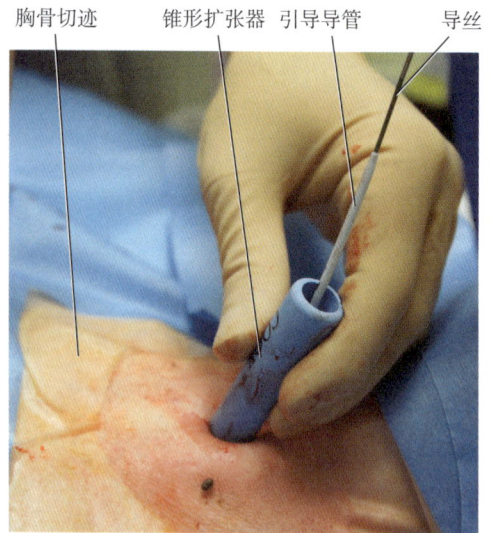

图 41-9　扩张器上指示插入深度的标记

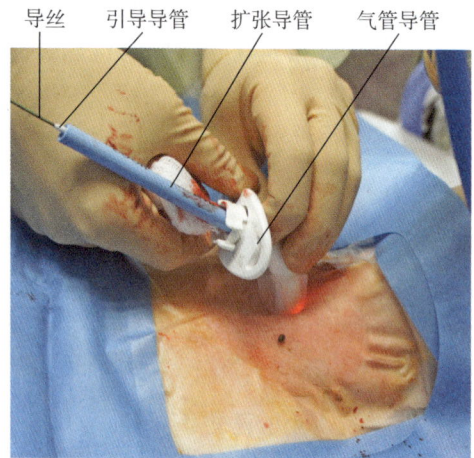

图 41-10　顺着引导导管插入适当大小的气管导管

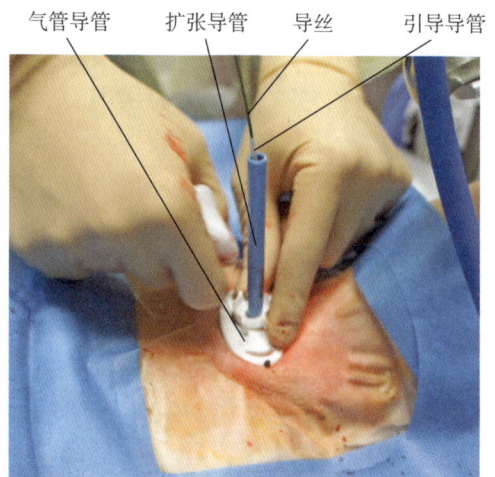

图 41-11　气管导管安装到位

经验和教训

开放性气管切开术

1. 外科火灾在医学上是"决不该发生的事件"。在使用电灼进入气管或控制出血时曾遇到过气道火灾。用手术刀快速切入气管是最安全的方法。

2. 侧向牵引气管留置缝线，使气管导管的放置更容易，特别是对困难气道。在气管窦道形成前意外脱落的情况下，留置缝合线有助于重新插管。

3. 保持气管内导管的位置刚刚越过声带，直到确认气管切开导管正确放置。若发生位置错误，经口气管内导管推进跨过气管切口，以便在二次气管切开术前进行充分的通气和供氧。

4. 避免将气管导管法兰盘缝合到皮肤上，因为皮肤压力性坏死的发生率较高。只能在气道脆弱的高危患者中缝合皮肤与法兰盘。

经皮气管切开术

1. 关键是要避免损坏经口气管插管上的球囊。当患者病情不稳定或气管切开有困难时，只要气囊是完整的，可方便地将经口气管插管推进到其原始位置并恢复正常通气。

2. 优势手将穿刺针穿入气管中线，非优势手稳定气管，有助于防止针从气管的侧壁滑落。导丝应易于穿过导管针进入气管，但有时导丝会被夹在气管内导管的侧面和气管的黏膜之间，轻微地来回活动推进导丝。

3. 对于气管位置较低的患者，特别是环状软骨位于胸骨切迹附近甚至深处的脊柱后凸患者，在环状软骨下放置气管拉钩或手指牵拉，可能有助于抬高软骨从而抬高和进一步显露气管，以确保其位于胸骨切迹上方，为导管针以更垂直的角度进入气管创造条件，提高插入气管导管的成功率。

4. 在通过气管造口导管进行支气管镜检查的过程中，患者头部处于屈曲或伸展状态时观察气管内的导管。确保气管导管具有适当的长度，从隆突延伸不超过 2cm，且导管的气囊很好地位于气管内。有时可能需要将最初的气管导管替换为超长气管导管。有两种类型可供选择，一种从皮肤（近端）到气管导管的长度加长，另一种从气管导管的底部到远端的长度加长。所用类型由患者的解剖结构决定。

六、术后

1. 气管切开术后，应实施标准化的气管造口护理套餐。包括确保导管固定良好的步骤、吸痰技术、日常造口卫生及新放置的导管损坏时的应急方案。应特别注意防止压力性溃疡，特别是气管造口导管后面，尤其是法兰盘与皮肤缝合时更应注意。

2. 术后第 7 天更换气管导管。如有留置的固定缝线，可在更换气管导管后拆除。

3. 患者脱离呼吸机且分泌物得到处理后，减小气管导管的尺寸，提高患者的舒适度和参与言语训练。

4. 不再需要气管导管后可以拔除。造口用无菌封闭敷料覆盖，一般在 2～4d 闭合。

七、并发症

（一）短期

1. 伤口感染。

2. 术后出血通常自限，可以在床旁压迫和用止血剂控制。

3. 气管导管移位。

4. 压力性溃疡。

5. 气道阻塞。

（二）长期

1. 气管隐匿性瘘。

2. 气管食管瘘。

3. 气管皮肤瘘。

4. 气管狭窄。

5. 气管软化。

参考文献